INTEGRATED CANCER CONTROL

肿瘤综合防治

主　编　任保辉

副主编　曹润武　郭嘉嘉　靳彦文　张　鹏

编　委（以姓氏拼音排序）

韩胜利　杭　红　郝桂香　李美琳　李永焕　刘　磊

刘永霞　秦　岭　任抒扬　申志茜　宋天颖　田　慰

王　玥　王洪蓓　谢　芸　徐　凡　阎国红　张　博

张　迎　张晓雪　赵小静　周　璐

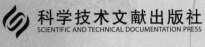

科学技术文献出版社
SCIENTIFIC AND TECHNICAL DOCUMENTATION PRESS

·北京·

图书在版编目（CIP）数据

肿瘤综合防治 / 任保辉主编. —北京：科学技术文献出版社，2020. 8
ISBN 978-7-5189-6885-5

Ⅰ. ①肿… Ⅱ. ①任… Ⅲ. ①肿瘤—防治 Ⅳ. ① R73

中国版本图书馆 CIP 数据核字（2020）第 117863 号

肿瘤综合防治

策划编辑：付秋玲 责任编辑：张凤娇 孙洪娇 责任校对：张吲哚 责任出版：张志平

出 版 者	科学技术文献出版社
地 址	北京市复兴路15号 邮编 100038
编 务 部	（010）58882938，58882087（传真）
发 行 部	（010）58882868，58882870（传真）
邮 购 部	（010）58882873
官 方 网 址	www.stdp.com.cn
发 行 者	科学技术文献出版社发行 全国各地新华书店经销
印 刷 者	北京地大彩印有限公司
版 次	2020 年 8 月第 1 版 2020 年 8 月第 1 次印刷
开 本	787×1092 1/16
字 数	495千
印 张	24.5
书 号	ISBN 978-7-5189-6885-5
定 价	98.00元

前　言

　　恶性肿瘤是当前严重威胁健康的主要公共卫生问题之一。人口老龄化、相关病原体慢性感染、不健康生活方式、环境致癌等高危因素协同累加，导致肿瘤发病率持续增加。中国国家癌症中心发布的全国癌症统计数据显示：2015 年全国新发恶性肿瘤病例约392.9 万人，死亡约 233.8 万人，恶性肿瘤死亡占居民全因死亡的 23.91%。肺癌、肝癌、乳腺癌等是我国常见的恶性肿瘤。男性恶性肿瘤发病总体高于女性，且肿瘤疾病谱构成差异较大。肿瘤患者城乡分布差异明显，城市恶性肿瘤发病率总体高于农村，而农村恶性肿瘤死亡率高于城市。由于肿瘤防治能力的提高，目前我国肿瘤 5 年相对生存率已达到 40.5%，较 10 年前提高了 10 个百分点。未来肿瘤防治的要点包括普及肿瘤高危因素的预防知识、扩大针对性肿瘤筛查、提高肿瘤早期诊断率、提高规范化治疗水平，以及综合应用我国特有的医学手段，如中医药等辅助肿瘤治疗等。

　　明确的肿瘤外科治疗迄今已经有 200 余年的历史。文献记载最早的一例肿瘤切除手术，是 1809 年美国的 MacDowell 医生成功切除巨大卵巢肿瘤，由此揭开了肿瘤外科治疗新时代。之后随着无菌术、麻醉术和抗生素的出现，肿瘤外科快速发展，除了根治性肿瘤切除外，更有了器官移植、重建手术等新理念，逐渐确立了外科手术在肿瘤治疗中的主导地位。当前约 60% 的肿瘤患者采用手术为首选的治疗手段，同时约 90% 的肿瘤病例应用手术进行诊断及分期。

　　自 1895 年伦琴发现 X 射线和 1898 年居里夫妇发现镭并应用于恶性肿瘤的治疗伊始，肿瘤放射治疗已有 100 多年的历史，现今已日趋成熟，并在肿瘤治疗中占有重要的地位。世界卫生组织（World Health Organization，WHO）报告恶性肿瘤 45% 治愈率，其中手术治愈占 22%，放射治疗占 18%，化学药物治疗占 5%。60%～70% 的肿瘤患者在其治疗的不同阶段需要接受放射治疗。现代放射治疗技术，从以 X 线模拟定位影像为指导、以骨性标志为基准、以非肿瘤空间位置为特征的二维放疗，发展成为以 CT 断层扫描重建的三维图像为指导、以计算机辅助优化计算为平台，针对不同部位肿瘤，实现个体化治疗的三维放疗，减少了对正常组织的照射，提高了肿瘤的局部控制率，降低了正常组织的并发症发生率。

肿瘤的药物治疗始自 1942 年 Gilman、Goodman 等试用氮芥治疗淋巴肿瘤及 1948 年 Farber 应用甲氨蝶呤治疗小儿白血病，开创了肿瘤化疗的历史。1972 年美国开始进行的肿瘤内科专科考试并颁发专科证书，以及 1989 年欧洲首次在伦敦举行肿瘤内科专科资格考试，标志着肿瘤药物治疗成为一个独立的专科，现已成为肿瘤治疗不可或缺的手段，几乎涵盖于 70% 的肿瘤治疗计划中。随着肿瘤被列入 I 类慢性疾病以及化疗新药的不断出现，药物治疗将更常用于肿瘤的临床治疗中。

中医文献里，最早记载"癌"的是 12 世纪的中医著作《卫济宝书》，而最先对癌的特征作简明叙述的是公元 1264 年的《仁斋直指附遗方论》，并且指出肿瘤"毒根深藏"。其后，历代中医对于肿瘤的论述愈加繁多，相关的称谓有"癥瘕""积聚""噎嗝"等病证名。《黄帝内经》中有"昔瘤""石瘕""膈塞"等类似癌症症状描述，《难经》描述的"五积"与腹腔肿瘤和肺癌有相同点，《医宗金鉴》所称的石疽则相似于现代医学中的颈部淋巴瘤或淋巴转移癌。中医理论认为在肿瘤未发生之前，针对可能导致肿瘤的各种原因，如人体的正气不足、七情过度、饮食不节、外邪入侵、环境因素等方面加以防范，可以预防肿瘤发生。在肿瘤发展的各个阶段，中医药也可以参与治疗。

现代基础医学及临床医学的研究已经证实肿瘤是多基因参与、多步骤变化导致的结果，机体细胞在各种始动因素和促进因素的共同作用下发生增生与异常分化，由于持续的病因刺激，最终导致肿瘤发生。由此可以推测，在肿瘤形成前的各个病理阶段，对癌前病变采取针对性的病因预防和治疗措施，完全有可能会延缓、终止抑或逆转癌变过程，使肿瘤延迟发生，甚至是不发生。在治疗方面，当今一致的共识是肿瘤综合治疗的效果对于多数肿瘤来说优于单一手段治疗，肿瘤多学科综合协作治疗（Multiple Disciplinary Team，MDT）的理念已经形成。MDT 是指针对某一病患，相关科室广泛讨论，提出富有建设性的意见，制定适合患者的最佳治疗方案，继而由相关学科单独或多学科联合执行，真正做到以患者为中心，达到科学、精确、合理、规范、有效治疗，从而实现患者利益最大化的目标。

2019 年 9 月 20 日我国国家卫生健康委等多部门联合发布《健康中国行动——癌症防治实施方案（2019—2022 年）》（以下简称《方案》）。《方案》强调坚持预防为主、防治结合、综合施策，优化癌症筛查管理模式。在参与肿瘤防治的学科与专业角色方面，特别强调要在现有的工作基础上进一步发挥中医药的独特作用，提升癌症中医药防治能力，挖掘整理并推广应用癌症中医药防治技术方法，探索中西医结合防治癌症的新思路、新方法，强化癌症中医药预防及早期干预。发挥中医"治未病"作用，力争对高危人群积极开展高危因素及癌前病变的中西医综合干预，全面推动肿瘤防治。

在上述肿瘤防治的大背景推动之下，本书编委会应运而生，尝试把各种肿瘤知识有机结合在一起以飨读者。第一章介绍了西医肿瘤防治、筛查的基础知识；第二章介绍了中医药防治肿瘤的内容；第三章介绍了烟草这一明确引发肿瘤的高危因素的研究成果以及戒烟方法；第四章以 2018 年国家卫生和健康委员会发布的肿瘤诊疗规范为依据，介绍了 14 种常见肿瘤的诊断治疗及中医药诊治知识；第五章阐述了 6 种常见并发症的中西医综合诊疗经验；第六章从肿瘤病因预防的角度对 6 种癌前病变介绍了其综合防治经验。

本书由肿瘤相关专业西医医师、中医医师、心理医师、检验师、影像医师、麻醉师、康复医师、药剂师、中药师等专业医务人员联合撰写。

本书阅读对象为从事肿瘤防治的西医和中医医师、肿瘤相关专业医务人员、肿瘤患者及其家属、健康教育专业人员、对肿瘤知识感兴趣的各类医学生等，助其全面了解肿瘤防治知识，在面对各阶段肿瘤患者的咨询和诊疗决策时，能够做出恰当的选择，避免采取不适当的干预措施。

鉴于编者有限的学术能力，书中定有不当之处，敬请同行和读者不吝赐教。

任保辉

扫码学习

目　录

第一章

西医肿瘤学概述

第 1 节　肿瘤发生高危因素

肿瘤发生的原因和过程十分复杂，目前尚不完全明了，但已知与环境因素、遗传因素、社会和生活习惯因素等相关。引发肿瘤发生的物质称为致癌物，致癌物在特定条件下启动异常的细胞生长与调控程序，改变细胞的生物学特性，使细胞发生恶性转化并自主生长，引起癌症的始发变化。

1. 环境因素

1.1 化学致癌物质

1.1.1 烷化剂和酰化剂

烷化剂是一类化学性质高度活泼的化合物，属于细胞毒类药物，按化学结构可分为氮芥类、乙撑亚胺类、磺酸酯及多元醇类、亚硝基脲类、三氮烯咪唑类和肼类等。烷化剂既可抗肿瘤活性，又可以直接引发恶性肿瘤，如环磷酰胺既是强有效的免疫抑制剂可又是抗癌药物，同时又能够诱发粒细胞白血病。

1.1.2 金属元素、非金属元素和高分子聚合物

镍、铬、镉等金属元素因其二价阳离子可以与细胞 DNA 发生反应，诱发基因突变，进而导致癌症发生。

砷慢性中毒可引发肿瘤，尤其是皮肤癌和肝癌。

在制作塑料、橡胶制品过程中，合成聚氯乙烯时使用的氯乙烯是无色易燃气体，通过肺或皮肤进入体内可诱发血管肉瘤。接触 1，3- 丁二烯可诱发白血病。

1.1.3 甲醛

甲醛是高度可溶性和挥发性的化学物质，是世界卫生组织确定的一类致癌物。

1.1.4 有机溶剂

常见的有氯仿、四氯化碳、三氯乙烯、甲醇、苯等，长期低剂量吸入可增加肿瘤发病风险。高危环境为制鞋业、橡胶制作业和建筑装潢业等。

1.1.5 室内氡暴露

氡是一种无色、无嗅、无味的放射性惰性气体。当人体吸入氡衰变的放射性粒子时，可对呼吸系统造成辐射损伤并导致肺癌。氡在含铀地区的矿石中含量较高，建筑材料是室内氡的主要来源，如花岗岩、砖砂、水泥、石膏等，特别是含有放射性元素的天然石材。此外，氡和吸烟之间也有着相互作用。

1.1.6 多环芳烃类

3，4-苯并芘、1，2，5，6-双苯并蒽等具有强烈的致癌性，主要存在于烟草点燃后产生的烟雾和燃烧排放的煤烟中。近代肺癌发生率上升与吸烟和大气污染直接相关。烟熏和烧烤肉食中也含有多环芳烃，有这种饮食习惯地区的胃癌发病率高可能与此相关。

1.1.7 芳香胺类

乙萘胺、联苯胺等存在于染料中，印染厂和橡胶厂从业人员的膀胱癌发病率高可能与此相关。

1.1.8 亚硝胺类

亚硝胺可以引发消化道肿瘤。肉类食品保存剂和着色剂中含有亚硝酸盐，亚硝酸盐也可由细菌分解硝酸盐产生。在胃内，亚硝酸盐可与食物中的二级胺合成亚硝胺。

1.1.9 真菌毒素

黄曲霉菌广泛存在于各种霉变的食品中，以发霉的花生、玉米及谷物含量最多，其中含有的多种黄曲霉毒素均可引发肿瘤，但以黄曲霉毒素 B_1 的致癌性最强。黄曲霉毒素 B_1 是异环芳烃，引发癌变的机理为：经过肝脏代谢环氧化物，使抑癌基因 p53 发生点突变进而失去活性。在患有乙型肝炎病毒感染导致肝细胞慢性损伤和再生的前提下，接触黄曲霉毒素 B_1 更容易引发突变。我国一些肝癌高发地区存在乙型肝炎病毒感染和黄曲霉菌并存的流行病学基础。

1.2 物理致癌因素

1.2.1 电离辐射

包括 X 射线、γ 射线和粒子形式的辐射（如 β 粒子）等电离辐射，均可引发肿瘤的发生。证据表明，放射从业人员长期接触放射射线而又没有完善的防护措施，皮肤癌和白血病的发病率高于普通人群。电离辐射引发癌变的机理是使染色体发生断裂、转位和点突变，继而导致癌基因被激活和抑癌基因失活。

1.2.2 紫外线照射

紫外线照射可引发皮肤鳞状细胞癌、基底细胞癌以及恶性黑色素瘤。其发生机制是使 DNA 中两个相邻嘧啶形成二聚体，导致 DNA 错误复制。

1.3 生物致癌因素

1.3.1 DNA 肿瘤病毒

DNA 肿瘤病毒感染细胞后，一些病毒基因组可以整合到 DNA 中，新的基因组引起细胞转化，导致肿瘤发生。

（1）乙型肝炎病毒（HBV）和丙型肝炎病毒（HCV）感染者发生肝癌的概率是正常人的 200 倍，原因可能是慢性肝损伤使肝细胞持续再生，同时 HBV 产生 HBx 蛋白联合作用的结果。

（2）人乳头瘤病毒（HPV）多达 200 多种亚型，HPV-16、18 型主要与子宫颈癌的发生有关，HPV-6、HPV-11 型主要与生殖道和咽喉部的乳头瘤感染有关。HPV 的 E6 和 E7 蛋白与 RB 及 p53 蛋白结合，抑制其正常功能，继而引发肿瘤。

（3）Epstein-Barr 病毒（EBV）与鼻咽癌和 Burkitt 淋巴瘤的发生密切相关。EB 病毒主要感染人的口咽部上皮细胞和淋巴细胞，EBV 能使 B 淋巴细胞发生多克隆性增殖，进而发生基因突变。如 N-ras 突变发展为单克隆增殖，导致淋巴瘤发病。鼻咽癌肿瘤细胞中发现存在 EBV 基因组。

1.3.2 RNA 肿瘤病毒

RNA 肿瘤病毒是反转录病毒，分为急性转化病毒和慢性转化病毒。急性转化病毒含有癌基因，细胞感染病毒以后，以病毒 RNA 为模板在反转录酶催化下合成 DNA，再整合到宿主 DNA 中，进一步表达导致细胞转化。慢性转化病毒不含癌基因，但含有很强的促进基因转录的启动子或增强子。反转录后插入宿主细胞 DNA 的原癌基因，激活后使之过度表达，使宿主细胞转化。

1.3.3 细菌

幽门螺杆菌是革兰阴性杆菌，是引起慢性胃炎和胃溃疡的重要病原体，也与胃黏膜相关淋巴组织发生的 MALT 淋巴瘤、胃腺癌相关。

2. 遗传因素

遗传性肿瘤综合征患者携带有遗传获得的特定的染色体和基因异常，使其罹患相应肿瘤的概率较之正常人显著增加。

2.1 常染色体显性遗传

家族性视网膜母细胞瘤患者具有一个异常的等位基因，当另一个 RB 等位基因发生突变、丢失时，就会发生视网膜母细胞瘤。家族性腺瘤性息肉病、神经纤维瘤等癌前病变，也是常染色体显性遗传疾病。此类突变或缺失的基因是肿瘤抑制基因。

2.2 常染色体隐性遗传

着色性干皮病患者受过量紫外线照射后容易罹患皮肤癌，先天性毛细血管扩张性红斑及生长发育障碍患者容易发生白血病等。此类肿瘤遗传与 DNA 修复基因异常有关。

2.3 肿瘤家族聚集倾向

流行病学研究显示，某些肿瘤具有家族聚集倾向，如膀胱癌、前列腺癌、子宫内膜癌、肺癌、胰腺癌等，目前原因不明，可能与多因素遗传有关。

膀胱癌的发生发展与遗传及基因异常有关，有家族史者发生膀胱癌的危险性明显增加。前列腺癌的发病率在不同种族间有巨大的差别，黑种人发病率最高，其次是白种人，亚洲人种发病率最低，提示遗传因素是前列腺癌发病的最重要因素之一。流行病学研究显示：一位直系亲属（兄弟或父亲）患有前列腺癌，其本人患前列腺癌的风险会增加 1 倍以上；2 个或 2 个以上直系亲属患前列腺癌，相对风险会增至 5 ～ 11 倍，有前列腺癌家族史的患者比无家族史的患者确诊年龄早 6 ～ 7 年。

约 20% 的子宫内膜癌患者有家族史。遗传性非息肉样结肠直肠癌（HNPCC，又称 Lynch 综合征）患者发生结肠外癌的风险增高，主要包括子宫内膜癌、卵巢癌和胃癌等。Lynch 综合征相关子宫内膜癌占全部子宫内膜癌的 2% ～ 5%，有 Lynch 综合征的女性，其终生发生子宫内膜癌的风险为 70%。有子宫内膜癌家族史的其他家庭成员发生子宫内膜癌的风险也相应增加，一级亲属患子宫内膜癌的女性发生子宫内膜癌的风险大约为对照组的 1.5 倍。

肺癌患者中存在家族聚集现象。这些发现说明遗传因素可能在对环境致癌物易感的人群和（或）个体中起重要作用。目前认为涉及机体对致癌物代谢、基因组不稳定、DNA 修复及细胞增殖和凋亡调控的基因多态，均可能是肺癌的遗传易感因素，其中代谢酶基因和 DNA 损伤修复基因多态性是研究较多的两个方面。

家族遗传也是胰腺癌的高危因素，大约 10% 的胰腺癌病例具有家族遗传性。患有遗传性胰腺炎、波伊茨 – 耶格综合征（Peutz–Jeghers syndrome）、家族性恶性黑色素瘤及其他遗传性肿瘤疾患的患者，胰腺癌的风险显著增加。CDKN2A、BRCA1/2、PALB2 等基因突变被证实与家族性胰腺癌发病密切相关。

3. 社会和生活习惯因素

3.1 吸烟

吸烟是肺癌最重要的危险因素，同时也是唯一可以完全避免的引起人类死亡的原因。

香烟成分中多环碳氢化合物和亚硝胺是潜在的致癌物，能直接引发肺癌。肺癌死亡者中 85% 以上长期吸烟，吸烟量与肺癌发生具有量效关系。

肺鳞状细胞癌的发病一般认为起源于吸烟刺激后的支气管上皮鳞状化生。1985 年，世界卫生组织国际癌症研究机构（IARC）确定吸烟为肺癌病因。吸烟与肺癌危险度的关系与烟草的种类、开始吸烟的年龄、吸烟的年限、吸烟量有关。欧美国家吸烟者肺癌死亡率约为不吸烟者的 10 倍以上，亚洲则较低。吸烟可以使慢阻肺患者发生肺癌的概率明显增加，是肺功能正常吸烟者的 4 ～ 6 倍。

被动吸烟也是肺癌发生的危险因素，主要见于女性。非吸烟工作者因工作环境被动吸烟会导致肺癌的发病概率增加，且环境烟草烟雾的暴露时间与肺癌发生有非常强的关联。

吸烟妇女罹患乳腺癌的发病率比不吸烟者高 30%，初始吸烟年龄和烟龄，与女性乳腺癌发病率也有关联，年龄越小、烟龄越长，乳腺癌的发病率也越高。

吸烟是膀胱癌主要的致病危险因素，这与烟中含有的芳香胺类化合物，即 4– 氨基联苯有关系。约 50% 的膀胱癌患者有吸烟史，吸烟可使膀胱癌的患病概率增加 2 ～ 5 倍，并与吸烟强度和时间成正比。戒烟后膀胱癌的患病概率会逐渐下降。

吸烟摄入尼古丁可降低机体的免疫力，影响对 HPV 感染的清除，导致宫颈癌特别是宫颈鳞癌的风险增加。

吸烟是引起食管癌的重要因素，吸烟者食管鳞癌的发生率比不吸烟者增加 3 ～ 8 倍。

3.2 重度饮酒

酒精摄入量过多会增加口腔癌、喉癌、食管癌的发病风险，证据表明，酗酒者食管鳞癌发生风险增加 7 ～ 50 倍。饮酒还可以加重慢性肝炎患者肝细胞的损害，促进肝癌的发生。

3.3 饮食习惯、营养及膳食

高盐、腌制饮食是胃癌发生的高危因素。饮食中过低或者过高的维生素 D 水平与前列腺癌的发病率有关，尤其是高级别前列腺癌。阳光暴露能适当增加维生素 D 的水平，可以降低前列腺癌的患病风险。油炸食品的摄入与前列腺癌的发病相关。

肥胖是子宫内膜癌、乳腺癌、前列腺癌、结肠癌、肾癌等发病的危险因素，这可能与肥胖增加雄性激素及雌性激素释放，或者与脂肪细胞释放的一些细胞因子相关。

高脂饮食、体重超标可增加胰腺癌的发病风险。

食管癌的主要致癌危险因素，是致癌性亚硝胺及其前体物和某些真菌及其毒素。而对于食管腺癌，主要的危险因素包括胃食管反流和巴雷特食管。有直系家属食管癌或消化道恶性肿瘤病史或其他恶性肿瘤病史，有食管癌的癌前疾病或癌前病变者，是食管癌的高危人群。不确定是遗传因素使然，还是共同的饮食生活环境所引起。

肥胖、高血压、糖尿病，又称为子宫内膜癌三联征。研究表明体重指数（BMI）每增加 1 个单位（kg/m^2），子宫内膜癌的相对危险增加 9%。与 BMI < 25 的女性相比，BMI 在 30 ～ 35 的女性发生子宫内膜癌的风险大约增加 1.6 倍，而 BMI > 35 的女性发生子宫内膜癌的风险增加 3.7 倍。

3.4 种族与地域

前列腺癌的发病率在不同种族间有巨大的差别，黑种人发病率最高，其次是白种人，亚洲人种发病率最低，流行病学资料显示亚洲裔人群移居美国后，前列腺癌发病率会明显升高，提示地理环境及饮食习惯等外源性因素也影响前列腺癌的发病概率。

3.5 经济文化水平

社会经济文化水平低下，传染病防治不力，HIV、HBV 等感染会增加肝癌和机会性肿瘤的发病率。不良性行为，如过早开始性生活，多个性伴侣或丈夫有多个性伴侣；性传播疾病导致的炎症对宫颈的长期刺激；经济条件差、卫生习惯不良、营养状况不良等均可能增加宫颈癌的发病率。

（任保辉）

第 2 节　癌变机理

1. 宏观因素

1.1 环境失衡

肿瘤的发生与人类生活的环境有着密切的关系。致癌学说认为，人类恶性肿瘤约有 80%～ 90% 是由环境因素引起的，而这一观点也被一些地理流行病学和移民流行病学的研究结果所支持。

1.1.1 空气、水源、食物中的致癌物质

随着工农业的发展，环境污染日趋严重，尤其是水和空气的污染。环境污染物中有许多是属于致癌物或促癌物，如煤、石油、天然气的燃烧，机动车辆排放的尾气及工业废气都含有致癌物，主要是多环芳烃类，如苯并芘等。致癌物排放至空气中，污染水源，同时污染土壤，最终蓄积于食物中，导致人类癌症的高发。

食品污染主要包括农药和食品添加剂。多种农药都含有致癌物质，如二溴氯丙烷、三环锡、特普丹、二溴乙烷等。广泛普遍使用农药使得食物农药残留大大增加，促进癌症的发病。此外，食品添加剂中的防腐剂、色素、香料、调味剂中大都含有亚硝胺类致癌物质。腌制、熏烤和罐装食物中，也含有较多的亚硝酸盐。

1.1.2 工业、建筑材料中的致癌物质

许多装修建筑材料，如花岗石、大理石、地板砖、瓷砖和水泥里都不同程度地含有氡等放射性物质。氡是放射性气体，被人体吸入后，氡衰变产生的放射性粒子可在人的呼吸系统造成辐射损伤，诱发肺癌。

装修材料及家具，例如人造板材、墙纸、复合地板中的胶含有大量的甲醛，而甲醛也是诱发肿瘤的重要因素之一。

1.2 个体社会心理失衡

随着医学的发展，很多疾病尤其是感染性疾病得到了有效的控制，发病率和死亡率不断下降，但是恶性肿瘤的发病率却在持续上升，已经成为城市居民的死因之首。随着对肿瘤病因研究的不断深入，一门新兴的学科——心理社会肿瘤学诞生了。

心理社会因素与恶性肿瘤的发生发展有着密切的关系。有研究资料表明长期恶性心理应激能够促进恶性肿瘤的发生，而个性及情绪与恶性肿瘤的发生同样有着密切的关系。

负性生活事件作为应激源作用于个体，个体产生应激反应，过分内向、压抑，容易产生强烈的情感反应，而且负性情绪不容易外泄的人格特征会增强应激反应程度。具有这种人格特征的个体面对负性事件和负性情绪，容易采用不良的应对方式，以及对社会支持系统利用不足，进一步使应激不容易缓解而持续时间延长。

应激可以通过多种途径引起免疫下调，参与肿瘤的发生。应激具有使淋巴细胞增殖能力下降，NK 细胞数目及毒性下降的作用，进而影响肿瘤的发生发展，并一定程度上影响肿瘤患者的疗效。应激可以调节 IFN-γ 及 IL-2 等细胞因子，并且抑制 NK 细胞对这些细胞因子的反应性，参与肿瘤的发生。负性生活事件、社会支持和情绪抑郁等因素对免疫功能影响较大，其中负性生活事件主要影响体液免疫（IgM），而情绪障碍（抑郁）主要影响细胞免疫（CD3$^+$）。愤怒、反抗、焦虑、抑郁及紧张等负性心理因素可以增加 WBC、TS、CTL、NKCD56 及 CD57 细胞，同时降低 T 细胞、TH 细胞、B 细胞及

TH/TS 数目。应激还能够影响细胞因子 IL-1β、TNF-α、IL-2、IFN-r 的表达水平，影响 NK 细胞活性。抑郁情绪通过增加 TNF-α 的表达，抑制蛋白酪氨酸磷酸酶的活性，降低细胞表面 MHC-I 类抗原表达，从而促进肿瘤细胞逃离免疫监视。因此，应激和抑郁能促进肿瘤的进展。应激还可以直接影响异常细胞的发生，从而诱发肿瘤的发生发展。不良应激能够增加 DNA 损伤，抑制 DNA 修复而直接致癌。应激还可以抑制细胞凋亡。

持续长时间的不良应激情绪，会导致细胞内基因组的错误修复不断累积，同时降低免疫系统功能，最终导致细胞癌变。

1.3 肿瘤微环境失衡

早在 100 多年以前，Stephen Paget 就已经提出了著名的"种子与土壤"的概念，也就是肿瘤微环境参与肿瘤发生的概念。肿瘤微环境，即肿瘤细胞产生和生活的内环境，包括肿瘤细胞和其周围的成纤维细胞、免疫和炎性细胞、胶质细胞等各种细胞，以及肿瘤附近区域的细胞间质、微血管和生物分子。肿瘤微环境就像是一个小的生态环境，与其中的肿瘤细胞有着密切的联系。因此，不论从生物学还是哲学的角度来讲，肿瘤发生与肿瘤微环境都是密不可分的。

1.3.1 肿瘤微环境的特点

1.3.1.1 低氧环境

Thomlinson 在 1955 年就已经发现恶性肿瘤组织中存在的缺氧状态。肿瘤细胞新陈代谢旺盛、生长迅速、繁殖能力强，对氧气以及葡萄糖等能量物质的消耗比正常细胞高出许多，因而造成肿瘤微环境缺氧状态。在这种缺氧状态中，缺氧诱导因子即 HIF-1α 处于高表达状态，HIF-1α 控制着多种血管生成因子的表达，促进血管内皮生长因子 VEGF 的表达，是调节血管生成的重要因子。

1.3.1.2 低 pH 环境

首先，肿瘤细胞在缺氧而大量进行葡萄糖分解的情况下，产生了大量的乳酸。其次，肿瘤细胞的膜系统上存在着多种离子交换体，其中最典型的 V-ATPases，能够将肿瘤细胞代谢中产生的大量 H^+ 运输到细胞外。这种机制既能够维持肿瘤细胞质的中性环境，以避免造成自身的酸中毒，还能够造成胞外的酸性环境。肿瘤微环境的酸性环境能激活酶级联反应而导致细胞坏死或凋亡，并且诱导溶酶体的分泌增加和活化，激活蛋白水解酶来促进细胞外基质 ECM 的降解和重构，从而促进肿瘤的侵袭和转移。

1.3.1.3 高压环境

肿瘤微环境中的另一个重要特点是组织高压。肿瘤血管具有不均匀分布、毛细血管间距大、动静脉短路、内皮细胞不完整，以及基底膜中断等特点，而且肿瘤组织中缺乏功能性淋巴系统。这些超微结构的特点最终造成肿瘤间质高压。

1.3.2 肿瘤细胞与肿瘤微环境

肿瘤细胞能够通过各种生物学调整来适应低氧、低 pH 和高压的这些肿瘤微环境，并且与异常环境之间存在着恶性循环。不正常的环境增加了肿瘤细胞基因组的不稳定性和异质性，并且客观筛选了增殖能力更强的肿瘤变异。肿瘤细胞通过存活和繁殖，进一步加剧了肿瘤微环境中的缺氧状态，产生大量乳酸，分解代谢产物累积，促成了微环境中的低 pH 环境。

1.3.3 肿瘤微环境中的调控因子

肿瘤微环境是一个复杂的系统，其中存在着多种重要的调控因子，包括核转录因子 –κB（NF–κB），诱生型一氧化氮合酶（iNOS），环氧化酶 –2（COX–2），肿瘤坏死因子 –α（TNF–α），缺氧诱导因子 –1α（HIF–1α），信号转导和转录激活因子 3（STAT3），核因子 E2 相关因子 2（Nrf2）等。这些调控因子，将肿瘤微环境与肿瘤细胞联系在一起，对整个肿瘤的发生与发展起着重要的调控作用。

2. 微观因素

2.1 遗传物质突变

2.1.1 基因突变

基因突变主要指 DNA 碱基序列的改变，导致癌基因激活和抑癌基因失活。这些基因多是细胞周期调控因子，基因突变是调控因子的功能异常，细胞周期失控导致细胞异常增殖。多个基因在自然选择的作用下经过长时间的突变积累，最终导致肿瘤的发生。

2.1.2 非整倍体突变

非整倍体指染色体结构和数目的改变。非整倍体产生与有丝分裂错误、端粒缩短引起基因组不稳定、致癌因素直接作用等有关。非整倍体通过保留具有促进细胞增殖的染色体，而丢失具有抑制细胞增殖的染色体，产生特定染色体组合（核型），并且可以导致细胞内正常基因的表达比例失衡。非整倍体突变可以是基因突变以外的细胞癌变原始启动因素。

2.1.3 表型遗传修饰改变

表型遗传修饰是指在没有细胞核 DNA 序列改变的情况时，基因功能的可逆的、可遗传的改变，包括 DNA 甲基化、RNA 干扰、组蛋白修饰等。致癌因素导致细胞表型遗传改变，使那些经常不转录的基因位点修复很慢或者不进行必要的修复，因此不断发生基因突变。在选择压力的作用下最终导致细胞癌变。

2.2 肿瘤干细胞

肿瘤干细胞来源于发育过程中某些潜伏的胚胎残余组织，是一种特殊类型的干细胞，具备高度增殖能力与自我更新能力，可以多向分化为包括肿瘤细胞在内的各种细胞。肿瘤干细胞学说认为肿瘤干细胞是肿瘤异常增殖、侵袭、转移、耐药以及复发等的根源。

2.2.1 对称分裂抑制机制紊乱

干细胞通过对称和不对称分裂进行增殖。对称分裂多发生于发育过程或受伤害后的增殖过程中。在体内，干细胞大多数以不对称分裂方式增殖，一半子代细胞成为干细胞，而另一半子代细胞趋向分化死亡。干细胞通过调整对称分裂和不对称分裂的比例来维持机体细胞数量的稳定，两种分裂模式之间失衡 / 失控可能导致肿瘤的发生。干细胞的增殖模式受对称分裂抑制因子控制，当对称分裂抑制因子功能缺陷或产生减少时，增加的细胞有丝分裂率会加速组织的生长，导致肿瘤的发生。

2.2.2 不对称分裂机制紊乱

成体干细胞的有丝分裂通常是不对称分裂，在不对称分裂中 DNA、mRNA 和蛋白质进行非随机分配。分裂结果获得含有 DNA 永生化链的染色体的子代细胞成为干细胞，而获得含有新合成链染色体的子代细胞发生分化、死亡、脱落。干细胞不对称分裂过程受到多种因素的影响。

癌基因和抑癌基因，如 p53、APC、PTEN 和 notch 等参与干细胞不对称分裂，抑制或激活细胞分化能力。这些基因的突变导致细胞癌变可能与干细胞不对称分裂紊乱相关。在干细胞死亡和扩增的过程中，DNA 永生化链发生错误的机会会不断在新的干细胞内累积，增加非整倍体的概率。而非整倍体本身可促进干细胞中 DNA 永生化链的扩增和有丝分裂紊乱，从而导致干细胞不断扩增，最终成为肿瘤干细胞。干细胞在非对称分裂的子代细胞获得的 DNA 的表型遗传修饰不同，因而具有不同的生物功能。一旦这种表型遗传修饰不同的染色体分配发生紊乱，就可能导致 DNA 永生化链分配紊乱，从而使细胞的分化异常。因此，表型遗传修饰的异常在干细胞成为肿瘤干细胞的过程中，也可能起到一定的作用。

癌基因和抑癌基因突变、非整倍体及细胞表型修饰的异常协同作用于干细胞，引起永生化 DNA 链不断重建、扩增和分配紊乱，促使干细胞向肿瘤干细胞方向转化，最终导致细胞癌变发生。

（郭嘉嘉）

第 3 节　肿瘤预防

1. 肿瘤预防概念

肿瘤预防是指针对肿瘤不同的发生因素，采取适当的措施，改善人周围环境、干预人的行为，以降低人群的肿瘤发病率和肿瘤致死率。

目前已知的肿瘤发生高危因素，有环境因素、物理致癌因素、生物致癌因素、遗传因素等。这些高危因素一部分是可以通过相应的干预措施来预防的。相对而言，遗传因素缺乏可行的预防手段，但是可以通过积极监测肿瘤发生的方法进行早期干预。社会因素、心理因素、地域与生活习惯等致癌因素中，吸烟是唯一可以完全避免的引起人类肿瘤发生及死亡的原因，另外，重度饮酒、肥胖、高盐饮食等也是可控的因素。

世界卫生组织（WHO）认为 40% 以上的癌症是可以通过采取预防措施来降低发病率的。

肿瘤预防措施包括规避或远离各种环境致癌风险因素、隔离肿瘤发病相关的感染因素、改变不良生活方式、保持心理健康，以及针对极高危人群或者癌前病变患者采用相应的医疗干预手段。肿瘤预防的理念及措施，应该广泛普及到人群日常生活中，并得以长期坚持。

2. 肿瘤三级预防体系

肿瘤预防根据干预的阶段不同，分为三个阶段：一级预防、二级预防、三级预防。一级预防为病因学预防，指对一般人群采取有效措施，消除或降低致癌因素，降低肿瘤发生率，是最彻底、最理想的防癌途径。但是，一级预防的实施难度最大、范围最广、干预对象的依从性最差；二级预防为发病学预防，是针对特定的高风险人群，筛检癌前病变和早期的肿瘤病例，从而进行早期发现、早期预防和早期治疗，其措施包括肿瘤筛查和干预试验；三级预防是针对现患病者，防止其肿瘤复发，积极处理并发症，注重康复需求、姑息关照和止痛治疗，提高肿瘤患者的生存率和生存质量。

2.1 一级预防

一级预防内容包括研究各种肿瘤病因和危险因素，针对化学、物理、生物等具体致癌、促癌因素和体内外致病条件，研究发现有效的预防措施，并针对普通人群，普及环境保护、适宜饮食、适宜体育运动的健康知识，增进身心健康。

2.1.1 控制吸烟及环境致癌因素

环境中最为重要的致癌危险因素包括：化学致癌物质（如烷化剂和酰化剂），金属元素、非金属元素和高分子聚合物，甲醛，有机溶剂（如氯仿、四氯化碳、三氯乙烯、甲醇、苯），室内氡暴露，多环芳烃类，芳香胺类，亚硝胺类，真菌毒素，不完全燃烧或热裂解产物（如尾气、废气、香烟气体）等。

2.1.2 膳食行为调控

环境致癌物进入人体的途径，依次为消化道、呼吸道、皮肤。这与消化系统和呼吸系统肿瘤的发病率占前两位是一致的。资料显示：吸烟和饮食因素可以占到癌症致死因素的 65%。长期摄入霉变食物、烟熏食物、腌制品，可增加患胃癌的风险；摄入过多肉食和过少纤维素，易增加患大肠癌和胰腺癌的风险。因此，宣传健康的饮食食谱，指导人们合理搭配膳食，提倡少食高脂食物，多食新鲜食品，可降低癌症发病率。

2.1.3 控制病毒感染

DNA 肿瘤病毒，如乙型肝炎病毒和丙型肝炎病毒，Epstein–Barr 病毒，以及 RNA 肿瘤病毒，感染细胞后均可导致肿瘤发生。幽门螺杆菌是引起慢性胃炎和胃溃疡的重要病原体，亦与胃黏膜相关淋巴组织发生的 MALT 淋巴瘤及胃腺癌有关。

2.1.4 健康教育

针对不同年龄的人群，采用不同的教育方式。儿童的健康教育方式包括：小学阶段要注意健康生活和增强体质；中学开展"健康生活 – 防控肿瘤"课程；到了高中教育学生不正常的性行为会传播 HPV、HIV 等严重疾病。成人的肿瘤预防教育包括癌症风险因素教育、具体预防方法的教育，以及定期体检争取早期诊断方面的教育。

通过任何方式吸食或使用烟草都会致癌，90% 的肺癌与烟草使用相关。吸烟可间接引起口腔癌、鼻咽癌、喉癌、食管癌、胰腺癌、子宫颈癌、肾癌和膀胱癌等。戒烟是减少患癌危险性的最简单、最不需要经济投入，也是最为有效的方法。

宫颈癌、肝癌、鼻咽癌、淋巴瘤及胃癌等的发生与感染因素有关。通过接种乙肝疫苗、避免多个性伙伴、远离毒品，可以预防乙肝病毒、HPV、HIV（艾滋病病毒）感染。实行分餐制有助于预防 HP 感染。避免不必要的输血和使用血制品也可以减少感染病毒的风险。

肥胖是疾病的危险因素之一。应保持体重在健康范围内。体重指数（BMI），是用体重公斤数除以身高米数平方得出的数字，是目前国际上常用的衡量人体胖瘦程度，以及是否健康的一个标准。BMI 值是一个中立且可靠的指标。成人的 BMI 数值低于 18.5 为过轻，18.5～23.99 为正常，24～28 为过重，28～32 为肥胖，高于 32 为非常肥胖，最理想体重指数是 22。亚洲人体重指数（BMI）健康范围是 18.5～22.9。女性腰围的数值应该小于 80cm，男性腰围的数值应该小于 90cm。

任何种类的运动都有助于减低患癌风险，应该在日常生活中加入运动。运动有助于预防大肠癌、乳腺癌和子宫内膜癌。

选择健康的食物和饮料代替高脂肪、高糖分和高热量的食物，多吃不同种类的蔬菜、水果、全谷物和豆类食物，减少进食红肉（牛肉、猪肉和羊肉），避免食用加工的肉类，限制食用高盐的食物。

从肿瘤预防的角度来说，应尽量不饮酒。如果饮酒，则也应限制每日的饮酒量，白酒每天不应多于 50g。

母乳喂养有助于母亲预防乳腺癌的发生。

心理健康是战胜疾病的良药，不良情绪可能是一种促癌剂。

2.2 二级预防

肿瘤二级预防有两层含义，一是在癌前病变阶段及早发现并及时干预，以预防、延缓癌症的发生；二是通过有效的肿瘤筛查手段，早发现、早诊断、早治疗，提高治愈率、生存率，降低死亡率。

2.2.1 肿瘤的筛检

根据年龄、性别是否属于高危人群确定普查对象，对肿瘤高危人群实施动态监测，提高早期诊断能力，对癌前患者尽早根治等。这样疾病在初期就可得到有效控制，提高治愈率。

体格检查是指通过医学手段和方法对被检查对象进行的身体检查，一般体检是检查心脏、肝脏、肾脏、血糖、血脂、血压等，掌握人体的一般情况，及早发现一些常见的慢性病。

癌症筛查是一种专业的体检，是对无症状的健康人进行的一系列医学检测，以发现早期癌症，最大限度地阻断癌前病变或疾病引起的癌症的发展。癌症筛查的第一步是医生和患者之间的面对面的交流，耐心的询问其身体状况，以前的病史和家族遗传史。对于父母患直肠癌者，建议做结肠镜检查；如果母亲的亲属患有乳腺癌，那么该女性患乳腺癌的可能性会增加，则需要进行乳腺检查。吸烟者以肺为重点。建议表面抗原阳性的肝炎患者筛查肝癌。

- 定期防癌查体检测项目主要包括以下内容：

（1）常规项目

①三大常规：常规体检、常规实验室检查、常规影像学检查。

②大便潜血（需禁食潜血饮食）。

③肛门指诊（DRE）：可发现 75% 的低位直肠癌、前列腺病变。

④脱落细胞学检查：痰细胞学。

⑤X 线片检查：胸部正、侧位 X 线片及腹部 X 线片。

⑥超声检查：超声腹部、盆腔 B 超及部分腔内超声等。

（2）必要时做内镜检查取活检

（3）影像诊断

①造影：消化道造影、尿路造影、动脉造影等。

②电子计算机 X 线体层扫描（CT）。

③核磁共振显像（MRI）。

④ CT、US 引导下穿刺活检。

⑤核素扫描：E-CT。

⑥正电子核素显像：PET 等。

其中 PET/CT 既可对病灶准确定性，又可准确定位，其灵敏度、特异性和准确率比 CT、核磁共振更高，能够发现微小的隐匿病灶，并进行良恶性鉴别和恶性程度评估，以及鉴别肿瘤治疗后是瘢痕形成还是复发灶。

（4）肿瘤相关血清标志物检测

肿瘤标志物检测在防癌体检中具有重要意义。肿瘤标志物是肿瘤的发生和增殖过程中，肿瘤细胞本身产生或者机体对肿瘤细胞反应而产生的反映肿瘤存在和生长的一类物质，存在于患者的血液、体液、细胞或组织中，可用生物化学、免疫学及分子生物学等方法测定，对肿瘤的辅助诊断、鉴别诊断、观察疗效、监测复发及预后评价具有一定的价值。

● 各系统血清标志物检测内容如下：

肺部：癌胚抗原、鳞状细胞癌抗原、血清骨胶素、神经特异性烯醇化酶

前列腺：前列腺特异性抗原、酸性磷酸酶

结肠：癌胚抗原、血清 CA19-9、组织多肽抗原

肝脏：甲胎蛋白、碱性磷酸酶（AKP）、γ-谷氨酰转肽酶

胃：癌胚抗原、血清 CA19-9、血清 CA72-4

胰腺：血清 CA19-9、血清 CA242、癌胚抗原

（5）内镜检查

内镜检查是肿瘤诊断的重要手段，可用于空腔脏器和体腔检查，可发现癌前病变、原位癌。内镜检查可发现 X 线、CT 不能发现的肿瘤，并可进行活检。

研究表明，美国的一项早期肺癌筛查项目成功地将肺癌死亡率降低了 20%。在北京，每年有近 2 万人在中国医学科学院肿瘤医院防癌科接受癌症风险评估、防癌体检和跟踪随访。肿瘤筛查的出现，是将癌症治疗的预防工作再度置前。为了加强癌症预防与治疗，

需要多学科协作治疗。

2.2.2 自我关注与检查

自身关注身体有无异常表现，可以帮助早期发现肿瘤。常见的癌症危险前驱表现有：体表或表浅可触及的肿块逐渐增大，原因不明的体重减轻、乏力、纳差；痣颜色突然改变或者脱毛、溃烂；血尿、便血；持续性消化异常；食后上腹部饱胀感；吞咽食物时胸骨不适感乃至梗噎感；持续性咳嗽、痰中带血，耳鸣、听力减退、鼻衄、鼻咽分泌物带血；月经期外或绝经期后的不规则阴道出血、特别是接触性出血；久治不愈的溃疡，不明原因的发热、关节疼痛等。

因人们对肿瘤知识的匮乏，可宣讲预防常识和识别早期症状，帮助人们学习防癌小常识。传授容易掌握的自我检查方法，如乳房检查：每隔一周注视两侧乳房的大小、对称性、乳头的状态及有无溢液，触摸有无结节、肿块、压痛，若有异常，请专科医生进行检查。

监测并积极干预已经发现的癌前病变，如食管上皮重度增生；胃黏膜不典型增生、化生和萎缩性胃炎；慢性肝炎和肝硬化；结肠息肉；支气管上皮的增生和化生等。

加强对易感人群的监测，如有癌瘤遗传易感性和癌瘤家族史的人群。

肿瘤自检是有效地早期发现肿瘤的方法。通过健康教育的方式普及自检知识，对于体表可触及到的肿瘤，进行自查自检。如妇女自我乳腺检查常可以发现肿块，应及时就诊。

2.3 三级预防

三级预防是临床治疗和康复性预防。采取多学科综合诊断和治疗，正确选择合理的诊疗方案，以尽早治疗或者控制癌症，恢复功能，防止病情恶化，防止残疾，促进康复，提高生活质量，甚至重返社会。

现代肿瘤治疗是多学科综合治疗，而不是单一的治疗。对于确诊的肿瘤病例，应由肿瘤内科、肿瘤外科、放射治疗科等综合提出治疗方案，并分步实施。手术、化疗、放射治疗、靶向治疗、免疫治疗、生物治疗等措施各自有其不同的适应证，中医药可以结合放化疗、靶向、细胞免疫等多种治疗方法，起到减毒增效、抑制肿瘤细胞增殖、改善临床症状、提高机体免疫力的作用。康复医学手段可适时介入，改善因肿瘤疾病或治疗而产生的功能障碍。

（任抒扬）

第 4 节　肿瘤筛查

1. 肿瘤标志物与脱落细胞学筛查

●肿瘤标志物筛查对肿瘤早期筛查的意义

中国的癌症发病率正在上升，根据世界卫生组织（WHO）的数据，每年有 280 万人死于癌症。肺癌是中国最常见的癌症之一，位于中国癌症死亡之首。早期发现癌症能挽救生命，加强防癌意识是早期发现癌症和改善疾病转归的首要步骤，因为恶性肿瘤一旦发病，患者往往每况愈下，尤晚期患者，预后较差，故早期诊断、早期治疗极为重要。因此，人们对恶性肿瘤要有足够的认识和警惕，有相关症状必须积极就诊。肿瘤的特殊检查手段有很多，如 X 线检查、超声检查、CT 检查、磁共振检查、内腔镜检查、生物标志物检查、细胞学检查、组织学检查和分子生物学检查等。这些检查手段能够从不同角度及不同侧面对肿瘤进行筛查和诊断，但各有其局限性。

在肿瘤的早期诊断方面，肿瘤标志物概念的出现起到了很大的促进作用。随着分子生物学和人类基因组计划的进展，越来越多的特异的肿瘤标志物被发现和应用，为肿瘤的早期诊断提供了一个新的途径，如 CEA、AFP、CA15-3、CA19-9、CA125、PSA、NSE 等。全部肿瘤标志物整体筛查，在肿瘤的筛查中有一定的普遍意义。一般情况，每种肿瘤标志物主要针对一种癌症，但是每种肿瘤标志物又普遍同时存在于每个患者体内，我们国家 20 世纪 70 年代以后在上海等地，通过对大量人群的 AFP 普查，曾检出不少肝癌特别是小肝癌患者。前列腺癌等患者亦可达到同样的效果。所以肿瘤标志物的筛查对高危人群有很大应用价值。早期被怀疑患有肿瘤时，肿瘤标志物的检测对鉴别肿瘤是良性还是恶性十分有帮助。肿瘤中存在着不同特性的细胞，在生长速率、表面受体、免疫特性、浸润性、转移性、对药物毒性方面均可能不同。因此，同一种肿瘤可含一种或多种肿瘤标志物，而不同肿瘤或同种肿瘤的不同组织类型既可有共同的肿瘤标志物，也可有不同的肿瘤标志物。为了提高肿瘤标志物检测的阳性率，选用一些特异性较高的肿瘤标志物进行联合检测，可以提高肿瘤标志物的应用价值。

●肿瘤脱落细胞学筛查对肿瘤早期筛查的意义

由于肿瘤细胞的特殊性及细胞内所含物质的不同，对于肿瘤脱落细胞学检测也是一项方便可行的检测方法，如可通过痰液、尿液、直肠部脱落细胞、子宫颈脱落细胞、口腔脱落细胞、鼻咽脱落细胞、咽喉脱落细胞，对肺癌、前列腺癌、肾癌、膀胱癌、直肠癌、宫颈癌、口腔癌、鼻咽癌、咽喉癌进行筛查；可通过食道脱落细胞、支气管冲洗液、腹腔冲洗液、胸腔积液、腹腔积液、前列腺液、支气管镜刷取物、胆管刷取物、食道镜刷取物、细针穿刺（FNA）样本、肺、肝、胰腺、甲状腺、乳腺、其他组织印片，对肝癌、乳腺癌、胰腺癌、胃癌、食道癌、甲状腺癌、黑色素瘤、胆管癌、卵巢癌、淋巴瘤等进行筛查。肿瘤脱落细胞学筛查对早期发现肿瘤患者有较强的指导意义，并且直接影响患者的预后。

1.1 肿瘤标志物

1.1.1 肿瘤标志物的定义及分类

肿瘤标志物（TM）是指由肿瘤细胞产生或诱导产生的反映肿瘤生长或活动的一系列分子，具有广泛的特征，可用于了解肿瘤的发生、发展和疗效观察。肿瘤标志物是肿瘤组织特异性的物质，大多数肿瘤标志物也可由正常细胞产生，参考值就是据此建立的。可作为肿瘤标志物的指标有很多，其各自具有不同的功能，包括酶类、激素类，以及未知功能的抗原类、癌蛋白类、病毒类等。

1.1.2 肿瘤标志物筛查肿瘤的思路与方案

肿瘤标志物检测既然对于肿瘤筛查意义重大，那么面对众多肿瘤标志物应如何选择呢？肿瘤筛查，可以选择对该系统敏感和特异的肿瘤标志物，从经济学角度，按照系统甚至器官进行选择最为科学。

1.1.2.1 消化系统肿瘤标志物

肝癌：甲胎蛋白、癌胚抗原、血清铁蛋白；

胃癌：血清 CA19-9、血清 CA72-4、癌胚抗原、甲胎蛋白、血清铁蛋白；

肠癌：血清 CA19-9、癌胚抗原、甲胎蛋白、血清铁蛋白；

胰腺癌：血清 CA19-9、癌胚抗原、血清铁蛋白。

1.1.2.2 呼吸系统肿瘤标志物

肺癌：血清骨胶素（CYFRA21-1）、癌胚抗原、神经特异性烯醇化酶、血清铁蛋白。

1.1.2.3 泌尿生殖系统肿瘤标志物

前列腺癌：前列腺特异性抗原、游离 PSA、血清铁蛋白；

卵巢癌：血清 CA125、血清 CA19-9、血清铁蛋白、癌胚抗原；

乳腺癌：血清 CA15-3、血清 CA125、癌胚抗原、血清铁蛋白；

宫颈癌：宫颈脱落细胞及人乳头状瘤病毒联合检测。

1.1.3 常见的肿瘤标志物及其应用

1.1.3.1 甲胎蛋白（AFP）

甲胎蛋白是一种由 591 个氨基酸构成的糖蛋白，分子量为 69 000Da，含有 4% 的碳水化合物。甲胎蛋白基因是家族基因的一部分，该家族基因很相似，位于四号染色体上（4q11-q13），包括白蛋白基因和维生素 D 结合蛋白基因。AFP 从胎儿期开始合成，最早在胎儿卵黄囊合成，后来在胎儿肝脏合成。AFP 浓度在妊娠期间通常很高，达到成人正常值的 25 ～ 30 倍，也可用于 21- 三体的筛查。AFP 的浓度在新生儿很高。AFP 有转运不同物质的功能，如非酯化脂肪酸、类固醇类激素，以及离子类如锌、铜、胆红素等。

引起 AFP 假阳性的常见原因有良性、急性或慢性肝脏疾病（肝硬化），传染性肝脏疾病（肝炎），中毒性肝脏疾病（扑热息痛、麻醉等）或者其他类型的肝脏疾病（肝脓肿、胆道闭锁等）。AFP 通常中度增加，一般低于 100ng/mL。引起 AFP 假阳性的主要原因是遗传性酪氨酸增多症和共济失调性毛细血管扩张症，AFP 水平可高于 1000ng/mL。在无肝脏疾病时 AFP 水平很少升高，并且水平较低（< 23ng/mL）。

AFP 主要用于肝癌、睾丸肿瘤（非精原细胞瘤）和内胚窦肿瘤。此外，大约 15% 的胃肠道肿瘤，主要是胃癌患者伴有 AFP 中度增高，预后较差。

1.1.3.2 癌胚抗原（CEA）

CEA 是一种高分子量的糖蛋白（180 000Da），在转移性结直肠癌中发现，超过一半的分子由碳水化合物构成。C- 末端片段由 28 个高疏水性氨基酸构成，通过它连接在细胞膜上。CEA 的天然功能未知，由于与免疫球蛋白有相似性，故被认为与细胞识别机制或黏附机制有关。各种研究表明其他与 CEA 有很大的相似性的分子被统称为 CEA 家族，是由位于 19 号染色体的两个部位约 10 个基因编码的糖蛋白构成。

血清 CEA 浓度低于 5ng/mL 认为正常，CEA 可在多种良性疾病中升高，如肝硬化、肾功能衰竭、肺部疾病（慢性阻塞性肺病、肺炎、肺结核）、胃肠道疾病（溃疡性结肠炎、憩室炎、克罗恩病、胰腺炎）、卵巢囊肿或甲状腺功能亢进。然而，对于肿瘤标志物只要结果存在疑问就必须进行监测。CEA 是应用最广泛的肿瘤标志物，可用于很多上皮性肿瘤，如肺癌、乳腺癌、头颈部肿瘤等。

1.1.3.3 糖类抗原 125（CA125）

CA125 是 Bast 等获得的一种高分子量糖蛋白。在副中肾管（输卵管、子宫颈内膜、阴道上部）和间皮细胞（胸膜、心包、腹膜）衍生的结构中存在。血清 CA125 低于 35U/mL 认为是正常的，但与卵巢功能状态（绝经前更高）和种族相关，与白种人相比，亚洲或非洲女性的水平较低。CA125 是一个假阳性率较高的肿瘤标志物。患者

CA125 水平超过正常值上限的约有 30.9% 是正常的。肾功能衰竭和肝脏疾病是引起几乎所有的肿瘤标志物检测假阳性的常见原因（$P < 0.001$）。这两类原因引起的 CA125 升高往往低于 350U/mL，有时是正常值上限的 10 倍。积液是引起 CA125 假阳性的另外的主要原因，因为 CA125 是在间皮合成的，在任何积液包括在妊娠期间，CA125 水平也会大幅增加。心包积液或肾病综合征引起 CA125（< 350U/mL）的水平比胸腔积液（通常< 600U/mL）低，而腹水最高。腹水在卵巢癌常见，而卵巢癌是 CA125 应用的主要疾病，所以需要进行鉴别诊断。以 900U/mL 的血清水平作为筛选肿瘤的临界值，特异性高于90%。但是当一个患者考虑恶性肿瘤并具有很高的 CA125 水平时，我们就必须告知他患有癌症的概率较高。

CA125 用于监测肿瘤的进展是非常有益的，但在某些情况下，由于治疗腹水使用的一些药物会引起 CA125 水平发生变化，因此引起错误的解释。如果可以排除肝脏、肾脏疾病或液体潴留，CA125 的特异性将大大提高，导致假阳性的疾病包括传染病（主要是肺）、非感染性肺部疾病、自身免疫性疾病或心脏疾病等。CA125 通常是中度升高，不超过 300U/mL。排卵高峰期和月经期同样发现 CA125 存在中度升高。因此，多数使用CA125 筛查的研究在绝经后女性中进行。最后导致 CA125 水平增加的原因也包括与嗜异性抗体的交叉反应。

CA125 可作为卵巢癌的肿瘤标志物，在其他肿瘤如子宫内膜癌、肺癌等中也可有升高。间皮转移瘤也可检测到 CA125 的显著升高。

1.1.3.4 糖类抗原 199（CA19-9）

CA19-9 主要由碳水化合物构成，约占 85%，主要包括液酸、岩藻糖、唾液酸化的lacto-N-fucopentose。蛋白质部分包括丝氨酸、苏氨酸和脯氨酸，占所有氨基酸组成的35%。肝脏疾病是造成 CA19-9 假阳性的主要原因，如黄疸和胰腺炎 CA19-9 浓度超过1000U/mL。CA19-9 可在部分良性疾病升高，肝脏疾病和肾功能衰竭是导致 CA19-9 假阳性的主要原因。在无黄疸的肝脏疾病 CA19-9 的增幅较高，但大部分小于 500U/mL。在有黄疸的肝脏疾病 CA19-9 水平更高，甚至达到 3514U/mL。以 CA19-9 1000U/mL 的水平作为胰腺癌筛选的临界值特异性为 98%。如果 CA19-9 浓度超过 1000U/mL，患者患有癌症的概率非常高（> 95%），且极有可能是胰腺癌。肾功能衰竭、肝肾疾病、黏液囊肿或支气管扩张患者 CA19-9 略有升高，一般中度升高。无肝肾疾病、胰腺炎的患者也可出现 CA19-9 升高，只有 11% 的病例超过 100U/mL，从未（如果排除积液）超过200U/mL。

CA19-9 作为肿瘤标志物主要应用于消化道肿瘤，适用于胰腺癌、卵巢肿瘤（黏液腺癌）和支气管肿瘤，腺癌和未分化的大细胞癌也可出现 CA19-9 水平的升高。

1.1.3.5 黏蛋白样乳腺癌抗原

这类蛋白见于乳腺肿瘤细胞，如糖类抗原 15-3、乳腺癌黏蛋白（BCM）、黏蛋白样癌相关抗原（MCA）和糖类抗原 549。所有这些抗原有共同的器官特异性，在乳腺癌和卵巢癌有大量升高，并有结构相似性，都是黏蛋白或相关结构。CA15-3 是应用最广泛的黏蛋白样抗原，具有很高的特异性。肝脏、肾脏疾病和积液是导致 CA15-3 增加的主要原因，肺、骨关节和自身免疫性感染疾病等，CA15-3 水平略高，低于 100U/mL。CA15-3 在部分疾病中度升高，这类疾病包括肾功能衰竭、肝脏疾病、某些卵巢囊肿、传染性肺结核病或某些自身免疫性疾病。尽管 CA15-3 具有较高的特异性，但它在巨幼细胞性贫血可升高到正常参考值的 10 倍。

CA15-3 是乳腺癌的首选肿瘤标志物，但非特异性。其他肿瘤如卵巢癌、子宫内膜癌、肺癌（主要是非小细胞肺癌），CA15-3 也可升高。

1.1.3.6 人附睾蛋白 4（HE4）

HE4 是一个分子量为 11kDa 的蛋白质，是人类 E4 附睾分泌蛋白的前体。HE4 存在于各种组织中，主要是女性生殖系统、男性生殖系统的附睾和输精管、呼吸道上皮细胞、远端肾小管、唾液腺和结肠黏膜，其各自具有不同浓度的 HE4。HE4 的正常水平应低于 100 ~ 150pmol/L。肾衰竭是引起 HE4 假阳性的主要原因，可达正常值上限的 10 倍。HE4 在妇科疾病的特异性远高于 CA125。

HE4 作为肿瘤标志物主要用于卵巢癌特别是非黏液肿瘤，其他恶性肿瘤主要是妇科恶性肿瘤和肺癌。

1.1.3.7 神经元特异性烯醇化酶（NSE）

NSE 是一种糖酵解酶，催化 2- 磷酸化丙酸为磷酸烯醇式丙酮酸。该烯醇化酶有 5 种同工酶，由三个亚基 α、β 和 γ 结合形成。α 同工酶在动物中分布最广，主要存在于肝脏和肌肉组织等。γ 同工酶（两个 γ 亚基）或神经元特异性同工酶（NSE）主要在神经元（中央及外周）和神经内分泌细胞内合成。NSE 水平低于 25ng/mL 被认为是正常的，依据采用的方法不同，结果可能有所变化。溶血是造成 NSE 假阳性的主要原因。样本溶血时 NSE 可增加到正常浓度的 20 倍，所以必须排除溶血样本，用新鲜样本进行检测。NSE 是特异性最高的肿瘤标志物之一。假阳性大多出现在肝脏疾病、肾功能衰竭和胸腔积液患者，但 NSE 水平没有超过正常水平的两倍。NSE 会在一些肺部疾病，特别是结核病或自身免疫性疾病出现假阳性。NSE 在脑组织包括中央和外周神经元有高水平表达。各项研究显示，NSE 在脑出血、脑外伤或其他情况（如克 - 雅病）会出现显著升高（正常值的 4 ~ 5 倍）。

NSE 主要用于神经外胚层起源的肿瘤，如小肠类癌、神经母细胞瘤和未分化的小细胞癌（USCC）。

1.1.3.8 胃泌素释放肽前体（ProGRP）

胃泌素释放肽（GRP）是从猪内脏分离的 27 氨基酸肽，可能通过自分泌或细胞 – 细胞相互作用在恶性细胞的转移扩散中发挥重要作用，在血液中不稳定存在。胃泌素释放肽前体有一个区域在血液中稳定存在，正常浓度＜ 50pg/mL。肾功能衰竭是造成假阳性的主要原因。肝脏疾病和胸腔积液，也可以导致 ProGRP 的少量增加，通常＜ 100pg/mL。ProGRP 很少在其他良性疾病升高。

ProGRP 主要与 NSE 联合应用于未分化小细胞肺癌。神经内分泌肿瘤也可发现 ProGRP 升高。ProGRP 的特异性优于 NSE。如果 ProGRP 超过 150pg/mL 就有高度的概率（98%）是小细胞未分化肺癌或神经内分泌肿瘤。

1.1.3.9 糖类抗原 724（CA72-4）

CA72-4 是一个高分子量（＞ 106Da）的黏蛋白，在上皮起源的许多恶性肿瘤也可以通过免疫组化方法检测到 CA72-4，正常值低于 6U/mL。它可在多种良性疾病中出现假阳性。CA72-4 升高的比例不高，导致升高的原因与疾病类型无明确的相关性。

CA72-4 主要用于消化道肿瘤，也可在乳腺癌、卵巢癌或肺癌检测到水平升高。

1.1.3.10 前列腺特异性抗原（PSA）

PSA 是一个分子量为 33 000Da 的腺性激肽释放酶，在前列腺合成并分泌入精液，参与精液液化的作用。正常情况下 PSA 在前列腺上皮细胞的粗面内质网以前体形式合成。在精液中，PSA 通过裂解两个赖氨酸残基失去活性，形成游离 PSA。PSA 是前列腺特异的肿瘤标志物，尽管其在其他肿瘤，还有乳腺囊肿、乳汁和羊水中有非常低水平的合成。PSA 的正常值为 4ng/mL，无肿瘤情况下导致 PSA 增加的主要原因是前列腺炎和良性前列腺增生。在一些前列腺炎中 PSA 浓度可以非常高（上限的 10 倍），所以在应用 PSA 之前最好治愈前列腺炎。25%～ 50% 的良性前列腺增生（BPH）可检测到 PSA 水平的升高，尤其是急性尿潴留或尿路感染。治疗良性前列腺增生的雄激素治疗方法，不影响游离 PSA 与总 PSA 比值，不同的前列腺疾病游离 PSA 的百分比不同，与正常人或良性疾病相比，前列腺癌的游离 PSA 水平较低。涉及前列腺的多种操作都会导致血清 PSA 浓度增加，如前列腺按摩、前列腺活检、膀胱镜检查或经尿道前列腺切除。直肠检查似乎并不影响 PSA 水平，但最好不要在检测 PSA 之前检查。

PSA 是前列腺特异的肿瘤标志物，明确血清水平升高是前列腺癌特异性的。其他癌症也可偶见 PSA 的升高。

1.1.3.11 鳞状细胞癌抗原（SCCA）

SCCA 是一种糖蛋白，分子量为 42 000Da，属于丝氨酸蛋白酶抑制剂家族，可在外阴、外宫颈、肺、食管和皮肤的鳞状上皮组织通过免疫组化检测到，恶变时表达增加。基因已确定位于染色体 18q21.3，SCCA 的正常值应低于 2ng/mL，慢性肾脏疾病和皮肤病是造成 SCCA 假阳性的主要原因。肾衰竭、血液透析、肝脏疾病也会引起 SCCA 的中度升高。

SCCA 主要用于各种来源，如宫颈、肺和头颈部的鳞状细胞癌的辅助诊断和预后。但也可用于非鳞状细胞癌，如肺或胰腺癌检测到低水平的 SCCA。

1.1.3.12 人绒毛膜促性腺激素 β 亚基（β-HCG）

HCG 是由胎盘合体滋养层细胞合成的一种糖蛋白激素，主要功能是维持孕酮的分泌，并维持黄体在妊娠最初阶段的功能。HCG 由 α 和 β 两个亚基构成，分子量分别为 15 000Da 和 22 000Da。α 亚基由 92 个氨基酸构成，与卵泡刺激素、促甲状腺素和促黄体激素的 α 亚基相同。另一方面，β 亚基由不同的氨基酸组成（主要是在羧基端），具有特异性和生物活性。β 亚基可以检测，并与其他激素无交叉反应。HCG 从排卵的第 8 天开始合成，每 2～4 天水平升高一倍，在妊娠的第 10～第 12 周达到高峰，然后在妊娠的末期开始降低。少量的总 HCG 和 β-HCG（比胎盘水平低 1000 倍以上）可在各种组织合成，如乳房、脑垂体、前列腺、睾丸和骨骼肌。甚至在子宫、结肠、肾脏、甲状腺及膀胱等正常组织也检测到低水平的 HCG。肿瘤可产生不同的 HCG 变异体，如高度糖基化形式的、无 β 亚基 C- 末端片段等。HCG 的正常值一般低于 2IU/L，但也可检测到 HCG 浓度稍高，达 5IU/L。

非妊娠女性 β-HCG 增高应怀疑肿瘤的存在，但由于嗜异性抗体导致的假阳性应排除在外。β-HCG 作为肿瘤标志物主要应用于滋养细胞瘤、生殖细胞卵巢癌和睾丸癌。其他晚期未分化肿瘤主要是胃肠道、乳腺、肺、肾脏肿瘤或淋巴瘤，也存在 β-HCG 水平的升高，但相对水平较低。

1.1.3.13 细胞角蛋白

细胞角蛋白属于蛋白质家族，目前已知有 54 个基因编码人类角质蛋白，分为两大类：28 个 Ⅰ 型和 26 个 Ⅱ 型。Ⅰ 型 17 个编码鳞状上皮，11 个编码单层柱状上皮；Ⅱ 型 20 个编码鳞状上皮，6 个编码单层柱状上皮。每种上皮组织都有一种细胞角蛋白的特性，在恶变后保护细胞。总之，细胞角蛋白 1～6 和 9～17 存在于鳞状上皮，细胞角蛋白 7～8 和 18～20 存在于单层柱状上皮。一些角蛋白片段可以溶于血清，半衰期为 10～15 小时，并作为聚合物通过单克隆抗体检测。有三种肿瘤标志物与最为常见的细胞角蛋白 TPA、TPS 和 CYFRA21-1 相关。据报道组织多肽抗原（TPA）是第一个确定的肿瘤标志物。组织多肽特异性抗原（TPS）可检测细胞角蛋白 18 和 19。

CYFRA21-1 是一种低分子量的肿瘤标志物（3000kDa），主要应用于肺部疾病。CYFRA21-1、TPA 和 TPS 是通用的肿瘤标志物，因此特异性较差，在大多数上皮和间质肿瘤均会出现水平的升高。许多良性疾病和急性感染（肺炎、结核、败血症等）可以发现这些肿瘤标志物的血清水平很高，在慢性感染（肝炎和肾功能衰竭）时这些肿瘤标志物的水平可以达到正常参考值的 10 倍，而在慢性疾病（肝硬化、胆汁淤积、肾功能衰竭和 Crohn 病等）或妊娠时有中度的升高。上述的 3 种肿瘤标志物可检测不同的细胞角蛋白，但它们在血清中的表达非常类似，具有相似的灵敏度。主要区别是特异性不同，CYFRA21-1 的假阳性率最低。

1.1.3.14 S-100 蛋白

S-100 蛋白属于低分子量的钙结合细胞内酸性蛋白家族，其结构是二聚体，由相等分子量的单体构成，其中 A1（a）和 B（B）是最普遍的形式。S-100 蛋白存在于中枢神经系统、神经胶质细胞、施万细胞（αβ）、黑色素细胞、朗格汉斯细胞、骨骼肌、心肌和肾组织（aa）。在钙离子的参与下维持细胞骨架。它们的存在形式主要是 S-100B，与黑色素瘤有关。在中枢神经系统损伤后的脑脊液中发现 S-100 蛋白水平升高，当排除上述脑损伤疾病后，S-100 鉴别诊断黑色素瘤和非恶性皮肤病的特异性很高。造成 S-100 假阳性的主要原因是肾功能衰竭，约 50% 的患者存在异常值，在一些情况下 S-100 浓度甚至达到正常值上限的 20 倍。S-100 蛋白也可在肝脏疾病、神经系统疾病、非黑色素瘤通常是肝转移等出现中度升高（通常为正常值的 3 或 4 倍）。S-100 蛋白也可在部分妊娠女性小幅升高（< 0.4pg/L），虽然与妊娠没有明确的关系。此外，在传染病、系统性自身免疫性疾病（主要累及脑损伤）S-100 蛋白也可有所升高。

S-100 蛋白在肿瘤学的临床应用主要是恶性黑色素瘤，与肿瘤的分期、生存、预后和治疗疗效相关。

1.1.3.15 黑色素瘤抑制蛋白（MIA）

MIA 是由 131 个氨基酸构成的可溶性蛋白，位于染色体 19q13.32，基因编码 24。主要在黑色素瘤细胞和软骨细胞表达增加。尽管功能还不完全明确，但据报道对细胞的播散具有重要作用，可促进细胞脱离细胞外基质。MIA 的特异性比 S-100 低，可在各种良性疾病升高，主要与肾衰竭或肝脏疾病有关。

MIA 主要与 S-100 联合应用于恶性黑色素瘤。

1.1.3.16 嗜铬素 A（CgA）

嗜铬粒蛋白类或分泌粒蛋白是一个由 CgA、CgB 或分泌粒蛋白 I、分泌粒蛋白 II 或 CgC、分泌粒蛋白 III～V 构成的家族。CgA 是一个由 439 个氨基酸构成的可溶性的酸性糖蛋白（分子量为 49kDa），存在于神经内分泌组织的分泌颗粒。它主要存在于神经内分泌细胞及中枢和外周神经元。嗜铬粒蛋白作为前肽合成，伴有一个信号肽（N 末端片段）指导其从高尔基体进入分泌颗粒，转化为活性形态，在受到刺激后释放。它们是酸性亲水的热抵抗蛋白，谷氨酸含量很高，可以与钙或其他二价阳离子结合，引起构象变化，其具有很多碱性氨基酸，主要存在于 C- 端片段，可与生物活性肽结合。

Cg 的比例根据细胞类型不同有所变化，CgA 大多存在于胃的肠嗜铬细胞，CgB 主要存在于前列腺。CgA 主要在肾上腺髓质合成并储存。肾衰竭是导致 CgA 升高的主要原因，可以达到正常值的 30 倍，因此，不能用于肾衰竭。其他导致 CgA 升高的主要原因有胃炎和接受质子泵抑制剂治疗，或心脏疾病，以及与心脏衰竭的程度相关。CgA 也可以在很多良性疾病中度升高，如类风湿关节炎或红斑狼疮、良性前列腺增生、肺疾病、肝脏疾病、妇科疾病、炎性肠道疾病、高血压、垂体腺瘤。CgA 对神经内分泌肿瘤并不特异，也在其他非神经内分泌肿瘤如前列腺癌、胰腺癌或结肠癌出现水平升高。前列腺癌 CgA 阳性说明激素治疗效果较差。

CgA 是神经内分泌肿瘤应用最广泛的肿瘤标志物，但也有一些肿瘤分泌其他的 CgA，功能性肿瘤比非功能性肿瘤灵敏度略高，CgA 的诊断作用有限，主要应用于神经内分泌肿瘤的检测。

1.1.3.17 HER-2/neu

HER-2/neu 或 erbB-2/neu 是目前研究最广泛的癌蛋白。HER-2 是原癌基因，位于 17 号染色体上，编码表皮生长因子受体（EGFR）家族的一个跨膜蛋白。HER-2 在 15% ~ 30% 的乳腺癌过表达，在胎儿或成人正常乳腺组织正常。

血清中 HER-2/neu 是一个非特异的蛋白（正常水平 < 15ng/mL），很少在良性疾病中观察到，除了在肝硬化或重度的肝脏疾病可出现小幅升高。血清 HER-2/neu 主要在乳腺癌升高。在前列腺癌、肺腺癌或肝转移癌可检测到少量升高。

HER-2/neu 主要应用于乳腺癌的辅助诊断、预后评估，并作为治疗效果的预测因子。

1.1.3.18 降钙素

成熟的降钙素（CT）是一个由 32 个氨基酸组成的单链多肽，并伴有一个二硫键和脯氨酰胺，是滤泡 C 细胞分泌的一个超过 141 个氨基酸的前体（降钙素原前体）翻译后修饰的结果。其他内分泌细胞也可以合成低浓度的 CT。自身免疫性甲状腺疾病（桥本甲状腺炎和 Graves 病）可出现 CT 的升高。其他非甲状腺疾病，包括重度肾功能衰竭、高钙血症和高胃泌素血症，急性炎性肺病和其他局部或全身的脓毒血症，也可出现 CT 升高。一些使用血清降钙素原（ProCT）、CT 和降钙素蛋白特异的血清抗体，应用高效液相色谱法和凝胶过滤技术的研究显示，具有高水平 CT 且与非甲状腺疾病相关的患者血清中 ProCT 显著升高。不同的神经内分泌肿瘤如小细胞肺癌，也可观察到 CT 的增加。五肽胃泌素刺激试验的患者 CT 很少升高，而在一些淋巴性甲状腺炎和分化型甲状腺癌有 C 细胞肥大现象的患者中不存在这种情况。

CT 主要用于甲状腺髓样癌（MTC）的诊断和随访。

1.1.3.19 甲状腺球蛋白（Tg）

Tg 是一个具有高分子量（660kDa）的同源二聚体糖蛋白，是甲状腺的主要蛋白质（总蛋白质的 75%）。由甲状腺细胞特异合成，构成蛋白质基质，是甲状腺激素产生的场所，并储存了人体 80% 的碘。Tg 在粗面内质网合成，后在高尔基体成熟。由分泌泡运输到顶端膜，经胞吐作用分泌到滤泡腔，然后在胶质膜表面碘化酪氨酸残基。水解后形成单碘酪氨酸和二碘酪氨酸，后形成 T_4 和 T_3 储存在胶质中。

血清 Tg 水平取决于以下因素：分化型甲状腺癌组织、甲状腺炎或损伤的存在（可导致 Tg 的释放），促甲状腺激素（TSH）、人绒毛膜促性腺激素（HCG）或抗 -TSH 受体抗体（TRAB）刺激 TSH 受体的程度。大多数良性疾病血清 Tg 不是甲状腺功能障碍的特异性指标。Tg 在脐带血和新生儿的血液中浓度非常高，成年之前逐步降低。妊娠的末三个月、Graves 病、亚急性甲状腺炎、毒性腺瘤或浸润甲状腺的其他肿瘤，可检测到 Tg 水平升高。吸烟是甲状腺及血清 Tg 升高相关的因素。

Tg 作为肿瘤标志物主要用于分化型甲状腺癌（DTC）。Tg 主要用于术后评估疗效，其浓度变化与术后肿块是否存在有关。甲状腺乳头状癌随访时，Tg 和 TgAb 需同时检测，同时检测 Tg 和 TgAb 有两方面的益处：一方面，在 TgAb 水平较高时可以避免低估 Tg；另一方面在 DTC 患者中 TgAb 水平较高，而 Tg 值有所偏低时，TgAb 可作为替代的肿瘤标志物应用于 DTC。一般情况下，DTC 在第一和第四年（无病）之间 TgAb 水平可以从高水平降到阴性。另一方面，疾病在治疗后持续存在者仍可检测到 TgAb 水平。实际上 TgAb 水平的升高往往第一个提示疾病复发。

1.1.3.20 细胞因子

细胞因子是一种高度协同作用的多效性物质，可以由多种细胞产生，包括癌细胞。细胞因子参与肿瘤进程的作用是双重的，因为细胞因子与受体既可以由免疫系统产生，也可以由恶性肿瘤细胞产生。恶性肿瘤细胞可以通过自分泌和旁分泌的方式产生众多的细胞因子，从而促进肿瘤细胞的生长。与此同时，一些细胞因子（主要是肿瘤坏死因子或白细胞介素 6）的作用是导致恶病质或非特异性的症状反应，在癌症患者中普遍存在。肿瘤细胞产生细胞因子的能力可能是一个偶然现象，由肿瘤细胞的多个基因突变造成的。肿瘤细胞也能生产各种可溶性细胞因子的受体，这些可溶性细胞因子的受体可对抗由免疫系统产生的相应的细胞因子，从而阻止 T 淋巴细胞的细胞毒性作用。细胞因子在慢性炎症过程中也发挥重要作用，可能与肿瘤的发展有关。与此相对应的是，炎性细胞因子的浓度升高可能与肿瘤的发展和侵袭密切相关。血清细胞因子的浓度与疾病的发展阶段密切相关。

细胞因子作为肿瘤标志物对疾病的预后和治疗监测都是非常重要的。

1.1.3.21 人类乳头瘤病毒（HPV）

HPV 感染已被流行病学和生物学证明是引起宫颈癌的必要因素，HPV 为乳多空病毒科 A 属成员，是一类感染表皮和黏膜鳞状上皮的小 DNA 病毒，HPV 基因组包含 3 个区，其中有 2 个编码区，即早期基因区和晚期基因区，可产生 2 类蛋白。

人类乳头瘤病毒 DNA 以游离和整合两种形式存在于细胞中。游离形式的病毒 DNA 位于宿主染色体之外，侵犯鳞状上皮底层细胞，呈低度自身复制状态，最后导致细胞的溶解和死亡，在良性病变和宫颈上皮内瘤变（CIN）中主要以此形式存在。整合形式的病毒基因整合在宿主细胞的 DNA 中，易引起癌变，侵犯鳞状上皮底层至中表层细胞，在 CIN Ⅱ 及宫颈癌中以此形式为主，高危型 HPV 的 DNA 整合是宫颈癌发生的起始因素，在约 90% 的宫颈癌组织中可检测到 HPV DNA 整合的存在。HPV 整合到宿主染色体是宫颈病变快速转化为宫颈癌的标志之一。基因整合可发生于整个基因组中，整合位点是随机分布的，但又常常比较容易整合。人染色体上的一些易感部位、不同型别的 HPV 整合率不同，HPV16、HPV18 的 DNA 在宫颈癌细胞中以整合形式为主，HPV16、HPV18、HPV45 的整合率较高，而 HPV31 和 HPV33 的整合率较低。另一研究表明，在感染高危型 HPV 的宫颈癌中，人类白细胞抗原（HLA）Ⅰ 变异基因型中有 70% 可以检测到 HPV DNA 的共存在，与正常宫颈上皮相比有明显的差异，同时 HLA Ⅰ 的表达减少，因此，HPV DNA 整合可能促使并导致免疫逃逸的产生。

HPV 感染是 CIN 的病因，HPV 感染率在人群中虽然比较高，但大多感染是自限性的。HPV 感染后病灶可以是多灶性、多中心性，以及一种以上 HPV 病毒亚型的感染。HPV6、HPV11 型是常见的低危亚型，主要与良性外生性生殖道疣和尖锐湿疣有关。HPV16、HPV18、HPV31 等为高危类型，见于各级别 CIN 病变及宫颈癌。HPV16 是宫颈鳞状细胞癌常见感染类型，HPV18 是宫颈腺癌常见感染类型。

HPV 用于宫颈癌及其癌前病变的筛查，对 ASC–US 患者的分流管理，CIN 治疗后残留或复发病变的预测和随访，辅助细胞学对宫颈病变的日常筛查工作，以及指导 HPV 疫苗的研究和应用。HPV 基因分型和定量研究对提高临床诊断具有重要意义。

大多数肿瘤标志物对肿瘤早期诊断的敏感性和特异性不是特别高，如 HCG、CT、AFP 的检测有助于高危人群的早期诊断，可作为筛查手段，PSA 和 CA125 的检测有助于确诊肿瘤，肿瘤标志物联合应用更有意义。肿瘤标志物的检测在肿瘤的预后判断、复发监测及疗效评估上，意义重大。

1.2 肿瘤脱落细胞学筛查

1.2.1 肿瘤脱落细胞学定义

脱落细胞学属于细胞病理学的一个分支，是采集人体各部位的上皮细胞，经染色后用显微镜观察其形态，协助临床诊断疾病的一门学科。瘤组织代谢高，癌细胞的表面缺乏钙和透明质酸酶，彼此黏着力比正常细胞低，易于脱落。

1.2.2 肿瘤脱落细胞学筛查分类

分类主要有：浆膜腔积液脱落细胞学、子宫颈及阴道脱落细胞学、呼吸系统脱落细胞学、脑脊液细胞及脱落细胞学、消化系统脱落细胞学、泌尿系统脱落细胞学等。

1.2.3 常见肿瘤脱落细胞学筛查及其临床应用

1.2.3.1 阴道脱落细胞学筛查

阴道脱落细胞学检查包括阴道涂片和宫颈刮片检查。自阴道穹窿内获取的细胞，有可能来自输卵管、子宫腔、宫颈管及阴道本身。阴道涂片取脱落的细胞进行检查，是最为简便的方法，但脱落的细胞如果已经陈旧，则形态上可能失真，而不易鉴别，或互相混淆。宫颈刮片则是应用特殊制作的刮板刮取宫颈表面的细胞，并可用特别刮齿自宫颈口伸入刮取宫颈管内的细胞。该方法所得的细胞，都比较新鲜，涂抹在玻璃片上进行染色后即可进行显微镜检查。正常细胞与恶性肿瘤细胞可根据其细胞形态、细胞核大小等进行分辨。

正常阴道脱落细胞有鳞状上皮细胞及柱状上皮细胞，前者来自阴道及宫颈阴道部上皮，后者来自子宫颈管，通常不多见。鳞状上皮生长、分化受卵巢激素主要是雌激素的影响，年龄不同上皮的厚度不同。成年妇女阴道上皮细胞分表层、中层、底层，三层细胞形态不同，由底层向表层逐渐成熟，成熟程度与体内雌激素水平成正比。在雌激素水平高时，阴道细胞常出现较多的表层细胞，临床上多以致密核表层细胞（角分细胞）数量表示阴道细胞成熟程度，进而推断雌激素水平；在雌激水平低时，片中即出现底层细胞，临床上以底层细胞计数来诊断卵巢功能低落程度。阴道细胞形态异常可早期提示生殖器有癌瘤，确诊则需进一步检查，除详细了解病史、妇科检查外，现多配合阴道镜检查、宫颈活体组织切片检查，必要时行分段诊断性刮宫。阴道脱落细胞学检查简便、经济、无害，现已普遍用于妇女防癌检查。

对细胞学检查有干扰的情况主要有：生理性、炎症性均可能引起类似癌前或癌肿形态改变，造成假阳性；口服避孕药者，子宫颈内膜腺体可呈似腺癌细胞的变化；放射性治疗可引起细胞形态改变，全身化学治疗常可致细胞发育异常。

阴道脱落细胞学在妇科主要应用于女性生殖器癌瘤的早期诊断及卵巢功能的测定。

1.2.3.2 胸腹水脱落细胞学筛查

胸腹水中滴加溶血剂法检查脱落细胞，此法简单、快速、经济，无须特殊设备，又能提高癌细胞的阳性检出率。为了提高癌细胞的检出率，必须制备良好的涂片，即涂片上应该是癌细胞成分多，其他有形成分少，特别是红细胞成分少，使涂片透光度好，显微视野背景清晰，分辨各种有核细胞形态结构容易，以做出正确诊断。可用于疑为癌转移性胸、腹水，对查找癌细胞很有必要。

1.2.3.3 乳头溢液细胞学筛查

有乳腺癌可取乳头溢液涂片检查，直接将乳头溢液中脱落的细胞进行涂片，经常能够发现肿瘤细胞或炎性细胞的存在，但对肿瘤的检出率远不及针吸细胞学（FNAC）高，因此具有一定的局限性。

1.2.3.4 尿脱落细胞学筛查

尿脱落细胞学检查是膀胱癌的首选诊断方法之一，无痛苦和损伤，患者容易接受。可早期诊断和提示癌肿的存在。尿液的收集很重要，容器必须清洁，以新鲜尿液为好，搁置长久的尿细胞容易破坏，难以诊断。一般认为，膀胱癌患者尿液中癌细胞的存在率在 95% 以上，但常规尿脱落细胞学检查阳性率较低，为 50% ～ 70%，还要结合其他检查方法如膀胱镜、超声等。怀疑输尿管癌、膀胱癌，应取晨尿查找癌细胞。

1.2.3.5 粪便脱落细胞学筛查

粪便脱落细胞学检查能筛查大肠癌。从粪便中分离的脱落细胞几乎均来源于结直肠，而且肿瘤细胞比正常细胞更新速度快且黏附力差，比正常上皮细胞更易脱落，且能在粪便中以活细胞存在，从而进一步证实粪便中提取肿瘤细胞具有可行性，而且可以作为一种非侵入性筛查大肠癌的方法。

粪便脱落细胞学与粪便隐血检查在结直肠癌诊断中有重要的临床意义。

1.2.3.6 痰脱落细胞学筛查

肺癌发病率及死亡率在世界各国均大幅度增长，是恶性肿瘤的第 2、第 3 位。肺癌发病隐匿，早期常无临床症状，易被忽略。大多数病例确诊时已是晚期，故其治疗效果一直不满意，5 年生存率为 10% 左右。但早期肺癌患者手术后 5 年生存率为 60% ～ 90%，可见早期诊断是防治肺癌的重要目标之一。肺癌的早期诊断可根据早期临床症状、X 线检查、痰液涂片检查及纤维支气管镜等各方面配合进行。

高度怀疑肺癌时，应取支气管咳出的新鲜痰液，或在纤维支气管镜直视下，采取病灶部位分泌物。痰液脱落细胞学检查阳性率为 60% ～ 70%，是诊断肺癌的主要方法之一。此法简便易行，患者无痛苦，适用于肺癌高危人群的普查。

1.2.3.7 食管脱落细胞学筛查

食管脱落细胞是指自然管腔器官内表面黏膜正常情况下，人体器官黏膜上皮细胞经常有脱落更新，有病变的黏膜上皮细胞。用双腔或单腔带网气囊采集食管黏膜上皮细胞，直接涂片后用巴氏染色并进行细胞学镜检的方法，称为食管拉网细胞学检查。此方法简便，设备简单，被检查者痛苦小，诊断阳性率相当高（约90%），适用于大规模的人群普查。

1.2.3.8 其他脱落细胞学筛查

疑为口腔癌，应在口腔内任何结节和经久不愈的溃疡处采样。疑是鼻咽癌时，于鼻咽部可疑部位采样。疑为胃癌时，应取胃冲洗液或胃液做沉渣标本，或在纤维胃镜直视下于病灶处采样。在十二指肠引流液中，如找到癌细胞，对十二指肠癌、胆道癌、胰头癌等诊断很有帮助。若在内窥镜直视下，于十二指肠可疑处取样检查，对可视范围内癌的发现是有效的。应用逆行胰胆管造影（ERCP），可窥视乏特壶腹于可疑肿瘤处采样。疑似直肠癌时，可在直肠镜直视下，擦拭病灶处采样。疑有高位结肠癌时，采用纤维结肠镜直视下取样，可提高癌细胞的检出率。疑有脑膜癌或白血病、肺癌往脑转移时，应注意脑脊液中癌细胞的检查。疑为前列腺癌，应取前列腺分泌液涂片、检查。

可见脱落细胞学筛查对男女性生殖系统肿瘤、消化系统肿瘤、泌尿系统肿瘤等有重要意义。

脱落细胞学检查的优点：简单易行、对设备要求不高、安全性强；对患者造成的痛苦少，可反复取材检查；诊断迅速，癌细胞检出率较高，特别适用于大规模防癌普查和高危人群的随访观察。

脱落细胞学检查的缺点：有一定的误诊率，这是由于细胞病理学检查的局限性，只能看到少数细胞，不能全面观察病变组织结构；具体部位难确定；不易对癌细胞做出明确的分型。

（刘永霞）

2. 影像学筛查

超声诊断自 20 世纪 40 年代起应用于临床至今，由于其独特的优点和所提供的丰富诊断信息，已成为临床诊断和治疗工作中不可或缺的重要手段，特别是近年来，随着电子技术和生物学的快速发展，影像学具有细微组织分辨力和高敏感度血流监测能力，其功能越来越完善，应用范围越来越广，还可应用介入超声和腔内超声，探头进入体内获得更为清晰的图像。超声影像学的优势是安全、方便、可重复性，所以超声诊断常作为筛查疾病的首选方式，将二维超声、彩色多普勒超声、频谱多普勒超声、弹性成像技术、超声造影、三维超声技术等相结合，为临床提供极为有价值的诊断依据，无论是在门诊还是体检（公共卫生项目）中，常作为常规的筛查项目，影像学诊断价值不可小觑。

作为肿瘤筛查，常规医学影像检查，大家公认首选项目为超声，超声有其独特的优势：方便、安全、价廉、无痛苦、应用范围广且功能越来越完善，因而被大家所推崇，也是临床检查和健康体检中筛查疾病首当其冲的项目。肿瘤具有其共性，又有其特异性，但也会有个例，如良性肿瘤呈恶性生长，或恶性肿瘤发展缓慢，恶性程度又很低，在临床工作中，结合其他影像学检查，不难做出正确诊断。

2.1 肿瘤的超声影像学表现特征

2.1.1 常规超声表现特征

2.1.1.1 良性肿瘤

良性肿瘤的生长非常缓慢或者不生长，一般是膨胀性生长，超声看到的良性肿瘤往往是呈结节或团块状，内部回声往往比较均匀，边界很清晰规则，往往有包膜。良性肿瘤内血流阻力往往不高。

2.1.1.2 恶性肿瘤

恶性肿瘤生长非常迅速，边界不清或尚清晰，会出现各种各样的超声图像，如结节型、弥漫型、混合型等，形态多种多样，但常见一般表现为形态不规则，内部回声不均匀，或回声较低或极低（与相邻的肌层相较），常缺血发生液化坏死，且肿瘤在超声检查时，呈浸润性方式生长，如毛刺状或蟹足状、呈角、有微钙化或伴有一些其他的特征性的恶性超声表现。恶性肿瘤有粗大、穿支滋养血管供应，血管畸形、走形迂曲，所以彩色多普勒超声显示肿瘤内血流是杂乱的、丰富的，一般检测动脉频谱阻力指数高，但也有恶性肿瘤阻力指数较低，如妇科肿瘤等。

2.1.1.3 超声检查影响因素

超声检查也有不尽人意的地方，如患者肥胖、特殊体型、胃肠道气体干扰或疾病本身图像不会像书本上那么典型等，这些都会影响医生的判断，还有操作者的技术水平和临床经验，也会影响疾病的正确诊断。

2.1.2 新型超声诊断技术应用特征

2.1.2.1 弹性成像技术

弹性成像技术即实时组织超声弹性成像，是近年来在超声医学领域得到极大关注和发展的新技术，作为常规超声检查的补充，对于妇科及浅表器官在良恶性鉴别方面起到了很好的辅助作用。其依据不同组织结构或相同组织结构在不同病理状态下的不同，通过弹性成像技术显示组织的弹性参数，并且利用彩色编码形成彩色的弹性图像，以客观反映组织的软硬程度，由于人体组织间存在不同的物理特性，当对弹性成像感兴趣区（ROI）施加内部（或外部）的动态（或静态）冲击力时，不同组织即产生不同的应力位移变化。一般来说，组织硬度越大，其硬变相对较小，即组织挤压前后的形变相对较小，反之亦然，超声设备分别收集挤压前后组织的应变信息，利用复合相关方法进行综合分析，得到组织挤压前后的形变数据，之后再以彩色编码成像得到组织的弹性图像。一般弹性系数小，受压后位移大的组织显示红色；弹性系数大，受压后位移小的组织显示为蓝色；弹性系数中等的组织显示为绿色。当正常组织发生病理变化后，其内部组织的弹性也会发生相应改变，根据不同表现的弹性图像即可判断病变部位性质。

目前，超声弹性成像在乳腺、甲状腺、浅表淋巴结、前列腺等组织器官包块的良恶性鉴别诊断方面，取得了良好成绩。甲状腺影像报告和数据系统与超声弹性成像联合应用较其单独应用，可提高甲状腺结节恶性风险评估的敏感度、特异度和准确率，如乳腺的BI-RADS与超声弹性成像相结合，在乳腺病变的应用方面同样取得了良好的诊断效能。超声成像技术在妇科检查方面也受到关注，在宫颈癌鉴别诊断上有良好的应用前景，研究显示宫颈癌病灶区硬度明显高于正常宫颈组织，弹性图像评分更高。

2.1.2.2 超声造影

又称声学造影，是在常规超声检查基础上，通过静脉注射含气泡的超声造影剂，借助超声造影剂气体微泡在声场中产生的强烈背向散射，来获得对比增强图像，是一种可以明显提高超声诊断分辨力、敏感性和特异性的技术，能实时动态观察，定量评估器官、组织及病灶局部的血流灌注信息。使超声检查能够清晰显示微细血管和组织血流的灌注，大大提高超声的诊断水平，可与增强 CT 扫描媲美。

超声造影所用的超声造影剂又称声学造影剂，经历了几代更新换代，目前广泛应用的超声造影剂叫声诺维，其主要成分是微小气泡，即六氟化硫，直径为 2 ~ 10μm，可以轻松通过人体内最微小的毛细血管，气泡内为惰性气体，对人体无任何损害，最后经呼吸代谢掉（15 分钟后几乎全部排出），对人体不会产生毒副作用，被誉为无创性微循环血管造影，经大量实验研究和超过万例临床应用经验证明，微泡造影剂是安全的。

造影剂通过肘静脉注入后，能分布于全身组织和脏器的毛细血管，使组织和脏器的超声回声增强到 1 万倍以上，使原本普通超声下不能发现或无法明确诊断的病灶变得明显、易见，超声医生可根据超声造影特征诊断全身各脏器肿瘤的良恶性。

那么超声造影检查与增强 CT 哪个好？如果说平时常见的超声检查是放大镜的话，那么超声造影就是显微镜。超声造影的给药方式，与增强 CT 类似，只需要检查时在肘正中静脉注入造影剂，但是超声造影有着以下优点：①实时动态，即能够实时观察到组织病变，整个造影剂灌注过程，提供更全面的超声造影信息；②安全无辐射，即超声造影剂是一种非常安全的惰性气体，微气泡的平均直径比红细胞还小，通过呼吸排出体外，超声检查无辐射，不用担心射线对人体的伤害；③检查费用相对较低；④可重复性，即超声检查及超声造影剂不会对人体产生危害，因此，可在短期内重复进行检查，尤其适合治疗前后实施对比治疗，将来的超声造影剂将能携带治疗药物和基因进行治疗等。超声造影通过静脉注射造影剂后可以显示肿瘤的微血管，关注恶性肿瘤的滋养，血管有动静脉瘘，所以大多数肿瘤注入造影剂后，动脉期快速高增强，静脉期消退迅速。以此判断良恶性，其原理与 CT 和核磁增强一样，但辐射要小很多，在肝脏肿瘤筛查方面，有时甚至比 CT、核磁更精准。

2.1.2.3 胃窗超声造影

该技术作为胃癌的筛查技术备受关注。在患者空腹的前提下，通过口服胃肠超声造影剂充盈胃肠腔，消除胃肠腔内气体及内容物等对超声波的干扰，通过改善胃肠超声的成像环境来达到清晰显示胃壁结构及其病变的目的，是诊断胃疾病的一种超声检查方法。

胃窗超声造影检查技术的优势：①检查者只需空腹喝下一杯像芝麻糊的胃肠造影剂，就可以轻松完成，既不必担心 X 光的辐射，也不必担心插管的困难，只需要 10 ～ 20 分钟就可以完成，是因痛不易插管的患者以及老年人、小儿、食道狭窄者、吞咽困难患者更适用的检查选择。②诊断符合率高，声束能穿透胃壁，可观察到胃壁浆膜层、肌层、黏膜下层、黏膜层，从而可以显示胃壁层次结构，它作为一种非创伤性诊断方法可以给临床提供胃壁癌肿的部位、大小和形态，估计病变侵犯胃壁的程度，也可发现早期胃癌，特别是能了解胃周围器官的转移情况，弥补了胃镜和 X 线检查的不足，为临床选择治疗方案提供依据，这是超声对胃肿瘤检查的独到之处。③胃窗超声造影检查具有无创，无 X 线辐射、安全性高的特点，操作简便，可重复性好，患者耐受好，因此具有较高的临床使用价值，可作为胃壁肿瘤筛查的首选方法，做到早期发现、早期诊断、早期治疗。

胃肠超声造影检查技术应用范围广，适用于胃肠道疾病健康筛查、胃镜前定位、胃肠术后复查、胃镜检查禁忌证，以及胃镜检查不到的疾病，如胰腺癌、胆总管下段癌、腹膜后肿瘤等。在消化科、外科、内分泌科、内镜科等都有广泛的用途，尤其是对于一些老年人、儿童、食道狭窄、吞咽困难、剧烈呕吐、急性消化道出血、肝炎病毒携带者和不愿意接受胃镜检查的患者特别实用。

2.1.2.4 三维、四维超声

三维、四维超声的发展，有助于正确认识难于诊断的疾病。采用二维面阵探头提取可靠的数据，使超声束在三维扫查空间中进行摆动，即可直接得到三维数据。三维超声成像技术与传统二维超声成像相比具有明显的优势：首先，三维超声成像技术能直接显示脏器的三维解剖结构；其次，还可以对三维成像的结果进行重新断层分层，能从传统成像方式无法实现的角度进行观察；再有，还可对生理参数进行精确测量，对病变位置精确定位。近年来，三维超声成像已经成为医学成像领域备受关注的方面，它使临床医生对人体病变部位的观察更直接、更清晰，确诊率更高。

以妇科肿瘤为例，三维超声对子宫实质性肿瘤的判断有一定辅助作用，对卵巢和输卵管病变（特别是囊性变），可清晰显示其立体外形轮廓、内部结构有无分隔及突起、液体浑浊度等。对盆壁转移性病灶合并腹水的人，三维较二维的超声诊断价值更大。三维超声于肿瘤术前可清晰显示恶性肿瘤浸及周围脏器的情况，评价肿瘤与子宫盆壁及髂血管的关系，为术中能否切除肿瘤提供有价值的资料。与此同时，应用 3CDE 可以显示肿瘤内血管空间结构，并计算单位体积内的瘤血管密度，为肿瘤的定性诊断增加新的参

考指标。

2.2 健康人群超声肿瘤筛查

健康人群超声肿瘤筛查，如肿瘤高危人群 3 ～ 6 个月查 1 次超声，具体到超声筛查肿瘤的频率要结合个人的自身健康情况和经济条件来综合评估，一般以下人群要加强超声筛查频率，包括有癌前病变和良性病变可能癌变的人群，如乙型肝炎患者、有明确肿瘤家族史、致癌物质接触史、肥胖人群、吸烟者、治疗后的肿瘤患者。对于肿瘤高危人群，建议 3 ～ 6 个月筛查 1 次；普通人群，1 年做 1 次常规体检即可。如果出现消化道出血或大便潜血，触及腹部、乳腺包块等，则应尽快就医复查。

需要说明的是，虽然老年人发生肿瘤的概率更高，但不少年轻人也是高危人群，以乳腺癌为例，根据《中国抗癌协会乳腺癌诊治指南与规范》（2015 版）所说，20 ～ 60 岁女性若有乳腺癌家族史，即母亲或姐妹发生过乳腺癌、典型增生、乳腺原位癌和胸部进行过放射治疗者，都属于高危人群，建议其每年做 1 次乳腺肿瘤筛查；对于 40 ～ 49 岁的女性，也建议每年做 1 次筛查；50 ～ 69 岁者 1 ～ 2 年筛查 1 次即可；70 岁以上者建议每 2 年做 1 次筛查。

2.3 常见肿瘤超声诊断要点

2.3.1 原发性肝癌

2.3.1.1 肿块形态回声类型

（1）巨块型：以肝右叶多见，可为单个圆形巨大肿瘤，或由数个癌结节融合而成。癌肿直径大于 5cm，少数达 10cm 以上。肿块边界清楚，形态比较规则，外周常有声晕，肿块内部回声以混合型多见，高回声次之，很少表现为低回声型。如果巨块型肝癌是由数个癌结节融合而成，则边界不规则，癌肿内部出现"结中结"声像图。本型容易并发肝破裂出血。绝大多数巨块型肝癌的非癌肝组织不伴有明显肝硬化声像图表现，即使存在肝硬化，一般仅表现为轻度肝硬化声像图改变，肝脏常显著增大。

（2）结节型：癌肿为多发性，直径多在 2 ～ 5cm。癌肿多数表现为结节状不均匀高回声型或不均匀低回声型；少数直径大于 5cm 的癌肿内部有出血、坏死和液化，可表现为混合回声。结节型肝癌的癌肿边界不甚清晰，外周可以出现不典型声晕，或有较薄的不完整高回声带包绕。本型非癌肝组织常伴有比较明显的肝硬化声像图表现。肝脏肿大不明显或者肿大程度不及巨块型肝癌。

（3）弥漫型：癌肿数目众多呈弥漫散布于整个肝脏，可致肝脏肿大，其大小不一，多数直径在 1cm 左右，少数可达 5cm。癌肿结节以不均匀低回声多见，少数表现为不均匀高回声型，几乎不出现混合回声。此类癌肿结节较小，所以，肿瘤外周都无声晕或包膜回声。本型病例常伴有肝硬化，非癌肝组织可有肝硬化声像图表现，如肝形态失常、部分萎缩、尾状叶肿大等。超声还可显示肝硬化结节，小的癌结节回声与肝硬化结节混合存在，仅表现为肝区回声强弱不等。从声像图上很难区别癌结节和肝硬化结节，本型超声诊断颇为困难。但是仔细的进行超声检查若能检出比较大的癌结节回声存在时，则有助于对弥漫型肝癌做出诊断。

2.3.1.2 肿块周邻继发征象

（1）癌肿肝内转移征象：卫星癌结节常发生在巨块型肝癌附近的肝组织内，这种结节多呈圆形或卵圆形，且边界清晰，周边有声晕，直径多在 2cm 左右，数目不定；门静脉癌栓；肝静脉癌栓；下腔静脉癌栓。

（2）癌肿肝内挤压征象：肝包膜局限性膨隆，直径大于 5cm 的癌肿容易引起局部肝包膜膨隆，声像图上出现所谓的"驼峰征"，癌肿邻近肝缘处常使肝缘变钝；肝内血管压迫征，即癌肿压迫肝内血管（肝静脉、门静脉和下腔静脉肝内段）使其管腔变窄，失去正常形态；肝内血管绕行征，即癌肿对肝内血管的推移造成其自然走向的变更；肝内胆管扩张，即癌肿压迫某一支肝内胆管引起远端胆管（受压处以上肝内胆管）扩张，位于肝门部的癌肿则使肝内胆管普遍扩张。

（3）癌肿肝外挤压征象。

2.3.1.3 彩色多普勒超声检查

瘤区域内有丰富的彩色血流信号，其中绝大部分为高速高阻动脉血流信号，最高流速可达 1.5m/s 以上，阻力指数大于 0.6。但是，需要注意病灶内有丰富动脉血供，还可以见于肝局灶性结节性增生、肝腺瘤和早期肝脓肿，应注意相关疾病的鉴别诊断。

2.3.1.4 灰阶超声造影检查

造影动脉期病灶可迅速出现显著的增强改变，回声强度大大超过周围正常肝组织达到峰值强度。门静脉期和实质期病灶增强，回声开始迅速消退。原发性肝癌的灰阶超声造影增强模式典型表现为"快进快出"，可帮助临床做出准确诊断。

2.3.1.5 经皮穿刺细胞学及组织检查

凡是超声显示肝内局限性病灶，结合临床其他检查结果仍不能对其做出明显良、恶性鉴别诊断者，原则上都有指征做经皮穿刺细胞学和组织学检查。超声引导下的穿刺检查，很大程度上克服了穿刺的盲目性，可提高诊断阳性率。如采用其他非侵入性诊断手段能确诊肝癌，一般应避免用本法作为诊断肝癌的手段。

2.3.2 甲状腺癌

2.3.2.1 甲状腺乳头状癌

甲状腺乳头状癌是甲状腺恶性病变中最常见的病理类型，占成人甲状腺癌的90%以上。超声影像表现为甲状腺内单个实质性低回声病灶或结节，形态不规则，无包膜，边界不清，病灶一般侵犯单侧甲状腺，严重者可累及峡部，部分累及双侧叶大部。乳头状癌的砂粒状钙化为针尖大小或1～2mm大小强回声点，散在杂乱、不均匀分布在低回声背景的病灶内，可密集成团也可稀疏呈散点。肿瘤病灶内可见稀疏血流信号、杂乱无章、血管扭曲、粗细不等。血流参数不具特征性。

甲状腺乳头状癌转移淋巴结具有其特征：①淋巴结0.5～3cm不等，1cm以下呈卵圆形，2cm左右淋巴结可以稍不规则，但仍保持类圆形形态；②淋巴结髓质消失，回声偏高，类似甲状腺的等回声；③淋巴结内有沙粒样钙化，与甲状腺癌沙粒钙化类似；④淋巴结较大、病程较长的病例，可见液化、囊性变淋巴结；⑤甲状腺癌转移淋巴结几乎都能检出血流信号，部分淋巴结血流极丰富。

2.3.2.2 甲状腺滤泡状癌

甲状腺内单个结节，呈均匀弱回声，形态类圆形稍不规则，无明显包膜，边界清楚，甲状腺病灶内无确切钙化灶，可检出血流信号，但较稀少。颈部较少发现转移，在较大或超出包膜的病灶可有淋巴结转移。

2.3.2.3 甲状腺髓样癌

甲状腺髓样癌极少见，多为单侧单个结节，结节直径一般在1～3cm，形态规则，边界清楚，多呈低回声，内部均匀，很少出现钙化灶。可检出血流信号，但血流信号稀少，血流参数无特殊。注意检测颈部淋巴结，甲状腺髓样癌转移较早，转移淋巴结皮质增厚，髓质消失，可见少许血流信号。

2.3.2.4 甲状腺未分化癌

本病少见，甲状腺内可见单个、低回声、较大的实质性结节，直径往往大于3cm，形态不规则，无包膜，边界不清，内部不均匀，少数有沙粒状钙化，结节内可检出少许血流信号，甲状腺周围和颈部检出多个异常淋巴结。

2.3.3 胃癌

2.3.3.1 早期胃癌

超声经腹壁探查显示困难，其确诊主要依靠胃镜活检。

2.3.3.2 进展期胃癌

癌病变侵及固有肌层是进展期胃癌的特征，同时胃壁层次紊乱、中断。当癌肿累及浆膜层时，则胃壁浆膜回声线不规则或中断，甚至穿透浆膜，向胃外生长。

进展期胃癌的基本声像图表现为胃壁局限性或弥漫性增厚、隆起，通常呈不均质低回声，形态不规则，胃壁结构破坏。胃壁隆起的厚度大于 15mm，局部蠕动消失。根据进展期胃癌的不同声像图表现可分为，①肿块型：胃壁局限性隆起凸向胃腔，表面不光整者可形成类似菜花状或蕈伞状低回声或杂乱回声肿块，周围胃壁也有程度不等的增厚。有时可见癌肿破坏浆膜向胃外生长，形成外生型肿块，并且有与周围脏器粘连或直接转移蔓延的征象。②溃疡型：隆起胃壁表面形成不规则凹陷，凹陷底部不光滑，可见小结节状回声，凹陷周缘隆起不规则，厚度不均匀，凹陷口僵直。周围胃壁也可呈不规则增厚、隆起。③弥漫型：胃壁大部或全部呈弥漫性增厚、隆起，其厚度常大于 15mm，黏膜面不规则破溃或糜烂时局部呈强回声，重者胃长轴断面呈"线状"胃腔，空腹短轴断面呈"假肾征"，饮水后增厚的胃壁更为清楚。

2.3.4 胰腺癌

2.3.4.1 直接征象

（1）胰腺大小与形态：多数较大的胰腺癌肿块表现为局限性肿大，称为局限性胰腺癌，呈结节状、团块状或不规则状，或有局部隆起。弥漫性胰腺癌（全胰癌）表现为胰腺弥漫性肿大，形态失常。小胰腺癌（大小等于或小于 2cm）多呈圆形或类圆形，大多数不引起胰腺大小与形态变化，以致超声检查极易漏诊。

（2）胰腺癌轮廓和边缘：胰腺癌肿块轮廓向外突起或向周围呈蟹足样或锯齿样浸润性伸展，其边缘不规则、较清楚。弥漫性胰腺癌轮廓不规则，边缘不整。小胰腺癌轮廓光滑，边缘规则、清楚。

（3）胰腺癌内部回声：胰腺癌以低回声型多见，部分呈高回声型和混合回声型，少数为等回声型及无回声型。

2.3.4.2 间接征象

①胆道扩张；②主胰管扩张；③胰周围血管和脏器受压现象；④胰周围脏器浸润、转移及淋巴结转移现象；⑤部分患者出现腹水。

2.3.5 乳腺癌

2.3.5.1 影像诊断结果分析

目前乳腺超声报告示范推荐采用美国放射学会（ACR）制定并为国际广泛采用的乳腺影像报告及数据系统（Breast Imaging Reporting and Data System，BI-RADS），对影像诊断结果进行分析。

● 0 类 不易做出评估，超声筛查时出现以下情况可评估为 0 类：

（1）临床触及异常，但超声未明确是否存在病灶者，建议 X 线或 MRI 检查；

（2）术后超声发现异常区域，但不能鉴别瘢痕与复发者，建议 MRI 检查；

（3）超声发现斑点状强回声，可能钙化但未能发现病灶者，建议 X 线检查；

（4）患者以前进行过影像检查，本次超声检查图像可能异常，但不能确定是否存在病灶。

- 1 类　无临床特征，超声未明确异常者可建议与以前的检查相对照
- 2 类　良性征象

①单纯性囊肿；②假体；③术后瘢痕或稳定的瘢痕；④纤维腺瘤（2～3 年无变化）；⑤乳腺内淋巴结；⑥脂肪小叶；⑦复查性囊肿；⑧没有恶性部分证据。

- 3 类　良性可能

①纤维腺瘤（如首次发现且边缘明确、欠规整、椭圆）；②复杂性囊肿（如等回声）；③簇状多囊变；④瘤性增生结节（没有明确恶性征象）；⑤一组斑点状钙化（超声 X 线均未见包块，依个人经验判断，通过观察等待验证）。

- 4 类　可能恶性

①有怀疑征象需要活检的；②需要活检，但因有禁忌不能做，等待缺乏禁忌证后活检的；③乳腺没有发现异常，但出现非双侧性淋巴腺瘤的。

以下情形为 4A 类（低度 2%～10%）：①不典型的纤维腺瘤（部分边缘不清）；②触及实性或混合性复杂囊肿。

以下情形为 4B 类（中度 10%～50%）：①成组、不定形或较多有形的钙化灶；②边界不清，难以描述的实性病灶。

以下情形为 4C 类（高度 50%～95%）：新出现成组的线形钙化，新出现不清楚不规则的实性病灶。

- 5 类　高度推荐恶性（高度恶性风险，超声 95%，没有一个征象能够独立预测，需要征象的充分结合，但没有给出具体的结合方式）

常规认为 ≥ 3 单项恶性征象的可认为 5 类。

恶性征象：不规则、边界不清、毛刺、成角、微小分叶、高回声晕、不平行、微钙化、后方衰减、周围组织扭曲。

辅助恶性征象：圆形、低回声、血流束紊乱、RI > 0.7、质硬。

- 6 类　经病理证实的恶性病变

◆ 分类和处理意见

分类评估	处理意见	恶性可能
0 类（不易评估）	需其他影像检查	不适用
1 类（阴性）	常规筛查（12 个月复查）	0
2 类（良性）	常规筛查（按临床常规）	0

3 类（可能良性）	短期（6M 复查）	≤ 2%
4 类（可能恶性）	组织学诊断（一般活检）	> 2%，< 95%
5 类（高度推荐恶性）	组织学诊断	≥ 95%
6 类（活检证实为恶性）	临床允许外科切除	阴性 / 阳性

2.3.5.2 乳腺导管原位癌（DCIS）

其又称导管内癌，不同组织结构型的导管原位癌的大体形态高度差异，声像图表现大致可分为以下几种类型：①导管扩张型，超声表现为受累乳腺导管扩张，管壁增厚、僵直，多数扩张导管内可见乳头状突起，基底宽，瘤体大而不规则，扩张导管也可以两端封闭则形成囊实性结构，肿瘤内实性部分总是可以探查到较丰富的血流信号；②局部腺体杂乱回声型，病灶范围较宽，边缘不整，受累区域回声杂乱、减低，内部多可见迂曲扩张的导管及管腔内沿导管分布的密集点状钙化灶彩色多普勒血流成像（CDFI）显于杂乱回声区，血流较周围正常乳腺组织丰富；③实质团块型，表现为腺体内的实质低回声团块，呈分叶状或不规则形，由于 DCIS 肿瘤细胞生长并未突破基底膜，而是沿着导管内播散，也不会出现周围间质的癌细胞浸润以及间质胶原的反应性增生、硬化，因此多数病灶具有较清晰的边界，肿块更倾向于沿着导管向乳头方向走向的水平位生长，多数团块内可见细点状钙化，该特点是 DCIS 的一个较为显著的特异性表现；④局部腺体增厚型，少数导管原位癌可表现为局部腺体的增厚，类似局限性乳腺增生的豹纹征，因为该声像图缺乏特异性，钼靶检查病灶内也无异常钙化，此型原位癌极易漏诊或诊断为增生。

2.3.5.3 浸润性导管癌

该肿瘤是乳腺癌最常见的病理类型，占乳腺癌的绝大多数（50% ~ 80%）。浸润性导管癌其声像图特点与前述的乳腺癌声像图改变一致，主要表现为形态不规则的低回声包块，边缘不整，呈毛刺状、蟹足样；体积较小的肿瘤边界较规整，与周围腺体组织分界清晰，纵横比常大于 1，部分肿瘤周围可见恶性晕征；肿瘤内可出现簇状分布的砂砾样钙化；较大肿瘤内部可出现液化、坏死；含纤维成分较多的肿瘤后方可出现明显的回声衰减；肿瘤侵犯邻近的皮肤和胸大肌可出现相应的改变，肿瘤的血供多数较丰富，部分后方回声明显衰减的肿瘤因丰富的纤维成分而导致内部血流稀疏。

2.3.5.4 浸润性小叶癌

常侵犯乳腺较大面积，占据 2 个或 2 个以上象限范围，无确切的低回声团块征象，病变区回声杂乱，正常乳腺组织与异常组织相间，病变区域难以准确划分；由于浸润性小叶癌的癌细胞之间散布着大量正常乳腺组织，因此在声像图上大多数肿瘤边界模糊不清，后方回声衰减较浸润性导管癌更明显，乳腺后界显示不清。本病较早发生淋巴结转移，常见腋窝淋巴结肿大，皮脂增厚，血流丰富。

2.3.5.5 乳腺髓样癌

二维图像表现为圆形或卵圆形肿块，亦可呈分叶状，边界较清楚。虽然镜下髓样癌边缘呈"拥挤"型，但肿块并无包膜，周围有多量淋巴细胞浸润肿瘤及周围组织，因此，仔细观察其局部边缘仍可见浸润性或小分叶的恶性征象。髓样癌回声低且均匀，另一个声像图特点是肿瘤内多见范围不等的片状无回声，这与肿瘤常伴出血、坏死及囊性变等病理改变是一致的。

2.3.5.6 乳腺黏液癌

多呈膨胀性生长，超声图像表现为边界清楚、形态规则的低回声团块（似良性病变），随病灶的增大，可呈分叶状外观，与纤维腺瘤和叶状肿瘤等疾病鉴别较困难，由于肿瘤并无真正的包膜形成，因此肿瘤周围无线状高回声的包膜显示，肿瘤边缘毛糙且活动性较差，与周围组织有粘连感。同时病灶内黏液湖的存在也使超声束穿过时，因回声的过补偿使肿瘤后方回声增强，这是乳腺黏液癌不同于一般乳腺癌的一个重要特征，肿瘤内血供较丰富，且与病灶的大小呈正相关。

2.3.6 子宫内膜癌

早期癌灶局限于宫腔时，除内膜回声发生改变外，子宫肌层回声清晰光滑，内膜与肌层的分界线可见。但癌灶侵蚀到子宫肌层后，可以造成肌层的回声不均匀，癌灶区域回声较正常肌层低，与正常肌层间分界回声更低且形态不规则，彩色多普勒超声显示交界处为扩张的血管，呈低阻力型。子宫内膜与肌层的分界在侵蚀区域不清，子宫内膜层回声是诊断子宫内膜癌时，经阴道超声检查主要观察部位。

正常情况下子宫内膜的回声均匀，与肌层分界清晰，内膜层结构清楚。子宫内膜癌早期，癌组织呈局灶性时，仅表现为子宫内膜层的不规则增厚，局部回声不均匀，多呈稍增强回声（类似于子宫内膜息肉表现），癌灶可突向宫腔，同时合并局部少量宫腔积液。随着疾病的发展，宫腔内癌灶逐渐增大，其内部可以发生缺血坏死，从而造成癌灶局部的回声不均匀，内部可见不规则低回声区域。局限型时，宫腔内病灶呈回声稍增强区域，形态不规则，与正常组织分界不清。弥漫型时，除宫腔内病灶外，肌层内可见回声稍降低区域，与肌层分界不清、形态不规则。彩色超声显示病灶区域血管扩张，分布紊乱，阻力降低。

子宫内膜癌晚期可以造成子宫不规则增大，内膜与肌层均呈现为不均匀回声，由于局部出血坏死可伴局灶性无回声区域，彩色多普勒超声显示子宫壁血管扩张明显，阻力降低。如宫旁有癌灶侵蚀，可以在子宫旁探及回声稍低的混合性块，往往与子宫分界不清，其形态不规则，内部回声常不均匀，严重时充满盆腔，使得诊断困难。

文献报道，对于绝经后妇女，一旦其子宫内膜厚度达到 5 ～ 6mm 以上，伴不规则阴道出血或绝经后阴道出血者，应考虑子宫内膜癌的可能。

2.3.7 卵巢癌

2.3.7.1 浆液性囊腺癌

浆液性囊腺癌占卵巢上皮性恶性肿瘤的 50% ～ 60%，其中 60% 为双侧性。声像图特征是囊性为主的囊实性结构。经阴道超声可表现为大部分呈囊性，内部无回声。肿瘤早期形态规则，边界清晰。晚期当肿瘤发生周围浸润时，可以表现为形态不规则，边界部分区域不清，囊壁厚度不均匀。局部可见等回声或高回声突起实质性结构，一般向囊腔内突起，少数可以突向囊腔以外，实质部分往往内部回声不均匀、表面不规则、蒂基底部较宽，实质部分可以发生缺血坏死，从而局部形成小的不规则囊腔。彩色多普勒超声显示实质性部分血管分布紊乱、扩张、阻力降低。晚期可伴腹水。

2.3.7.2 黏液性囊腺瘤

黏液性囊腺癌占卵巢上皮性恶性肿瘤的 30% ～ 40%，常为双侧性。声像图特征是囊性为主的囊实性结构，形态不规则，同浆液性囊腺癌相似，囊壁厚度不均匀。局部可见等回声或高回声突起实质性结构，一般向囊腔内突起，少数可以突向囊腔以外，实质部分往往内部回声不均匀、表面不规则、蒂基底部较宽，实质部分可以发生缺血坏死，从而局部形成小的不规则囊腔，液体部分可有细小光点回声。彩色多普勒超声显示实质性部分血管分布紊乱、扩张、阻力降低。晚期可伴腹水。

2.3.7.3 内胚窦瘤

内胚窦瘤是来源于生殖细胞的恶性肿瘤，好发于青春期，恶性度较高，以静脉转移为主。超声特征为不规则的实性为主的囊实质性结构。囊性部分边缘不规则，内部有回声光点呈细小密集状，其分布受体位影响。实质性部分呈现为细小的、分布均匀的等回声，内部可见小的不规则囊腔，一般肿瘤体积较大，经阴道超声可能仅观察肿瘤的一部分。彩色多普勒超声检查实质性部分内部血管扩张明显，阻力降低。

2.3.7.4 无性细胞瘤

无性细胞瘤是来源于生殖细胞的恶性肿瘤，好发于青春期，恶性度高。一般为单侧性，呈圆形或椭圆形，多数患者肿瘤形态规则，边界较为清晰，少数肿瘤形态不规则，边界不清。肿瘤一般为实质性结构，内部回声不均匀，呈花瓣状，可见高回声纤维分隔（小叶），叶间为恶性肿瘤组织，回声稍低。彩色多普勒超声显示内部血管扩张、阻力降低。肿瘤内可以发生缺血坏死，从而形成不规则的低回声区或无回声区。

2.3.7.5 颗粒细胞瘤

颗粒细胞瘤是妇女中较少见的低度恶性肿瘤，常发生在 40 ～ 50 岁妇女，尤其绝经后妇女。由于肿瘤细胞分泌雌激素的作用，患者往往较早即出现临床症状。因此，肿瘤体积往往较小，呈现为实质性肿瘤。肿瘤为圆形或卵圆形，形态规则或呈分叶状，肿瘤内部回声均匀，极少数瘤体内局部可发生出血坏死，并形成小囊腔结构。由于大剂量雌激素的扩张血管作用，瘤体内部血管扩张明显，血管阻力下降。子宫由于受雌激素的作用，也发生相应的变化，表现为子宫体轻度增大，内膜增厚和子宫血流的增加。

2.3.7.6 转移性卵巢肿瘤

转移性卵巢肿瘤声像图特征为双侧性实质性肿块，一般两侧肿瘤大小、形态基本相似，呈肾形；形态不规则，表面呈波浪状。剖面上为实质性回声，可见多个小囊腔分布在实质性部分中，局部出血坏死可以形成相对较大的不规则的囊性结构。彩色超声检查，肿瘤内部血管分布较原发性卵巢恶性肿瘤明显减少，血管阻力降低不明显。

2.3.8 膀胱癌

超声检查对膀胱肿瘤的检出率与肿瘤的部位和大小有关，对膀胱三角区和顶部的肿瘤，或直径小于 0.5cm 的肿瘤容易漏诊。膀胱肿瘤主要声像图表现为膀胱壁菜花样、乳头状或结节状回声，弥散性增厚少见。乳头状瘤和分化良好的移行上皮乳头状癌，瘤体较小，多由瘤蒂连接于膀胱黏膜，并突入膀胱腔；表面粗糙，有时可见尿钙沉积形成的亮点状回声，内部呈较强的点状回声。较大或分化较低的肿瘤，表现呈菜花样或高低不平，内部回声相对减低，而且分布不均匀。瘤蒂粗而短，或基底较宽，呈浸润状。瘤蒂生长处膀胱壁的回声模糊，连续性中断，甚至侵及膀胱周围组织或脏器。膀胱腺癌和鳞状上皮癌的基底一般较宽，呈浸润性生长，晚期肿瘤膀胱壁显著增厚，内腔近于闭塞。无论肿瘤的形态如何，CDFI 几乎均能显示其内部有血流信号。

2.3.9 淋巴瘤

声像图表现：①淋巴结肿大明显，大小不等，小者 < 5mm，大者直径可达 2 ～ 5cm，呈单发或多发，绝大多数为多发。②肿大的淋巴结饱满圆隆，呈圆形或椭圆性，S/L > 0.5。淋巴结皮质增厚，呈均匀性低弱回声，甚至呈无回声，酷似囊肿性病变。③淋巴结血流丰富，可见小血管自淋巴门进入淋巴结内，分支达淋巴结的皮质区，甚可达淋巴结包膜下。④淋巴瘤的淋巴结内血流丰富，为高速低阻型，Vmax 为 10 ～ 19cm/s，R < 0.6，与反应性改变相似，尤其是初发阶段，血流丰富达 2 ～ 3 级，经治疗后淋巴结在逐渐减小的同时血流信号亦减少。⑤淋巴瘤阻滞毛细淋巴管内淋巴液流动，导致瘤体周围组织淋巴水肿。⑥淋巴瘤病程长，淋巴结显著肿大和融合，与周围组织粘连，侵袭周围组织，与其他类型肿块不易鉴别。

2.4 超声在肿瘤患者全周期管理的价值

综上所述：超声影像技术在肿瘤患者全周期中具有重要的价值，对于易感人群的筛查，疾病的早期诊断与早期治疗，个体化的治疗方案的制定，疗效监测、随访等都发挥着重要的作用。另外，对于原始病变信号发现、特征的提取；治疗中病灶定位、大小的随访；肿瘤术后局部复发以及周围淋巴结的超声异常表现；肿瘤术后良、恶性病变的鉴别诊断也都发挥着其优势。

（杭红 赵小静）

第5节 肿瘤心理学

1. 肿瘤心理学概述

肿瘤心理学是 20 世纪 70 年代末建立的一门新兴交叉学科，创始人是美国斯隆凯瑟琳癌症中心的 Jimmie C.Holland 教授。该学科主要研究心理社会行为因素在肿瘤的发生、发展及转归中所起的作用，同时研究癌症患者及其家庭因为癌症这种疾病所遭受的心理痛苦及其应对方法和干预措施。自从该学科诞生以来，由于医学上的进步，公众对癌症有了相对而言更乐观的态度，越来越多的人愿意分享战胜癌症的经历，最著名的是贝蒂·福特，作为美国前总统杰拉尔德·福特的夫人，她在 1975 年公开分享自己作为患者同乳腺癌抗斗的记录，这一行为鼓励了其他肿瘤患者开始分享自己的经历，也促进了心理研究人员逐渐打开肿瘤患者心理层面的大门。参与肿瘤患者心理治疗与照顾的不仅仅是心理学科的工作者，如在肿瘤医院或设置肿瘤科的综合医院的精神科医师、临床心理学家等，还有期望与肿瘤心理学建立联合会诊或多学科合作的内科、外科、放疗科等肿瘤相关科室的医护人员。自 21 世纪以来，心理研究人员更是不断深入探索，涌现出大量关于肿瘤心理的相关文献，比如关于改变生活方式和不良习惯对减少肿瘤风险的行为研究、对肿瘤患者的心理后遗症的管理的研究、积极配合心理治疗期间的症状控制情况研究等，时至今日，高质量的癌症护理已经离不开对患者心理社会需求的护理。

罹患肿瘤给人带来突如其来的巨大心理压力，应如何调适及应对？不同阶段肿瘤患者存在着不同的心理社会问题，面临着不一样的医患沟通内容。肿瘤临床所有学科的医护人员均从各自的专业领域出发看待肿瘤，视角不同，理解不同，关照行为也不一样。肿瘤心理学主要涉及两个层面：①研究癌症患者及其家属在疾病各个阶段的心理反应，以及对不同个体的压力；②研究导致癌症发生的心理、社会和行为因素。另外，随着近年来对临终护理，尤其是对抑郁症的研究增多，姑息治疗的心理并发症也受到了更多的关注。本节主要讨论前者。

由肿瘤本身及其治疗所带来的身体伤痛，与患病后遇到的各种生活问题、工作问题，一方面会给患者带来许多生理与心理上的痛苦和负担；另一方面也给患者的家属带来巨大的心理压力。倘若这些问题不能及时得到适当的处理，势必会对患者的治疗、康复和预后产生不利的影响。例如，焦虑、抑郁、睡眠障碍以及对癌症复发或转移的恐惧等带来的心理的痛苦体验，将会导致患者的治疗依从性下降，生活质量更加恶化，甚至出现更加严重的后果，如自杀、谵妄、酒精滥用、躯体形式障碍等，这些都将进一步阻碍机体的康复。同时，肿瘤治疗给患者带来的外表上的永久性改变也可能会给其带来形象方面的痛苦，降低自尊，不自信，阻碍患者发展健康的社交关系、亲密关系及性关系。据统计，大部分肿瘤患者都会在疾病的某个时期经历短暂的、轻度的焦虑和抑郁状态，其中有一部分患者会发展成严重的焦虑障碍、抑郁障碍等精神科问题，因此，了解肿瘤心理的特点、适时的给予心理帮助或帮其寻求心理帮助是肿瘤患者的治疗、护理与康复等人员必不可少的能力。

2. 肿瘤患者心理筛查及转诊

对癌症患者所感知的心理学意义上痛苦的认识，是进行心理筛查和转诊必备的基础，基于充分的理解而发起的关怀行为，才有可能获得遭受痛苦的患者的接受，从而依从于专业的心理干预程序，得到必要的心理支持。

2.1 痛苦筛查

痛苦筛查是指患者在心理、社会、精神等多种因素影响下的不愉快情绪体验，影响患者对恶性肿瘤的有效反应、躯体症状及临床治疗。痛苦症状是一个连续体，从轻度的悲伤和恐惧到严重的精神障碍，如焦虑、抑郁、恐慌发作、社交孤立、生存和精神危机。痛苦的发生对患者的身体和社会功能、家庭生活、事业和经济产生了严重的负面影响。严重的痛苦或符合精神疾患的诊断标准，会严重影响患者对疾病的主观应对动机，降低患者对临床治疗的依从性，从而影响患者最终的健康结局。国际上普遍认为，恶性肿瘤患者的护理人员，包括管理人员和卫生保健人员，应确保所有恶性肿瘤患者在其疾病发展过程的转换点接受系统的心理评估和适当的心理支持。理想情况下，痛苦筛查应在患者第一次就诊时进行，如果患者病情稳定，应定期重新评估。

2.2 筛查工具

筛查工具分为三大类：①症状筛查；②心理社会问题筛查；③痛苦来源筛查。原则上痛苦筛查工具应该能够综合识别引起痛苦的各种问题和担忧，所选筛查工具应该有效、稳定，简便易行。可以通过临界值来判断患者是否存在痛苦；能够同时评估患者是否存在躯体症状、情绪负担、社会问题等，且能评估患者上述症状的严重程度，这样能够动员其他专业的人员有效地对患者的痛苦状况做出应答，包括将痛苦且有心理社会支持需求的患者转诊给专业的心理治疗师、精神科医生、社工等。

2.3 多学科管理

多学科合作和转诊是筛查的真正目的所在。患者向精神心理服务学科转诊的主要方式为医护人员建议转诊和患者自行转诊。在心理学科成熟的国家和地区，其肿瘤治疗团队往往包括精神科医生、临床心理师、社会工作者，往往大多数肿瘤科设置了具有丰富专业知识和经验的社工，能够及时全面地为患者提供咨询服务，越来越多的肿瘤中心配备专业心理治疗师，使患者能够便捷地接受到适当的心理干预，而精神科医生则能为肿瘤患者诊治过程中呈现出的精神症状提供及时治疗。肿瘤多学科团队（MDT）以患者为中心，在综合各学科意见的基础上，为患者制订最佳个体化治疗方案。心理社会肿瘤学工作者在 MDT 中可以承担的任务是帮助控制躯体和精神症状，提供心理治疗，改善心理社会问题，解决患者的灵性问题，加强医患沟通，居丧支持等。

肿瘤科临床医生在初诊时对患者进行心理痛苦筛查和心理支持需求评估，为存在中重度心理痛苦和（或）强烈心理支持需求的高危患者提供转诊，其后由精神科医生和心理治疗师专业提供精神治疗或心理干预，对存在轻度心理痛苦和（或）心理支持需求较弱的患者，可由护士、社会工作者等为其提供情感支持。

所有肿瘤临床医护人员都应该接受心理识别的专业培训，以及时发现肿瘤患者在诊疗过程中的情绪线索，为患者提供及时有效的转诊。肿瘤临床专科应由接受过精神心理培训的护士为有心理支持需求的患者提供简单的基础心理干预，为存在持续性心理痛苦和复杂性心理支持需求的患者提供精神心理转诊。

3. 肿瘤患者的心理特点

肿瘤患者的心理特点可以简单分为两类，一是所有肿瘤患者所共有的；二是局限于特定肿瘤种类的心理特点。但不论是哪一类，患者心理都是会随着患病时间、疾病变化等因素而变化的。

3.1 肿瘤患者共有的不同阶段的心理特点

3.1.1 确诊期

大部分患者在得知肿瘤诊断的两周内，会经历诊断休克期。此时，患者与家属共同经历了一个"接受坏消息"的过程，多数患者会因一时无法接受而表现为震惊、否认、回避、愤怒、恐惧等不良情绪。在这些不良情绪的影响下，患者继而又会出现食欲减退、睡眠困难、注意力集中困难等种种身体状况。但这都属于正常的心理反应，并且通常会在 7 ~ 10 天内逐渐消失，接着，患者会将注意力逐渐转移到寻求治疗上。可是，如果他 / 她长时间内持续处于否认、回避状态，沉溺于不良情绪，治疗依从性差，就需要及时给予专业的心理评估和干预了。

3.1.2 治疗期

此时，患者的心理特点转变成了担心，伴随着希望或者失望。治疗的疗效和副作用通常是患者及家属最为担忧的原因。例如，当出现副作用的时候，人们就会担心副作用是否是永久性的；当治疗失败的时候，人们除了感到失望、恐惧之外，心里还会想寻求是否有其他的治疗方法可以尝试。另外，当患者了解与疾病及其治疗相关的知识后，他们的担忧便会得到一定程度的缓解。倘若患者或家属因过分担心而对疗效、预期产生悲观的消极心态，选择放弃治疗，甚至出现轻生的念头，此时就需要尽早接受心理评估和干预了。

3.1.3 进展期

在疾病的进展期，患者心里常常会出现对死亡步步逼近的恐惧和生命一天天缩短的紧迫感。尤其当患者躯体的疼痛、呼吸困难、疲劳无力等症状加重时，内心的恐惧感尤为突出。这时，我们更应该加强与患者之间的沟通、调整或制定合理的照护目标、尽力帮助患者完成当下的心愿等，为的是让患者保持双重意识，既意识到死亡可能会临近，也意识到仍有一段宝贵的生命历程值得珍惜。

3.1.4 随访期

部分患者在医院治疗期间，心态可以保持较为平和的状态，在治疗结束后，回到家中开始感到担心和不安，紧接着可能会感觉到身体不适，这会让患者更为紧张担心，担心这是复发或者转移的信号。所以，如何面对内心的不确定性、适应回归家庭的生活、减少对肿瘤复发或转移的不必要的恐惧是这一时期最大的心理挑战。

3.1.5 终末期

处在生命终末期的患者常常会产生孤独感和对死亡的恐惧感，尤其是那些行动受限，日常生活不能自理的患者更会感到对自由失去控制、自身失去尊严、生命失去意义等。这个时期，主要是患者家属需要给予更多的陪伴，减轻其孤独感，使其感受到尊严和控制感，帮助患者重新找到生命的意义。

3.2 不同种类肿瘤的特有心理特点

3.2.1 头颈癌

头颈癌患者的症状因癌症的位置不同而不同，最常见的是疼痛、吞咽障碍、声音嘶哑、体重减轻和气喘气促。这些躯体症状引起的抑郁会严重影响患者的生活质量，其中，因手术带来的头面部畸形是与头颈癌患者相关的最重要的应激源。头面部畸形会直接对人们的自我形象、情爱、家庭等人际关系和心境造成负面影响，有些患者配偶因此产生的抑郁情绪甚至比患者本人更为严重。焦虑、抑郁、自杀和婚姻关系受损是头颈癌患者中最为广泛的心理社会问题。有研究表明，16% ～ 20% 的头颈癌患者符合适应障碍、轻度抑郁症，甚至是重度抑郁症的诊断。随着外科修复重建手术的发展，畸形给患者带来的负面心理社会影响显著降低。最近的研究表明，患者的个人特征和社会环境因素能够缓解因手术导致的头面部畸形带给患者的影响，尤其对女性患者，社会支持的作用更为明显。

3.2.2 乳腺癌

乳腺癌患者有三个最常见的心理反应：①心理不适（如焦虑、抑郁、愤怒）；②由躯体不适、婚姻或性关系破裂、社交活动水平变化所带来的行为改变；③与躯体形象、癌症复发和死亡相关的恐惧和担忧。以外，患者患病时的年龄，性格特点，应对方式，家庭或朋友的支持都能对患者的适应情况产生影响，其中，有研究表明年轻女性患者与年老患者所在意的内容有所不同，患者的年龄是影响其心理社会反应的首要因素。另外对所有的乳腺癌患者来说，他们都会担心癌症对未来生活和健康产生威胁，担心身体留下缺陷，担心自己常常出现无力感以及担心治疗疗效等，其中年轻患者更容易感到自己"与众不同"和被孤立。

3.2.3 肺癌

肺癌是目前发病率最高的癌症之一，多项研究表明，肺癌患者的抑郁症发病率也是所有恶性肿瘤中最高的，且有吸烟史的肺癌患者在发病之后更容易产生自责和病耻感，这会大大地增加患者的心理压力，导致其消极面对疾病与应对治疗，这一恶性循环又使其产生负面的生理和心理状态。因此，肺癌患者的预后通常比其他的差。

3.2.4 胃肠道癌

国内外研究均发现，对于胃肠道癌症的患者而言，一方面，疾病带给他们的生理影响可能是恶心或吞咽困难；另一方面，带给他们的心理影响通常是抑郁与社交活动减少，其中，焦虑与抑郁同时存在的情况更为常见，且患者的这些负性情绪会显著影响其康复情况。Nordin 等在对胃肠道癌症患者的研究中显示，17% 的胃肠道癌症患者患有焦虑症，有 21% 患有抑郁症，并且相对于大肠癌患者而言，胃癌患者遭受的心理困扰更大；另有研究表明，长期住院的年轻患者更容易出现焦虑和抑郁。

3.2.5 胰腺癌

胰腺癌是美国癌症相关死亡的第四大主要原因，并且是目前未能显著提高 5 年生存率的疾病之一。国外有研究表明，胰腺癌的发病与诊断可能与患者本身的心理困扰或心理疾病有关，相对其他癌症而言，胰腺癌患者表现出较高程度的心理困扰，尤其是抑郁症。

3.2.6 结直肠癌

研究表明，在患有结直肠癌的患者中，造口患者的抑郁得分高于非造口患者；Miles 术患者的抑郁得分高于非造瘘根治术患者；姑息手术患者的抑郁得分高于非造瘘根治术患者。另外，患者的心理困扰主要集中在对失业、癌症复发与治疗疗效上，其中，年轻、居住环境差、癌症分期晚、正在做放疗、离不开家属照顾也是造成患者痛苦的高危预测因素。

4. 肿瘤患者的心理干预措施

由于肿瘤患者心理困扰的发生概率较高、情况复杂、严重程度不一，且心理问题容易被忽视，常常不能得到及时的恰当的解决，因此，英国 NICE 指南指出，建议给每一个肿瘤患者进行正规的心理状况评估与筛查，常用的量表有 PO-Bado、MAC、IPQ、HAD、FOP 等，这是心理干预的第一步。

其次，对于有心理社会需求的肿瘤患者，心理治疗是为了帮助他们在疾病面前采取积极的应对方式，改善或消除负性情绪，促进身体康复和心理成长。关于干预措施，许多适用于普通人群的心理治疗模式同样适用于肿瘤患者，如认知疗法、认知行为治疗疗法、叙事疗法、音乐疗法等，还有一些专门为肿瘤患者设计的心理治疗方式，如支持—表达团体心理治疗疗法。另外，近年来开始尝试一些新的干预模式，有研究表明瑜伽与冥想、宗教生活、身体活动与锻炼等也有助于肿瘤患者的心理健康和疾病康复。

其中，支持性心理治疗几乎是所有肿瘤患者必不可少的心理治疗方法之一。支持性心理治疗的目的是为了帮助患者学会处理痛苦情绪，强化自身现有的优势，促进患者对疾病的适应。该治疗方法是在相互尊重、彼此信任的治疗关系中，引导与鼓励患者进行自我探索，逐渐适应因疾病带来的变化。其治疗内容包括以下 8 点：

（1）为患者提供一个安静、支持性氛围的环境，与患者一起探索其深层的心理动力模式。

（2）耐心倾听患者的故事，并对其不良情绪给予理解、正常化、共情的回应，鼓励其充分表达自己的内心，有助于减轻他们的病耻感。

（3）与患者一起讨论那些造成气氛过度紧张压抑、引起他们强烈的情绪反应的情况等，帮助患者积极处理负性情绪，更好地适应疾病。

（4）尽可能为患者及其家人提供他们所需要的信息和可利用的资源。

（5）及时为患者因遭遇打击而出现的心理危机给予危机干预。

（6）运用认知和行为疗法技术和问题解决策略帮助患者改善认知，进一步做出合理的决策。

（7）促进患者与照料者、医护人员的沟通。

（8）如果有必要，在经过患者同意的情况下，也可以将家人纳入支持性心理治疗中。

5. 肿瘤患者家属的心理问题及自我调适

一方面，在国内，患者家属通常是最先被告知肿瘤消息的人；另一方面，在患病过程中，患者配偶或其他家属担任着非常重要的照顾角色，不仅要帮助患者收集医疗信息、进行医疗决策，还要给予患者情感方面的支持。此时由于患者自身在经历生理和心理上的挑战，因此他们此时的需求可能会打破患者家属正常的生活模式，例如就诊时需要陪伴、病情变化需要密切监测，另外肿瘤治疗的副作用也会给家属的工作及社交活动造成一定的影响。当患者病情加重时，家属的负担自然也会加重，包括身体负担和心理负担，人际关系、经济、社会活动等方面都会承受很多压力。研究表明，照料者所经受的心理痛苦与患者类似，甚至有可能更为严重，如果能满足家属在信息沟通和资源等方面的需求，教给他们关于沟通和应对压力的技巧训练，可以帮助他们减轻心理的痛苦，因此，应提示家属在照顾患者的同时适当关注自己的生理与心理状况，及时察觉到自己的需求，并采取积极有效的措施，例如可以从照顾患者的工作中抽出一小部分时间去维持自己正常的工作或社交活动，就能够有效地帮助他们缓解心理压力。

6. 肿瘤临床医护人员的自我心理调适

与肿瘤相关的医务人员在工作过程中也同样面临着许多的压力和挑战，包括工作负荷过重、角色冲突，还有一些与医疗政策、经济问题相关的困扰。下面介绍两种近年来比较受欢迎的调适方式，一是巴林特小组，它可以为医护人员提供一个平台，在小组活动中深入理解那些原本让他们感到困扰的医患关系、工作压力，帮助临床医护人员减轻自己内心的孤独感和无助感，并通过在小组中呈现的不同的医师对患者做出的反应，提高医护人员对自身情绪反应的探索能力，促进产生对患者的共情以及对自己的共情，有助于医护人员自身在今后处理医患关系时能给出更准确的回应和更恰当的处理。二是正念减压练习，也是对医护人员很有益处的一种减压方法，它是一种专注于当下，全然开放的自我觉察，不需要带有自我批判的心态，代之以好奇心和接纳，迎接内心和脑海的每个念头，也就是强调正视当下和觉察。正念疗法是由马萨诸塞大学的荣誉教授 Jon Kabat-Zinn 在 20 世纪 70 年代所提出的心理治疗方法，它的适用人群非常广泛，且疗效很好，具体练习内容包括盲眼食物静观、身体扫描、步行冥想、观息冥想和正念聆听。医务人员可以在正念练习过程中操练专注、放松，达到缓解内心压力的作用。

（王　玥　徐　凡　任抒扬）

第 6 节　肿瘤治疗

1. 手术治疗

手术治疗是肿瘤治疗中最古老最有效的方法之一，中国古代史书中就已经有肿瘤手术切除方法的记载，东汉时代华佗首创内脏肿瘤手术治疗，《三国志·华佗传》中有记载："若病结积在内，针药所不能及，当须刳割者，使饮其麻沸散，需臾便于醉死，无所知，因破取，病若在肠中，使断肠湔洗，缝腹膏摩，……"《晋书》中亦有云："初帝目有瘤疾，使医割之。"1809 年，美国的 MacDowell 择期切除了 1 个 9.88kg 中的卵巢肿瘤，术后患者生存 30 年。首例腹部选择性手术，揭开了肿瘤外科治疗新的一页。之后大部分的肿瘤手术，几乎都是遵循这一原则进行的。随着无菌术、麻醉术和抗生素的出现，奠定了外科手术在肿瘤治疗中的主导地位。约 60% 的肿瘤以手术为主要治疗手段，同时有 90% 的肿瘤应用手术作为诊断及分期的工具。近二十年来，随着显微外科技术、微创外科技术、麻醉水平的提高及抗菌药物的广泛应用，使肿瘤外科技术更加成熟，除了根治性切除外，更有器官移植、重建手术和术后康复技术得到应用。其治疗效果已被临床所公认。目前肿瘤的切除方法已经由最初的为提高肿瘤根治率，而扩大肿瘤切除范围，以破坏性为主的手术，转变为缩小肿瘤切除范围，同时联合放疗或化疗，并且不牺牲患者治愈率的以手术为主的综合治疗方案。尤其是随着现代影像学的高速发展，腔镜系统及达芬奇机器人在肿瘤外科上的应用，使极小的手术入路和有限手术创伤在肿瘤治疗中成为现实，并以最小的创伤获得最大的外科治疗效果，术后联合应用放疗、化疗、生物治疗等新的治疗方法，成为肿瘤外科发展的一个新方向。

现代肿瘤学已经证实肿瘤是多基因、多步骤的结果，是一种全身性疾病，机体细胞在各种始动与促进因素作用下产生的增生与异常分化所形成的新生物就称为肿瘤。本质是一群细胞的失控性增殖，并出现周围组织的侵犯和转移且出现远处的脏器转移，破坏所在器官或其周围正常组织，并能通过淋巴、血行、种植、浸润等途径向局部或远处转移，患者的预后往往不良，目前有很多治疗肿瘤的方法，包括放疗、化疗、免疫治疗、激素治疗、中医中药治疗等。但对于实体肿瘤来说，手术切除仍然是治疗最有效的方法之一。肿瘤外科手术对于肿瘤的预防、诊断和分期、重建和康复都起着重要的无可替代的作用，肿瘤的治疗仍然是以手术为主的综合治疗。

现代肿瘤外科及其相关技术发展纪要

时间（年）	报道者	内容
1809	McDowell	巨大卵巢肿瘤切除
1846	Warren	乙醚麻醉
1867	Lister	消炎抗菌药物的临床应用
1860—1890	Billroth	胃切除、喉切除、食管切除
1878	Volkmann	直肠癌切除
1880s	Kocher	甲状腺切除
1890	Halsted	乳腺癌根治术
1891	Lücke	肝恶性肿瘤切除
1896	Beatson	卵巢切除治疗晚期乳腺癌
1904	Young	前列腺癌根治术
1906	Wertheim	子宫颈癌根治术
1908	Miles	经腹、会阴直肠癌切除术
1912	Martin	脊髓侧束切断　止痛
1910—1930	Cushing	脑肿瘤手术
1913	Torek	胸段食管癌切除
1927	Divis	肺转移灶切除
1933	Graham	全肺切除术
1935	Whipple	胰十二指肠切除术
1945	Huggins	肾上腺切除治疗晚期前列腺癌
1952	Lortat-Jacob	肝规则性切除术
1963	Starzl	肝移植术

1.1 手术适应证和禁忌证

肿瘤外科的适应证和禁忌证相对较广泛。除了血液病、恶性淋巴瘤、多发性骨髓瘤等全身性恶性肿瘤外，完整手术切除比不切除或其他治疗方法预后更好，故应争取手术切除原发癌及转移灶。早期肿瘤手术切除效果最好，反之逐渐递减。随着肿瘤外科的发展，手术的适应证和范围都在不断扩大，过去被视为禁区的如今早已打破，过去认为不能手术的部位，也早已成功地实施了手术，如新辅助化疗及术前放射的开展使手术适应得到了扩大。因此，只要有利于患者的预后，都应当积极创造条件手术。

存在下列情况时，外科治疗应慎重考虑：①手术可能导致较高的围手术期死亡率；②容易很早就发生转移的癌症；③手术无法切除干净；④手术可能导致残废、致畸；⑤以非手术方法治疗可以获得相同的效果。

1.2 肿瘤外科治疗的原则

肿瘤因其性质不同，良性肿瘤外科手术如能将肿瘤及其包膜完整切除，术后一般不会复发，对患者寿命也无影响。但恶性肿瘤不同，早期彻底手术，预后良好，中、晚期者则治疗预后差。对于复发转移性癌尚需再次外科治疗。

1.2.1 良性肿瘤的手术治疗原则

良性肿瘤主要是指局部缓慢、膨胀性生长，临床上多数有完整的包膜，边界清楚，没有局部侵袭和远处转移的肿瘤，手术切除是其治疗的主要方法。良性肿瘤采取手术治疗的早晚，一般来说虽不影响其预后，但若不治疗，肿瘤会逐渐增大，内脏肿瘤还会对邻近器官产生压迫，影响其功能；另外，肿瘤还可能会并发糜烂、坏死、出血等并发症，甚至有可能发生恶变。因此，良性肿瘤仍主张早期手术。良性肿瘤的手术治疗原则是完整彻底地切除肿瘤，包括肿瘤包膜及少量正常的周围组织，且术后必须进行病理学检查，以明确肿瘤的性质。绝大部分良性肿瘤预后良好。有些良性肿瘤具有交界性肿瘤的特征，容易复发，个别肿瘤在多次复发后可以发生恶变，例如乳腺的叶状肿瘤、皮肤交界痣，对于这些肿瘤需要特别警惕，手术切除范围还应适当扩大，且术后严密随访。

1.2.2 恶性肿瘤的手术治疗原则

原发性恶性肿瘤的外科治疗方法，取决于患者的全身和局部情况。设计手术方案前必须考虑患者的年龄、精神状态、心肺功能等情况，除肿瘤外，检查有无糖尿病、心脏病、肺部疾患、肝脏、肾脏、血管等疾病的同时存在后，具体按照肿瘤局部情况，根据 TNM 分期，设计手术方式。诊疗过程的关键是病理活检，建立病理学诊断后，计划出多模式、个性化、按组织分型的治疗方案。考虑患者能否耐受所选择的术式和麻醉，以及术中、术后可能出现的并发症。复杂的解剖结构使手术治疗复杂化，患者术后可能出现重大的并发症，但广泛的瘤体切除术对长期控制肿瘤局部复发至关重要。考虑到恶性肿瘤的复杂性，为提供高质量的临床证据，必须进行多中心的前瞻性研究，以制定最佳的外科手术治疗方法。但是每一种手术都有一定的死亡率和并发症，医生应做好各方面的评估工作，尽量使其发生率降到最低水平，对术中、术后可能出现的并发症等与家属交代清楚，以求得理解和配合。

几乎所有的文献都支持根据肿瘤部位、病理分期、全身情况选择手术、放化疗为主的根治性治疗方法，术前、术后可辅助放化疗。部分患者只有在术中探查后，才能决定具体术式，决定肿瘤能否完整有效切除，可分为治愈性切除和姑息性切除，治愈性切除多用于治疗早、中期肿瘤；姑息性切除主要用于治疗晚期肿瘤。由于多学科综合治疗水平的不断提高，特别是转化性治疗概念的引入，使得过去不能切除的肿瘤变得能够根治性切除，这对外科医生提出了更高的要求：正确判断手术治疗的目的、确定手术的范围或根治程度。不能因为切除肿瘤，让患者接受大创伤、过多的畸形、功能丧失等，而是要经过外科手术治疗，使大多数患者得到根治或是延长生存时间。

1.2.3 手术的无瘤原则

肿瘤外科手术除遵循一般外科的无菌操作、术野充分显露、避免损伤需保留的正常组织等原则外，还应遵循肿瘤外科的基本原则——无瘤原则，其目的是尽量避免肿瘤的医源性播散。恶性肿瘤的生物学特性决定了肿瘤手术不同于一般外科手术，任何检查或不当的操作都有可能造成肿瘤的扩散。

无瘤技术是指为了防止手术操作和检查过程中离散癌细胞的直接播散，以预防癌细胞的种植和脱落所造成局部复发及远处转移所必须实行的操作技术。严格的无瘤技术可以最大程度地减少或防止癌细胞的扩散和种植转移，对提高恶性肿瘤的治愈率有着重要意义。

（1）不切割原则：手术中不直接切割癌肿组织，由四周向中央解剖，一切操作均应在远离肿瘤的正常组织中进行，同时尽可能先结扎进出肿瘤组织的血管。

（2）整块切除原则：将原发病灶和所属区域淋巴结作连续性的整块切除，而不应将其分别切除。

（3）无瘤技术原则：

1）防止播散

①尽量减少手术前检查癌肿的次数，检查时触诊要轻柔。

②尽量缩短活检手术与正式手术之间的时间间隔。若能将两次手术合并一次完成则更为理想。

③术前备皮要轻巧，不要用肥皂和刷子擦洗皮肤，避免积压瘤体。

④切口要充分，应便于显露和操作。

⑤先结扎输出静脉，后结扎供应动脉。

⑥先处理区域引流淋巴结，再处理邻近淋巴结。

⑦手术中要用刀、剪等锐器操作，忌用钝性分离。

⑧手术操作要稳、准、轻、巧，避免积、压、轧、损坏。

⑨需要截肢者不使用抬高患肢以减少失血的办法。

2）防止癌细胞种植

①活检后重新消毒铺巾，更换手套和手术器械。

②对有溃疡的癌瘤，术前先用纱布遮盖，胶布密封，然后再消毒铺巾。

③用纱布垫保护切口边缘、创面和正常脏器。

④术中遇到肿瘤破裂或切开时，须彻底吸除干净，用纱布垫紧密遮盖或包裹，并更换手套和手术器械。

⑤探查胸、腹、盆腔时，应以癌肿为中心，先远后近地进行探查。

⑥肠袢切开之前要先用纱布条结扎肿瘤上下端肠管。

⑦切除范围要足够充分，切缘距肿瘤上下缘距离最少不小于3cm，一般应在5cm以上。

⑧结肠癌切除后行肠吻合之前可用5-Fu冲洗两端肠腔。

⑨手术中可定时用抗癌药液冲洗创面、腔隙、术者手套和手术器械。

1.3 肿瘤外科的手术方式

1.3.1 诊断性手术

肿瘤治疗前必须有一个明确的诊断，特别是组织学或细胞学诊断，要获得组织或细胞常需采用外科手段。常用方法有细针吸取、针穿活检、咬取活检、切取活检及切除活检。细针吸取（fine-needle aspiration）、针穿活检（needle biopsy）是在影像学介导或者腔镜辅助下，通过细针或者粗针等活检技术，获得相应病变部位的组织或细胞，并进行细胞学和组织病理学诊断。穿刺针时常在瘤体不同部位、方向进行穿刺，取得更多的标本，以便进行有效的细胞学和组织病理学诊断，但因操作技术、不同的病理医师和肿块所在位置的差异，细针穿刺的结果存在一定的误差，导致部分病例术后大标本病理诊断与术前针刺诊断存在差异，且针取活检技术在脏器上容易出现并发症，例如出血、血肿、瘘，以及可能的针道转移等，故应严格掌握适应证。因此目前一般不建议作为肿瘤手术确诊的方法。故术中可以采用快速冰冻切片进一步取得可信度较高的病理学诊断，以便手术医生术中决定术式的更改。钳取活检（biting biopsy）一般用于皮肤或腔道黏膜表浅肿物的诊断，常见于借助胃肠镜下消化道内肿瘤、膀胱镜下膀胱内肿瘤，以活检钳咬取组织做病理组织学诊断。准确率相对较高。肿物切取活检（incisional biopsy）通常是在麻醉下切取肿瘤部分组织做病理组织学检查，诊断的准确率高。肿物切除活检（excisional biopsy）是指尽可能切除整个完整的肿瘤送病理组织学检查以明确诊断。诊断的准确率高。病理证实为良性肿瘤就不必再做进一步的手术；但如果病理证实为恶性肿瘤，则需要进一步手术治疗。

1.3.2 根治性手术

手术切除全部肿瘤组织及肿瘤可能累及的周围组织和区域淋巴结，以求达到彻底治愈的目的，是实体肿瘤治疗的关键。但也只有在肿瘤尚限于原发部位及区域性淋巴结时才有效。根治性手术最低要求是切缘在肉眼和显微镜下未见肿瘤，一般要求要正确衡量肿瘤局部区域的控制情况，以及与切除后功能损失之间的关系，在达到根治的目的下，应尽量使外形及功能达到越接近正常越好，以提高生存的质量。肿瘤外科医师应根据TNM分期，考虑实施的手术方式，不同部位的肿瘤所切除的范围不完全相同；同一部位肿瘤，由于其细胞分化程度不同，生物学特性不同，切除范围也不同，恶性程度高的肿瘤切除范围大。同时还要考虑患者能否耐受所选择的术式和麻醉，以及术中、术后可能出现的并发症。选择最佳的综合治疗方案，控制局部病灶，防止远处转移。根治性手术对来源于上皮的肿瘤而言为根治术，而对于肉瘤而言为广泛切除术。

1.3.3 姑息性手术

姑息性手术是相对于根治性手术而言的，对于某些晚期肿瘤，已经失去完整手术的机会，为了减轻症状、提高肿瘤患者的生活质量、延长生存期、提高临床治愈率，可以采用姑息性肿瘤切除术。临床实践已经表明，部分晚期癌症经手术姑息性治疗，偶尔也可获得较长时间的控制和稳定。例如晚期肠道癌合并梗阻，不能根治性切除，为改善梗阻症状，可行肠部分切除和造瘘术。造瘘术可以改善患者的一般状况，解决营养供给，使患者有机会接受其他方式的抗肿瘤治疗。肿瘤晚期可引起大出血，例如鼻咽癌合并大出血，若填塞无效，则须结扎或栓塞颈外动脉。

1.3.4 减瘤手术

对于一些肿瘤负荷较大，或累及邻近重要器官、结构，不能完全手术切除的患者，可作肿瘤大部切除，以尽可能减少肿瘤负荷，减轻患者痛苦，或者延长患者一定时间的生命；或者为下一步化疗、放疗、免疫治疗、激素治疗、中医中药等综合治疗提供条件。但减瘤手术仅适用于原发病灶大部切除后，残余肿瘤能用其他治疗方法有效控制者，否则减瘤手术只会增加患者的创伤和痛苦，加重经济负担，浪费医疗资源。

1.3.5 重建与康复手术

为了提高肿瘤病患的生存质量，重建和康复手术越来越受到重视。由于外科技术，特别是显微外科技术的进步，使肿瘤切除后的器官重建有很大的发展。可以在术中一期完成或者术后二期完成，其目的是修复或者重建患者因肿瘤切除而损伤器官的形态和功能，对提高患者的生活质量有帮助。肿瘤外科医生不仅要根治性切除肿瘤，还应充分考虑患者的生活质量，设法为患者进行重建或康复治疗。例如乳腺癌根治术后乳房重建，骨肿瘤关节切除后人工关节和异体关节的植入等。

（李永焕）

2. 药物治疗

肿瘤的药物治疗也就是肿瘤的内科治疗，1942 年 Gilman，Goodman 等试用氮芥治疗淋巴肿瘤，以及 1948 年 Farber 应用甲氨蝶呤治疗 1 例小儿白血病患者取得成功，开创了肿瘤化疗的历史。直至 1972 年美国才开始进行肿瘤内科专科考试并颁发专科证书。欧洲在 1989 年首次在伦敦举行肿瘤内科专科资格考试，使肿瘤药物治疗成为一个独立的专科，肿瘤内科的化学治疗是在姑息性治疗肿瘤中起步，在走过半个多世纪的艰苦发展历程后，已成为肿瘤治疗的主要治疗技术手段，几乎占到了 70% 的肿瘤治疗计划中。随着肿瘤已成为 I 类慢性疾病以及化疗新药新技术的不断开发运用，化学治疗将更常用于肿瘤的临床治疗。

我国从 20 世纪 80 年代末期开始，肿瘤临床化疗学科逐步蓬勃发展。不仅临床化疗专科队伍逐渐壮大，而且学科水平也在多方面有了明显的进展。但由于化学治疗是一种特殊的、专科性较强的治疗，需要掌握和熟悉肿瘤内科化学治疗的一些基本原则。

2.1 适应证和禁忌证

2.1.1 适应证

（1）对化疗敏感的全身性恶性肿瘤，如白血病、多发性骨髓瘤和恶性淋巴瘤等患者为化疗的首选对象。

（2）已无手术和放疗指征的播散性晚期肿瘤患者，或术后、放疗后复发的转移患者。

（3）对化疗疗效较差的肿瘤，可采用特殊给药途径或特殊的给药方法，以便获得较好疗效，如原发性肝癌采用肝动脉给药或大剂量化疗加解救治疗的方法。

（4）癌性胸、腹腔和心包腔积液，采用腔内给药或双路化疗的方法。

（5）肿瘤引起的上腔静脉压迫、呼吸道压迫、颅内压增高患者，先作化疗，以减轻症状，再进一步采用其他有效的治疗措施。

（6）有化疗、内分泌药物治疗、生物治疗指征的患者。

（7）手术前后或放疗前后需辅助化疗的患者。

2.1.2 禁忌证

（1）白细胞总数低于 4.0×10^9/L 或血小板计数低于 8.0×10^9/L 者。

（2）肝、肾功能异常者。

（3）心脏病、心功能障碍者，不选用蒽环类抗癌药。

（4）一般状况衰竭者。

（5）有严重感染者。

（6）精神病患者及不能合作治疗者。

（7）食管、胃肠道有穿孔倾向的患者。

（8）妊娠妇女，可先做人工流产或引产。

（9）过敏体质患者应慎用，对所用抗癌药过敏者忌用。

2.2 化疗药物的分类及部分代表类药物

据统计，目前在国际上，经广泛临床验证目前常用的药物在 70 余种左右。传统上，化疗药物皆根据其来源和作用机制进行分类。包括烷化剂、抗代谢药物、抗肿瘤抗生素、植物类抗肿瘤药、激素类抗肿瘤药、其他类等。

2.2.1 烷化剂

2.2.1.1 环磷酰胺（CTX）

为周期非特异性药，作用机制与氮芥相同。在体外无活性，主要通过肝 p450 酶水解成醛磷酰胺，再形成磷酰胺氮芥发挥作用。抗瘤谱广，对白血病和实体瘤都有效。环磷酰胺口服后易被吸收，约 1 小时后血浆浓度达最高峰，在体内 $t_{1/2}$ 4 ～ 6 小时，约 50% 由肾脏排出，对泌尿道有毒性。大部分不能透过血脑屏障。环磷酰胺在临床上应用广泛，对恶性淋巴瘤、白血病、多发性骨髓瘤均有效，对乳腺癌、睾丸肿瘤、卵巢癌、肺癌、鼻咽癌、神经母细胞瘤、横纹肌瘤、骨肉瘤等也有一定疗效。

不良反应：骨髓抑制、胃肠道反应（恶心、呕吐）、肾功能损伤、出血性膀胱炎、脱发、皮肤色素沉着、干扰卵子和精子形成、肝毒性、心肌炎、肺纤维化等。超高剂量时可引起心肌损伤及肾毒性。肝功能异常时可使 CTX 毒性加强，药酶诱导剂如巴比妥类、皮质激素、别嘌呤醇及氯霉素等可影响 CTX 代谢，CTX 代谢物对尿路有刺激，应用 CTX 时应多饮水。应用该药期间还应定期监测血常规；定期检查尿中的沉积物，以检测是否有红细胞存在或其他肾脏毒性迹象。若治疗过程中出现膀胱炎伴镜下血尿或肉眼血尿，则应立即停药，直到恢复正常。

2.2.1.2 异环磷酰胺（IFO）

为烷化剂，经肝脏或肿瘤的磷酰胺酶或磷酸酶水解为活性磷酰胺氮芥起效，与 DNA

交联抑制 DNA 的合成，也干扰 RNA 功能，为细胞周期非特异性药物。用于睾丸癌、卵巢癌、乳腺癌、肉瘤、恶性淋巴瘤和肺癌等。

不良反应：常见骨髓抑制，感染，发热，神经系统（脑病、困倦）、消化系统、皮肤、肾及泌尿道不良反应（血尿、出血性膀胱炎等），以及生殖系统不良反应（精子生成受损）。

2.2.1.3 尼莫司汀（ACNU）

为亚硝脲类烷化剂，使细胞内的 DNA 烷化，抑制 DNA 合成。用于脑肿瘤、消化道癌（胃癌、肝癌、结肠 / 直肠癌）、肺癌、恶性淋巴瘤、慢性白血病。

不良反应：迟缓性骨髓功能抑制，恶心、呕吐等消化道不良反应。偶有间质性肺炎及肺纤维化。其他常见不良反应还包括肝肾功能异常、乏力、发热、头痛、脱发等。

2.3 抗代谢药

2.3.1 甲氨蝶呤（MTX）

为抗叶酸药物，使细胞阻断在 S 期，并引起 DNA、RNA 及蛋白质合成的抑制。用于急性白血病、绒毛膜癌、骨肉瘤、乳腺癌、睾丸肿瘤等。可以口服、肌内注射、动脉静脉注射或滴注，鞘内注射。吸收良好，1 ～ 4 小时达峰值，消除曲线呈三相型，50% 与血清蛋白结合，24 小时以原形排出 50% ～ 90%。在肝、肾及胸腹腔积液中潴留数周排出很慢。

（1）单独使用：乳腺癌、妊娠性绒毛膜癌、恶性葡萄胎或葡萄胎。

（2）联合使用：急性白血病（特别是急性淋巴细胞白血病或急性髓细胞白血病）、Burkitt 淋巴瘤、晚期淋巴肉瘤（Ⅲ 和Ⅳ期、Peter 阶段系统）和晚期蕈样真菌病。

（3）大剂量治疗：大剂量的甲氨蝶呤单独应用或与其他化疗药物联合应用治疗下列肿瘤，如成骨肉瘤、急性白血病、支气管肺癌或头颈部上皮癌。

不良反应：骨髓抑制、口腔炎、恶心呕吐、腹泻、皮疹、肝肾功能损伤、脱发、肺炎、吸收不良、骨质疏松、色素沉着等。用药期间应严格检查血象。肝、肾功能不全患者禁用。

2.3.2 氟尿嘧啶（FU）

是目前临床上应用最广的抗嘧啶类药物，对多种肿瘤如消化道肿瘤、乳腺癌、卵巢癌、子宫颈癌、绒毛膜上皮癌、肝癌、膀胱癌等均有一定疗效。在体内先转变为 5-氟 -2- 脱氧尿嘧啶核苷酸，抑制胸腺嘧啶核苷酸合成酶，阻断脱氧尿嘧啶核苷酸转变为脱氧胸腺嘧啶核苷酸，从而抑制 DNA 的生物合成。此外，通过阻止尿嘧啶和乳清酸掺入 RNA，达到抑制 RNA 合成的作用。

5-FU（5- 氟尿嘧啶）可以静脉及腔内注射。口服吸收不完全。一次快速推注 5-FU 后，血浆浓度高，清除迅速，血浆半衰期为 10 ～ 20 分钟，主要在肝中进行代谢，由呼吸和尿中排出。在缓慢静脉滴注时，其分解代谢比快速注射明显，毒性降低。

不良反应：骨髓抑制、消化道反应如腹泻等。

2.3.3 替加氟（tegafur）

为氟尿嘧啶的衍生物，在体内经肝脏活化转换为氟尿嘧啶，而发挥其抗肿瘤活性，干扰 DNA 与 RNA 合成，主要作用于 S 期，为周期特异性药物。主要治疗消化道肿瘤，对胃癌、结肠癌、直肠癌有一定疗效。也可用于治疗乳腺癌、支气管肺癌和肝癌等。还可用于膀胱癌、前列腺癌、肾癌等。

不良反应：轻度骨髓抑制，表现为白细胞和血小板减少；轻度胃肠道反应，以食欲减退恶心为主，个别患者可出现呕吐、腹泻和腹痛，停药后可消失；其他不良反应有乏力、寒战、发热、头痛、眩晕、运动失调、皮肤瘙痒、色素沉着、黏膜炎及注射部位血管疼痛等。

2.4 抗肿瘤抗生素

2.4.1 多柔比星（ADM）

为周期非特异性药物，是抗有丝分裂和细胞毒性药物，嵌入 DNA 核苷碱基对之间，干扰转录过程，阻止 mRNA 的形成而起到抗肿瘤的作用。此外可导致自由基的形成，能与金属离子结合、与细胞膜结合，自由基的形成与心脏毒性有关。用于急性白血病、恶性淋巴瘤、乳腺癌、肺癌、卵巢瘤、软组织和骨肉瘤、肾母细胞瘤、神经母细胞瘤、膀胱癌、甲状腺癌、前列腺癌、头颈部鳞癌、睾丸癌、胃瘤、肝癌等。

不良反应：骨髓抑制、脱发、消化道反应均较常见，也可引起心脏毒性，重者还可出现心肌炎而发生心力衰竭。其不良反应发生与所用总剂量相关，与原先存在的心脏疾病无关。辅酶 Q10、维生素 C、维生素 E 等可降低心脏毒性。

2.4.2 放线菌素 D

主要作用于 RNA，高浓度时则同时影响 RNA 与 DNA 合成。作用机理为嵌合于 DNA 双链内与其鸟嘌呤基团结合，抑制 DNA 依赖的 RNA 聚合酶活力，干扰细胞的转录过程，从而抑制 mRNA 合成。为细胞周期非特异性药物，以 G_1 期尤为敏感，阻碍 G_1 期细胞进入 S 期。

2.4.3 吡柔比星

为半合成的蒽环类抗癌药，进入细胞核内迅速嵌入 DNA 核酸碱基对间，干扰转录过程，阻止 mRNA 合成，抑制 DNA 聚合酶及 DNA 拓扑异构酶 Ⅱ（Topoisomerase Ⅱ，Topo Ⅱ）活性，干扰 DNA 合成。因本品同时干扰 DNA、mRNA 合成，在细胞分裂的 G_2

期阻断细胞周期、抑制肿瘤生长，故具有较强的抗癌活性。

2.5. 植物来源的抗肿瘤药及其衍生物

2.5.1 长春新碱

作用于微管蛋白，干扰蛋白质代谢，抑制 RNA 多聚酶的活性，抑制细胞膜类脂质的合成和氨基酸在细胞膜的运转。用于恶性淋巴瘤、急慢性白血病、小细胞肺癌及乳腺癌，也用于卵巢癌、睾丸肿瘤、消化道癌及恶性黑色素瘤等。

不良反应：神经系统毒性较大，骨髓抑制和消化道反应轻。注射局部有刺激作用。对光敏感，应避光保存，静脉时应避免日光直接照射。用药期间应严格检查血象。

2.5.2 长春地辛

抗瘤谱较广，与长春碱和长春新碱无交叉耐药性。是为周期特异性药物，用于肺癌、恶性淋巴瘤、食管癌、乳腺癌、恶性黑色素瘤等。对白血病、头颈部癌、生殖细胞肿瘤和软组织肉瘤也有一定疗效。

不良反应：骨髓抑制介于长春碱与长春新碱之间。引起白细胞减少，对血小板影响不明显。神经毒性较轻，主要表现为感觉异常、深腱反射消失或降低、肌肉疼痛和肌无力。不良反应的发生与剂量有关，停药后可逐渐恢复。

2.5.3 羟喜树碱

是从喜树的种子或根皮中提炼出的一种生物碱，喜树是生长在我国南方的落叶植物，分布十分广泛。喜树碱是 DNA 合成抑制剂，对 DNA 合成期的肿瘤细胞有较强的杀伤作用。

2.5.4 紫杉醇

为抗微管药物，对 G_2 和 M 期敏感，有放射增敏作用。静脉滴注消除半衰期 5.3～17.4 小时，血浆蛋白结合率 90%，主要经肝脏代谢。用于卵巢癌、乳腺癌、非小细胞肺癌。对头颈部癌、食管癌、胃癌等也有一定的疗效。

不良反应：过敏反应；剂量限制性毒性是骨髓抑制，主要为中性粒细胞减少；神经毒性；心血管毒性等。使用前应预防给药防止过敏，在治疗过程中应观察是否有过敏发生。输注时应采用一次性非聚乙烯材料。

2.6 激素类抗肿瘤药

激素及其受体拮抗药，通过对细胞内受体的激活和竞争性抑制，用于治疗某些激素依赖性肿瘤。如雌激素受体拮抗药——三苯氧胺为乳腺癌激素受体阳性的内分泌治疗用药，雄激素受体拮抗药——氟他胺、康士得为前列腺癌的主要治疗用药。

2.6.1 托瑞米芬

抗雌激素类，非甾体类三苯乙烯抗雌激素衍生物，对雌激素受体有较高的亲和力。口服后被迅速吸收，约 3 小时血药浓度达峰值。药物血浆蛋白结合率大于 99.5%，食物对吸收程度无影响，但可使达峰时间延迟 1.5 ～ 2 小时。大部分在肝脏代谢，主要通过 CYP3A 形成 N- 去甲基代谢物，代谢物与原药具有相似的抗雌激素作用，但不如原药的抗肿瘤作用强。排泄缓慢，主要以代谢产物形式随粪便排出，可有肠肝循环，约 10% 以代谢产物的形式随尿液排出。适用于治疗绝经后妇女雌激素受体阳性或不详的转移性乳腺癌。推荐剂量为每日 1 次，每次 60mg。

不良反应：常见面部潮红、多汗、子宫出血、白带、疲劳、恶心、皮疹、瘙痒、头晕、抑郁等，症状一般都较轻微。

2.6.2 依西美坦

芳香化酶抑制剂，不可逆的甾体芳香化酶选择性抑制剂，通过抑制芳香化酶来减低雌激素，以治疗绝经后妇女激素依赖型乳腺癌。在绝经后妇女，开始 5mg 就显著地降低了血清雌激素水平，10 ～ 25mg 时达到最大抑制。绝经后的乳腺癌患者用每日 25mg 剂量治疗，其全身的芳香化酶作用可降低 98%。适用于经他莫昔芬治疗后，其病情仍有进展的自然或人工绝经后妇女的晚期乳腺癌。口服，推荐剂量为每次 25mg，每日 1 次，宜饭后服用。采用依西美坦的治疗应坚持直至肿瘤进展。

2.6.3 比卡鲁胺

抗雄激素类，非甾体类抗雄激素药物，与黄体生成素释放激素类似物或外科睾丸切除术联合应用于晚期前列腺癌的治疗。

2.7 其他类抗肿瘤药

2.7.1 顺铂

高效广谱的抗肿瘤药，抗肿瘤作用强，对睾丸肿瘤、卵巢癌、头颈部肿瘤、宫颈癌、肺癌、胃癌、骨肉瘤、间皮瘤、子宫内膜癌等都有效。血浆半衰期长，不良反应主要是肾毒性和消化道反应，如恶心呕吐等，大剂量应用可有耳毒性。临床常与其他抗肿瘤药物联合使用，有协同作用。

2.7.2 卡铂

作用机制与顺铂相同，不良反应小，可以替代顺铂用于某些癌症的治疗，但与顺铂交叉耐药。主要不良反应是骨髓抑制。这是其主要的剂量限制性毒性。其他不良反应包括肾毒性、胃肠道反应、听力下降、神经毒性等，均远低于顺铂。近几年来对含卡铂的化疗方案临床研究日益增多，在治疗晚期肺癌、晚期卵巢癌等方面的应用值得注意。

2.8 化疗方法的现状及改进

21世纪初期，在肿瘤内科治疗过程中开始采用靶向治疗，这是一种有针对性的治疗手段，重点是通过对肿瘤产生和发展过程中的细胞信号传输进行干预，以及运用其他分子生物学途径来识别、结合细胞表面抗原、生长因子受体，或细胞当中信号传导通道关键性的蛋白质或酶，来形成作用靶点。在治疗肿瘤方面被普遍应用的是一种叫作紫杉醇的新型抗癌药，这种药物的广泛应用对于肿瘤内科治疗的临床疗效是一种显著的提高。一些蒽环类药物也慢慢在肿瘤内科治疗中作为化学药物治疗被应用，比如卡铂等，能根治睾丸生殖细胞肿瘤、滋养叶细胞肿瘤和霍奇金淋巴瘤等病症。关于靶向治疗的研究被应用到临床治疗当中应该是从21世纪之后开始的，在一定程度上有力地促进了肿瘤内科治疗方面的进步。

临床上除了不断开发新的有效化疗药物之外，化疗用药方法的改进也是近年来化疗疗效取得显著进展的一个重要方面。例如，5-FU系一历史悠久的药物，至今仍为治疗胃肠道癌的主要药物。使用醛氢叶酸作为化学修饰剂，可提高5-FU的临床疗效。管忠震等在国内率先报道CF+5-FU治疗晚期胃肠道癌的原理及疗效。姜文奇等首先报告腹腔内注射DDP、静脉滴注硫代硫酸钠解毒的双途径化疗方法。法国的De Gramont等发现，CF+5-FU治疗晚期大肠癌使用长时间静滴比静推5-FU可明显提高疗效。我国张力等率先介绍了此法临床应用的经验。VP-16系治疗肺癌、睾丸癌等肿瘤的有效药物之一。20世纪80年代国外发现此药的疗效为方案依赖性（schedule dependent），长时间小剂量口服给药的疗效可能优于大剂量短程注射给药。以上这些研究证明，改善用药方法，亦可提高肿瘤化疗的疗效。

2.9 肿瘤内科治疗的未来展望

随着循证医学的发展和肿瘤内科临床治疗指南的推广，肿瘤内科学已经变成了治疗肿瘤的一个重要途径。合理把握肿瘤内科治疗的时机，可给患者带来获益的治疗。其治疗的重点就是针对播散方面运用各种化学类的抗癌药物来治疗，采用对肿瘤表面的特异受体进行单克隆抗体封闭的靶向治疗，对肿瘤采用免疫基因药物来进行调控或者改变。在这些治疗手段中，最普遍的是采用细胞毒类药物针对肿瘤细胞散播的化学性药物治疗，相关的研究数据表明，随着对靶向治疗的逐步深入，在应用分子靶向治疗药物的肿瘤患者中，药物的副作用显著减少。肿瘤细胞的分裂、增殖和进展受到了靶向药物的特异性抑制，从而延长了宿主和肿瘤共存状态的时间，有利于提高患者的生存期。如何提高化疗完全有效的患者比例，加强化疗的剂量强度，以及早期识别疗效差的患者，并给予相应的治疗，是目前肿瘤治疗中急待解决的问题。开发新的化疗药物，结合放疗、手术治疗和近年备受关注的免疫治疗，使我们对肿瘤的本质有更加深刻的认识，为肿瘤患者创造更好的预后。

（李永焕　靳彦文）

3. 放射治疗

自 1895 年伦琴发现 X 射线和 1898 年居里夫妇发现镭，并应用于恶性肿瘤的治疗，肿瘤放射治疗已有 100 多年的历史，随着科学的进步，肿瘤放射治疗已日趋成熟。在肿瘤的治疗中占有重要的地位。WHO 报告恶性肿瘤 45% 的治愈率中，手术治愈占 22%，放射治疗治愈占 18%，化学药物治疗治愈占 5%。60% ~ 70% 的肿瘤患者在其治疗的不同阶段需要接受放射治疗。近年来，放射治疗作为肿瘤治疗的主要手段之一有了很大的发展，由于计算机技术、放射物理学、放射生物学、分子生物学、影像学技术的发展及有机结合，放射治疗技术已经取得了革命性的进步，现代精确放疗技术从以 X 线模拟定位影像为指导、以骨性标志为基准、以非肿瘤空间位置为特征的二维放疗，发展成为以 CT 断层扫描重建的三维图像为指导、以计算机辅助优化计算为平台、针对不同部位肿瘤、实现个体化治疗的三维放疗。三维放疗的特征是在合适的固定体位下，应用 CT 模拟定位，以三维治疗计划系统进行剂量计算和显示，使剂量分布与肿瘤的三维空间形状相符合，减少对正常组织的照射，提高肿瘤的局部控制率，降低正常组织的并发症发生率。目前已由二维治疗走向三维治疗，由常规放疗走向精确放疗时代。

3.1 放射治疗的物理基础

放射治疗的进行，依赖于各种放射源产生的放射线，不同种类和不同能量的放射线，对肿瘤和正常组织，可有不同的线分布的效应，在临床上必须掌握其性能并合理地使用。因此，对于放射治疗有关的核物理基础知识应有必要了解。

3.1.1 射线的种类

放射治疗的电离辐射包括电磁波辐射和粒子辐射。临床用于放射治疗的电磁波主要是 X 射线和 Y 射线，这两种射线具有相同的特性，只是它们所产生的方式和能量不一样，X 射线是由 X 线治疗机和各类加速器产生的，Y 射线是由放射性核素射出的，两者统称光子射线。用于放射治疗的粒子包括电子束、质子束、中子束、a 粒子、负 x 介子及其他重粒子。

3.1.2 物理效应

3.1.2.1 穿透作用

不同射线或同一种但能量不同的射线均有不同的穿透能力，根据不同的肿瘤深度选择不同种类及不同能量的射线进行治疗，衡量射线穿透能力即质（所谓"硬度"）的单位为伏特（V）、千伏（kV）和兆伏（MV），$1MV=1000kV=1 \times 10^6V$，在 LET 射线时，质常用来表示射线的生物效应。

3.1.2.2 荧光作用

使某些化学物质如钨酸钙发生荧光，利用这些物质制成的荧光屏、增感屏在 X 线诊断透视和摄片中广泛使用。

3.1.2.3 电离作用

在人体组织中的电离作用是放射治疗的基础。

3.1.3 化学效应

3.1.3.1 感光作用

可使感光材料感光，用作 X 线诊断摄影，使用黑度计测量射线量或放射均匀度等。

3.1.3.2 脱失作用

荧光屏及其他物质经放射线长期照射后可产生结晶，因水的脱失而变色。

3.1.3.3 生物效应

生物细胞经照射后，由于细胞内或细胞外的电离作用，发生分子水平、亚细胞水平乃至细胞水平的变化，而导致细胞变性或死亡，掌握不同照射剂量和方式，可应用于生物、医药及医学领域。

3.2 放射治疗的概述

3.2.1 放射治疗的原理

电离辐射进入生物体内的变化分为 3 个阶段，首先是物理阶段，即带电粒子和组织的原子之间的相互作用，产生电离或激发；其次是化学阶段，在此阶段里受伤的原子和分子以及其他细胞的成分起快速的化学反应，电离和激发导致化学键的断裂和自由基；最后是生物阶段，包括其后的所有过程，自由基作用于 DNA 生物大分子，产生 DNA 的断裂、畸变，最终表现为肿瘤增殖性损伤及正常组织的损伤。

恶性肿瘤和其他周围的正常组织受到照射后发生损伤，就其细胞本身而言，正常细胞修复放射线损伤的能力强于肿瘤细胞，因为肿瘤细胞修复损伤的机制不完整。从组织的整体来说，正常组织会通过增殖来补偿因放射致死的正常细胞，虽然肿瘤也会增殖，但因其血管供应不足，加之增殖机制上存在缺陷，与正常组织相比，它的增殖能力相对较差。

最初采用一次性照射的方法，虽然这种照射也能治愈肿瘤，但肿瘤周围的正常组织受到严重损伤，如产生皮肤坏死。经过反复的临床实践，发现把放射分成多次照射后，放射对正常组织的损伤减轻，因此从 20 世纪 30 ～ 40 年代开始，改成分割照射的方法，即每日照射 1 次，连续照射多日，一直发展到今天的常规分割照射，即每日照射 1 次，每周照射 5 天，共照射 4 ～ 7 周的方法。分割照射正是利用了肿瘤和正常组织在修复和增殖能力的差异来治疗肿瘤。

3.2.2 放射治疗中常用的射线及剂量换算

用于放射治疗的射线按射线的带电性质可分为：①带正电射线。包括 α 射线、质子、重离子；②带负电射线。包括 β 射线、电子线等；③不带电射线。包括 γ 射线、X 射线、中子等。电子线与物质的作用以电离损伤为主。一般高能电子线在水或等效介质中剂量每进行 1cm 损失 2MeV 的能量。光子（γ 射线，X 射线）与物质的作用方式有光电效应、康普顿效应和电子对效应，放射治疗主要是康普顿效应。目前以物质吸收剂量表示射线剂量。吸收剂量的单位是 J/kg，用核素的名称或能量表示，如 ^{60}Co。普通 X 射线用管电压和半价层（HVL）表示，如 180kV，0.5mmCu。高能 X 射线用加速器电压表示，如 6MV X 射线。电子线用加速器电压表示。临床上应用射线在人体的剂量分布，射线中心轴任意一点的剂量与最大剂量的比值表示射线的百分深度剂量（PDD）。临床放射治疗时将不规则照射野转换为规则方野（等效方野）进行剂量计算，并对非均质组织进行校正。

3.3 放射治疗中临床常用的照射技术及设备

3.3.1 放射治疗设备

（1）外照射设备：包括接触 X 射线机、浅层 X 射线机、^{60}Co 治疗机、电子直线加速器。后者是最常用的放射治疗设备，现代直线加速器增加了许多特殊附件，使得治疗更加精细，这些附件包括非对称光阑、动态楔形板、多叶准直器、放射野成像系统；

（2）内照射设备：主要是近距离后装治疗机；

（3）模拟机：包括常规模拟机、模拟 -CT 机和 CT 模拟机；

（4）治疗计划：包括二维治疗计划、三维治疗计划、三维逆向治疗计划；

（5）其他：剂量测量设备、患者固定设备、模具制作设备等。

3.3.2 临床上常用的照射技术

分有远距离照射和近距离照射两种。

近距离照射时，把密封的放射源置于需要治疗的组织内（组织间照射），或人体天然腔内（腔内照射）。近距离照射时剂量主要受距离平方反比定律的影响，随着与施源器的距离增加，剂量迅速降低。因此，做组织间照射时，放射源的空间分布非常重要。近年来做近距离照射时都使用后装技术，即先把施源器（可容纳微型化放射源的针或细管）按剂量学原则分布，置入组织内或天然的管道内，然后再把放射源置入进行治疗。

近距离治疗的优点是在肿瘤组织内可以给予高剂量照射，而周围正常组织的受量小，低剂量率持续照射还具有某些生物学上的优点；缺点是靶区内剂量分布不均匀，治疗的容积不宜太大，其应用也受到解剖部位的限制。因此，近距离治疗主要用于对肿瘤局部的加量照射，在多数情况下要与外照射配合使用。

远距离照射时，照射装置远离患者，放射线必须经过体表皮肤及体内正常组织，才能到达脚组织，也称为外照射。这是目前放射治疗中应用最多的照射方式，其体内剂量分布取决于射线能量、源皮距、体内吸收物的密度和原子序数。

3.4 放射治疗的适应证和禁忌证

3.4.1 适应证

3.4.1.1 恶性肿瘤

（1）头颈部：早期可代替手术，中晚期则应联合手术形成"综合治疗"，鼻咽等特殊部位则首选放射治疗。

（2）胸部：食管、肺癌应首选手术。拒绝手术的早期肺癌可作根治性放射治疗。中晚期则以多种方式（包括放射治疗）的综合治疗为主。小细胞未分化癌应采取"放射治疗＋化学治疗"。早期食管癌应手术治疗，中晚期则可采取放射治疗于术前或术后。胸腺瘤包膜不完整者应术后放射治疗。乳腺早期应采取根治性手术治疗，中晚期则采取放射治疗及其他综合治疗。

（3）淋巴系统：Ⅰ～Ⅱ期主要采取放射治疗，Ⅲ～Ⅳ期应以局部"放射治疗＋化学治疗"为主。

（4）消化系统：放射治疗仅作为姑息疗法，但直肠癌可将手术和放射治疗相互配合。

（5）泌尿生殖系统：以放射治疗配合手术，尤其是睾丸精原细胞瘤手术更应对腹部淋巴引流区加以常规照射。

（6）妇科：宫体、卵巢癌以放射治疗配合手术，宫颈以放射治疗为主。

（7）骨、软组织、皮肤：早期黏膜和皮肤癌可选择手术也可选择放射治疗，晚期则应以化学治疗为主。软组织肉瘤、恶性黑色素瘤可以手术和放射治疗相互配合，骨肉瘤应首选手术，尤文肉瘤、骨网织细胞肉瘤可采取"放射治疗+化学治疗"。

（8）神经系统：多数脑瘤都应采取术后照射，不能手术或放射治疗敏感处也可单纯放射治疗，但之前应必须有相应的病理学诊断。

（9）恶性肿瘤的姑息性治疗：脑转移、骨转移者都应采取姑息性放射治疗；上腔静脉压迫综合征、神经压迫症、出血之类情况也可酌情加以姑息性治疗。

3.4.1.2 良性肿瘤

需要放射治疗的良性病变如血管瘤、瘢痕疙瘩等，以及垂体瘤、脑膜瘤、骨巨细胞瘤之类也都可采用放射治疗。

3.4.2 禁忌证

下述均为放射治疗的禁忌：心、肝、肾等重要器官严重损害时；严重的全身感染、败血症或脓毒血症未控制者；晚期恶性肿瘤伴恶液质、严重贫血者；有放射治疗造成的照射野内的组织损伤时；照射后反应重于照射前感受者；活动性肺结核、糖尿病、肾病、心脏病者；其他可能因照射而有死亡危险者；肿瘤所在脏器有穿孔可能或已经穿孔，放射不敏感的肿瘤。近期曾做过放射治疗，皮肤或局部组织纤维化，皮肤溃疡病理证实阴性，不允许再行放射治疗者。

3.5 放射性损伤

由于放射治疗是无组织选择性的，所有照射野内的正常组织均会产生不同程度的损伤，因此，在肿瘤的放射治疗中应予以高度重视。

3.5.1 放射性血管损伤

血管内皮细胞对电离辐射非常敏感，电离辐射直接损伤内皮细胞，诱导其凋亡，内皮下胶原暴露，炎症细胞渗出，血小板黏附聚集，形成血栓，血管狭窄闭塞，动脉硬化，导致微循环障碍，微血管密度降低，血流量减少。

3.5.2 放射性周围神经损伤

电离辐射直接损伤神经髓鞘、雪旺细胞和纤维蛋白，导致神经微丝微管聚集，神经纤维密度降低，神经内外膜纤维化，神经轴突和髓鞘变性坏死。出现疼痛、麻木、感觉减退、肢体乏力、轻瘫等。

3.5.3 放射性皮肤和皮下组织损伤

在放疗2周内发生于表皮细胞，随表皮细胞的增殖而逐渐消退。早期症状包括丘疹、脱毛、脱屑、红斑、水疱、疼痛等。晚期主要表现为表皮、汗腺、皮脂腺和毛囊的萎缩，导致皮肤干燥、变薄、变硬，色素沉着异常及毛细血管扩张，严重者可发生反复的感染、溃疡、坏死，导致组织缺损、病理性纤维化及淋巴水肿。

3.5.4 放射性骨骼肌损伤

不同部位的肌肉损伤可以导致不同的症状，例如咀嚼肌损伤可引起张口困难。

3.5.5 放射性造血系统综合征

电离辐射直接损伤骨髓、脾和淋巴结等造血器官，使红细胞、白细胞和血小板等血细胞死亡。可表现为食欲不振、恶心、呕吐、贫血、免疫抑制、严重感染和出血。

3.5.6 放射性脑损伤

电离辐射直接损伤神经元和神经胶质细胞，促使其凋亡。头面部肿瘤放疗后20%～50%的患者出现进行性痴呆和认知功能障碍，进行性痴呆和认知功能障碍可能于治疗后几个月至几十年内出现。

3.5.7 放射性眼损伤

可表现为眼充血、肿胀、眼干、眼痛、畏光、流泪、结膜炎、虹膜炎、角膜炎，导致视力下降、视野缺损、失明等。

3.5.8 放射性唾液腺损伤

可表现为腺体肿痛、唾液减少、黏稠度下降，导致口腔黏膜干燥、充血、水肿、溃疡，味觉减退，吞咽困难，齿和牙周病等。

3.5.9 放射性食道损伤

45Gy以上的电离辐射可导致食道损伤、急性食管炎和异常蠕动，引起黏膜溃疡、吞咽困难、食管狭窄等。

3.5.10 放射性心脏损伤

心包最容易受到电离辐射影响。可致心包积液、心包炎、心肌炎等。

3.5.11 放射性肺损伤

5%～15%的胸部肿瘤放疗患者会出现不同程度的肺损伤，如早期间质性肺炎和晚期肺纤维化。

3.5.12 放射性胃肠道损伤

电离辐射破坏了小肠隐窝，促使黏膜细胞凋亡，绒毛上皮的高度降低，破坏了上皮的完整性，导致无法吸收营养。继而发展为肠炎、肠瘘、肠挛缩、肠狭窄和肠梗阻。

3.5.13 放射性膀胱及输尿管损伤

为盆腔放疗的常见并发症。膀胱后壁三角区及其周围组织的放射性膀胱炎，输尿管狭窄，可导致肾盂积水、肾功能减退。

放疗导致的难愈性创面、病理性纤维化、淋巴水肿等，会严重影响患者的生活质量，目前尚无较好的治疗方法。除局部对应治疗外其治疗措施是综合性的。除给予高蛋白饮食、多种维生素外，还应给予防止胃肠道反应和改善造血功能的药物，如谷维素、叶酸、核苷酸和核酸钠等。以及预防控制感染，防止出血及水、电解质和酸碱平衡失调。此外，还应根据病情输注全血，必要时输注白细胞、血小板等血液成分。同时还应针对大面积皮肤损伤反应期造成的液体渗出、组织分解毒素对机体的损害，注意采取抗休克处理，同时给予止痛等对症处理。

3.6 现代放射治疗技术的进展

放射线用于恶性肿瘤治疗已有 100 多年历史，100 多年来经过放射肿瘤工作者的探索与实践，已经形成了一门独立的临床学科，并成为恶性肿瘤治疗的三大支柱之一。近十年来，随着放射生物学、放射物理学、临床肿瘤学和医学影像学等相关学科的发展，肿瘤放射治疗技术的许多方面都发生了飞跃性的变化，以三维适形放疗和调强放疗为核心内容的精确放射治疗技术在国内得到了广泛的推广普及，影像引导放射治疗成为肿瘤放射治疗技术的主流。

3.6.1 CT 模拟定位

较传统放射治疗有着明显进步。主要是通过体位固定后在 CT 机下扫描定位，经网络系统送至工作站，医生在每一层图像上勾画出肿瘤及周围重要器官，然后进行射野设计。这种方法可以让医生直观地了解肿瘤部位、大小以及肿瘤周围正常组织的关系，有利于设计合理的放射治疗方案，技术精度较传统放射治疗技术明显提高，尤其对于胸部、腹部、盆腔的肿瘤以及邻近有重要器官的头颈肿瘤有一定的优势。

3.6.2 适形放射治疗

利用现代影像——CT、磁共振成像（MRI）与特制的定位扫描技术，通过计算机三维重建，优化设计射野及射线束的权重，在加速器下完成精确照射技术，使高剂量分布的形状在三维方向上与肿瘤的形状一致。周围正常器官则不至于受到太多影响，由此提升治疗效果，故而更加适合局部肿瘤中体积较小者。

3.6.3 适形调强放射治疗

即借助于对靶区内射线强度加以改变的做法，使得靶区内各点可获得均匀、理想的照射剂量。这种理想的剂量计算是通过具有逆向计算功能的三维治疗计划系统实现的，即由医生规定好肿瘤和正常器官的剂量，再由电脑完成一系列方案设计后，选择最好的方案用于相应的治疗，以肿瘤形状作为出发点，使得肿瘤内剂量可以获得"均匀分布"，它根据肿瘤的形状可使肿瘤内的剂量均匀分布，同时又能使邻近肿瘤的正常器官有效减少射线照射量和照射体积，达到既杀灭肿瘤又保护重要器官的目的，以此来使得疗效和患者生存质量同步获得提升。

3.6.4 立体定向放射治疗

包含立体定向放射外科（俗称 X 线刀）和立体定向分次放射治疗。前者是基于常规外照射放射治疗活动，辅以精确的立体定位和聚束方法对颅内病变靶区进行多角度、非共面多弧度的聚束旋转，单次大剂量照射，形成了病变靶区的高剂量而其周围正常组织受照射剂量很少，达到损毁病变，同时有效地保护正常组织的目的。适用于颅内动静脉畸形、脑功能性疾病、小于 3cm 的单发的脑转移瘤、脑膜瘤、听神经瘤等。后者则是借助于前者的治疗计划、体位固定、定位系统，按照肿瘤生物学行为来进行"分次照射"，适合于脑膜瘤、听神经瘤、垂体瘤、转移瘤、脑胶质瘤等的术后残存部分。其一方面能够治疗一些颅内病变；另一方面也可以配合常规外照射，有效地追加肿瘤靶区位置的剂量。

3.7 放射治疗的展望

现代放疗技术是在三维空间上，从多角度、多方位对病灶进行聚焦式照射或三维适形照射。在临床上可达到类似外科手术的治疗效果。使肿瘤组织和正常组织间的剂量差拉大，终达到杀灭肿瘤细胞，减少周围正常组织放射损伤的目的，PET/CT 及 MRI 功能成像将为生物靶区的勾画提供更多证据。近年来在肿瘤研究和治疗领域非常热门的免疫治疗，已经被发现与放射治疗有着千丝万缕的关系。在未来，将深入探讨大分割放疗的免疫学效应、远隔效应，以及放疗和免疫检查点阻滞剂的联合应用等临床实际问题。粒子植入放疗理性回归后，期待更多的难治性、复发性恶性肿瘤通过粒子治疗获得新的治疗机会。多模态影像与功能靶区、放射组学和大数据支持下的智能放疗等，需要更进一步的管理、挖掘和运用。将临床放疗大数据通过转化医学应用到包括诊断、治疗、评价在内的放射治疗各个领域和阶段，指导理论及临床实践。在未来，希望在肿瘤综合治疗中能充分发挥放射治疗的优势，将物理的精确转化为生物的精确，将放射治疗带进精准智慧治疗的新时代。

（李永焕　曹润武）

4. 靶向治疗

分子靶向治疗是指以肿瘤细胞的某一特异性结构分子为靶点，利用某些能与这些靶点特异结合的抗体或分子，达到直接治疗或导向治疗肿瘤的一种方法。近年来，许多分子靶向治疗已成为癌症治疗中不可分割的一部分，尤其在肺癌、结肠癌、乳腺癌、妇科恶性肿瘤等领域已取得令人瞩目的成就。

细胞信号传导是复杂生物信号传递系统的一部分，控制并协调细胞的基本活动。细胞接收信号并做出反应的能力是组织发育、修复、免疫应答及维持正常稳态的基础。其中，细胞因子受体参与信号转导是信号传导途径的重要组成部分。受体酪氨酸激酶（receptor tyrosine cytokines，RTKs）是一类重要的细胞表面受体。RTK 在控制大多数基本细胞过程中发挥着重要作用，如细胞周期、细胞迁移、细胞代谢、细胞增殖和分化及细胞存活。

4.1 酪氨酸激酶抑制药

表皮生长因子受体(epidermal growth factor receptor，EGFR)是一种受体型酪氨酸激酶，在许多组织中表达，并参与多种细胞过程，对细胞的生长发育至关重要。EGFR 家族包含 4 个结构相似的受体：EGFR（ErbB1，HER1）、ErbB2（neu，HER2）、ErbB3（HER3）和 ErbB4（HER4）。

针对 EGFR 的分子靶向药物主要分为三类：① EGFR 单克隆抗体（mAbs），如西妥昔单抗和帕尼单抗等；②小分子受体酪氨酸激酶抑制剂（TKIs），如吉非替尼、厄洛替尼和拉帕替尼等；③诱发对表达 EGFR 的肿瘤细胞产生免疫应答的 EGFR 疫苗、西妥昔单抗和帕尼单抗都是 FDA 批准用于治疗结直肠癌的药物，可以阻断配体与 EGFR 的细胞外结构域结合，并可以诱导抗体和补体介导的细胞毒作用。与帕尼单抗相比，西妥昔单抗介导的细胞毒作用更强。

EGFR 疫苗是一种非常具有前景的治疗方法，该方法使用 EGFR 变异体的特有序列作为抗原，激活体内的免疫反应，从而达到预防或治疗肿瘤的效果。目前，已经研制出针对 EGFR 的疫苗，并通过Ⅲ期临床试验在古巴和秘鲁上市。

小分子受体酪氨酸激酶抑制剂是目前临床上最常用的 EGFR 靶向药物。

第一代为可逆抑制剂，包括吉非替尼、厄洛替尼和埃克替尼等，是Ⅰ型 ATP 竞争性 TKIs，可与过表达或过度活化的 EGFR 上 ATP 结合位点进行可逆性地结合，抑制 EGFR 磷酸化酪氨酸残基的形成，临床上成绩斐然。吉非替尼于 2003 年在美国上市，由于与安慰剂组相比无法显著延长患者生存期，2005 年退出美国市场。因其在许多非欧美人群中有良好的效果目前仍被用于一线治疗。厄洛替尼是 FDA 批准的治疗患有 EGFR 突变的局部晚期或转移性非小细胞肺癌患者的治疗药物。但随着临床的广泛应用，耐药问题日益突出，其中，EGFR-T790M 突变约占临床耐药患者的 60% 以上。

第二代为不可逆抑制剂，包括阿法替尼、来那替尼和达克替尼等，除竞争性占据 EGFR 上 ATP 结合位点外，还能与 EGFR 附近氨基酸残基发生烷基化作用或共价键结合，进而实现对 EGFR 的不可逆抑制。与第一代 EGFR-TKI 相比，第二代 TKIs 能与靶分子以稳定的共价键形式结合，形成的复合物更稳定，抑制效果更持久。阿法替尼是 EGFR 和 HER2 的双重抑制剂，临床用于治疗具有 EGFR 敏感性的局部晚期或转移性 NSCLC。达克替尼是泛 ErbB 抑制剂，治疗范围与阿法替尼相似。EGFR 可通过共价结合克服 T790M 突变引起的治疗耐药性，缓解第一代产生的皮肤毒性症状。

EGFR-TKI 在治疗后出现的耐药限制了其临床应用。目前 EGFR-TKI 耐药最主要的原因就是在 20 号外显子出现 T790 点突变。针对该耐药机制，出现了第三代 EGFR-TKI，包括甲磺酸奥希替尼（AZD9291）、Rociletinib（CLO-1686、olmutinib（BI1482694/ HM61713）、艾维替尼（AC0010）等。

奥希替尼对 EGFR 敏感突变和 T790 耐药突变均有更好的作用，旨在克服一二代 EGFR-TKI 引起的耐药，是首个获批上市用于经 EGFR-TKI 治疗时或治疗后病情进展的 T790M 突变阳性 NSCLC 的靶向药。Rociletinib 是另一个第三代 EGFR-TKI 药物，比奥希替尼早开始临床试验，两者的研发一直处于竞争状态。由于种种原因，Rociletinib 没有被批准上市。HM61713 也是靶向 T790M 突变的第三代 EGFR 抑制剂，2016 年在韩国上市。艾维替尼是在中国进行研发的第三代 TKI，目前正在进行临床试验。

第四代 EGFR 抑制剂目前无上市品种，其中具有代表性的为诺华的 EGF-816（nazartinib），处于 II 期临床研究中，与 nivolumab 联合治疗非小细胞肺癌，对于实体瘤的研究已进入 I 期和 II 期临床。

从全球范围来看，EGFR 目前依旧是一个热门靶点，共有 48 个 EGFR 抑制剂临床在研，包括抗体偶联药物（ADC）这样高端的研发管线。和国外不同，我国 EGFR 新药主要集中在化学药，这是由于靶向 EGFR 的小分子受体酪氨酸激酶抑制剂主要的适应证为非小细胞肺癌，我国是一个肺癌大国，黄种人的 EGFR 突变率又高于欧美人种，故国内注重小分子受体酪氨酸激酶抑制剂的研发是由我国的癌症疾病谱决定的。

4.2 抑制血管生成的靶向治疗

肿瘤血管形成是肿瘤生长、侵袭和转移的重要条件之一，一直以来，研究者普遍认为血管生成在肿瘤从良性到恶变、转移过程中起着重要作用，其中血管内皮生长因子（VEGF）起了关键作用。VEGF 与血管内皮细胞上酪氨酸激酶受体的细胞外结合域结合后，激活受体细胞内酪氨酸残基发生磷酸化，进而激活不同信号传导，发挥一系列生物学效应。此外，VEGF 还可通过诱导纤溶酶原激活物受体及抑制因子，促进血管细胞外基质的降解，或通过低氧诱导因子的作用—氧化氮产生，进一步激活 VEGF 表达，促进血管扩张和血流增加。所有参与 VEGF 信号通路的因子均有可能成为抗血管生成药物作用的靶点。该类药物主要有两种，一种是直接以 VEGF 为靶点；另一种则靶向于 VEGF 通路中其他信号传递分子。

4.2.1 直接靶向 VEGF 的血管生成抑制药

4.2.1.1 贝伐单抗

是一组重组人源化抗 VEGF 单克隆抗体，由 93% 的人 IgG 骨架和 7% 的鼠源区域结合而成，能高亲和性结合于 VEGF 所有亚型，阻止 VEGF 与 VEGFR 的结合，阻断 VEGF 信号通路，从而抑制肿瘤新生血管的形成和生长。贝伐单抗是目前应用最为广泛的血管生成抑制药，2004 年 2 月被 FDA 批准用于转移性大肠癌的一线治疗。

4.2.1.2 Aflibercept

该药具有与 VEGFR 细胞外结构域相似的结构，能与 VEGF 结合，进而阻断 VEGF 信号传导通路。Aflibercept 由 VEGFR1、VEGFR2 与人 IgG1 融合而得到，可与各亚型 VEGF 结合，形成稳定复合物，可在较长时间内阻断 VEGF 信号通路。在一项随机、双盲、多中心试验中，55 名化疗失败并伴有腹水的晚期卵巢癌患者采用 Aflibercept 治疗，形容结果认为 Aflibercept 对恶性腹水有较好的疗效，可应用于晚期卵巢癌伴恶性腹水患者的姑息治疗。

4.2.2 作用于 VEGF 通路中其他信号传递分子的血管生成抑制药

4.2.2.1 坦诺司他

是一种具有体内抗血管生成和抗肿瘤转移特性的联苯基质金属蛋白酶抑制药（MMPI）。

4.2.2.2 沙利度胺

是一种众所有周知的致畸药物，已于 1961 年退出市场，但近年来发现其有广泛抑制 TNF-α、bFGF、VEGF 的作用，从而具有抗肿瘤血管生成的活性。Gordinier 等对复发性卵巢癌和原发性腹膜癌患者给予沙利度胺联合化疗治疗，发现 53% 患者的 CA125 水平下降超过 50%，而仅接受化疗患者的 CA125 水平仅下降 13%。

4.2.3 来那度胺

是一种新的 4- 氨基戊二酰亚胺沙利度胺类似物，药效比沙利度胺更强，却没有反应停的神经毒性和致畸作用，经临床前研究证实具有抗肿瘤效应。

4.2.4 恩度

是一种血管内皮抑制素类抗癌药，通过抑制形成血管的内皮细胞迁移来抑制肿瘤新生血管的作用，从而阻断肿瘤细胞的营养供给，达到抑制肿瘤增殖或转移的目的。与传统化疗相比，恩度具有靶向明确、无耐药性、不良反应小等优点。目前在一些动物模型中已证实，恩度与卡铂联合治疗卵巢癌荷瘤裸鼠较不联合组明显抑制肿瘤的复发，延迟无瘤生存期，并能抑制卵巢细胞在腹腔中的转移。

4.3 信号传导通路抑制药

4.3.1 Ras/Raf/MAP 通路抑制药

4.3.1.1 R115777

是一种小分子的法尼基转移酶抑制药（FTls），对 Ras 信号传导通路和 PBK-AKT 信号传导通路均有抑制作用。Ras 蛋白在胞质内合成，翻译后与类脂结合并转移到质膜，定位到细胞膜的内表面，参与跨膜信号传递，突变后引起细胞持续增生、抑制凋亡。约 30% 的人类肿瘤中发现了 Ras 基因突变，因此，Ras 信号传导过程是一个理想的治疗靶点。

4.3.1.2 索拉非尼

是目前应用最成功的 Raf 激酶抑制药，2005 年，经美国 FDA 批准作为治疗晚期肾癌的一线药物上市。MAPK 通路与细胞的增殖和凋亡密切相关，对肿瘤的生长增殖起至关重要的作用。Raf-MEK-ERK 通路，即 ERK1/2 通路，是 MAPK 通路中最早被发现的经典的亚通路。它在细胞分裂、存活、迁移以及肿瘤侵袭能力方面具有重要的调节作用，主要参与各种生长因子、细胞因子、丝裂原以及激素受体活化后的信号转导，参与多种肿瘤细胞的生存和增殖。Raf 激酶特异性地磷酸化并激活 MAPK 激酶（MEK1/2），而 MEK1/2 进一步激活 ERK1/2，ERK1/2 一旦被活化，胞质中的一部分转位至细胞核，通过核转录因子的磷酸化作用来调节基因表达，细胞膜、细胞核、细胞骨架及内膜系统的多种功能都受其影响。由此可见，以 ERK 通路为靶点阻断其激活，对肿瘤的治疗具有重要意义。sorafenib 是 Ras 信号传导通路中重要的成员 Raf 激酶的选择性抑制药，与 ATP 竞争目标激酶的 ATP 位点，目前发现其对许多其他激酶也有选择性抑制作用。在 sorafenib 单药治疗晚期肾透明细胞癌的多中心大样本随机临床研究中发现，sorafenib 能延长晚期肾透明细胞癌患者的 PFS，但同时也增加了毒性。

4.3.1.3 TLK286

是一种新型小分子谷胱甘肽前体类似物，作用于 JNK 通路，干扰 JNK 与 GSTp 蛋白的相互作用，进而在 MAPK 信号途径中起调节作用。

4.3.2 PKC 通路抑制药

蛋白激酶 C（PKC）是细胞内信号转导中的关键部分，参与细胞信息传递、分泌、离子通道调节、细胞增殖、分化、凋亡及癌变等一系列过程，同时 PKC 也是肿瘤细胞活化的重要信号分子，参与肿瘤发生、发展的调控。近年来，随着 PKC 家庭成员不断增加，PKC 各亚型与肿瘤关系的研究取得了很多突破性进展。根据对 Ca^{2+}、DAG 的依赖性，将其分为经典型 PKC（cPKCs）、新型 PKC（nPKCs）及非典型 PKC（aPKCs）三大类。国内外多项研究表明，PKC 抑制药有望成为一种新的抗肿瘤药物，许多 PKC 抑制药不仅对多种肿瘤细胞具有明显的抑制作用，还能诱导肿瘤细胞的分化，促进肿瘤细胞凋亡，增强细胞毒作用，而且还有下调多药耐药基因表达从而逆转化疗药的作用。

4.3.2.1 ISIS 3521

是含有 20 个碱基的反义寡核苷酸，可与 PKC-amRNA 结合，阻断 mRNA 的翻译过程，从而抑制 PKC-α 蛋白的合成。

4.3.2.2 苔藓抑素

是从海洋动物苔藓虫中分离得到的，其在体内外对多种肿瘤均具有抗肿瘤作用，目前研究认为，苔藓抑素的抗肿瘤作用主要与 PKC 相关。肿瘤细胞短暂接触苔藓抑素后导致 PKC 的激活及自身磷酸化，并由胞质转位至胞膜或核膜。苔藓抑素与佛波醇酯在 PKC 上的结合位点相同，后者与 PKC 的结合促进肿瘤细胞生长，苔藓抑素与 PKC 的亲和力强于佛波醇酯，因此，可作为佛波醇酯的竞争性拮抗药，抑制佛波醇酯的促肿瘤生长作用。苔藓抑素与 PKC 的长时间结合可导致细胞内 PKC 枯竭，这可能与泛素蛋白酶体降解途径有关。苔藓抑素通过 PKC 的作用，对肿瘤细胞的生长、分化、侵袭、转移、凋亡等起着调节作用。

4.3.3 二磷酸腺苷核糖多聚酶（PARP）抑制药

PARP 是存在于多数真核细胞中的多功能蛋白质翻译后修饰酶，其通过识别结构损伤的 DNA 片段面被激活，被认为是 DNA 损伤的感受器，PARP 在 DNA 损伤修复和细胞凋亡中发挥着重要作用，在 BRCA1/2 突变的肿瘤如乳腺痛、前列腺癌和卵巢癌中受到越来越多的重视。

4.3.4 哺乳动物雷帕霉素靶向（mTOR）抑制药

mTOR 是哺乳动物雷帕霉素靶蛋白，是一种丝 / 苏氨酸激酶，参与细胞基因的转录、蛋白质翻译、核糖体生物合成、细胞凋亡等过程，在细胞内发挥着抑制凋亡、促进增殖的关键作用。mTOR 信号通路调控异常引起的癌基因转化、血管生成等与肿瘤的发生发展密切相关。mTOR 抑制药能够有效阻断各种生长因子异常信号的转导，从而抑制癌症的发生、发展。传统的 mTOR 抑制药主要是西罗莫司（sirolimus）[雷帕霉素（rapamycin）] 及其衍生物，其中坦西莫司（temsirolimus）已被批准用于治疗肾细胞癌。宫颈癌中存在 mTOR 信号通路的激活，这与 HPV 感染密切相关。在 HPV 癌蛋白的致癌过程中，E6 通过降解 TSC2 复合体而激活 mTOR 通路，磷酸化 mTOR 靶蛋白 4E-BP1，促使 E7 的翻译合成，而西罗莫司可以阻碍 4E-BP1 的磷酸化，而显著降低细胞中的 E7 蛋白表达。

4.4 针对细胞周期、凋亡途径的靶向治疗

4.4.1 针对细胞周期的靶向治疗

几乎所有肿瘤都与细胞周期调控机制紊乱所导致的细胞生长失控、分化受阻、凋亡异常有关，细胞周期蛋白依赖激酶（CDKs）的过度活化则是重要原因。CDKs 是一类重要的丝 / 苏氨酸蛋白激酶，与细胞周期蛋白（cyclin）结合后被激活，可催化底物的磷酸化，驱动细胞周期各时相进程，引起细胞的生长和增殖，而 CDKs 抑制药则可发挥负调节作用。alvocidib（flavopiridol，HMR1275）是从植物中提取的黄酮类生物碱半合成小分子衍生物，为经典的非选择性 CDKs 抑制药，flavopiridol 能通过抑制 CDK，降解 cyclin D1 并下调其转录，抑制血管生成和诱导凋亡发挥抗肿瘤作用；也可通过抑制 DNA 亚致死性损伤的修复、细胞周期的重分布，增强卵巢细胞对放射治疗的敏感性。

4.4.2 针对凋亡途径的靶向治疗

凋亡抑制蛋白（IAP）是近年发现的具有较强凋亡抑制作用的蛋白质家族，首先在杆状细菌的体内发现，这些杆状细菌可以使宿主细胞免于凋亡。现今为止已经发现 5 种凋亡抑制蛋白：神经凋亡抑制蛋白（NIAP）、X 连锁凋亡抑制蛋白（XIAP）、人类凋亡抑制蛋白 -1（HIAP-1）、人类凋亡抑制蛋白 -2（HIAP-2）及存活素（survivin）。细胞凋亡主要经由两个途径：死亡受体途径和线粒体途径。针对 1AP 的药物主要有以下 3 种：① phenoxodiol；② CDDO-ME；③水飞蓟宾（silibinin）。

分子靶向药物治疗过程中虽然给恶性肿瘤的治疗注入了新的契机，但大多数肿瘤分子靶向治疗的临床试验结果并不能完全达到预期的效果，这就给临床研究带来了重大的挑战。因此，在治疗恶性肿瘤的过程中尽量寻找不同的分子靶向药物，在通过运用传统方式（手术、化疗）等治疗的基础上，实施综合治疗的方法，为恶性肿瘤的治疗提供新的方法。

（谢　芸）

5. 免疫治疗

肿瘤的免疫治疗是通过人为干预、激发和调动机体的免疫系统，从而让机体恢复正常的免疫反应，最终达到治疗疾病的目的。这种方法不仅治疗效果较好，更重要的是避免了传统方法对机体本身的损伤，因此在多种疾病的治疗过程中有所应用，近年来备受生物医学领域研究者的关注。在肿瘤领域，免疫治疗更是取得了突飞猛进的发展。

早在 1890 年，Coley 教授使用链球菌培养物来治疗肉瘤肿瘤，被认为是肿瘤免疫治

疗的开端。从 20 世纪 60 年代起，肿瘤免疫治疗的发展进入了快车道；2013 年《Science》杂志将肿瘤免疫治疗评为年度最重要的科学突破；2018 年的诺贝尔生理学或医学奖也授予了在肿瘤免疫治疗方面有突出贡献的 James Allison 与 Tasuku Honjo。从国外的研究进展来看，肿瘤免疫治疗主要集中在靶标肿瘤细胞和活化免疫细胞两个方面，未来的肿瘤治疗将不再是单一方式的治疗，而应该将多种治疗方式相互结合、共同发展。

5.1 肿瘤免疫编辑学说

肿瘤的免疫理论经历了两次大的飞跃：免疫监视和免疫编辑。2001 年，发现免疫系统不仅能控制肿瘤的数量，还能够控制肿瘤的性质（免疫原性），促使对免疫监视理论进行重大修改，2002 年，Schreiber 和 Dunn 提出了"肿瘤免疫编辑"学说，认为免疫系统不仅能保护宿主防止肿瘤形成，还能够塑造肿瘤的免疫原性。这个学说强调了免疫系统对于肿瘤发生具有宿主保护和肿瘤促进的双重作用。完整的免疫编辑过程依次通过 3 个独特的阶段：清除（elimination）、平衡（equilibrium）和逃逸（escape），但在某些情况下，肿瘤细胞可能不经过早期阶段而直接进入平衡或逃逸阶段。肿瘤免疫编辑学说是肿瘤免疫治疗的理论基础。

5.1.1 清除阶段

通常认为，每个人每天因受理化和生物等因素的作用，基因组中都会出现大量的 DNA 损伤，但由于细胞自身拥有 DNA 损伤修复和保护机制，可以避免向肿瘤细胞转化，即使是出现少量的肿瘤细胞，因其具有较强的抗原性，也很容易被免疫系统识别并将其清除。肿瘤的"清除"就是升级版的"免疫监视"，即固有免疫系统和适应性免疫系统共同监测新生的肿瘤，并在出现临床症状前将其摧毁。

如果清除过程彻底，肿瘤细胞被完全排除，免疫编辑过程就此结束；如果一些变异的肿瘤细胞逃过了免疫编辑的"清除"作用而存活下来，它们与免疫系统的关系就进入了第二个阶段，即平衡阶段。

5.1.2 平衡阶段

在这阶段，适应性免疫系统能够阻止肿瘤生长，同时塑造肿瘤细胞的免疫原性，将残余的细胞维持在一个休眠的功能状态，使潜伏的肿瘤细胞在最终开始生长之前，可能在患者体内存在数十年。平衡阶段是肿瘤免疫编辑中时间最长的阶段，可以维持几年、十几年，甚至终身都不发生变化。因此，肿瘤的平衡阶段实际上就是一种带瘤生存状态，但这种平衡属于不稳定平衡，当肿瘤细胞在免疫系统的压力下，其基因有可能发生突变，突变的"积累"达到一定程度时，就可能打破这种平衡，使免疫系统与肿瘤的关系进入逃逸阶段。一般认为，适应性免疫是维持这种平衡状态的主要机制，尤其是 IL-12、

IFN-γ、CD4$^+$T 细胞和 CD8$^+$T 细胞的参与，而固有免疫系统不参与这个过程。

5.1.3 逃逸阶段

在这阶段，肿瘤细胞获得了逃疫免疫识别和（或）摧毁的能力，逐渐生长为肉眼可见的肿瘤。到此阶段，免疫系统的抗肿瘤机制已全面崩溃，肿瘤生长完全失控并广泛转移，免疫编辑的终点也就是机体的死亡。

5.2 基于树突状细胞的免疫治疗

基于树突状细胞（DC）的癌症免疫治疗已经成为肿瘤生物治疗的研究热点。2011 年，诺贝尔医学或生理学奖颁给了在免疫学方面做出突出贡献的几位科学家，其中 Ralph Steinman 就是因为在 1973 年发现 DC 而获奖。DC 疫苗的基本原理是在体外采用细胞因子联合培养扩增出 DC，模拟体内成熟过程，并使其接触相应的抗原物质（人工合成的肿瘤肽、肿瘤细胞裂解产物、肿瘤蛋白抗原、DNA 或 RNA 等），或使用基因工程使肿瘤抗原基因通过载体导入 DC，然后将这些致敏的 DC 回输体内作为疫苗，诱导机体产生有效的抗肿瘤免疫应答。

5.2.1 基于树突状细胞（DC）疫苗的抗肿瘤机制

5.2.1.1 诱导细胞毒 T 淋巴细胞（CTL）活化扩增

机体的抗肿瘤免疫机制非常复杂，最关键的是 CTL 介导的杀伤肿瘤作用。CD8$^+$CTL 主要通过释放穿孔素和颗粒酶杀伤靶细胞；CD4$^+$ CTL 介导的杀伤机制除了释放穿孔素和颗粒酶外，更重要的是依赖细胞间的 Fas/FasL 识别而诱导靶细胞凋亡。

5.2.1.2 激活 NK 细胞杀伤肿瘤细胞

DC 通过穿孔素、颗粒酶 B 和 Fas/FasL 介导的途径激活 NK 细胞杀伤肿瘤细胞。

5.2.1.3 直接杀伤作用

虽然 DC 不分泌 IFN-γ 和 GNF-α 等杀伤因子，但分泌一氧化氮（NO），推测 DC 可通过 NO 诱导肿瘤细胞凋亡。

5.2.2 DC 的肿瘤抗原负载

为诱导癌症患者产生免疫应答，必须给成熟 DC 的 MHC 分子负载相关的肿瘤抗原。比较可取的做法是通过 DC 将肿瘤抗原同时提呈给 CD4$^+$ Th 细胞（通过 MHC Ⅱ类分子）和 CD8$^+$CTL（通过 MHC Ⅰ类分子），因为临床有证据表明，同时靶向 CTL 和 Th 细胞对于诱发强大而持续的抗肿瘤 T 细胞应答至关重要。

5.2.2.1 肿瘤抗原肽致敏的 DC 疫苗

有多种方法将肿瘤特异性抗原（TSA）或肿瘤相关抗原（TAA）负载到 DC 上，最常用的是将肿瘤抗肽或蛋白与 DC 一起孵育，使其直接与细胞表面的 MHC 分子结合。

5.2.2.2 肿瘤细胞裂解物致敏的 DC 疫苗

（1）坏死的全部肿瘤细胞裂解物

通过反复冻融诱导细胞坏死，是最常用而简单的制备肿瘤全细胞抗原的方法，所获得的肿瘤裂解物含有所有细胞成分，包括被破坏的细胞膜和细胞内细胞器的碎片，以及 RNA 和 DNA。坏死的肿瘤细胞可释放大量的热休克蛋白（HSP70 和 HSP90），因此，自身可能诱导 DC 成熟。坏死细胞可能释放促炎症性细胞因子 HMGB1，与 DC 上的 TLR4 结合后刺激肿瘤相关抗原的加工和提呈。此外，TLR4 和 HMGB1 的结合抑制吞噬体和溶酶体的融合，因而阻止肿瘤抗原的降解。坏死细胞的 RNA 和 DNA 迅速降解为嘌呤，再转变为尿酸，导致局部尿酸浓度增加，这些受损或垂死细胞产生的尿酸自身也是内源性危险信号。

（2）凋亡的全部肿瘤细胞

另一种制备肿瘤全细胞抗原的方法是采用致死剂量的紫外线（UVB）照射，从而获得凋亡的全部肿瘤细胞。在凋亡过程中，细胞质膜正常的磷脂不对称性丧失，暴露出磷脂酰丝氨酸。DC 上的磷脂酰丝氨酸受体介导凋亡细胞的摄取，并有效地交叉提呈 TAA（tumor associated antigen，肿瘤相关抗原）。

（3）氧化的全部肿瘤细胞

次氯酸具有强大的杀微生物作用，并通过氧化作用增强蛋白抗原的免疫原性。利用次氯酸在化学上改变全部肿瘤细胞而增强其免疫原性，再用于被 DC 摄取并激活自身肿瘤特异性的 CD4$^+$ 和 CD8$^+$T 细胞应答。

5.2.2.3 DC- 肿瘤细胞融合疫苗

采用化学、物理或生物学方法将 DC 与肿瘤细胞融合，可将来源于 DC 的共刺激分子与高效的抗原加工和提呈元件结合在一起，而且使用全部肿瘤细胞也增加了提呈未知肿瘤相关抗原的可能性。这种技术不需要明确肿瘤表达的抗原，可提呈一些列表位。与肿瘤裂解物致敏的 DC 疫苗相比，DC- 肿瘤融合疫苗的优点是内源性合成的抗原更容易进入 MHC Ⅰ类分子途径。然而，采用这种方法体内必须具有培养的肿瘤细胞，而灭活的肿瘤细胞在体内可能仍然具有致瘤性。

5.2.2.4 基因修饰的 DC 疫苗

近年来研究显示，将编码肿瘤抗原的基因导入 DC，使肿瘤抗原在 DC 内持久表达而促进抗原提呈，能够诱导更加有效的 CTL 反应以及长效的记忆 CD4$^+$ 和 CD8$^+$T 细胞。基因修饰的 DC 疫苗分为 DNA 疫苗和 RNA 疫苗，分别采用肿瘤细胞的 DNA 和 RNA 负载 DC。基因修饰的载体分为病毒载体和非病毒载体两大类。病毒载体由去除复制基因片段的病毒基因组成，加载目的基因后与 DC 共培养制备肿瘤疫苗，最常用的病毒载体是腺病毒载体。优点是免疫原性强，转染效率高，蛋白表达充分。在最初使用这种技术的尝试中，利用 HER-2/neu rAAV 转染制备 DC 疫苗，结果在体外刺激产生了 HLA Ⅰ 限制性的 CTL，可特异性针对表达 HER-2/neu 抗原的 EOC 细胞。然而，由于病毒基因组容易突变引起器官组织损伤及 DNA 法的转染成功率较低，使得该方法较少用于临床。因此，临床试验大多选用安全性高和转染效率相对较高的非病毒载体 RNA 方法转染 DC，RNA可来源于肿瘤或者编码所用全长肿瘤抗原的合成 RNA，电穿孔是使用最多的 RNA 转染技术，利用电场短暂穿透细胞质膜使 RNA 进入细胞。

这种技术的好处是可以提呈多个 MHC Ⅰ 类表位，有时还有 MHC Ⅱ 类表位。与寿命较短暂的抗原肽负载技术相比，这种方法可延长抗原的提呈。RNA 转染的缺点为：尽管存活细胞的表型和成熟能力没有丧失，但表达结果可变化，转染后存活细胞的数量较少，因为这是一种非病毒性的转染方法，RNA 不会整合到宿主的基因组中。因此，排除了与临床基因治疗有关的安全性问题，但可能有未知数量的自身抗原也被提呈。

5.3 过继性 T 细胞转移

过继性免疫治疗是指通过回输体外培养扩增的、具有抗肿瘤作用的免疫效应细胞，直接杀伤肿瘤或激发机体抗肿瘤免疫反应的肿瘤治疗方法。有效的细胞毒性和精确的特异性是新型肿瘤细胞免疫治疗的关键，就这两种特性而言最合适的是 CTL。人类具有各种多样的 T 细胞库，约含 2.5×10^7 个独特的 T 细胞受体（TCR），可识别独一无二的肽序列或抗原。肿瘤疫苗的最终目的是刺激产生肿瘤特异性的效应细胞，而过继性 T 细胞转移能够直接赋予患者抗肿瘤细胞免疫功能。在此背景下，随着对 NK 细胞功能、活化和体外扩增认识的增加，利用 NK 细胞进行抗肿瘤治疗也越来越受到关注。

5.3.1 CIK 细胞（细胞因子诱导的杀伤细胞）

5.3.1.1 CIK 细胞发挥杀瘤作用的可能途径

（1）直接杀伤肿瘤细胞。CIK 细胞可能通过黏附分子 LFA-1/ICAM-1 途径与肿瘤细胞结合，分泌含大量 BLT 酯酶的颗粒，穿透靶细胞膜，导致肿瘤细胞裂解。

（2）CIK 细胞可分泌多促细胞因子，包括 LFN-γ、IL-2、IL-6、TNF-α 和 GM-CSF 等，不仅对肿瘤细胞有直接抑制作用，而且还可以通过调节免疫系统间接杀伤肿瘤细胞。

（3）诱导肿瘤细胞凋亡或坏死。

5.3.1.2 CIK 细胞在肿瘤治疗中的应用

1999 年，Schmidt-Wolf 等完成首个利用自身 CIK 细胞治疗转移性肾细胞癌、结肠癌和淋巴瘤的 Ⅰ 期临床试验，此后国内外陆续开展了 CIK 细胞治疗恶性肿瘤的临床试验。

CIK 细胞可作为单独的治疗方法，也可与外科手术、放疗、化疗相结合。临床研究表明，采用 CIK 细胞治疗恶性肿瘤可明显延长患者半年、1 年、2 年生存率以及中位 PFS、OS，减轻化疗不良反应，改善患者生活质量；CIK 细胞治疗无严重不良反应，主要表现有轻度发热、寒战等。

5.3.2 肿瘤浸润淋巴细胞（TIL）

根据对黑色素瘤、结肠癌和卵巢癌患者的研究证实，肿瘤组织中存在的 TIL 与患者较好的临床结局正相关，因此，采用 TIL 治疗肿瘤成为肿瘤特异性 T 细胞过继性免疫治疗的新方法。

美国国立癌症研究院的 Rosenberg 等是这种治疗策略的开创者，他们在 1988 年首次应用 TIL 治疗 20 例转移性黑色素瘤，取得了较好效果。早期研究采用的方法是将黑色素瘤的肿瘤组织消化为单细胞悬液后分离 TIL，然后进行单一的细胞培养扩增。目前已经采用改良的。

TIL 制备程序，包括将肿瘤切成小的碎片并建立多重培养方法，一般可顺利地从同一肿瘤标本中扩增到几种不同的 TIL 培养细胞，这些细胞在抗原特异性和反应性上存在质量和数量的差异。此外，在 T 细胞刺激抗体 OKT3 和 IL-2 作用下这些具有高度抗自身肿瘤细胞特异性的培养细胞可快速扩增。采用这种方法，只需 5 周就可获得总数 $10^{10} \sim 10^{11}$ 的 T 细胞。

基于过继性转移自身 T 治疗转移性黑色素的客观有效率高达 50%，在发现卵巢肿瘤中也存在 TIL 后，已经开始采用体外扩增的 TIL 过继免疫治疗卵巢癌患者。研究表明，对于经过手术和化疗后微小残留肿瘤的卵巢癌患者，TIL 能够显著延长无瘤生存期。

TIL 具有较高的抗肿瘤特异性，杀伤活性远高于 CIK 细胞，而且诱导活化后的 TIL 的杀伤活性不再依赖于 IL-2 的存在，因此，在临床上的应用更具优势。TIL 的主要来源是手术切除区获得的实体肿瘤组织和浸润淋巴结等，癌性胸腔积液、腹水也可分离出 TIL，但是并非所有肿瘤患者都可分离到 TIL 细胞，尤其是晚期患者，因此限制了其适用范围。

5.3.3 基因修饰的 T 细胞

尽管 TIL 已经成功地被应用于黑色素瘤的治疗，但大多数肿瘤无法获得或难以分离 TIL，即便获得也并不总是能够大量扩增肿瘤特异性 CTL，从而限制了这种方法的使用。转基因 T 细胞无疑是一种很好的替代选择，随着免疫学和反转录病毒技术的发展，使得 T 细胞受体（TCR）或者嵌合抗原受体（CAR）能够在 T 细胞表面稳定的表达，从而使其特异性重新指向肿瘤抗原，或者增加 T 细胞对肿瘤及其基质产生的抑制性配体的耐受，从而克服 TIL 的某些限制。

2017 年《自然》杂志同期发表两篇重磅文章，证实靶向黑色素瘤新抗原的免疫细胞治疗能使大部分患者的肿瘤完全消失，揭开了靶向肿瘤新抗原免疫细胞治疗在人体应用的序幕。科学家们给一例耐药的转移性乳腺癌患者过继性输注靶向新抗原的特异性 TIL，患者达到了超过 22 个月的持续完全缓解。2019 年初《自然》杂志同时发表了两篇使用多表位的个体化新抗原疫苗接种治疗，证明免疫治疗对通常具有相对较低突变负荷和免疫"冷"肿瘤微环境的胶质母细胞瘤是可行的。肿瘤新抗原免疫疗法开启了肿瘤个体化治疗的大门。

另外，2019 年美国癌症研究协会年会会议摘要中报道，靶向 EGFRv 的 CAR-T 细胞与 PD-1 单抗联合使用、靶向 IL-13Rα2 的 CAR-T 细胞与 CTLA-4 单抗联用，可使抗肿瘤效率提高 5 倍。

肿瘤的发生发展主要是由于人体防御系统与癌细胞失去调节和控制，导致机体和肿瘤之间失去抗衡所致，因此，调动机体固有的免疫功能，恢复免疫系统的平衡，去抵御、杀伤并最终消灭肿瘤细胞并非不可能。目前已成为继手术、放疗、化疗后的第四大抗肿瘤手段。肿瘤免疫治疗的时代已经到来。

（谢　芸）

6. 肿瘤康复

6.1 肿瘤康复概念

生物、心理、社会医学模式认为，疾病是人的心理、生理、和环境（自然的和社会的）体系中所有相关因素相互作用的结果。因此，在实施防治疾病和促进健康时，要全面考虑生物、心理和社会诸因素的共同作用。良好的健康状况可以给人一种良好的体验，意味着生活质量较高。疾病状态下患者忍受着各种痛苦，生活质量自然就会下降。肿瘤的康复治疗正是围绕提高患者生活质量、促进患者恢复全面健康而展开的。可见，肿瘤康复治疗在整个肿瘤的治疗中占有极其重要的地位。

癌症康复的概念在 1971 年由美国提出，是以提升患者生活质量为主旨的辅助治疗体系。康复治疗的目标应由医师，患者及家属等共同制定，在康复治疗方案实施的过程中，目标应反复权衡，使老年肿瘤患者达到最大程度的临床获益。除了对老年癌症患者进行包括年龄、生理功能、并发症等内容的综合评估，以期制定最佳治疗策略外，癌症康复决策的重点应该为患者建立治疗信心并积极配合和参与治疗。在美国 NCCN survivorship（癌症幸存者临床实践指南）也明确指出：对于癌症患者，应通过预防、筛查、风险评估等方式来预防癌症的复发、第二癌症的发生。

肿瘤康复治疗的核心为提高患者的生活质量已成为业界共识，但临床实践中，患者的实际需求仍不能完全满足。应开展与心理学、营养学、老年学等多学科协作，共同探索肿瘤康复医疗服务模式。

6.2 肿瘤相关的器官功能障碍康复

6.2.1 功能障碍的分类

6.2.1.1 残损

残损是身体功能或结构出现的问题，如显著的变异或缺失。肿瘤患者会因手术切除任何组织、器官或系统对外界伤害起反应，这种反应就会引起人体心理、生理或解剖结构或功能的丧失或异常，即残损或病损。临床上可表现为衰弱、运动受限、疼痛、精神/情绪/心理/认知的障碍等。注意其功能是部分躯体（如血管系统）的功能问题，而非整个人的功能。

6.2.1.2 活动受限

活动受限是指个体在进行活动时可能遇到困难。按照 ICF 的分类，用活动受限替代残疾的概念，对限制活动的情况进行描述。各种高级中枢神经系统的损害可出现各种表现的活动受限。残损与活动受限之间的任何因果关系都是松散的、多因素的，而且这种关系可以是双向的。

6.2.1.3 参与局限

参与局限是指个体投入到生活情景中可能经历到的不便。按照 ICF 的分类，该分类系统用参与代替残障的概念，并列举了一系列环境因素以确定参与社会生活的程度。参与局限的含义应包括人际交往和人际关系，主要生活领域，社区、社会和公民生活等方面的受限。

● 恶性肿瘤治疗所致常见功能障碍如下：

（1）手术损伤：如全喉切除术后丧失发声；乳腺癌患者术后肩关节及上肢功能障碍；颅底肿瘤手术后吞咽障碍等。

（2）化疗损伤：脊髓造血功能抑制、消化道反应、脱发、出血性膀胱炎、免疫功能抑制、肝肾功能损害、心脏毒性等。

（3）放疗损伤：鼻咽癌放疗后唾液减少、黏膜损伤等。

6.2.2 功能障碍的康复

6.2.2.1 治疗基本原则

（1）明确临床症状的处理与功能障碍恢复的关系；尽量减少内在限制因素的原则；尽量减少外在限制因素的原则；使用必要的辅助器具；ICF 体系作为功能障碍康复计划

制订的基本框架。

（2）急性病患者，暂时接受这种受限的现实，不必要过分急于恢复功能，应以休养和相应的临床治疗为主。

（3）在一些渐进性疾病，随着病情的进展而出现功能能力的进行性下降时，康复计划应随之调整，应以减缓功能能力下降的程度为目标。

（4）对于一些确实难以精确判明功能受限程度，只能对躯体病损做出粗略估计的患者，如果功能障碍的程度比预期严重，康复专业人员就应调整对患者的期望值，而不应制订与现实不符的康复目标。

（5）不可逆的功能障碍，应帮助患者降低期望值，渡过突发功能障碍导致的心理改变的各阶段（即否认、愤怒、讲条件），正确面对现实。

（6）帮助患者确定实际的目标，进行教育和咨询，并协调康复治疗小组（包括患者及其家庭）多学科的合作。

6.2.2.2 功能障碍康复手段

（1）综合呼吸功能训练

手术操作期间可引起患者肺组织、支气管、气管、膈肌等呼吸肌出现一定损伤，从而对患者呼吸运动功能造成不良影响；再加上肺组织的部分切除、手术伤口的疼痛因素及心理因素的影响，患者自主呼吸难度较大，影响患者术后肺功能的恢复。给予老年肺肿瘤手术患者综合呼吸功能训练，通过引导患者主动进行用力吸气及呼吸训练，有利于患者吸气肌、呼气肌主动参与收缩，增强呼吸肌群耐力。

训练内容包括：进行咳嗽训练、腹式呼吸、节段呼吸及缩唇呼吸训练，能够有效改善患者呼吸肌肌力，减轻其术后疼痛程度，合理调整呼吸模式；腹式呼吸能有效调动患者免疫系统的应急能力，提高机体免疫力，有利于肺功能的恢复。

（2）肩关节及上肢功能康复

乳腺癌患者术后肢体康复：上肢处于功能位、肩关节被动活动。术后第一天起练习前臂、肘、手关节的主动活动；术后2周后加大活动范围，做上肢钟摆样运动，耸肩旋肩运动。

（3）吞咽障碍康复训练

颅底肿瘤手术后患者出现的吞咽障碍，可造成营养不良、吸入性肺炎、窒息等并发症，使患者的生存质量明显降低。因而，对吞咽功能障碍患者的早期康复训练越来越受到重视。近年来，对于吞咽障碍的康复训练方法，国内外文献时有报道，但有关颅底肿瘤术后吞咽障碍患者的系统康复训练方法鲜见报道。

吞咽功能障碍发生原因，与食物运行过程中的唇、腭、舌、咽、喉的结构，以及参与吞咽运动的肌群的完整性受损密切相关。吞咽康复训练操可以对参与吞咽活动的各个结构及肌群进行系统的、有的放矢的物理刺激，以达到促进吞咽功能康复的目的。

6.2.3 肿瘤放疗、化疗后康复

化疗后副作用常有骨髓抑制、消化道反应、脱发、出血性膀胱炎、免疫功能抑制、肝肾功能损害、心脏毒性。

针对副作用应给予对症治疗与营养支持，这有利于预防和减少因治疗带来的体重减轻和营养不良，提高机体耐受力。研究发现，某些抗氧化营养素可以减轻化疗引起的不良反应，如维生素 A、维生素 C、维生素 E 的食物。同时 β－胡萝卜素和硒有抑制癌基因的表达和提高人体免疫功能的作用。患者的血液化疗药刺激肠壁细胞释放 5 羟色胺，兴奋呕吐中枢引起呕吐，故而应限制所有含 5 羟色胺丰富的水果蔬菜及含色氨酸的蛋白质的摄入。

出现胃肠道症状的患者应该转诊到胃肠科去进一步治疗，实施临床医师管理。慢性吞咽困难、呕吐和恶心可能有多种原因，包括感染、上消化道运动异常等。

放疗可以产生热毒，患者在放疗期间往往会出现口干咽干、尿黄、尿少等症状。合理的营养支持可提高治疗耐受力，减少治疗中断率。放疗患者应进食清热解毒、滋阴生津的食物，多吃鱼、肉、蛋、新鲜蔬菜、水果等。忌食热性食物，忌食辛辣香燥等刺激性食物，如葱、蒜、韭菜等。

肿瘤常规化疗、靶向治疗和放射治疗，通常会影响皮肤和黏膜组织，抗肿瘤治疗或多或少会引起与皮肤黏膜相关的不良事件，如皮肤毛发、指甲、甲床和消化道的不良反应。黏膜炎引起的疼痛可影响患者营养摄入、口腔护理和生活质量。黏膜炎症可引起继发感染导致败血症，特别是在免疫抑制期间。黏膜炎的主要治疗是减轻相关症状，以确保患者一定的舒适度，可以继续接受治疗。黏膜炎的治疗可包括疼痛管理或其他症状如腹泻的治疗。口腔黏膜炎在临床实践中可根据指南进行。

预防皮肤黏膜炎，早期发现和早期干预对靶向治疗引起的皮肤副反应至关重要，预防不良事件策略包括避免干扰患者，维持或恢复患者的舒适生活质量，并且尽可能长时间地维持治疗，教育患者去处理治疗的不良事件。靶向药会导致皮肤干燥，推荐使用面霜来保持皮肤水分。由于皮肤和黏膜损伤易导致感染，特别需要注意避免减少发生概率，在感染的情况下应用无菌棉签。

6.3 康复评估与康复手段

6.3.1 康复评定

6.3.1.1 评定内容

（1）运动功能评定：包括肌张力评定、肌力评定、关节活动范围评定、步态分析、

神经电生理评定、感觉与知觉功能评定、平衡与协调功能评定、反射的评定、日常生活活动能力的评定等。

（2）精神心理功能评定：包括智力测验、情绪评定、心理状态评定、疼痛的评定、失用症和失认症的评定、痴呆评定、认知评定、人格评定等。

（3）语言与吞咽功能评定：包括失语症评定、构音障碍评定、语言失用评定、语言错乱评定、痴呆性言语评定、言语发育迟缓的评定、吞咽功能评定、听力测定和发音功能的仪器评定等。

（4）社会功能评定：包括日常生活活动能力评定、社会生活能力评定、生存质量评定、职业能力评定等。

（5）电诊断：包括肌电图、神经传导速度测定、神经反射检查、诱发电位、低频电诊断等。

6.3.1.2 评定时机

（1）初期评定：在患者入院初期完成。目的是全面了解患者功能状况和障碍程度，以确定康复目标和制定康复治疗计划。

（2）中期评定：在康复治疗中期进行。目的是经过康复治疗后，评定患者总的功能情况，有无康复效果，分析其原因，并据此调整康复治疗计划。中期评定可进行多次。

（3）末期评定：在康复治疗结束时进行。目的是经过康复治疗后，评定患者总的功能状况，评价治疗效果，为重返家庭和社会或做进一步康复治疗的提出建议。

6.3.1.3 机体结构与功能障碍评定

身体机构与功能包括肿瘤侵入导致结构和功能损害、肿瘤治疗所致的身体结构和功能损害、恶病质、TNM 分期、机体结构、功能障碍与患者生活质量评估以及疼痛评定。如胃癌大部分切除后消化功能障碍；乳腺癌根治术后肩关节功能障碍与上肢淋巴水肿等。

①正常生活：肿瘤已控制，无残疾。

②生活质量好：肿瘤已控制，但遗留有治疗引起的残疾。

③生活质量较差：肿瘤已控制，因肿瘤出现残疾。

④生存期有限：肿瘤未控制，因肿瘤和治疗出现残疾，生活质量较差，生存期有限。

躯体功能评定侧重于关节活动度评定、肌力评定。躯体功能评定可用 Wilkins 等简易 PPT 评估，包含 4 个动作项目：站立静止平衡、坐下起立计时、15m 行走计时和下蹲计时。中文版简易躯体评估（CM-PPT）将 15m 行走计时简化为 6m 行走计时，既可对躯体平衡能力进行评估，又可对行走步态进行评估。

6.3.1.4 活动能力评定

肿瘤及肿瘤治疗会对患者产生巨大的影响，因此需要对肿瘤患者进行躯体功能状态评估，常用 Karnofsky（KPS）量表评估。

● Karnofsky（卡氏，KPS，百分法）功能状态评分标准评分

正常，无症状和体征——100 分；能进行正常活动，有轻微症状和体征——90 分；勉强进行正常活动，有一些症状或体征——80 分；生活能自理，但不能维持正常生活和工作——70 分；生活能大部分自理，但偶尔需要别人帮助——60 分；常需要人照料——50 分；生活不能自理，需要特别照顾和帮助——40 分；生活严重不能自理——30 分；病重，需要住院和积极的支持治疗——20 分；重危，临近死亡——10 分；死亡——0 分。

得分越高，健康状况越好，越能忍受治疗给身体带来的副作用，因而也就有可能接受彻底的治疗。得分越低，健康状况越差，若低于 60 分，许多有效的抗肿瘤治疗就无法实施。

6.3.1.5 心理行为和社会功能评定

癌症患者的心理状况极大地影响着他的治疗效果和预后。因此，有必要认识和掌握癌症患者的心理特征和发生发展规律，以便及时给予调整和正确的引导，为临床治疗和康复创造一个良好的心理环境。癌症患者的心理特点有焦虑、愤怒、抑郁、绝望、孤独、多疑、适应障碍等时期，根据不同时期给予不同的治疗。心理行为分为怀疑期、害怕和恐惧期、沮丧期、适应期、接受期。

常用评定量表有抑郁自评量表（SDS）、汉密尔顿抑郁量表（HRSD）、焦虑自评量表（SAS）。

6.3.2 康复手段

6.3.2.1 物理治疗

物理治疗包括运动疗法和物理因子疗法。在肿瘤康复物理治疗中，运动疗法占有相当大的比重。研究表明无论术前、术后或者放化疗期间，适当的运动治疗对不同种类、不同阶段的肿瘤患者均有效。肿瘤患者常因手术、化疗等原因长期卧床，使得身体的各项机能处于废用状态，比如肌肉萎缩、关节僵硬、骨质疏松、心肺功能下降等。卧床的时间越长，身体机能恢复的时间越长，需要循序渐进地进行运动治疗。

物理治疗师对患者进行康复评估后，分阶段实施运动疗法。首先是床上运动，是患者卧床时即可进行的活动，通过活动使患者恢复一些体力，根据患者情况可适当增加运动强度。当患者可以起床活动时，就可以开始第二阶段的训练，目的在于增加患者的体能储备，为恢复正常活动做准备。当患者可以长时间离开床位活动时，运动强度进一步加大，针对不同肿瘤患者，不同治疗造成的后果进行运动方案的制订，促进患者康复。物理因子疗法虽然没有化学药品的多种副作用，具有无创性等自身优势，但在对肿瘤患者的治疗实践中还存在很多未知和禁忌，因此在选择给患者实施物理因子疗法时应严格掌握适应证和禁忌证。

研究发现，运动可提高机体的免疫功能及其他抗病能力，可以疏导精神压力所引起的各种生理和病理生理反应。主动运动不仅可以增强体质，而且也是有效的心理治疗方法。

运动疗法有助于保持肌肉的力量和功能；促进血液淋巴回流；减少深静脉血栓的形成；保持关节的活动度；防止关节挛缩和畸形的形成；增强消化功能；提高机体免疫力；增强体质。运动方式的选择，要根据患者的情况予以具体化、个体化。采用运动或理疗的措施促进患者早日生活自理。

6.3.2.2 作业治疗

作业治疗常被描述为功能性的治疗手段，特别是在上肢的使用、日常生活能力、职业技能和支持方面的应用。一般来说，肿瘤康复中作业治疗内容包括 ADL 训练和职业训练；对肿瘤患者进行自理活动能力的评估（如洗漱、进食、穿衣、做家务等）；指导、协助患者提高日常生活动作能力，包括代偿技术和辅助器具的使用；对患者居家环境的评估和改造；根据患者参与社会生活所需能力的针对性指导。

通过作业治疗使肿瘤患者达到以下目标：①通过训练达到身体功能的最佳化。②获得充分的心理支持。③进行患病后重返社会的职业咨询。④协助患者达到社会功能的最佳化。通过安全、有效的康复治疗方式，帮助患者减轻疼痛，促进恢复个体独立性。作业治疗师可以在医院、社区、患者家中和患者工作中长期开展工作，帮助患者克服自身活动能力与参与活动之间的障碍，提升肿瘤患者的生活质量。

作业治疗的开展要根据作业治疗师对患者功能障碍问题的评估分析，制订个体化的治疗方案，循序渐进的实施，需要长期进行指导、干预和训练，直到患者能够重返生活和社会。

6.4 增强抵抗能力康复

肿瘤患者出现免疫力差，主要是由于肿瘤细胞的过度消耗和人体营养物质供应不足；另一方面是在其治疗过程中，手术、放化疗等均会对人体造成一定的伤害，给患者身体带来很大的副作用，导致患者出现免疫力差的情况。因此，患者应该积极进行调理，增强免疫力，来抵抗癌肿的发展，耐受各种药物治疗。

具体包括：节制烟酒；在保持谷类主食的同时，少吃各种脂肪类食物；适当增加豆类、豆制品、蛋、奶、禽等食品；多吃新鲜蔬菜，少吃盐、腌制和熏制食品；避免接触致癌物质，防止肿瘤的复发；同时注意保持运动，增强身体素质，保证充足的睡眠等。癌症患者出院后，应密切注意复发。第 1 年最好 3 个月复查 1 次；第 2 年 6 个月复查 1 次；第 3 ～ 5 年可 1 年复查 1 次，如有相关症状及时做全身检查。

6.5 中医传统治疗

中医注重整体、兼顾局部的特点使得中医康复治疗成为肿瘤康复领域的重要组成部分。从调查结果中了解到，有 81% 的患者愿意接受中医康复治疗，希望能够达到增强免疫、减轻症状和改善体力等目的。

6.5.1 恶性肿瘤的早期治疗

早期肿瘤患者一般皆选用手术治疗，手术后再化疗 4～6 个疗程，运用中医药扶正祛邪的方法，如益气养血、活血化瘀、滋补肝肾等，使手术创伤尽快愈合，使免疫力尽早恢复，从而早日康复。

6.5.2 恶性肿瘤的中期治疗

肿瘤在中期阶段西医的主要治疗是放疗和化疗，中医目前在这个阶段大多是处于辅助地位。但其作用有两点：一是放化疗配合中药可提高放化疗的效果；二是减少和防止因放化疗而引起的毒副作用。就以放疗为例，各种适合放射治疗的恶性肿瘤患者在放疗中和放疗后就可以配合活血化瘀、益气、滋阴生津的中医药治疗。而化疗是西医治疗中晚期恶性肿瘤的最重要手段，几乎所有的恶性肿瘤患者都需要化疗。化疗的毒副作用主要有二点：一是胃肠道反应，二是化疗对骨髓系统的抑制。在化疗间歇期和化疗后的恢复期，可采用中医益气养血、滋补肝肾、健脾和胃等法以扶正祛邪，激活被抑制和损伤的骨髓造血系统，以取得较好疗效。

6.5.3 恶性肿瘤的晚期治疗

恶性肿瘤晚期患者常由三部分组成：一是经治疗失败的；二是复发和转移或有严重并发症的；三是一经发现即是晚期的。在这个阶段中医能够起到减轻痛苦，提高生存质量，延长患者生命的作用。晚期恶性肿瘤患者要想达到减轻痛苦，延长生命的目的，中医可在辨证基础上选用扶正祛邪、活血凉血、通腑泻热、滋阴清热、凉血解毒等法。

6.6 健康教育

指对肿瘤患者在住院期间和出院随访时展开的健康教育，包含肺功能恢复指导、饮食指导、用药指导等；叮嘱患者观察生命体征变化；告知患者定期复诊的时间；对患者生活状态及疾病控制展开健康教育指导。主要有以下方式：

（1）心理指导：与患者展开沟通聊天，评估其心理状态。若察觉到患者沟通能力下滑、情绪低落或波动较大，应增加电话随访频次，让患者了解到对其关怀与尊重。给予适当心理疏导，避免癌症导致患者心态走向极端。

（2）饮食指导：叮嘱患者恶性肿瘤出院后应严格控制饮食，禁烟，多食用高蛋白、高维生素、高营养的食物。加强每日新鲜水果、蔬菜摄入量，避免大便干结。

（3）用药指导：考虑患者在阶段性时间内是否存在自行调节药量、服药错误或漏服药物的情况，应叮嘱其必须严格遵医嘱服药，以控制恶性肿瘤进展。告知患者常见用药不良反应，令患者不必对药物所致不适感过度担忧而加重心理负担。

（4）出院自行调养：恶性肿瘤患者在接受手术后，其原发病灶以及转移淋巴结被切除，正常组织可能遭到破坏而影响呼吸功能及运动功能，易出现出院后呼吸疼痛以及疲倦感。加上癌症本身带来的恐惧、焦虑等不良情绪，会直接影响到患者正常生活质量。自行调养期间必须强调心态的健康性、按时锻炼、饮食控制以及遵医嘱服药。部分患者由于心态欠佳，容易出现对疾病治疗的抵触情绪甚至放弃思想，故而更应注意调节心态，避免社会性下滑。

6.7 康复治疗与临床治疗的关系

康复治疗与临床治疗既有统一性，又有对立性。从方法上二者有许多共同之处，例如，临床上的一些姑息治疗，如解决消化道阻塞进行的改道手术、肿瘤压迫呼吸道而进行的放射治疗等，也可以说是康复治疗。再如，免疫治疗、中医中药治疗等既可以作为临床治疗，也可用于康复治疗。但临床治疗和康复治疗所采用的手段各有侧重，前者主要采用手术、放疗、化疗；后者更偏重于心理治疗、减轻患者的痛苦、营养支持、生活指导等。

从时间上看，一般认为临床治疗在前，康复治疗在后，但实践中二者已无严格界限。一旦建立诊断，毫无疑问要首先进行临床治疗，但同时也离不开康复治疗。譬如，肿瘤患者的心理问题几乎贯穿于整个诊疗过程之中，所以诊疗的开始就应该实施心理康复治疗。

从某种意义说，临床治疗本身也可以起到很好的心理治疗作用，因为疗效的好坏直接影响着患者的心理变化过程。另外，设计临床治疗方案也应该考虑日后患者器官功能的恢复和重建问题。在实际工作中，应根据不同的病情、在不同的时间合理地结合应用。

（刘　磊）

第二章

中医肿瘤学概述

第 7 节　中医对肿瘤的认识

1. 肿瘤定义

甲骨文中就有"瘤"字的记载。《诸病源候论》认为是瘤是体内"气血的留结"，或者是人体所产生的某些不正常物质的滞留，着重点是留而不去的"留"字，加上病字偏旁就成为肿瘤的"瘤"字。恶性肿瘤在中医学里叫作"癌"，这是由于恶性肿瘤质地坚硬，部位固定，表面凹凸不平，好像岩石一样，所以称为"岩"。在古代"岩"与"癌"字去病字旁通用（可查看明代末年编写《正字通》），加上病字偏旁就成"癌"字了。

中医文献里，最早记载到"癌"字的，是十二世纪的《卫济宝书》。而最先对癌的特征作简明叙述的，是公元 1264 年的《仁斋直指附遗方论》，书中说"癌者上高下深，岩穴之状"，并且指出它"毒根深藏"。

2. 病名的认识

历代中医对于肿瘤的论述颇多，但散见于有关"癥瘕""积聚""噎膈""反胃""瘿瘤""血证""恶疮"及"痈疽"等病证类篇中。《黄帝内经》中有"昔瘤""石瘕""膈塞"等类似癌症症状描述。《难经》有"五积"之名，与腹腔肿瘤和肺癌有相同点。《妇人大全良方》中有乳癌的记载——"若初起，内有小核，或如鳌棋子，不赤不痛，积之岁月渐大，巉岩崩破如熟榴或内溃洞深，血水滴沥，此属肝脾郁怒，气血亏损，名曰乳癌"。乳癌即乳腺癌。《外科正宗》曰："肉瘤者软若绵，高似馒，皮色不变。" 相似于现代医学之软组织瘤，如脂肪瘤或软组织肉瘤等。《医宗金鉴》云："失荣症生于耳之前后及肩项，其证初起，状如痰核，推之不动，坚硬如石，皮色如常，日渐长大……日久难愈，形色渐衰，肌肉瘦削，愈溃愈硬，色观紫斑，瘤烂浸淫，浸流血水，疮口开大，胬肉高实，形似翻花瘤症。"相似于现代医学中颈部及锁骨上区之淋巴瘤或转移性淋巴结肿大、溃烂。《医宗金鉴》中云：石疽"痈疽肿硬如石，久不作脓者是也。""生于颈项两旁，难消难溃，皮顽之症也。"相似于现代医学中颈部淋巴瘤或淋巴转移癌。

3. 肿瘤病因、病机的认识

中医学对肿瘤病因的认识有外因如六淫，内因如七情内伤、饮食劳逸、体质内虚等，多种病因综合作用使机体阴阳失调，经络气血运行障碍，气滞、血瘀、痰凝、毒蕴、湿聚等相互交结而成。病机表现错综复杂，虚实夹杂，正虚邪毒，预后不佳。

3.1 气滞血瘀

气血瘀滞、日久可生癌肿，历代文献指出，乳癌发病与肝脾两伤，气郁凝结有关。血随气行，血之阻滞凝结多由气行不畅引起，故血瘀多伴气滞，久之则成肿块，《医林改错》中指出："肝腹结块，必在形之血"，即腹内肿块，多由血瘀所致。

3.2 阳虚寒凝

《灵枢·百病始生》篇中云："积之始生，得寒乃成，厥乃成积。"故认为阳虚寒凝是肿瘤发生的根本病因。

3.3 痰湿聚结

脾主湿，脾虚则水湿失于健运。水湿不运，津液不布，为邪火熬灼，遂凝结为痰，"痰之为物，随气升降，无处不到"。《丹溪心法》有"凡人身上、中、下有块者，多是痰"的论述。

3.4 邪毒郁热

外受毒邪入侵，日久均能化热化火，内伤七情，亦能生火，火热伤气，烧灼脏腑，是为邪热火毒。毒蕴于内，日久必发。癌瘤患者多见热郁之证，如邪热嚣张，发为实热之证，表示肿瘤正在发展，属病进之象。如系病久体虚，瘀毒内陷则久治不愈，或形成阴疮恶疽，翻花溃烂，皮肉腐黑，由阳转阴，成为阴毒之邪。恶性肿瘤与毒邪有关，古今医家有类似的认识。《中藏经》说："疽痈疮毒之所，皆五脏六腑蓄毒不流。非营卫壅塞而发也。"郁仁存认为"热毒内蕴"是癌肿的一大病因。封菊秋曰：癌症常由"邪热蕴郁，郁结不化，灼烁脏腑，日久生毒而成肿块所致"。临床则往往表现为发热、肿瘤急骤增大。已故名老中医张泽生教授则明确提出了"癌毒"的概念，他在论述"宫颈癌、阴道癌"的病机时说："病理上由于癌毒内留，湿热内伏，瘀血凝滞，这是实的一面……"。

3.5 脏腑失调，气血亏虚

历代医籍指出，脏腑功能失调与肿瘤发病有关。如明代张景岳说："脾胃不足及虚弱失调的人，多有积聚之病。"《医宗必读·积聚篇》曰："积之成也，正气不足，而后邪气踞也。"《内经》云："邪之所凑，其气必虚。"恶性肿瘤的发生发展也和机体的正气不足密切相关。事实上正气不足，贯穿在恶性肿瘤的始终，当六淫七情侵袭机体，浊邪停聚时，若机体正气来复，能祛邪外出，则癌毒不得产生，或即使产生，也能及时清除，使瘤邪消散于无形。若正气亏虚，阴阳失调，不能及时地祛邪外出，致使浊邪长期停滞于体内时，才能酿生癌毒，致生癌肿。因而，正气不足是恶性肿瘤发生发展的内在条件。在恶性肿瘤病程中，由于病邪日久，耗精伤血，损及元气，面削形瘦，削骨而立，气血双亏。现今晚期肿瘤患者手术割治之后，大伤气阴，正气不支，多出现气阴两伤。正衰则邪盛，促使癌瘤进一步扩散。

综上所述，气滞血瘀、湿痰火热是恶性肿瘤的基本病理变化；癌毒内生是发生恶性肿瘤的病理关键；正气不足是恶性肿瘤发生发展的内在原因和结果；多因素综合致病，邪深毒盛是恶性肿瘤的病理特点。

3.6 肿瘤发病的外因、内因及体质因素

3.6.1 外因

中医认为外邪是发病的因素之一，如《灵枢·百病始生篇》说："积之始生，得寒乃生。"《内经》云："寒气客于肠外，与卫气相搏，气不得营，因有所系，癖而著内，恶气乃起，息肉乃生，其始得也，大如鸡卵。"《诸病源候论》说："积聚者，乃阴阳不和，脏腑虚弱，受于风邪，搏于脏之气所为也。"这里所说的风、寒等都是指外来的致病因子，一旦在脏气虚弱、正气不足的情况下，就可以自外入侵人体而致病。

3.6.2 内因

中医非常重视精神因素在发病中的作用，尤其是在肿瘤的病因中更占有重要的地位。《灵枢》说："内伤于忧怒……而积聚成矣。"《外科正宗》认为乳岩的病因是："忧郁伤肝，思虑伤脾，积想在心，所愿不得志者，致经络痞涩，聚结成核。"王肯堂《证治准绳》中说："大怒未止，辄吃面，即时有此证。"由此可见中医认为人们的情志抑郁，必然导致气机不畅，气血运行受阻，脏腑功能失调，气滞血瘀，脉络不通，渐积而导致肿瘤的发生。

在内因方面，中医还十分重视饮食失调在肿瘤发病中的作用，如《济生方》说："过餐五味，鱼腥乳酪，强食生冷果菜，停蓄胃脘……久则积结为癥瘕。"《医碥》说："好

热饮者，多患膈症。""酒客多噎膈，好热酒者尤多。"《外科正宗》云：茧唇"因食煎炒，过餐炙……又兼思虑暴急，痰随火行，留注于唇。"《养生方》云："诸山水黑土中，出泉流者，不可久居，常食令人作瘿病，动气增患。"

3.6.3 体质因素

中医认为："邪之所凑，其气必虚。"《灵枢》提出："壮人无积，虚人有之。"《医宗必读》强调："积之成也，正气不足，而后邪气踞之。"《景岳全书》认为噎膈之证："少年少见此证，而为中衰耗伤者多有之。"《外科启玄》在论述癌的发生中指出："四十岁以上，血气亏损，厚味过多所生，十全一二。"都说明了中医认为癌症的发生与人的正气强弱密切相关。特别是年逾四十，正气渐虚，脾肾功能渐弱之人。因肾为先天之本，脾为后天之本，先、后天不足则正气必然匮乏，不仅无力抵御外邪入侵，而且由于脏腑功能薄弱，还会产生气滞、血瘀、痰浊、郁热等病理因素，内外致病因素结合，即可导致癌症发生。这一看法与西医学认为癌肿的发生是由于机体的免疫功能减退有关的观点雷同。

综上所述，中医认为肿瘤的发病因素是多方面的，有外来的风、寒、燥、湿、热等病邪，有七情内伤的忧怒等情志因素，有饮食不调的食滞痰浊等病理因素，还有尤为重要的年老体虚，脾肾亏虚，使脏腑的气血阴阳失调，无力驱邪散邪，使外来的致病因素与内生的病理产物相搏结，从而导致肿瘤的发生。本病以正虚为本，邪实为标。以扶正祛邪为治疗原则。扶正培本可以益气健脾、滋阴养血、温肾壮阳。祛邪常用清热解毒、行气化湿、活血化瘀、软坚散结等治法。扶正要防留邪，祛邪也须防伤正。

4. 中医学对肿瘤转移的认识

肿瘤转移的记载散见于历代文献中。《灵枢·百病始生》有关"传舍"理论的阐述，所云："是故虚邪之中人也……传舍于伏冲之脉……留而不去……传舍于胃肠之外，募原之间。留著于脉，稽留而不去，息而成积"，可以通俗理解为古人对于转移性肿瘤的最初认识。《内经》将转移称作"传舍"，传指癌毒的传播、扩散；舍有居留之意。中医认为，癌瘤的传舍（转移）是一个连续的过程，其中包含三个要素：①"传"，指癌毒脱离原发部位，发生播散；②"舍"，即扩散的癌毒停留于相应的部位，形成转移瘤；③转移瘤也可继续发生"传舍"，即所谓"邪气淫溢，不可胜论"。

根据《内经》的观点，经络系统是癌毒传舍（转移）的途径。《灵枢·百病始生》篇云："虚邪之中人也……留而不去，则传于络脉……留而不去，传舍于经……留而不去，传舍于输……留而不去，传舍于伏冲之脉……留而不去，传舍于肠胃……留而不去，传舍于肠胃之外，募原之间。留著于脉，稽留而不去，息而成积。或著孙脉，或著络脉，或著经脉，或著输脉，或著于伏冲之脉，或著于脊筋，或著于肠胃之募原，上连于缓筋。邪气淫溢，不可胜论……"癌瘤形成后，癌毒播散，经由孙脉、络脉、经脉、输脉、伏冲之脉，进而侵犯脏腑、组织（胃肠、募原等）。癌毒转移的具体规律，要以中医学脏腑、经络理论为指导，结合五行生克乘侮关系来分析。

（张　鹏）

第 8 节　肿瘤的中医辨证施治

"扶正祛邪"是中医治疗肿瘤的基本大法，肿瘤的发展过程，也是邪正相互斗争的过程，在肿瘤的治疗中，应根据疾病在不同阶段的不同表现，依据邪正的盛衰情况，或以祛邪为主，或以扶正为主，或扶正与祛邪并重，以达到祛邪而不伤正，扶正以助祛邪，扶正与祛邪相结合的良好治疗效果。明代李中梓指出肿瘤治疗应遵循"初、中、末三法"，"初者，病邪初起，正气尚强，邪气尚浅，则任受攻；中者，受病渐久，邪气较深，正气较弱，任受且攻且补；末者，病邪经久，邪气侵凌，正气消残，则任受补"。即肿瘤初期，邪气实，正气尚不虚，治疗应以攻积为主，中期正气渐虚，治疗则应攻补兼顾，晚期正虚邪实，应以补虚为主，祛邪亦是扶正，扶正亦是祛邪，正如《沈氏尊生·寒积癥瘕痃癖痞篇》中所言："故治积聚者计，唯有补益攻伐相兼而进，方为正治，病深者伐其大半即止，然后候其脾胃健运而积聚自消……。"

1. 要正确处理攻补关系

在肿瘤的发展病程中，邪气始终存在，并且可能随着病情发展而日盛，因此，在肿瘤的治疗中要注意祛邪，尤其在病程初期，因正气尚不虚而邪毒炽盛，治疗上应主要立足于攻，"邪去则正安"，如不及时将邪气拔除净尽，日久则邪更炽而不可遏制。但是，当正气不足时，即使毒邪炽盛，也要慎重攻邪，而应以扶正为主，以守为攻，激发自身的抗邪能力，使"正盛邪自去"。在治疗过程中，或攻，或补，或攻补结合，正确处理攻补关系，才能达到最佳治疗效果。

2. 辨病与辨证相结合

整体观念、辨证施治是中医之精髓，肿瘤是全身疾病的局部反映，因此在治疗肿瘤时要将辨病与辨证结合起来，肿瘤发生的部位不同，临床的见证不同，其主要的病机也有所偏重。根据患者就诊时的主要症状，辨明疾病的真象，对症施治，改善患者的痛苦症状以治标，同时培补患者气、血、阴、阳的不足，平衡阴阳，提高机体免疫力，以固本，使之朝着不利于肿瘤复发、转移的方向发展。

　　临床中肿瘤患者早期多首选西医手术、放化疗治疗为主，因此中医门诊患者以手术后、放化疗期间或放化疗后，或肿瘤晚期不适合手术及放化疗患者求诊为多。初期未行手术、放化疗的患者多属因实邪致虚，常见气滞血瘀型、痰湿凝滞型等，治疗也应以理气活血化瘀、化痰祛湿、软坚散结为大法；而手术、放化疗后多见元气大伤，或晚期肿瘤患者不能手术或放化疗者，以正虚为主，常见气阴两虚、阴虚火旺、脾肾阳虚、气血两虚等证型，治疗也应以益气养阴、滋阴清火、健脾补肾、补益气血等为治疗大法。

　　此外，每个脏腑都有特定的生理和病理特点，癌位不同，气血阴阳虚实侧重不同，临床表现也各不相同，因此常用方药也各有侧重，如消化系统胃癌、肠癌等患者，多有脾气不足表现，临床常以四君子汤加减应用；肺癌患者多出现咳嗽症状，常以干咳为主，或少量白痰，或咯血，常表现为阴虚肺热津伤之证，因此常以沙参麦冬汤加减；而乳腺癌、宫颈癌、子宫内膜癌等妇科常见疾病，则常见肝郁气滞及营血亏虚之证，因女子以血为本，以肝为先天，因此治疗也多以养血补血及疏肝理气为主，常以加味逍遥散及四物汤加减应用。

3. 用药特点

3.1 治病求本，重视脾肾

　　肾为先天之本，主藏精，以濡养五脏，肿瘤的发生多与先天不足有关，且"久病及肾"，肿瘤患者发展至后期亦多出现肾虚症候，因此，治疗时要注重补肾，现代医学研究也表明，补肾能够使机体的免疫能力得到提高，进而改善机体免疫状态，而且能调节体内的免疫力功能使之相对稳定，常用药物有山茱萸、地黄、女贞子、旱莲草、枸杞子、桑寄生、巴戟天等。

　　脾为后天之本，主运化，为气血生化之源，脾胃的盛衰直接决定了正气的盛衰，脾胃运化功能正常，气机升降协调，正气才能旺盛，才能化生气、血、津液，以维持正常的生理活动，提高机体抗肿瘤的能力。"内伤脾胃，百病乃生"，而手术、化疗、放疗均可损伤脾胃功能，加之治疗肿瘤时多选用苦寒解毒抗癌之品，服用日久亦易损伤脾胃，使脾胃之气受损，因此治疗时要注重顾护脾胃，使气血生化有源，机体所需的营养和病变过程中所消耗的物质得以补充，同时，也能使药物易被人体吸收而发挥作用，进而有利于机体的恢复，常用药物有党参、黄芪、炒白术、薏苡仁、茯苓、猪苓、沙参、玉竹、法半夏、藿香、佩兰、焦三仙等。

3.2 具有抗肿瘤功效中药的应用

　　现代研究表明，许多中药有明显的抗肿瘤功效，可以杀伤消灭癌细胞，使异常细胞转化为正常细胞，同时还能增强机体免疫功能，在辨证的基础上，可适当加入一些此类药物，效果将更为显著，常用药物的有半枝莲、半边莲、马齿苋、龙葵、白花蛇舌草等。同时，许多抗癌药物具有特异性，可针对不同部位的肿瘤选用不同的抗肿瘤药，如肺癌常选用石见穿、龙葵、蜂房、鱼腥草、白花蛇舌草等；食管癌可选用石见穿、急性子、地龙、黄药子；胃癌可选用白花蛇舌草、藤梨根、菝葜、半边莲等；肝癌可选用垂盆草、半边莲、龙葵、龙胆草、半枝莲、山慈菇等。

3.3 重视活血化瘀药的应用

《圣济总录》中云："瘤之为义，留滞而不去也，气血流行不失其常，则形体和平，无或余赘及郁结壅塞，则乘虚投隙，瘤所以生。"《医林改错》亦云："肚腹结块，必有形之血。"《医学十二种》指出"噎膈之证，必有瘀血"，上述均指出血瘀是肿瘤形成的重要因素。因此，在治疗时要注重活血化瘀药的应用，如丹参、三七、桃仁、红花等，但对于水蛭、土鳖虫等破瘀散结之药应注意中病即止，不可久用；同时对于有出血倾向的肿瘤，活血化瘀药也要慎用。

3.4 抗肿瘤中成药的应用

近年来，随着科学技术的发展，中药单药、复方治疗疾病的体内外试验的开展，利用现代技术研究中药的作用机理，进而产生了抗癌治疗中不可缺少的特殊制剂——抗肿瘤中成药，因其服用方便，且若能在中医理论指导下辨证施治，个体化治疗，选择性服用，疗效也很明显，因此深得患者认可与欢迎，临床常用抗肿瘤中成药有复方斑蝥胶囊、贞芪扶正颗粒、金水宝片、参莲胶囊、复方红豆杉胶囊等。

4. 重视情志因素在肿瘤发病中的作用

情志致病是中医学中具有鲜明特色的病因学思想，中医将喜、怒、忧、思、悲、恐、惊称为七情。七情太过易造成人体的气血、阴阳、脏腑、经络的功能失调，进而导致疾病的发生。《素问·举痛论》云："百病生于气也，怒则气上，喜则气缓，恐则气下……惊则气乱……思则气结矣。"情志太过也可使五脏六腑受损，"喜怒不节则伤脏"，如"怒伤肝、喜伤心、思伤脾、忧伤肺、恐伤肾"。肿瘤的发病与预后转归也与情志因素密切相关，因此，在治疗的同时，要让患者保持乐观的心态，具备战胜疾病的强大自信心，要让患者对自己的疾病有正确的认识，对患者的疑问进行耐心的解释，消除悲观和恐惧心理，加之起居适宜，清淡饮食，营养均衡，从而达到最终战胜疾病的目的。

中医药治疗肿瘤已有几千年历史，因其具有通过提高机体自身的抗病及修复能力，进而改善患者不适症状、提高患者生存质量，以及延长生存期等优势，已经得到肿瘤治疗界的普遍认可，对人类的健康起到重大作用。

（郝桂香）

第9节 中医药预防肿瘤

恶性肿瘤发病形势严峻，目前已经成为危害人们健康的重要杀手，预防是控制肿瘤发生的重要方法，而中医药是我国肿瘤防治工作中的重要组成部分，具有独特的优势与特色。

中医学基础理论认为肿瘤的发生是建立在人体正邪两方面的关系变化，正虚是发病的根本，邪凑是发病的条件，而疾病发展的过程则是正邪二气交争的结果。因正气不足，脏腑生理功能失调紊乱，瘀血、痰湿等病理产物由此而生，形成了肿瘤发病的病理基础，便易于发生肿瘤。正如明代李中梓在《医宗必读》中论述体内肿块时所云："积之成者，正气不足，而后邪气踞之。"明代张景岳说："脾肾不足及虚弱失调之人，多有积聚之病。"金代张元素《治法机要》曰："壮人无积，虚人则有之，脾胃虚弱，气血两衰，四时有感，皆能成积。"余听鸿《外科医案汇编》更明确地指出"正虚则为岩"。由上可见，脏腑虚损、气血亏虚或先天禀赋不足是引起肿瘤的内在因素。而一旦形成恶性肿瘤，其又会掠夺水谷精微阴血津液以自养，进一步使机体失养而虚弱，因虚弱而步入损途，终至衰竭。

因此，在肿瘤未发生之前，针对可能导致肿瘤的各种原因，如人体的正气不足、七情过度、饮食不节、外邪入侵、环境因素等方面加以防范，做到"精神内守""和于术数""谨知五味""节欲保精""避其毒气"等防病、养生之道，是抗御肿瘤发生的重要方法。

1. 增强正气

正气指人体正常的生理功能和抵御外邪入侵的能力，人类生存在自然界当中，其生理、病理无时无刻不受到自然环境的影响。在大多数情况下，人们总是能够保持健康的状态。这是由于"阴平阳秘，精神乃治""正气存内，邪不可干"。机体的正气在防止包括肿瘤在内的一切疾病发生过程中占主导地位，正气不足可导致多种肿瘤的产生。

《素问·通评虚实论》指出"精气夺则虚"。正气不足的原因有先天不足或后天失养两种。"肾藏精，主生长发育，为先天之本""脾主水谷运化，气血生化之源，为后天之本"。故无论任何原因引起人体的正气不足，都不可能离开五脏，其中又与脾肾两脏关系最为密切。正气不足可导致多种肿瘤的产生和进展，而肿瘤作为一种发病隐匿，进展迅猛，病情险恶的疾病，又能很快的继续损伤人体的正气，临床常见正气不足和进展的肿瘤互为因果，交替促进，加重病情。

故在防治肿瘤中首先应重视颐养正气，补养气血阴阳，调整脏腑功能，从而达到提高机体抗病能力的目的。平时也可借助药物来调整人体气血阴阳和脏腑虚损，我国自古有药食同源之说，其色、味、寒、热、补、泻，均真于阴阳五行，可以说饮食与药物的应用道理是相通的，可根据个人情况，通过辨证适当进补，扶助正气，也可通过药膳起到辅助治疗的作用。

2. 调节七情

七情，即喜、怒、忧、思、悲、恐、惊七种情志的变化。在一般情况下，这七种情志的变化包括了人体对客观外界一切事物的不同反应，属于正常思维和精神活动的范畴，并不会导致疾病的发生。但是在某些特殊的情况下，人体的情志过度变化，如长期持久或突然强烈的情志刺激会影响人体的生理变化，导致体内气血运行失常及脏腑功能失调，引起或促进包括某些肿瘤在内的各种疾病的产生。

由于七种情志的变化分属于五脏所主，因此必然对五脏产生不同的影响。《素问·阴阳应象大论》指出："怒伤肝，喜伤心，思伤脾，悲伤肺，恐伤肾。"具体表现为"怒则气上，喜则气缓，悲则气消，恐则气下，惊则气乱，思则气结"。七情的过度会导致气机升降失常，气血功能紊乱，与肿瘤的产生和进展存在着密切的因果关系。故生活中应重视精神调养，保持乐观，心情舒畅，尽量减少不良的精神刺激和过度的情绪波动，对任何事物看淡一点，不要为物所缚，让自己的心恢复自由，有利于血脉流通，气机调畅，对于减少或防止肿瘤的发生具有十分重要的意义。正如《素问·上古天真论》所云："恬淡虚无，真气从之，精神内守，病安从来？"

3. 合理饮食

饮食是机体摄取营养物质，维持生命活动的必要条件，饮食不当又是导致疾病发生或进展的重要原因之一。脾主运化水谷精微，胃主受纳腐熟水谷，故常在饮食所伤中先受损，继而累及其他脏器或发生他变。饮食不当的致病，主要有饥饱无常、饮食不洁和饮食偏嗜三个方面。如过食肥甘厚味易助湿、生痰、化热等。《医碥》中说："酒客多噎膈，好热酒者尤多。"《景岳全书》认为："饮食无节以渐留滞者，多成痞积。"《卫生宝鉴》指出："凡人脾胃虚弱，或饮食过度，或生冷过度，不能克化，致成积聚结块。"《医门法律》认为："滚酒从喉而入，日将上脘饱灼，渐有熟腐之象，而生气不存。"

这些均是饮食致病的体现。故在饮食方面勿使偏嗜、失节或食用不洁之品，忌食霉变食物。饮食和调，脾胃健运，就能化生精气，滋养人体，保持身体健康。

4. 避免"六淫"

风、寒、暑、湿、燥、火，在正常的情况下称为六气，是自然界六种不同的气候变化。人们在长期的生产和生活中，产生了较强的适应能力，所以正常的六气不易于致病。但是，当气候异常急骤的变化或人体的抵抗力下降时，六气就有可能成为外界的致病因素，入侵人体，产生各种包括肿瘤在内的疾病。这时，六气已成为四时的不正之气，被称为"六淫"。

"六淫"作为外界的致病因素，具有发病与季节气候、居处环境有关，可从口鼻或肌肤多途径入侵机体，可单独或同时合并其他因素致病等特点，也代表了肿瘤的外感病因。故平素要根据四时阴阳变化、寒热温凉加减衣物，避风寒，慎起居，做到"虚邪贼风，避之有时"并"顺时气而善天和"，以免受外邪的侵袭。可通过气功、打太极拳等方式加以调摄，达到调和气血、疏通经络、协调阴阳、强筋骨、壮精阳，使气滞通、痰凝化、湿留除、血瘀消，起到邪去本自固、本固邪不驻的作用。

5. 改善环境

中医认为"人与天地相应"，人类生活在大自然当中，与整个自然界是一个整体。人类患癌也与所接触环境密切相关。目前已知，气象、气候、地理、地质、土壤、水源、地球化学、动植物生态均可影响癌症的发病。尤其是包括空气污染、杀虫剂、农药等污染，在伴随着工业化、都市化加速而使癌症死亡率也随之上升。

癌自环境来，首先表现在癌症具有明显的地域特征。据调查，在干旱的山区和丘陵地区食道癌发病率较高；热带、亚热带沿海潮湿多雨的地区肝癌发病率较高。癌症与环境密切相关，还表现在它有明显的职业特征。如大量接触放射性物质的工人易患白血病；铀矿工人和石棉矿工人肺癌的发病率较高。

环境因素分为两类：一类是与人的生活方式密切相关的社会因素和行为，如吸烟、饮酒、不良饮食习惯及生活不规律等；另一类是环境中的有害物质因子，如空气及水的化学污染、滥用药物等。其中前一种因素更为重要，不良饮食、吸烟及饮酒这三项与肿瘤的发生密切相关。因此，如果我们能够持之以恒地养成并坚持科学的、良好的习惯，同时积极有效地改善生产、生活和公共环境，那么人类患癌症的机会将大大降低。

由上可见，中医在肿瘤的预防上，主要体现在摄生方面，比如调情志、适起居、节饮食、慎劳作，长养正气，以防止病邪的侵袭。通过饮食、起居、运动、精神调摄等个人养生保健方法和手段来维系人体的阴阳平衡，达到维持"精神内守，真气从之"的健康状态和"正气存内，邪不可干"的疾病预防目的。平素生活中，要善于养生保健，中医养生提倡人们要根据自然界规律和天地阴阳法则，有节制、有规律地安排饮食和起居。春生、夏长、秋收、冬藏，这是自然界的规律，人应该顺应大自然的规律，比如，春天的时候，要有一种生发之气，披发缓行，夜卧早起。冬天不能太张扬、太发散，万物处于秘藏状态。并且要注重精神调养，做到"形与神俱"，形神统一，形神结合。正如《黄帝内经》所云："上古之人，其知道者，法于阴阳，和于术数，食饮有节，起居有常，不妄作劳，故能形与神俱，而尽终其天年，度百岁乃去。"

（张晓雪）

第 10 节 抗癌植物

我国医药学工作者通过实验及临床研究，发现很多植物中的有效活性成分具有明显的抗突变作用，能够防止肿瘤的发生和抑制肿瘤的生长。根据现代医学理论，癌肿的发生必须具备三个条件：致癌因子作用于机体；扰乱细胞的遗传信息引起突变；机体免疫功能低下，癌细胞得以滋长、分裂、繁殖形成癌肿。其中细胞突变是癌肿发生的起始阶段，这大大提升了植物在癌症防治领域中的开发价值与潜力。

1. 半枝莲

【药材分布】

半枝莲为植物唇形科半枝莲的全草。又名四方马兰、并头草、狭叶韩信草。产于江苏、浙江、安徽、福建、广东、广西、山西、陕西、云南等地。夏季花期采收，晒干，生用，亦用鲜品。

【有效成分】

生物碱、黄酮甙、酚类、甾类等。

【药理作用】

1. 醇制剂（200mg/mL）在肿瘤组织培养液内对从人体采取的直肠癌、结肠癌等的癌组织均有抑制复发作用；水煎剂对培养稳定宫颈癌细胞株分离的 Hela 细胞有破坏作用。

2. 用细胞呼吸器法实验对白血病细胞有 75% 以上的抑制率。

3. 醇制剂对移植性小鼠肉瘤 S–180、艾氏腹水癌、脑瘤 –22 均有抑制其生长的作用。

【临床应用】

鼻咽癌、声带癌、颌下腺癌、胃癌、肺癌、肝癌、食管癌、乳房纤维瘤、直肠癌、结肠癌、绒毛膜癌、卵巢癌、纵隔淋巴肉瘤、阴茎癌、白血病等。

【用法用量】

内服：煎汤，15 ～ 30g，鲜品加倍，或入丸、散。

外用：适量，鲜品捣敷。

2. 蛇莓

【药材分布】

蛇莓是蔷薇科植物蛇莓的干燥全草，生于山坡草丛、田边、道旁及杂草间，分布于南北各地；别名蛇泡草、一点红、三匹风、三叶梅等。

【有效成分】

蛇莓苷 A、蛇莓苷 B、乌苏酸、齐墩果酸、β – 谷甾醇、蔷薇酸、对羟基桂皮酸和芹菜素等。

【药理作用】

1. 抑制细胞增殖。

2. 抑制肿瘤生长：蛇莓提取物可以抑制 H22 瘤生长，其作用机制可能与促 Bax 表达，抑制 Bcl-2 表达有关；同时还可改善肝功能。

3. 激发细胞凋亡：蛇莓酚提取物可以抑制宫颈癌细胞增殖。

4. 失巢凋亡：激发失巢凋亡可以抑制悬浮生长的肿瘤细胞，从而抑制肿瘤转移。

5. 抑制上皮 – 间质转化：在体内可以抑制肺癌肿瘤生长。

6. 调节免疫功能：在体内可以抑制肺癌肿瘤生长，促使抗体分泌和 T 细胞增殖。

7. 抑制血管生成。

【临床应用】

中国知识产权局专利检索显示，含有蛇莓的抗癌中药专利共 16 条，其中为蛇莓酚提取物 1 条，其余均为复方。涉及蛇莓的抗癌复方包括养正消积胶囊、藤龙补中汤、金龙胶囊、抑瘤宁、青消方、益气解毒汤等。

3. 莪术

【药材分布】

莪术又名山姜黄、臭屎姜等。为姜科植物莪术、郁金或广西莪术的干燥根茎。

【有效成分】

根茎含挥发油 1% ～ 2.5%。从挥发油中已分离出多种单体，如莪术酮、莪术醇和莪术双酮等。研究认为莪术醇和莪术双酮为莪术抗癌的主要成分。

【药理作用】

1. 莪术在体外对艾氏腹水癌细胞及白血病细胞有直接破坏作用，比5氟尿嘧啶作用快且明显，浓度越大，破坏作用越强。

2. 莪术醇对小鼠宫颈癌U14的抑制率可达77.13%。

3. 莪术双酮对小鼠肉瘤、小鼠宫颈癌、小鼠艾氏腹水癌细胞也有明显抑制作用，能使之变性坏死。

4. 莪术总油对ECA、S180、ARS三种腹水型瘤，以及S37、S180两种实体瘤均有明显实验治疗效果。

5. 用莪术制剂处理艾氏腹水癌细胞及白血病细胞，对小鼠进行主动免疫后，能产生明显的免疫防护作用，提示莪术不仅能直接抑制破坏肿瘤细胞，而且还可增强细胞的免疫原性，从而促进机体对肿瘤的免疫反应，产生肿瘤免疫治疗作用。莪术同时促进机体对肿瘤免疫排斥反应。

【临床应用】

1. 预防白细胞减少，但对已出现的白细胞减少无治疗作用。故放疗或化疗前几天先注射莪术油，可预防白细胞的减少。

2. 临床已用于治疗宫颈癌、卵巢癌、皮肤癌、外阴癌、胃癌、肺癌等，其中以宫颈癌治疗疗效最好。

【用法用量】

行气止痛多生用，破血祛瘀宜醋炒。

内服：煎汤，3～10g；或入丸、散。

外用：适量，煎汤洗；或研末调敷。

4. 三尖杉

【药材分布】

三尖杉又名桃松、山榧树，为粗榧科植物三尖杉的枝叶，为我国特产树种。

【有效成分】

抗癌有效成分有三尖杉酯碱、高三尖杉酯碱、异三尖杉酯碱和脱氧三尖杉酯碱四种。其中三尖杉酯碱和高三尖杉酯碱的含量较高。

【药理作用】

实验证明，三尖杉酯类生物碱在动物耐受剂量下，使小鼠肉瘤及白血病瘤细胞有丝分裂指数显著减少，染色体药物变异。可引起正常小鼠及白血病小鼠肝脾组织，以及肉瘤小鼠的肿瘤组织核酸含量明显下降。实验观察初步认为：三尖杉酯碱属细胞周期非特异性抗癌药，三尖杉酯碱对 G_1 期、S 期、G_2 期均有抑制作用，从而使瘤细胞和血细胞的分裂增殖受到明显的抑制。

【临床应用】

以白血病及恶性淋巴瘤疗效为最好。

1. 三尖杉酯类生物碱对造血系统有全面的抑制作用，可降低白细胞总数和杀灭幼稚白细胞，尤其对急性粒细胞性白血病、慢性粒细胞性白血病、急性单核细胞性白血病疗效较为显著。

2. 对恶性淋巴病临床观察 46 例，有效率为 60.8%，部分患者用药后肿瘤迅速缩小，症状缓解。

【不良反应】

临床观察如下：

1. 消化系统方面：表现为腹痛、腹泻、恶心、呕吐、食欲减退等消化道反应。

2. 造血系统损害：白细胞明显下降，红细胞次之，血红蛋白减少血小板轻度下降。

3. 心脏损害：部分患者药后出现心悸、胸闷、心动过速，极个别患者可见药后奔马律，心室传导阻滞，甚至心衰。

【毒性】

大剂量使用后可见 GDT 上升和 NPN（非蛋白氮）上升，偶尔出现血尿。

1. 急性毒性：用三尖杉总生物碱腹腔注射小剂量的 LD50 为 110mg/kg。

2. 亚急性毒性：对大白兔的毒性，高三尖杉酯碱每日 0.5～0.04mg/kg，总量 2.5～0.68mg/kg。

【用法用量】

一般提取其中生物碱，制成注射剂使用。如需水煎服，则 5～6 钱，水煎，或炒熟食，早晚饭前各服 1 次。

5. 肿节风

【药材分布】

肿节风又名九节风，接骨莲、九节花、九节茶等。为金粟科植物草珊瑚的干燥全草。

【有效成分】

含黄酮甙、内酯类、挥发油等，总挥发油和 C Ⅱ 为抗癌有效成分。

【药理作用】

体外和动物体内试验证明：

1. 肿节风制剂对小鼠 L615，艾氏腹水癌 EA、S180 等癌细胞有抑制作用。

2. 肿节风提取物 C Ⅱ 及其总挥发油对 S180 和 W256 瘤株有明显抑制作用，对 S180

的抑制率为 42% ~ 49.4%，对 W256 的抑制率为 39%。

【临床作用】

对多种恶性肿瘤有一定疗效。尤其是对胰腺癌、胃癌、直肠癌、食道癌的治疗效果好。

【毒性及不良反应】

用肿节风浸膏粉一次灌胃，小鼠 LD50 为（24.25±8.5）g/kg；注射液给小鼠静脉注射 LD50 为 8g/kg；所以临床反应少见，个别过敏体质者可产生过敏反应，未见其他损害。

【用法用量】

内服：煎汤，9 ~ 15g；或浸酒。

外用：适量，捣敷；研末调敷；或煎水熏洗。

6. 冬凌草

【药材分布】

冬凌草又名水凌草，水凌花为唇形科植物碎米桠的干燥地上部分。

【有效成分】

含单萜、倍半萜、二萜、三萜一系列萜类化合物，从二萜中分得冬凌草素 A 为冬凌草抗癌有效成分之一。近年来又分离出冬凌草乙素、丙素、丁素，其中冬凌草乙素为另一抗癌有效成分。

【药理作用】

1. 体外实验证明冬凌 44 醇制剂对 Hela 细胞有一定细胞毒作用。

2. 冬凌草煎剂及醇剂不论口服或注射，对小鼠艾氏腹水癌皮下型或腹水型以及 S180 均有明显抗瘤作用。醇制剂作用大于煎剂。

3. 冬凌草甲、乙素对 ECA 癌细胞的 50% 抑制浓度为 0.511g/mL。对艾氏腹水癌、肝癌细胞有明显抑制作用。并对在体注射与细胞免疫有一定增强作用。

4. 冬凌草对食管平滑肌有调适、解痉作用，可以减轻食管癌患者的吞咽困难症状。

5. 冬凌草对晚期肺癌患者的疼痛有一定的缓解作用。

【临床作用】

据报道对多种恶性肿瘤均有一定疗效，主观症状缓解者达半数以上。尤其对乳腺癌的疗效尤为突出。对肝癌疗效也较好。对晚期食管贲门癌的作用，主要表现为吞噬困难的改善、胸背疼痛的减轻、大便的畅通、食欲的增进。与化疗合并提高有效率。

【毒副作用】

冬凌草素给小鼠腹腔注射的 LD50 为（55.8±5.7）mg/kg。大鼠腹腔注射 5 ~ 10mg/（kg·d），连续用药 10 日，对动物肝、肾功能及外周血象均无明显影响，少数有服药后有轻度腹胀、腹疼、腹鸣、溏泻，或偶有恶心。

【用法用量】

内服：煎汤，30～60g；或泡酒。

7. 野百合

【药材分布】

野百合又名羊屎蛋、农吉利、兰花野百合、倒树野芝麻，为豆科植物野百合的干燥全草。

【有效成分】

主要含七种生物碱，其中农吉利甲素为抗癌的主要有效成分。

【药理作用】

1. 肝细胞使甲素分解为吡咯类物质，再烷化核糖核酸（RNA）所致。动物实验证明，小鼠的子宫、肾、肝和人体皮肤均能直接显示利用甲素，这种利用能力，可能是治疗皮肤癌与宫颈癌的根据；对小鼠 S180、白血病 L615、小鼠艾氏腹水癌、大鼠瓦克 256 均有明显的抑癌作用。

2. 吉利甲素口服或肌注，都会很快出现在血液中，并有明显体内积蓄。主要积蓄在肝、肺、肾。72 小时尿中排出量为 8.34%～17.01%，粪中未排出。停药 22～90 天，尿中仍排出农吉利甲素及代谢物。

【临床作用】

治疗皮肤癌、宫颈癌、食管癌、肺癌、肝癌、胃癌等。其中以皮肤癌与宫颈癌为首选。

【毒性及不良反应】

野百合碱一次给小鼠注入腹腔 LD50 为 296mg/kg 或 325mg/kg。大鼠一次腹腔注入的 LD50 为 134mg/kg。给静注或肌注野百合碱 8～10mg/（kg·d），连用一周，无明显毒性。18～80mg/（kg·d），连用一周，有造血及肝、肾损害，可致死亡，野百合碱中毒的潜伏期长，可停药后相当长时间后表现出来。

【用法用量】

内服：煎汤，15～30g。

外用：捣敷。

8. 雷公藤

【药材分布】

本品为卫矛科植物雷公藤的根，其叶、花及果实亦可入药。分布于长江流域以南各地及我国西南各省。湖南称其为黄藤根、水莽草、断肠草。

【有效成分】

根中含生物碱，有雷公藤碱、雷公藤定碱以及雷公藤酸等。以雷公藤和昆明山海棠中均提取到雷公藤羟内酯，又称雷公藤甲素。

【药理作用】

雷公藤羟内酯具有较高的抗肿瘤活性，在低剂量时，P388 白血病小鼠的生存时间延长。甲素在 0.2mg/kg 剂量时，对小鼠体液免疫有抑制作用，此化合物目前认为是一种烷化剂。抗肿瘤作用机能是其功能基团与细胞的巯基、氨基、羟基和磷酸起烷化作用，使细胞的脱氧核糖核酸、核糖核酸、酶及蛋白质等结构或功能发生改变。

【临床应用】

对多种癌症如白血病、乳腺癌、胰腺癌及肺癌等均有良好的抗肿瘤活性。雷公藤甲素已试用于临床。

【用法用量】

内服：水煎汤，去皮根木质部分 15 ～ 25g；带皮根 10 ～ 12g。均需文火煎 1 ～ 2h。也可制成糖浆、浸膏片等。研粉装胶囊服，每次 0.5 ～ 1.5g，每日 3 次。

外用：适量，研粉、捣烂，或制成酊剂、软膏涂擦。

9. 喜树

【药材分布】

喜树是中国所特有的一种高大落叶乔木，是一种速生丰产的优良树种，属于珙桐科植物，又名旱莲、水栗、水桐树、天梓树、旱莲子。

【有效成分】

喜树碱，包括 11- 甲氧基喜树碱、20- 脱氧喜树碱、10- 羟基脱氧喜树碱、18- 羟基喜树碱、10- 甲氧基喜树碱、11- 甲氧基喜树碱等约 18- 喜树碱类天然成分，以喜树碱和 10- 羟基喜树碱的抗癌活性最为显著。

【药理作用】

1. 树碱能够独特的作用于拓扑异构酶Ⅰ（Topo Ⅰ），拓扑异构酶Ⅰ能够以非共价键的形式与 DNA 形成一个暂时的络合中间体，以打开缺口 / 重新封口的机理松弛 DNA 的超螺旋结构。喜树碱类药物与 Topo Ⅰ -DNA 复合物可逆性地结合，形成稳定的 DNA-Topo Ⅰ -DNA 三元结合体，对可裂解复合物起到稳定作用。该三元结合体与复制酶作用，产生双链 DNA 的损伤，导致复制叉与结合体"碰壁"，形成不可修复的缺口，使 DNA 合成受到抑制，进而诱导细胞的凋亡。

2. 树碱类衍生药物诱导凋亡常伴有细胞周期阻滞，细胞周期阻滞是细胞的一种响应机制，其主要是为了防止将错误的遗传信息传递给子细胞。如果出现的 DNA 缺口过多，超过细胞自身的修复能力，就会启动凋亡程序。喜树碱类药物主要针对 S 期肿瘤细胞，对 G_1、G_2 和 M 期细胞有轻微杀伤力，对于 G_0 期细胞无明显作用。

【临床作用】

目前用于临床治疗的喜树碱类药物主要有拓扑替康（TPT）、依立替康（CPT-11）、贝洛替康（CDK-602）、10- 羟基喜树碱（HCPT）等。

【用法用量】

内服：煎汤，根皮 9 ～ 15g，果实 3 ～ 9g；或研末吞；或制成针剂、片剂。

10. 白花蛇舌草

【药材分布】

白花蛇舌草即为茜草科下属的一年生草本类植物，其余名称即为鹤舌草、白花十字草等。

【有效成分】

直接抗肿瘤作用的有效成分有三萜类、香豆素类、多糖类和甾醇类，包括熊果酸、齐墩果酸、豆甾醇、β – 谷甾醇、对位香豆酸等。

【药理作用】

1. 引导肿瘤细胞凋亡：对于白血病中的 K562 型细胞、CEM 型细胞等各类细胞本身的发育，都能够凸显出阻碍与引导凋亡等功效。

2. 增强免疫功能：白花蛇舌草凸显出来的免疫功能，大多即为总黄酮型及多糖型。

3. 抗肿瘤细胞能量代谢。

4. 癌基因本身的表达带来影响：白花蛇舌草中的总黄酮作用到肝癌中的 SMMC-7721 型细胞，能够减少各类癌基因、讯号传导分子本身的表达，让抗癌基因 MAP2K6、NF-2 等得以升高。

5. 合成超氧化物：使癌细胞中的氧气得以爆破，激发凋亡讯号网络，让癌细胞凋亡。

【临床应用】

1. 恶性腹水：卵巢癌、胃癌、大肠癌、肝癌、淋巴瘤等常可引起恶性腹腔积液。

2. 消化系统肿瘤：治疗中晚期食道癌、胃癌、结肠癌，且对胸腹水、癌性疼痛及癌性发热具有一定的抑制作用。

3. 其他：鼻咽癌、急性非淋巴细胞白血病等。

11. 紫草

【药材分布】

紫草为紫草科植物新疆软紫草、紫草或内蒙紫草的干燥的根。

【有效成分】

紫草主要的抗癌有效成分为萘醌类色素化合物，即紫草素及其衍生物，尤其以乙酰紫草素和 β、β – 二甲基丙烯紫草素为主要抗癌成分。

【药理作用】

1. 激活 Caspase 蛋白酶家族，启动凋亡。

2. 引起 Bal-2 蛋白家族变化。

3. 抑制 DNA 拓扑异构酶。

4. 抑制肿瘤血管生成：实验表明紫草素可直接作用于内皮细胞，通过抑制其增殖、迁移及管腔形成而发挥其抗血管新生作用。

【临床应用】

紫草具有细胞毒作用和抗癌作用，可用于妇科肿瘤及多种癌症，如肺癌、恶性淋巴瘤、白血病等。

【用法用量】

内服：煎汤，3 ～ 9g；或入散剂。

外用：适量，熬膏或制油涂。

12. 尖尾芋

【药材分布】

尖尾芋又名卜芥，是天南星科海芋属植物，分布广泛，容易获取。

【有效成分】

尖尾芋凝集素、尖尾芋多糖、尖尾芋石油醚、尖尾芋正丁醇、苯丙烷木脂素酰胺。

【药理作用】

1. 增强免疫。

2. 诱导癌细胞凋亡和抑制肿瘤转移。

【临床应用】

尖尾芋作为现代中草药，对多种肿瘤治疗有明显疗效，目前已有将尖尾芋及其癌活性成分制备成抗癌新药，以及将其提取物制备的抗宫颈癌的药物，应用于肿瘤的治疗中，但对其抗肿瘤的机制还有待研究，对其他的肿瘤细胞是否有抑制作用也需要进一步的研究与验证。

【用法用量】

内服：煎汤，3～9g（鲜品 30～60g。需炮制，宜煎 2h 以上）。

外用：适量，捣敷。

13. 丹参

【药材分布】

丹参是唇形科植物丹参的干燥根和根茎，全国大部分地区都有分布。

【有效成分】

丹参酮 II A 为主要的抗肿瘤的活性成分。

【药理作用】

1. 抑制肿瘤细胞生长和增殖。

2. 诱导肿瘤细胞死亡。

3. 抑制肿瘤细胞侵袭和转移。

【临床应用】

根据各项实验及研究文献，丹参酮 II A 对于多种癌症均有明显防治的作用，如鼻咽癌、乳腺癌、结肠癌、肝癌、肾癌、宫颈癌等。

【用法用量】

内服：煎汤，5～15g，大剂量可用至 30g。

14. 京大戟

【药材分布】

大戟为大戟科、大戟属多年生草本植物，根入药，别称京大戟，要生长于长江以南地区。

【有效成分】

主要含有萜、鞣酸、黄酮类成分，其中二萜类化合物在抗癌作用方面效果显著。

【药理作用】

1. 抑制癌细胞生长和增殖。

2. 诱导肿瘤细胞凋亡。

3. 抑制癌细胞 DNA 合成：通过抑制癌细胞的 DNA 合成使其被阻断在 S 期。

【临床应用】

据文献报道，临床上用于治疗白血病、肝癌、鼻咽癌等。

【用法用量】

内服：1.5～3g，水煎服。

15. 蒲公英

【药材分布】

蒲公英，菊科，蒲公英属多年生草本植物，别名黄花地丁、婆婆丁、华花郎等。

【有效成分】

蒲公英多糖、蒲公英萜醇、木犀草素、羽扇豆醇、β－谷甾醇、α－亚麻酸、硬脂酸、不饱和脂肪酸亚麻酸、脂肪酸棕榈酸等为主要防治癌肿的活性成分。

【药理作用】

1. 阻滞癌细胞分裂周期：通过抑制癌细胞 S 期的 DNA 复制，将细胞分裂阻滞在 S 期，进而抑制癌细胞的异常增殖分裂。

2. 促进癌细胞凋亡。

3. 促进癌细胞氧化应激反应：可抑制乳腺癌细胞中的超氧化物歧化酶表达，从而降低细胞内活性氧自由基清除率，促进细胞氧化应激反应，导致细胞损伤严重，诱导乳腺癌细胞的凋亡。

4. 抑制乳腺癌细胞代谢：通过抑制癌细胞磷酸戊糖代谢途径，进而抑制癌细胞增殖。

【临床应用】

研究发现，蒲公英活性成分在乳腺癌等多种癌症的治疗方面体现出了良好的前景，不同极性溶剂的提取物均对乳腺癌增殖有一定的抑制作用。

【用法用量】

内服：煎汤，10 ～ 30g，大剂量60g；或捣汁，或入散剂。

外用：适量，捣敷。

16. 大黄

【药材分布】

本品为蓼科植物掌叶大黄、唐古特大黄或药用大黄的干燥根及根茎。秋末茎叶枯萎或次春发芽前采挖，除去细根，刮去外皮，切瓣或段，绳穿成串干燥或直接干燥。

【有效成分】

大黄蒽醌衍生物、大黄酸、大黄素、芦荟大黄素、大黄多糖等。

【药理作用】

经过研究表明其中大黄素可抑制肺癌、肝癌、胰腺癌、宫颈癌、前列腺癌等多种肿瘤细胞生长，并呈浓度依赖性抑制结肠癌细胞的异常增殖。

【用法用量】

内服：3 ～ 30g，用于泻下不宜久煎。

外用：适量，研末调敷患处。

17. 猫爪草

【药材分布】
中药猫爪草是毛茛科植物小毛茛的干燥块根，别名猫爪儿草、三散草。

【有效成分】
黄酮、皂苷、多糖。

【药理作用】
猫爪草对人体内外都有抗肿瘤作用。抗肿瘤机制可能与阻滞癌细胞于 S、G_2 期，诱生肿瘤坏死因子，调节免疫等有关。

【临床应用】
猫爪草对抗甲状腺肿瘤、淋巴肉瘤、慢性粒细胞性白血病、肺癌等有很大的临床疗效。

【用法用量】
内服：15 ～ 30g，单味药可用至 120g，水煎服。

18. 山慈菇

【药材分布】
中药山慈菇为兰科植物杜鹃兰、独蒜兰和云南独蒜兰的干燥假鳞茎，其中杜鹃兰是主流品种。

【有效成分】
多糖、秋水仙碱等多种生物碱、醇提取物、乙酸乙酯萃取物。

【药理作用】
1. 抑制肿瘤细胞的增殖：含多糖物质，具有抑制肿瘤细胞增殖的作用。
2. 肿瘤细胞的细胞毒作用：抑瘤作用与剂量大致成正比。
3. 抑制肿瘤细胞的侵袭与转移：肿瘤细胞的侵袭和转移决定着肿瘤患者预后情况。
4. 提高机体免疫。

【临床作用】
大量研究均已证实山慈菇在抗肿瘤方面具有良好的功效，但关于其抗肿瘤作用的报道，仅局限在体外肿瘤细胞及动物模型中的研究，临床应用尚缺乏相关标准。山慈菇虽然有毒，且不同品种的山慈菇不良反应存在差异，进一步确定山慈菇的临床使用安全剂量意义重大。

【用法用量】

内服：煎汤，3 ～ 6g；或磨汁；或入丸、散。

外用：适量，磨汁涂；或研末调敷。

19. 石见穿

【药材分布】

石见穿为唇形科植物紫参的全草，夏至到处暑间采收。

【有效成分】

乌索酸。

【药理作用】

1. 抑制肿瘤发生：乌索酸可以抑制香烟烟雾提取物对支气管上皮细胞的细胞毒作用，其机制与恢复氧化还原平衡、减轻 DNA 损伤相关；乌索酸还可抑制 A549 肺癌发展。

2. 抑制细胞增殖：肿瘤细胞呈现失控增殖，抑制增殖是控制肿瘤生长的重要方法。

3. 激发细胞凋亡：乌索酸可抑制甲状腺癌髓样癌细胞增殖，激发凋亡。

4. 阻滞细胞周期：抑制胆囊癌肿瘤生长和细胞增殖，阻滞细胞周期于 S 期，并可活化 Caspase-3 和 Caspase-9，激发细胞凋亡。

5. 诱导细胞自噬：通过活性氧介导的内质网应激，促恶性神经胶质瘤 U87MG 自噬。

6. 抑制上皮 – 间质转化：乌索酸通过抑制上皮 – 间质转化（EMT），抑制卵巢癌干细胞的增殖，促细胞凋亡，增强化疗敏感性，从而抑制卵巢癌干细胞裸鼠内移植肿瘤的生长。

7. 抑制血管生成：乌索酸能抑制艾氏腹水瘤皮下移植瘤血管的生成，可能与抑制 VEGF 等蛋白表达相关。

【临床应用】

乌索酸不仅存在于石见穿，还广泛分布于藤梨根、白花蛇舌草、夏枯草、女贞子等植物，在脑胶质母细胞瘤、腺样囊性癌、甲状腺癌、肺癌、胃癌、肝癌、胆囊癌、胰腺癌、大肠癌、卵巢癌、宫颈癌、前列腺癌、黑色素瘤等恶性肿瘤中有明显的抗癌作用。

【用法用量】

内服：煎汤，6 ～ 15g；或绞汁。

外用：适量，捣敷。

20. 两面针

【药材分布】

本品为芸香科植物两面针的干燥根。全年均可采挖，洗净，切片或段，晒干。

【有效成分】

氯化两面针碱。

【药理作用】

研究表明，两面针对多种肿瘤有抑制作用。抑制 Eca109 细胞的增殖与线粒体有着密切的关系。

【用法用量】

内服：5 ～ 10g。

外用：适量，研末调敷或煎水洗患处。

注意不能过量服用。忌与酸味食物同服。

（宋天颖　张　博　任保辉）

第 11 节　药食同源植物

"药食同源"指食物即药物，它们之间并无绝对的分界线。2002 年中国卫生部发布的目录里有天冬、黄芪、麦冬、罗汉果等 86 种。本文中选取了其中 30 种药理作用切实有效、使用安全的植物，分列于此，供选用。

1. 女贞子

女贞子，中药名。本品为木犀科植物女贞的果实。冬季果实成熟时采摘，除去枝叶晒干，或将果实略熏后，晒干；或置热水中烫过后晒干。分布华东、华南、西南及华中各地。主产浙江、江苏、湖南、福建、广西、江西及四川等地。

【性状特征】

女贞为常绿大灌木或小乔木，高达 10 余米。种子 1 ～ 2 枚，长椭圆形。花期 6 ～ 7 月。果期 8 ～ 12 月。性平，味甘、苦。归肝、肾二经。

【中药药理作用】

滋阴益寿、补益肝肾、清热明目、乌须黑发。

【适应证】

头晕目眩、耳鸣目暗、腰膝酸痛、内热、须发早白。

【用法用量】

清虚热宜生用，补肝肾宜熟用。

内服：煎汤，6 ～ 15g；或入丸剂。

外用：适量，敷膏点眼。

2. 川贝母

川贝母是百合科贝母，属多年生草本植物，植株可达 50cm。主要分布于中国西藏、云南和四川，也见于甘肃、青海、宁夏、陕西和山西，也分布于尼泊尔。药材呈类圆锥形或近球形，外层鳞叶 2 瓣，大小悬殊，大瓣紧抱小瓣，未抱部分呈新月形，习称"怀中抱月"。内有类圆柱形、顶端稍尖的心芽和小鳞叶 1 ～ 2 枚。味微苦。

【性状特征】

味甘、苦，性微寒。归肺、心经。

【中药药理作用】

清热润肺、化痰止咳、平喘、散结消肿。

【适应证】

肺虚、久咳、虚劳咳嗽、燥热咳嗽、肺痈、瘰疬、痈肿、乳痈。

【用法用量】

内服：煎汤，3 ～ 9g；或研末，1 ～ 1.5g；或入丸、散。

外用：适量，研末撒；或调敷。

3. 川芎

川芎，栽培植物，主产于四川（灌县），在云南、贵州、广西等地，生长于温和的气候环境。是一种中药植物，常用于活血行气、祛风止痛。川芎辛香温燥，走而不守，既能行散，上行可达巅顶；又入血分，下行可达血海。活血祛瘀作用广泛，适宜瘀血阻滞各种病症；祛风止痛，效用甚佳，可治头风头痛、风湿痹痛等症。昔人谓川芎为血中之气药。

【性状特征】

川芎为多年生草本，高 40 ～ 60cm。花期 7 ～ 8 月，幼果期 9 ～ 10 月。味辛，性温。归肝、胆经。

【中药药理作用】

行气开郁、祛风燥湿、活血止痛。

【适应证】

月经不调、偏正头痛、心绞痛。

【用法用量】

内服：煎汤，3～10g；或研末，每次1～1.5g；或入丸、散。

外用：适量，研末撒；或煎汤漱口。

4. 丹参

丹参，中药名，为唇形科植物丹参的干燥根和根茎。春、秋二季采挖，除去泥沙，干燥。分布于中国安徽、山西、河北、四川、江苏等地。还有湖北、甘肃、辽宁、陕西、山东、浙江、河南、江西等地。日本也有分布。

【性状特征】

味苦，微寒。归心、肝经。

【中药药理作用】

活血祛瘀、通经止痛、清心除烦、凉血消痈。

【适应证】

冠心病、迁延性或慢性肝炎、血栓闭塞性脉管炎、晚期血吸虫病、肝脾肿大。

【用法用量】

内服：煎汤，5～15g，大剂量可用至30g。

5. 五味子

五味子，中药名。为木兰科植物五味子的干燥成熟果实。分布于黑龙江、吉林、辽宁、内蒙古、河北、山西、宁夏、甘肃、山东等地。

【性状特征】

味酸、甘，性温。归心、肺、肾经。

【中药药理作用】

收敛固涩、益气生津、补肾宁心。

【适应证】

久嗽虚喘、梦遗滑精、遗尿尿频、久泻不止、自汗盗汗、津伤口渴、内热消渴、心悸失眠。

【用法用量】

内服：用量2～6g，煎汤内服；或研末，每次1～3g；或熬膏；或入丸、散。

外用：适量，研末掺；或煎水洗。

6. 天门冬

天门冬，中药名，为百合科天门冬属植物天门冬的块根。植物天门冬，分布于华东、中南、西南、河北、山西、陕西、甘肃、台湾等地。

【性状特征】

攀援植物。味甘、苦，性寒。归肺、肾经。

【中药药理作用】

滋阴润燥、清肺降火。

【适应证】

肠燥便秘、白喉。

【用法用量】

内服：6～12g，水煎服。

7. 天麻

天麻，中药名，为兰科植物天麻的干燥块茎。分布于吉林、辽宁、河北、陕西、甘肃、安徽、河南、湖北、四川、贵州、云南、西藏等地。现多人工栽培。

【性状特征】

味甘，性平。归肝经。

【中药药理作用】

息风止痉、平抑肝阳、祛风通络。

【适应证】

中风、头痛、言语不顺。

【用法用量】

内服：煎汤，3～10g；或入丸、散、研末吞服，每次1～1.5g。

8. 沙参

沙参，中药名，为桔梗科植物沙参及其同属数种植物的根。分布于江苏、安徽、浙江、江西、湖南等地。

【性状特征】

味微甘、微苦，性微寒。归肺，胃经。

【中药药理作用】

养阴清热、润肺化痰、益胃生津。

【适应证】

气管炎、百日咳。

【用法用量】

内服：煎汤，10 ～ 15g，鲜品 15 ～ 30g；或入丸、散。

9. 生地黄

生地黄，地黄属植物，地黄的块根，多年生直立草本。喜温和气候及阳光充足之地，怕积水。分布于中国大部分地区、日本等。

【性状特征】

味甘、苦，性寒。归心、肝、肺经。

【中药药理作用】

清热生津、凉血、止血。

【适应证】

糖尿病、传染性肝炎、咽喉肿痛。

【用法用量】

鲜地黄：12 ～ 30g。生地黄：9 ～ 15g。水煎服。

10. 何首乌

何首乌，中药名，为蓼科植物何首乌的块根。分布于华东、中南及河北、山西、陕西、甘肃、台湾、四川、贵州、云南等地。

【性状特征】

味苦、甘、涩，性微温。归肝、肾经。

【中药药理作用】

安神、养血、活络、润肠通便；制首乌功善补肝肾、益精血、乌须发。

【适应证】

便秘、高血脂、神经衰弱。

【用法用量】

内服：煎汤，10 ～ 20g；或熬膏、浸酒；或入丸、散。

外用：适量，煎水洗、研末撒或调涂。

11. 麦冬

麦冬，中药名，为百合科植物麦冬（沿阶草）的干燥块根。麦冬生于海拔 2000 米以下的山坡阴湿处、林下或溪旁。分布于山东、安徽、浙江等地。

【性状特征】

味甘、微苦，性微寒。归心经、肺经、胃经。

【中药药理作用】

养阴生津、润肺止咳。

【适应证】

干咳、咯血、糖尿病、便秘。

【用法用量】

内服：煎汤，6～15g；或入丸、散、膏。

外用：适量，研末调敷；煎汤涂；或鲜品捣汁搽。

12. 淫羊藿

淫羊藿，为小檗科植物淫羊藿的干燥叶。夏、秋季茎叶茂盛时采割，除去粗梗及杂质，晒干或阴干。产于吉林、辽宁、浙江、安徽。朝鲜北部及日本亦有分布。生于林下或灌丛中。

【性状特征】

味辛、甘，性温。归肝、肾经。

【中药药理作用】

补肾阳、强筋骨、祛风湿。

【适应证】

不育症、高血压、糖尿病、机体免疫力低下。

【用法用量】

内服：煎汤，5～15g；或浸酒；或熬膏；或入丸、散。

外用：煎水洗。

13. 黄芪

黄芪是豆科黄芪属多年生草本植物。春、秋季采挖，除去泥土、须根及根头，晒至六七成干，理直扎捆后晒干。主产于内蒙古、山西及黑龙江；现广为栽培。

【性状特征】

味甘，性微温。归脾、肺经。

【中药药理作用】

补气固表、托毒排脓、利尿、生肌。

【适应证】

水肿、子宫脱垂、慢性肾炎蛋白尿、糖尿病、疮口久不愈合。

【用法用量】

内服：9～30g，大剂量可用到90～180g，水煎服。

14. 苏叶

本品为唇形科植物紫苏的干燥叶（或带嫩枝）。夏季枝叶茂盛时采收，除去杂质，晒干。主产于江苏、湖北、广东、广西、河南、河北、山东、山西、浙江、四川等地。

【性状特征】

性温。归肺、脾经。

【中药药理作用】

发表、散寒、理气、和营。

【适应证】

风寒感冒、恶寒发热、咳嗽、气喘、头痛、鼻塞，或咳嗽兼胸闷不舒。

【用法用量】

内服：5～15g，水煎服。

15. 紫苏子

紫苏子，中药名。为唇形科植物紫苏和野紫苏的果实。紫苏全国各地广泛栽培。野紫苏分布于华东、华南、西南及河北、山西、陕西、台湾等地。

【性状特征】

味辛，性温。归肺、大肠经。

【中药药理作用】

消痰、平喘、润肠。

【适应证】

痰壅气逆、咳嗽气喘、肠燥便秘。

【用法用量】

内服：3～9g，水煎服。

16. 葛根

葛根，中药名。为豆科植物野葛的干燥根，习称野葛。秋、冬二季采挖，趁鲜切成厚片或小块，干燥。辽宁、河北、河南、山东、安徽、江苏、浙江、福建、台湾、广东等均有分布。

【性状特征】

味甘、辛，性凉。归肺、胃经。

【功能主治】

解肌退热、透疹、生津止渴、升阳止泻。

【适应证】

高血压、颈项强痛、冠心病、心绞痛、眼底病。

【用法用量】

内服：煎汤，10～15g；或捣汁。

外用：适量，捣敷。

17. 党参

党参，桔梗科党参属，多年生草本植物，有乳汁。秋季采挖，洗净，晒干。分布于东北及河北、河南、山西、陕西、甘肃、内蒙古、青海等地。

【性状特征】

味甘，性平。归脾、肺经。

【中药药理作用】

补中益气、健脾益肺。

【适应证】

低血糖、高血压、白血病。

【用法用量】

生津、养血宜生用；补脾益肺宜炙用。

内服：煎汤，6～15g；或熬膏；或入丸、散。

18. 铁皮石斛

铁皮石斛，中药名，为兰科植物铁皮石斛的茎。全年均可采收，以春末夏初和秋季采之为好，煮蒸透或烤软后，晒干或烘干或鲜用。于四川、广西、云南、贵州均有分布。

【性状特征】

味甘、淡、微咸，性寒。归胃，肾经。

【中药药理作用】

滋阴清热、生津止渴。

【适应证】

胃病、干呕。

【用法用量】

内服：干品 6 ～ 12g，鲜品 15 ～ 32g，水煎服或水冲服。

19. 夏枯草

夏枯草，中药名，为唇形科植物夏枯草的干燥果穗。其生长在山沟水湿地或河岸两旁湿草丛、荒地、路旁，广泛分布于中国各地，以河南、安徽、江苏、湖南等省为主要产地。

【性状特征】

味辛、苦，性寒。归肝、胆经。

【中药药理作用】

清肝泻火、明目、散结消肿。

【适应证】

头痛眩晕、乳房胀痛、肺结核、急性黄疸型传染性肝炎。

【用法用量】

内服：煎汤，6 ～ 15g，大剂量可用至 30g；或熬膏；或入丸、散。

外用：适量，煎水洗或捣敷。

20. 当归

当归，中药名，为伞形科植物当归的干燥根。主产于甘肃东南部，以岷县产量多，质量好，其次为云南、四川、陕西、湖北等省，均为栽培。

【性状特征】

味甘、辛，性温。归心、肝、脾经。

【中药药理作用】

补血活血、调经止痛、润肠通便。

【适应证】

眩晕、心悸、月经不调、经闭、痛经、便秘。

【用法用量】

内服：煎汤，6 ～ 12g；或入丸、散；或浸酒；或敷膏。

21. 甘草

甘草，中药名，为豆科植物甘草、胀果甘草或光果甘草的干燥根和根茎。分布于东北、华北、陕西、甘肃、青海、新疆、山东等地。

【性状特征】

味甘，性平。归心、肺、脾、胃经。

【中药药理作用】

补脾益气、清热解毒、祛痰止咳、缓急止痛、调和诸药。

【适应证】

胃溃疡、十二指肠溃疡、肝炎、癥病、药物及食物中毒。

【用法用量】

内服：煎汤，2～6g，调和诸药用量宜小，作为主药用量宜稍大，可用10g左右；用于中毒抢救，可用30～60g。

外用：适量，煎水洗、渍；或研末敷。

22. 罗汉果

罗汉果，中药名。为葫芦科植物罗汉果的干燥果实。秋季果实由嫩绿色变深绿色时采收，晾数天后，低温干燥。常生于山坡林下及河边湿地、灌木丛中。分布于江西、湖南、广东、广西、贵州等地。

【性状特征】

味甘，性凉。归肺、大肠经。

【中药药理作用】

清热润肺、利咽开音、滑肠通便。

【适应证】

咽喉炎、扁桃体炎、急性胃炎、便秘。

【用法用量】

内服：煎汤，15～30g，或炖肉；或开水泡。

23. 桔梗

桔梗，中药名，为桔梗科植物桔梗的干燥根。春、秋二季采挖，洗净，除去须根，趁鲜剥去外皮或不去外皮，干燥。生于山地草坡、林缘或有栽培。分布于全国各地区。

【性状特征】

味苦、辛，性平。归肺经。

【中药药理作用】

清热利咽、宣肺祛痰、排脓。

【适应证】

咳嗽痰多、音哑、咽痛。

24. 黄精

黄精，中药名。为百合科植物滇黄精、黄精或多花黄精的燥根茎。

【性状特征】

味甘，性平。归脾、肺、肾经。

【中药药理作用】

补气养阴、健脾、润肺、益肾。

【适应证】

阳痿、口干舌燥。

【用法用量】

内服：煎汤，10～15g，鲜品30～60g；或入丸、散熬膏。

外用：适量，煎汤洗；或熬膏涂；或浸酒搽。

25. 酸枣仁

酸枣仁，中药名。为鼠李科植物酸枣的种子。秋季果实成熟时采收，将果实浸泡一宿，搓去果肉，捞出，用石碾碾碎果核，取出种子，晒干。主产于河北、陕西、辽宁、河南等地。

【性状特征】

味甘，性平。归肝、心、胆经。

【中药药理作用】

养肝、宁心、安神、敛汗。

【适应证】

失眠、高血压、心律失常。

26. 薤白

薤白，中药名，为百合科植物小根蒜或薤的干燥鳞茎。夏、秋二季采挖，洗净，除去须根，蒸透或置沸水中烫透，晒干。东北、河北、江苏、湖北等地均产。

【性状特征】

味辛、苦，性温。归心、肺、胃、大肠经。

【中药药理作用】

通阳散结、行气导滞。

【适应证】

肺炎、高血压、高血脂。

【用法用量】

内服：煎汤，5～10g，鲜品30～60g；或入丸、散，亦可煮粥食。

外用：适量，捣敷；或捣汁涂。

27. 藿香

藿香，中药名，为唇形科草本植物广藿香的地上部分。主产于广东、台湾等地，全国各地均产。

【性状特征】

味辛，性温。归脾、胃、肺经。

【中药药理作用】

化湿醒脾、辟秽和中、解暑、发表。

【适应证】

呕吐、发热、中暑。

【用法用量】

内服：煎汤，6～10g；或入丸、散。

外用：适量，煎水洗；或研末搽。

28. 青蒿

青蒿，中药名。为菊科植物黄花蒿的干燥地上部分。产地遍及全国。

【性状特征】

味苦、辛，性寒。归肝、胆经。

【中药药理作用】

清虚热、除骨蒸、解暑热、截疟、退黄。

【适应证】

疟疾、黄疸、解暑。

【用法用量】

内服：煎汤，6～15g，治疟疾可用20～40g，不宜久煎；鲜品用量加倍，水浸绞汁饮；或入丸、散。

外用：适量，研末调敷；或鲜品捣敷；或煎水洗。

29. 柴胡

柴胡，中药名，为《中国药典》收录的草药，药用部位为伞形科植物柴胡或狭叶柴胡的干燥根。春、秋二季采挖，除去茎叶及泥沙，干燥。柴胡是常用解表药。东北、华北、西北、华东、湖北、四川均有分布。

【性状特征】

味辛、苦，性微寒。归肝、胆、肺经。

【中药药理作用】

和解表里、疏肝解郁、升阳举陷、退热截疟。

【适应证】

感冒发热、月经不调、子宫脱垂、脱肛。

【用法用量】

内服：煎汤，3～10g；或入丸、散。

外用：适量，煎水洗；或研末调敷。

30. 赤小豆

赤小豆，中药名。为豆科植物赤小豆或赤豆的干燥成熟种子。秋季果实成熟而未开裂时拔取全株，晒干，打下种子，除去杂质，再晒干。

【性状特征】

味甘、酸，性微寒。归心、脾、肾、小肠经。

【中药药理作用】

利水消肿、解毒排脓。

【适应证】

流行性腮腺炎、肝硬化腹水、脚气。

【用法用量】

内服：煎汤，10～30g；或入散剂。

外用：适量，生研调敷；或煎汤洗。

（张　博　韩胜利　任保辉）

第三章

烟草依赖综合征防治

1. 概述

烟草依赖综合征是由尼古丁依赖引发的一种慢性高复发性疾病。尼古丁，俗名烟碱，是一种存在于茄科植物（茄属）中的生物碱，还是 N 胆碱受体激动药的代表，对 N1 和 N2 受体及中枢神经系统均有作用，无药用价值。烟草燃烧所产生的烟雾以及无烟烟草中均含有尼古丁，吸烟是将尼古丁快捷摄入身体的最有效途径。世界卫生组织（WHO）已将烟草依赖作为一种疾病列入国际疾病分类（International Classification of Diseases，ICD–10，F17.2，烟草依赖综合征；在更新的 ICD–11 版里，修改名称为尼古丁依赖，编码 6C4A.2）。烟草吸食是当今世界范围内人类健康的最大威胁因素之一。

根据 2012 年《中国吸烟危害健康报告》，吸烟和二手烟暴露危害严重。全世界每年吸烟相关死亡的人数高达 600 万，现在吸烟者中将来会有一半死于吸烟相关疾病；因二手烟暴露所造成的非吸烟者年死亡人数约为 60 万。预计到 2030 年每年因吸烟死亡人数将达 800 万。按照全世界所有国家总体发展水平分类统计，多数发达国家的吸烟率呈下降趋势，而发展中国家的总体吸烟率居高不下，且其青少年吸烟率呈上升趋势。吸烟者的平均寿命要比不吸烟者缩短 10 年。我国吸烟人群逾 3 亿，另有约 7.4 亿不吸烟人群遭受二手烟的危害，每年因吸烟相关疾病所致死亡人数超过 100 万，如对吸烟流行状况不加以有效控制，至 2050 年，预计我国每年吸烟相关死亡人数将突破 300 万，是公共健康的重大难题。

2. 尼古丁依赖的生物学机制

尼古丁主要通过与中枢神经系统的尼古丁受体发生作用，而改变多种神经递质的传递，在这一过程中起主要作用的是烟碱型乙酰胆碱受体（nAChRs），nAChRs 有多种不同的亚型，其中 α4β2 型与尼古丁依赖的关系最为密切。参与尼古丁依赖形成和维持最重要的脑区是中脑多巴胺系统（MLDS）。该脑区主要由腹侧被盖区（VTA）、伏隔核（NAc）和杏仁核等组成。尼古丁与脑内 nAChR 结合后激活 VTA 的多巴胺神经元，促使 NAc 释放兴奋性神经递质多巴胺，由此产生放松感和幸福感，并形成依赖成瘾。

尼古丁同时具有水溶性和脂溶性，因此它可以被身体组织迅速吸收并通过多种方式进入血液（例如经口腔、皮肤黏膜）。吸烟后数秒，烟草里的尼古丁通过肺进入血液，传导到大脑，让人产生多巴胺这种快乐、兴奋的物质。

大部分吸烟者之所以按一定的频率吸烟，是为了维持其血液中的尼古丁浓度（30 ～ 50mg/L），从而避免因血液中尼古丁水平过低而产生戒断症状，这一行为称作自我剂量调节。由于夜间吸烟者血液中的尼古丁水平会明显降低，因而对于大部分吸烟者，早晨第一支烟的强化效应最为显著。

研究表明，在尝试吸烟的人中约有 1/3 可发展为每日吸烟者，另 2/3 不成瘾，原因不明。按照 ICD-10 或 DSM-Ⅳ 诊断标准诊断的烟草依赖者占吸烟者的 30% ～ 90%。虽然不是所有吸烟者都会产生烟草依赖，但吸烟者一旦发展为烟草依赖者则很难戒除吸烟。

3. 临床表现

烟草依赖常表现为躯体依赖和心理依赖两个方面。躯体依赖表现为，吸烟者在停止吸烟后，将会产生焦虑、抑郁、不安、唾液腺分泌增加、注意力难以集中、睡眠障碍等。心理依赖表现为主观上强烈渴求吸烟。

躯体依赖包括耐受性增加和戒断症状，具体如下：

（1）耐受性增加：吸烟者在首次吸烟时不能适应烟草的味道，随着烟龄的增加，其烟量也会逐渐增多，比如超过每日 60 支，这个量对于一个非吸烟者来说是完全不能耐受的。

（2）戒断症状：停用烟草后，体内的尼古丁水平会迅速下降。通常在停用烟草后的一天内戒断症状开始出现，这些症状包括渴求、焦虑、抑郁、不安、头痛、唾液腺分泌增加、注意力不集中、睡眠障碍、血压升高和心率加快等，部分戒烟者还会出现体重增加。戒断症状在停用烟草后的前 14 天内最为强烈，大约 1 个月后开始减弱，症状最长持续 1 年以上。

（3）失去控制：多数烟草依赖者知道吸烟的危害，并有意愿戒烟或控制烟量，但他们经多次尝试后往往以失败告终，部分吸烟者甚至在罹患吸烟相关疾病后仍不能彻底戒烟。烟草依赖是一种慢性高复发性疾病，多数吸烟者在戒烟后会有复吸的经历。

4. 影响烟草依赖综合征的刺激因素

4.1 社会学因素

（1）易获得性：烟草类产品种类繁多，吸烟者很容易获得烟草制品。

（2）家庭因素：人类学习的早期形式之一是模仿。如果儿童或青少年经常看到家人尤其是父母吸烟，吸烟的可能性就会增大。

（3）同伴影响：青少年时期受同伴的影响大，容易沾染吸烟的习惯。

（4）文化背景和社会环境：世界范围内不同国家、种族、宗教、文化背景之间，烟草吸食的差异巨大。中国的烟文化历史悠久，吸烟氛围浓厚。烟草既是消费品，又是可赠送的礼品，吸烟、敬烟又是社交手段，这往往增加了吸烟者吸烟的机会。

4.2 心理因素

有部分人对烟草成瘾，烟草依赖者的心理特征、依赖前的心理状态，对烟草产生成瘾的心理学机制有不同的影响。

（1）个性研究：吸烟者性格较为外向，或较为焦虑与敏感。

（2）心理强化作用：尼古丁有明显的正性及负性强化作用（正性强化指随着刺激的增加或刺激强度的增强，导致与该刺激出现相关的行为的增强；负性强化指随着刺激的移去或刺激强度的降低，导致与该刺激出现相关的行为的增强），吸烟者在烟草依赖形成之后，由于戒断症状的出现，他们必须通过持续的吸烟来解除戒断症状。

4.3 遗传因素

遗传因素在烟草依赖起重要的作用。烟碱依赖是社会环境与遗传因素共同决定的复杂性疾病。吸烟开始、持续、依赖、吸烟量以及戒烟行为均受遗传因素的影响，在烟碱依赖中遗传因素至少占 50% 并非所有吸烟者都会产生烟草依赖，在尝试吸烟的人中最终约有 1/3 产生依赖，具体原因尚不清楚。

5. 烟草依赖综合征的诊断标准

5.1 烟草吸食监测

吸入体内的尼古丁 80% ~ 90% 通过肺部、肝脏及肾脏代谢，以肺部为主，约 10% ~ 20% 以原形通过尿液排出。

可替宁（Cotinine）是尼古丁在人体内进行初级代谢后的主要产物——烟草中的尼古丁在体内经细胞色素氧化酶 2A6（CYP2A6）代谢后的产物，主要存在于血液中，随着代谢过程从尿液排出。可替宁有促进神经系统兴奋作用，并在某些鼠类试验中反映出一定的抗炎、减轻肺水肿程度的作用。尼古丁的半衰期是 2 ~ 3 个小时，而可替宁大约为 20 个小时。由于可替宁的半衰期较长且较稳定，因此成为测量吸烟者和被动吸烟者吸烟量的主要生物标志，一般情况下，以血清中的可替宁浓度来评价。

研究资料显示，冠状动脉造影患者血清可替宁浓度，在吸烟者平均为 $12.64\,\mu g/L$，显著高于非吸烟者 0.22μg/L；高可替宁水平组（＞10.00μg/L）患冠心病的风险显著高于低可替宁水平组（＜1.00μg/L）。结论，血清可替宁水平能够有效地反映吸烟的暴露水平，其水平升高能够增加患冠心病的危险。

每日吸烟少于 5 支的吸烟者，平均血清可替宁＜54ng/mL。

5.2 诊断标准

按照世界卫生组织国际疾病分类 ICD-10 诊断标准，确诊烟草依赖综合征通常需要在过去 1 年内体验过或表现出下列 6 条中的至少 3 条：

（1）对吸烟的强烈渴望或冲动感；

（2）对吸烟行为的开始、结束及剂量难以控制；

（3）当吸烟被终止或减少时出现生理戒断状态；

（4）耐受的依据，例如必须使用较高剂量的烟草，才能获得过去较低剂量的效应；

（5）因吸烟逐渐忽视其他的快乐或兴趣，在获取、使用烟草或从其作用中恢复过来所花费的时间逐渐增加；

（6）固执地吸烟不顾其明显的危害性后果，如过度吸烟引起相关疾病后仍然继续吸烟。

依赖程度可根据吸烟量、戒断症状严重程度、临床评定量表得分判定。目前，临床评定量表使用较多的是 Fagerstrőm 尼古丁依赖量表。

6. 吸烟与现代文明的冲突

6.1 烟草起源与传播

烟草是原生于南美洲的一种植物。考古发现，人类尚处于原始社会时，烟草就进入到美洲印第安人的生活中了。最早文字记载印第安人吸食烟草的是西班牙人潘氏所著的《个人经历谈》，其中描述了 1497 年作者跟随哥伦布第二次航海到西印度群岛时发现印第安人吸食烟草的情景。1535 年航海史学家裴南蒂斯·奥威图出版的《印第安通史》里描述吸烟为："印第安人有一种特别的嗜好便是吸一种烟以便产生不省人事的麻醉状态。"1558 年航海水手们将烟草种子带回葡萄牙，随后传遍欧洲。其后，烟草经西班牙、葡萄牙、英、法等国的航海家和商人传到世界各地。1565 年，西班牙人入侵菲律宾并传入烟草，16 世纪中期，明万历年间（1573—1616 年）烟草从菲律宾吕宋岛传入中国，首传于福建漳州沿海，再入内陆，遍及中国，彼时，称烟草为吕宋烟。1900 年在台湾试种烤烟，自 1910 年后相继在山东、河南、安徽、辽宁等地试种烤烟成功，1937—1940 年开始在四川、贵州和云南试种，发展成为我国主产优质烟区。20 世纪以前，烟草大部分以咀嚼、嗅闻、烟斗以及雪茄的方式被使用。19 世纪末期、由于制造香烟的机器被发明，纸烟成为烟草使用的主要形式。

从传入到如今不足 500 年的时间，我国烟草行业取得了诸多世界第一：烟草种植面积、烟叶收购量、卷烟产量、卷烟消费量、烟草利税、吸烟人数以及死于与吸烟相关疾病人数。

6.2 烟草成分及其致病性

香烟及其点燃后的烟雾含约 7000 种化学物质，很多是有毒物、致癌物。

香烟内含的重金属主要有砷、铅、镉等，资料显示，砷化合物经呼吸道黏膜完全吸收，长期摄入时砷以无活性的形式蓄积在上皮及皮肤附属器官如毛发、指甲以及骨骼中，长期吸入镉可损害肾和肺导致肺气肿和肾功能紊乱，人体吸入的铅经肺泡弥散进入血循环，长期吸入铅烟雾引起铅慢性中毒。

烟草烟雾中含有 69 种已知的致癌物，这些致癌物会引发基因突变，细胞正常生长控制机制失调，最终导致细胞癌变和恶性肿瘤的发生。吸烟可以导致肺癌、口腔和鼻咽部恶性肿瘤、喉癌、食管癌、胃癌、肝癌、胰腺癌、肾癌、膀胱癌和宫颈癌，而戒烟可以明显降低这些癌症的发病风险。此外，吸烟还可以导致结肠直肠癌、乳腺癌和急性白血病。

吸烟对呼吸道免疫功能、肺部结构和肺功能均会产生不良影响，引起慢性阻塞性肺疾病（慢阻肺）和青少年哮喘，增加肺结核和其他呼吸道感染的发病风险。

吸烟是心血管系统疾病的重要危险因素。中国吸烟者的死因中，心脏病位居第三。我国的统计资料发现小于 45 岁的心肌梗死患者中，大约 80% 以上都有吸烟的习惯。所以，吸烟是年轻患者发生心肌梗死的重要危险因素。烟草燃烧产生的烟雾中包含了单胺氧化酶抑制剂，可抑制单胺氧化酶分解单胺类神经递质如多巴胺、去甲肾上腺素、5- 羟色胺等的作用，导致此类物质积蓄增多，进而引起血管收缩、心跳加速、血压上升、呼吸加速，并引发情绪变化如心理稳定感或兴奋性增加。吸烟产生的一氧化碳进入体内，一氧化碳取代血液中的氧气，减少了心肌和其他身体组织的氧气供应。吸烟还可以促进血小板聚集，促使血栓形成；导致一氧化氮生物合成减少，引起心血管内皮功能紊乱，导致动脉粥样硬化的发生，使动脉血管腔变窄，动脉血流受阻，引发多种心脑血管疾病如冠心病、脑卒中和外周动脉疾病；促进体内脂质的过氧化反应，增强氧化应激水平；增强炎症反应；引起心肌能量代谢障碍等。

吸烟可以导致 2 型糖尿病，增加糖尿病患者发生大血管和微血管并发症的风险。

吸烟导致髋部骨折、牙周炎、白内障、手术伤口愈合不良及手术后呼吸系统并发症、皮肤老化、缺勤和医疗费用增加，幽门螺旋杆菌感染者吸烟可以导致消化道溃疡，以及痴呆。

不存在无害的烟草制品，相比于吸普通卷烟，吸"低焦油卷烟"并不会降低吸烟带来的危害。"中草药卷烟"与普通卷烟一样会对健康造成危害。烟草业设计和推出"低焦油""低危害"卷烟，并加入中草药等添加物的目的在于提高卷烟的吸引力，从而诱导吸烟或削弱吸烟者戒烟的意愿。

我国公众对吸烟和二手烟暴露危害的认识严重不足，且与受教育程度不呈正相关，反映出公众普遍对这一问题存在严重认识误区。

6.3 吸烟对周围人的危害

不吸烟的人吸入周围环境中的烟草烟雾称为吸入二手烟，其中含有大量有害物质及致癌物，不吸烟者暴露于二手烟环境中同样会增加多种吸烟相关疾病的发病风险。二手烟暴露可以引起烟味反感、鼻部刺激症状，导致肺癌和冠心病，还可以导致乳腺癌、鼻窦癌、成人呼吸道症状、肺功能下降、支气管哮喘、慢性阻塞性肺疾病、脑卒中和动脉粥样硬化。二手烟暴露对孕妇及儿童健康造成的危害尤为严重。有充分证据说明孕妇暴露于二手烟可以导致婴儿猝死综合征和胎儿出生体重降低，还可以导致早产、新生儿神经管畸形和唇腭裂。儿童暴露于二手烟会导致呼吸道感染、支气管哮喘、肺功能下降、急性中耳炎、复发性中耳炎及慢性中耳积液等疾病，还会导致多种儿童癌症，加重哮喘患儿的病情，影响哮喘的治疗效果，而母亲戒烟可以降低儿童发生呼吸道疾病的风险。

二手烟暴露没有所谓安全水平，即使短时间暴露于二手烟之中也会对人体健康造成危害。唯一能够有效地避免非吸烟者暴露于二手烟的方法，就是在室内环境中完全禁烟。

6.4 吸烟引发安全事故

吸烟行为会干扰正常双手的动作、烟雾会影响眼睛的视野、卷烟的明火随意丢弃等因素，可引发工作车间氧气爆炸、办公室火灾、行驶中的汽车燃烧、卧室易燃物燃烧等，造成财产损失、环境破坏、健康受损，甚至危及生命。

6.5 个人形象受损

个人形象主要是人的外表或容貌，是人内在品质的外部反映。人类对于自身外表的变化敏感而在意，热衷于自我修饰和美化，个人形象和心理活动密切相关。现代文明要求每个人都重视个人公共形象。个人形象体现着个体的品位，客观地反映了人的精神风貌与生活态度，如实地展现了对待所交往对象的重视程度。个人形象是其所在国家、民族、社会阶层的整体形象的有机组成部分。基于此，在社会活动中，每个人责无旁贷地要时时刻刻注重自身形象。个人形象的要素有仪容、表情、行为举止、服饰、谈吐、待人接物等，吸烟毫无疑问是重要的个人外部特征之一。

吸食烟草是现代文明准则摒弃的行为，即使吸烟者规规矩矩地在法律法规允许的吸烟区内吸烟，个人形象也不可避免地要受到影响。在严格管控吸烟的国家和地区，一旦无意中越雷池半步，更是会受到严厉的法律制裁，致使个人尊严丧失殆尽。烟草燃烧产生的烟雾颗粒在体表黏附留下的烟草异味、呼吸道呼出的烟草焦油气味、长期吸烟造成的面部灰暗的色泽、随身携带烟具引发的公共安全检查潜在法律风险，都或多或少损害了个体在其社会特定阶层的形象。

6.6 吸烟与医疗转归

外科手术，对人体本身是一种创伤，往往需要很长时间才能恢复。手术后，有时会出现诸如肺部感染、伤口愈合不良、心脏疾病等意外并发症。吸烟对患者肺部往往有不利影响，增加肺部感染的概率；而血液中的一氧化碳和尼古丁则会对心脏功能和血液循环系统造成不良后果。手术过程中，尼古丁可以升高血压，增加术中出血和心脏负担，还可能会使本来就对手术、麻醉、创伤不堪重负的心脏循环系统雪上加霜。此外，吸烟的患者手术伤口的愈合也相对困难。特别是心血管外科手术和胃肠吻合患者，过度吸烟有时甚至会出现严重并发症而使手术失败。

通常一氧化碳和尼古丁在血液中的作用时间较短，禁烟1～2天即可基本消除影响，相对而言，吸烟对肺部的影响作用缓慢而持久，需要6～8周的时间才开始恢复。研究证实，术前6周禁烟可以使肺部并发症的发生率大大降低，术前3周禁烟就可以有利于减少手术创伤并发症，吸烟对手术患者而言存在诸多不利影响，术前戒烟很重要。尽管如此，要做到术前戒烟却并非易事，甚至有患者反而加大吸烟量，可以理解，对吸烟者而言，还有什么比吸烟更能减轻自己在手术前的焦虑与不安呢？可见，如何加强心理干预，减轻患者术前的焦虑和健康宣教是十分重要的。

7. 戒烟治疗方法

烟草依赖为害于无形，致病于长远，可导致多系统损害。吸烟成瘾不是一种行为习惯，而是一种慢性疾病，需要进行反复干预及多次戒烟尝试。目前已有能够明显提高长期戒烟率的有效治疗方法，包括戒烟的简短建议、行为治疗、药物治疗、戒烟咨询等。临床医生要将对烟草使用和依赖的治疗整合到日常临床实践中去，使每位吸烟者在就诊时都能够获得有效的戒烟治疗。

7.1 对无戒烟愿望者激发其戒烟动机

医生应询问就医者的吸烟状况，评估吸烟者的戒烟意愿，根据吸烟者的具体情况提供恰当的治疗方法。对于当下尚无戒烟愿望者，以"5R"法激发吸烟者的戒烟动机。

- "5R"内容包括：

（1）相关（Relevance）：使吸烟者认识到戒烟与其自身和家人的健康密切相关。普及二手烟对家人、子女的危害知识，利用亲情关怀引发吸烟者重视戒烟的重要性。

（2）危害（Risk）：使吸烟者认识到吸烟的严重健康危害。提供切实可靠令人信服的吸烟危害健康的证据，引发吸烟者对自身健康状态的关切。

（3）益处（Rewards）：使吸烟者充分认识到戒烟的健康益处。通过戒烟实验室展示戒烟后心率减慢等生理状态恢复的事实。戒烟20分钟内，心率减缓，血压下降；12小时内，血液中的一氧化碳减至正常水平；2～12周后，血液循环改善，肺功能增强。

展示世界卫生组织的研究结果：戒烟1年后，冠心病的风险比吸烟者大约降低一半，死亡风险比继续吸烟者降低将近一半；戒烟15年后，冠心病的风险与从不吸烟者相当。戒烟还可以延长人们的预期寿命，与持续使用烟草者相比：30岁左右戒烟，增加近10年的预期寿命；40岁左右戒烟，增加9年的预期寿命；50岁左右戒烟，增加6年的预期寿命；60岁左右戒烟，增加3年的预期寿命。

（4）障碍（Roadblocks）：使吸烟者知晓和预估戒烟过程中可能会遇到的问题和障碍。同时，让他们了解现有的戒烟干预方法（如咨询和药物）可以帮助他们克服这些障碍。

吸烟者一旦发展为烟草依赖者则很难戒除吸烟，对于烟草依赖程度较低的吸烟者可以凭毅力自行戒烟，但常需要激发其戒烟动机并给予简短的戒烟建议。对于烟草依赖程度较高者，则需要使用包括戒烟药物应用在内的综合方案进行治疗。在仅凭个人意志力戒烟的吸烟者中，只有约3%的吸烟者能在戒烟后维持1年不吸烟。国外研究发现，吸烟者在最终戒烟成功之前，平均会尝试6～9次戒烟。

（5）反复（Repetition）：反复对吸烟者进行戒烟动机干预。医生要首先了解吸烟者的感受和想法，把握其心理。医生应对吸烟者进行引导，强调吸烟的严重危害、戒烟的目的和意义，强化决心，使之产生强烈的戒烟愿望并付诸行动。

7.2 对有戒烟愿望者启动戒烟进程

医生经询问就医者的吸烟状况，评估吸烟者的戒烟意愿，对于愿意戒烟的吸烟者采取"5A"戒烟干预方案，启动戒烟使命感。

● "5A"包括：

（1）询问（Ask）并记录所有就医者的吸烟情况。

（2）建议（Advise）所有吸烟者必须戒烟。

明确指出：吸烟可导致多种疾病；吸低焦油卷烟、中草药卷烟同样有害健康；偶尔吸烟也有害健康；任何年龄戒烟均可获益，戒烟越早越好。

强烈建议：现在必须戒烟；戒烟是为健康所做的最重要的事情之一。

个体化劝诫：将吸烟与就医者最关心的问题联系起来，如目前的症状、对健康的忧虑、经济花费、二手烟暴露对家庭成员及他人的不良影响等。

（3）评估（Assess）吸烟者的戒烟意愿。

（4）提供戒烟帮助（Assist）。

明确要求戒烟应彻底：不要在戒烟后尝试吸烟，即使是一口烟。

戒烟经验：帮助吸烟者回忆、总结之前戒烟尝试中的成功经验与失败原因。在过去戒烟经验的基础上进行本次戒烟。

帮助吸烟者制订戒烟计划：设定戒烟日，应在2周之内开始戒烟；告诉家人、朋友、同事自己已决定戒烟，取得他们的理解和支持；预见在戒烟中可能出现的问题，特别是在戒烟最初的几周内可能出现的问题或困难，如尼古丁戒断症状等；身边备齐烟具，满足心理愿望，防止渴望强化。

控制吸烟欲望：改变与吸烟密切相关的生活行为习惯，如改变清晨的行为顺序，先洗漱、吃饭，再上卫生间等；建立一些补偿行为，可借用一些替代物，如饮水、咀嚼无糖口香糖等。

分析戒烟中可能遇到的问题：如应对戒断症状、避免吸烟诱惑、改变生活习惯等。

处理戒断症状：针对吸烟者的主诉可以采取相应措施，如："感觉紧张、烦躁"——演奏乐器，演讲；"不能集中精力"——观看吸引力强的电影；"感觉身体疲乏，总想睡觉"——美化休息环境，自然入睡；"总想吃东西"——多吃一些蔬菜、水果进行替代，不要吃高热量的零食。

限酒：戒烟并限酒会提高戒烟成功率。

家庭中的其他吸烟者：应鼓励家中其他吸烟者共同戒烟，至少要求他们不在戒烟者面前吸烟。

（5）安排（Arrange）随访。

吸烟者开始戒烟后，应安排随访至少6个月，6个月内随访次数不宜少于6次。随访的形式可以是要求戒烟者到戒烟门诊复诊，或通过通讯方式了解其戒烟情况及时提供帮助。

7.3 行为疗法

行为治疗（behavior therapy）是以减轻或改善患者的症状或不良行为为目标的一类心理治疗技术的总称，在戒除烟草依赖方面具有确实的效果。它的发展已有上百年的历史，具有针对性强、易操作、疗程短、见效快等特点。

7.3.1 自我控制行为疗法

自我控制疗法（self-controlled therapy）简称自控法，是一类促使病人学会控制自己行为和情感的治疗方法，重点学会自我控制的技术。在戒烟的自我控制过程中，需要吸烟者本身做出巨大努力的情况。具体方法有：

（1）自我强化停止吸烟的愿望，弃掉不良行为。如何才能加强戒烟愿望？首先从理性上分析吸烟行为的有害性，熟记于心；第二，运用开放手段，一方面制作醒目的提示性图表，放置在手机屏保、电脑桌面、办公桌等处随时可以看到，通过言语或文字的表述，强化自己的愿望；另一方面让更多身边的人及时提醒、帮助和监督，强化愿望。

（2）制订自我控制计划。一般来说，吸烟通常在一定的情形下出现的频度高，在另外一些情形下出现频度低，还有一些情形下不会出现。自我控制，首先要控制这些情形，如刻意远离某个特定的高吸烟频度的人群。其次要控制特定时间段，在习惯吸烟的时间段，刻意安排从事一些刻不容缓的重要的事情以避免吸烟。

（3）控制改变过程也是十分重要的。弃除吸烟的不良行为最好遵守循序渐进的规律，先有一个逐步减量的过程，然后再停止。急功近利往往欲速不达，通常逐渐戒烟比突然戒烟有更满意的效果。

（4）自我控制的最终目的是要完全自我控制自己的行为。整个自我控制技术可以视为从医生作为治疗者的实施全部控制，过渡到协助吸烟者参与的部分控制，最后到纯粹的自我控制的连续过程。实验证明，短期内做到完全停止吸烟并不是一件困难的事，难的是持续的维持戒烟行为。停止吸烟这一行为方式作为一种新的动力定型、一种习惯，需要漫长的时间、多次的实践、反复的强化才能维持下来。当戒烟行为进入自然强化后，就能得以维持，久而久之，这一行为得以巩固成为自然。此时，自我控制戒烟的任务便已完全成功。

7.3.2 厌恶想象

厌恶疗法又叫"对抗性条件反射疗法"，它是应用惩罚的厌恶性刺激，即通过直接或间接想象，以消除或减少某种适应不良行为的方法。厌恶疗法的特点是治疗期较短，效果较好。是一种帮助人们（包括患者）将所要戒除的靶行为（或症状）同某种使人厌恶的或惩罚性的刺激结合起来，通过厌恶性条件作用，从而达到戒除或减少靶行为出现的目的。

厌恶疗法的一般原理是：利用回避学习的原理，把令人厌恶的刺激，如电击、催吐、语言责备、想象等，与求治者的不良行为相结合，形成一种新的条件反射，以对抗原有的不良行为，进而消除这种不良行为。

● 厌恶治疗的形式以有下列三种：

（1）实物厌恶疗法。戒烟采用"戒烟糖""戒烟漱口水"等，都可以直接或间接使吸烟者在觅求吸烟时感觉到一种难受的气味，而对吸烟产生厌恶感，以至最终放弃吸烟的不良行为。

（2）药物厌恶疗法。当吸烟欲望强烈时，让其服用呕吐药，产生呕吐反应，从而使吸烟行为反应逐渐消失。其缺点是耗时太长，且易弄脏环境。

（3）想象厌恶疗法。将吸烟引发的疾病或恶性不愉快刺激的场景图片，或者吸烟行为被社会鞭挞的场景展示给吸烟者，从而产生厌恶反应，以达到治疗目的。此法操作简便，适应性广。

厌恶疗法会给戒烟者带来非常不愉快的体验，采用此法之前，务必解释清楚，征得同意后进行。在使用厌恶疗法的同时，应努力帮助戒烟者建立辨别性条件反应，体验到戒烟后将要获取的美好体验，只有这样才能在消除非适应性行为的同时，建立适应性行为。

7.3.3 回避情景

回避习惯吸烟的地点、时间节点、烟友聚集等场景。比如，改变晚饭后惯常的一边散步一边吸烟的做法，到图书馆阅览室等禁烟场所去阅读；改变晨起后独处吸烟的做法，可以和家人一起做早餐；告诉熟知的烟友戒烟了，减少非必需的会晤；暂时脱离棋牌等吸烟娱乐环境，回避熟悉场景的诱惑等。

7.3.4 自我暗示

自我暗示指通过主观想象某种特殊的人与事物的存在来进行自我刺激，达到改变行为和主观经验的目的。自我暗示是指透过五种感官元素（视觉、听觉、嗅觉、味觉、触觉）给予自己心理暗示或刺激，是人的心理活动中意识思想的发生部分与潜意识的行动部分之间的沟通媒介。成功心理、积极心态的核心就是自信主动意识，而自信意识的来源和成果就是经常在心理上进行积极的自我暗示。反之也一样，消极心态、自卑意识，就是经常在心理上进行消极的自我暗示。

自我暗示可以默不作声地进行，也可以大声地说出来，还可以在纸上写下来，更可以歌唱或吟诵，每天只要十分钟有效的肯定练习，就能抵消我们许多年的思想习惯。我们越经常性地意识到我们正在告诉自己的一切，选择积极，扩张的语言和概念，我们就越能够容易地创造出一个积极的现实。

● 戒烟行为的暗示和自我暗示，按照心理学和相关学科的分类，分为三个层次：

（1）第一个层次，狭义的语言文字系统的暗示和自我暗示。

戒烟语言有着暗示和自我暗示的力量。当自信积极时，要在前面加一个"我"字，"我勇敢，我成功"，这就是语言上的自我暗示。

（2）第二个层次，动作语言、表情语言的暗示和自我暗示。

人们通过语言、形体动作和表情进行交流。戒烟的动作和表情叫肢体语言或表情语言，它对人有非常强烈的暗示和自我暗示的作用。

（3）第三个层次，环境语言的暗示和自我暗示。

戒烟环境暗示是不可抗拒的，不仅在自然环境中是这样，在社会环境中，社会文化同样对我们有暗示作用。当生活在黄土高原上，心态跟黄土高原一个调子，当处在无烟的环境里，自然会放下挚爱的烟草。

7.3.5 转移注意

转移注意法是指把注意力从自己的消极情绪转移到其他方面上。转移可分为注意转移和行动转移。其一，注意转移是指把注意力从消极情绪转移到其他方面上；其二，行动转移的情绪转化为行动的力量，把怒气等消极情绪转移到其他积极活动之中。一般而言，注意力转移的幅度越大，过度焦虑或其他负性情绪转移的可能性也就越高。

停止吸烟后很多生理功能很快恢复，如舌味蕾敏锐的味觉恢复，可以创造茶饮文化的环境，品味植物石斛花茶脆甜的口咽愉悦感，转移对烟草的期待；品尝紫苏茶清咽利喉降胃的效能，强化戒烟的信念。

7.3.6 延迟满足

延迟满足是指一种甘愿为更有价值的长远结果而放弃即时满足的抉择取向，以及在等待期中展示的自我控制能力。它的发展是个体完成各种任务、协调人际关系、成功适应社会的必要条件。

戒烟伊始阶段，逐渐减少吸烟频次，逐步延长吸烟间隔时间，综合利用各种手段自我控制，同时又不给自我太过巨大的压力，在抵制戒断症状诱惑的临界点，适当满足一下尼古丁心理依赖。确立目标，使吸烟间隔不断加长，择期正式终止吸烟。

7.3.7 松弛反应训练

松弛反应训练是通过自我调整训练，由身体放松进而导致整个身心放松，以对抗由于心理应激而引起交感神经兴奋的紧张反应，从而达到消除紧张的行为训练技术。烟草戒断症状可以通过此类训练来缓解，愉悦身体淡化烟瘾。

松弛反应训练方法，使用较多的是雅可布松所首创的渐进性松弛法。此法可交替收缩或放松自己的骨骼肌群，同时能体验到自身肌肉的紧张和松弛的程度以及有意识地去感受四肢和躯体的松紧、轻重和冷暖的程度，从而取得松静的效果。我国的八段锦、印度的瑜伽和日本的坐禅等都能起到类似的作用。不论何种松弛反应训练技术，只要产生松弛反应都必须包含四种要素：①安静的环境；②被动、舒适的姿势；③心情平静，肌肉放松；④精神内守（可通过重复默念来实现）。

7.4 *药物治疗*

2008 年 5 月，在参考了 8000 多篇文献的基础上，美国公共卫生署颁布了有关烟草使用和依赖治疗的新版临床实践指南。该指南推荐了 7 种能够有效增加长期戒烟效果的一线临床戒烟用药，包括 5 种尼古丁替代疗法（NRT）的戒烟药（尼古丁咀嚼胶、尼古丁吸入剂、尼古丁口含片、尼古丁鼻喷剂和尼古丁贴剂）和 2 种非尼古丁类戒烟药（酒石酸伐尼克兰片和盐酸安非他酮）。

目前我国已被批准使用的戒烟药物非处方药有尼古丁贴片、尼古丁咀嚼胶，处方药有酒石酸伐尼克兰片及盐酸安非他酮。

尼古丁替代疗法类药物通过向人体释放尼古丁，代替或部分代替吸烟者通过吸烟获得的尼古丁，从而减轻或消除戒断症状。临床应用资料证实，NRT 类药物辅助戒烟安全有效，可使长期戒烟的成功率增加 1 倍。不同剂型的 NRT 类药物在戒烟疗效方面无显著差别，可遵从戒烟者的意愿选择。如果单一药物减轻戒断症状不明显时，可联合使用两种 NRT 类药物（如联合使用贴片和咀嚼胶），可望取得更好效果。NRT 类药物可长期使用（超过 12 周），但临床医生应对患者进行规律随访，了解他们的使用情况和吸烟状态。

在正式开始终止吸烟前的吸烟减量阶段，吸烟者可使用 NRT 类药物减少吸烟量。一旦开始终止吸烟，应规律使用 NRT 类药物。NRT 类药物为非处方药，可在医院或药店购买。吸烟者在使用前宜咨询专业医生，并在医生指导下使用。

处方药盐酸安非他酮缓释片是一种抗抑郁药，可以缓解戒断症状，提高戒烟成功率。

吸烟者应在戒烟日前 1 周使用药物，并至少使用 7 周。常见不良反应包括口干、失眠和头痛等。伐尼克兰为 $\alpha_4\beta_2$ 尼古丁乙酰胆碱受体的部分激动剂，同时具有激动及拮抗的双重调节作用。伐尼克兰可使长期戒烟率提高 2 倍以上。应在戒烟日前 1 周开始使用，并规律使用 12 周。常见的不良反应包括恶心、异常梦境和睡眠障碍。如果戒烟者在使用伐尼克兰后出现了情绪或行为的改变，建议及时联系专业医生。

戒烟药物选择应取决于吸烟者的意愿并结合临床医师关于用药相关风险的评估。

● 戒烟药物临床应用有以下特点：

（1）戒烟药物可以缓解戒断症状，辅助有戒烟意愿的吸烟者提高戒烟成功率。

（2）不是所有吸烟者都需要使用戒烟药物才能成功戒烟，但医生应向每一位希望获得戒烟帮助的吸烟者提供有效戒烟药物的信息。

（3）对于存在药物禁忌或使用戒烟药物后疗效尚不明确的人群（如非燃吸烟草制品使用者、少量吸烟者、孕妇、哺乳期妇女以及未成年人等），目前尚不推荐使用戒烟药物。

（4）盐酸安非他酮缓释片和伐尼克兰存在一些禁忌证和需要慎用的情况，医生应严格依照说明书指导戒烟者使用。

（5）应对使用戒烟药物者的情况进行监测，包括是否发生不良反应、规律服用情况以及戒烟效果等。

（6）戒烟药物可能会影响体内其他药物的代谢（如氯氮平、华法林等），必要时应根据药物说明书调整这些药物的使用剂量。

（任保辉）

第四章

常见肿瘤诊断与治疗

第 12 节 原发性肝癌

1. 概述

原发性肝癌是目前我国第 4 位的常见恶性肿瘤及第 3 位的肿瘤致死病因，严重威胁我国人民的生命和健康。原发性肝癌主要包括肝细胞癌（HCC）、肝内胆管癌（ICC）和 HCC-ICC 混合型三种不同病理类型，三者在发病机制、生物学行为、组织学形态、治疗方法以及预后等方面差异较大，其中肝细胞癌占到 85% ～ 90% 以上，本节中的肝癌指肝细胞癌。

2. 筛查和诊断

2.1 高危人群的监测筛查

对肝癌高危人群的筛查，有助于早期发现、早期诊断、早期治疗，是提高肝癌疗效的关键。在我国，肝癌的高危人群主要包括：具有乙型肝炎病毒（HBV）和 / 或丙型肝炎病毒（HCV）感染、长期酗酒、非酒精脂肪性肝炎、食用被黄曲霉毒素污染食物、各种原因引起的肝硬化，以及有肝癌家族史等的人群，尤其是年龄 40 岁以上的男性风险更大。血清甲胎蛋白（AFP）和肝脏超声检查是早期筛查的主要手段，建议高危人群每隔 6 个月进行至少 1 次检查。

2.2 影像学检查

各种影像学检查手段各有特点，应该强调综合应用、优势互补、全面评估。

2.2.1 超声检查（US）

腹部超声检查是临床上最常用的肝脏影像学检查方法。常规超声筛查可以早期、敏感地检出肝内可疑占位性病变，准确鉴别是囊性或是实质性占位，并观察肝内或腹部有无其他相关转移灶。彩色多普勒血流成像不仅可以观察病灶内血供，也可明确病灶与肝内重要血管的毗邻关系，为临床治疗方法的选择及手术方案的制定提供重要信息。实时超声造影技术可以揭示肝肿瘤的血流动力学改变，帮助鉴别和诊断不同性质的肝肿瘤，凭借实时显像和多切面显像的灵活特性，在评价肝肿瘤的微血管灌注和引导介入治疗方面具有优势。

2.2.2 X 线计算机断层成像（CT）

常规采用平扫 + 增强扫描方式（常用碘对比剂），其检出和诊断小肝癌能力总体略逊于磁共振成像。目前除常见应用于肝癌临床诊断及分期外，更多应用于肝癌局部治疗的疗效评价。

2.2.3 磁共振成像（MRI）

常规采用平扫 + 增强扫描方式（常用对比剂 Gd-DTPA），因其具有无辐射影响，组织分辨率高，可以多方位、多序列参数成像，并具有形态结合功能（包括弥散加权成像、灌注加权成像和波谱分析）综合成像技术能力，成为临床肝癌检出、诊断和疗效评价的常用影像技术。若结合肝细胞特异性对比剂（Gd-EOB-DTPA）使用，可提高 ≤ 1.0cm 肝癌的检出率和对肝癌诊断及鉴别诊断的准确性。

2.2.4 数字减影血管造影（DSA）

DSA 是一种侵入性创伤性检查，多主张采用经选择性或超选择性肝动脉进行 DSA 检查，该技术更多用于肝癌局部治疗或急性肝癌破裂出血治疗等。肝癌在 DSA 的主要表现是肿瘤血管和肿瘤染色，还可以明确显示肝肿瘤数目、大小及其血供情况。DSA 能够为血管解剖变异和重要血管解剖关系以及门静脉浸润提供正确客观的信息，对于判断手术切除的可能性和彻底性以及决定合理的治疗方案有重要价值。

2.2.5 核医学影像检查

（1）正电子发射计算机断层成像（PET/CT）

氟 -18- 脱氧葡萄糖（[18]F-FDG）PET/CT 全身显像的优势在于：①对肿瘤进行分期，通过一次检查能够全面评价淋巴结转移及远处器官的转移（证据等级 1）；②再分期，因 PET 功能影像不受解剖结构的影响，可准确显示解剖结构发生变化后或者是解剖结构复杂部位的复发转移灶（证据等级 2）；③疗效评价，对于抑制肿瘤活性的靶向药物，疗效评价更加敏感、准确（证据等级 2）；④指导放疗生物靶区的勾画、穿刺活检部位（证据等级 2）；⑤评价肿瘤的恶性程度和预后（证据等级 2）。碳 -11 标记的乙酸盐（[11]C-acetate）或胆碱（[11]C-choline）PET 显像可提高对高分化肝癌诊断的灵敏度，与 ^{18}F-FDG PET/CT 显像具有互补作用。

（2）发射单光子计算机断层扫描仪（SPECT/CT）

SPECT/CT 已逐渐替代 SPECT 成为核医学单光子显像的主流设备，选择全身平面显像所发现的病灶，再进行局部 SPECT/CT 融合影像检查，可同时获得病灶部位的 SPECT 和诊断 CT 图像，诊断准确性得以显著提高。

2.3 肝穿刺活检

具有典型肝癌影像学特征的占位性病变，符合肝癌的临床诊断标准的患者，通常不需要以诊断为目的肝穿刺活检。对于缺乏典型肝癌影像学特征的占位性病变，肝穿刺活检可获得病理诊断，对于确立肝癌的诊断、指导治疗、判断预后非常重要。

2.4 血清学分子标记物

血清甲胎蛋白（AFP）是当前诊断肝癌常用而又重要的方法。诊断标准：AFP ≥ 400μg/L，排除慢性或活动性肝炎、肝硬化、睾丸或卵巢胚胎源性肿瘤以及怀孕等。AFP 低度升高者，应作动态观察，并与肝功能变化对比分析，有助于诊断。约 30% 的肝癌患者 AFP 水平正常，检测甲胎蛋白异质体，有助于提高诊断率。其他常用的肝癌诊断分子标志物包括 α-L- 岩藻苷酶、异常凝血酶原等。

2.5 病理学诊断

2.5.1 病理学诊断标准

肝脏占位病灶，或者肝外转移灶活检，或手术切除组织标本，经病理组织学和 / 或细胞学检查诊断为肝癌。病理诊断须与临床证据相结合，全面了解患者的 HBV/HCV 感染史、肿瘤标志物以及影像学检查等信息。

2.5.2 病理诊断规范

（1）大体标本描述：肿瘤的大小、数量、颜色、质地、与血管和胆管的关系、包膜状况、周围肝组织病变、肝硬化类型、肿瘤至切缘的距离以及切缘受累情况等。

（2）显微镜下描述：肝癌的分化程度 Edmondson-Steiner 分级法。

Ⅰ级：分化良好，核 / 质比接近正常，瘤细胞体积小，排列成细梁状。

Ⅱ级：细胞体积和核 / 质比较Ⅰ级增大，核染色加深，有异型性改变，胞浆呈嗜酸性颗粒状，可有假腺样结构。

Ⅲ级：分化较差，细胞体积和核 / 质比较Ⅱ级增大，细胞异型性明显，核染色深，核分裂多见。

Ⅳ级：分化最差，胞质少，核深染，细胞形状极不规则，黏附性差，排列松散，无梁状结构。

（3）免疫组化检查：常用的肝细胞性标志物有 Hep Par-1、GPC-3、CD10、Arg-1和 GS 等；常用的胆管细胞标志物有 CK7、CK19 和 MUC-1 等。需要合理组合使用免疫组化标志物，对 HCC 与 ICC，以及原发性肝癌与转移性肝癌进行鉴别诊断。

（4）特殊类型肝癌：混合型肝癌，在同一个肿瘤结节内同时存在 HCC 和 ICC 两种组织学成分；双表型肝癌，HCC 同时表达胆管癌蛋白标志物；纤维板层型肝癌，癌细胞富含嗜酸性颗粒状胞浆，癌组织被平行排列的板层状胶原纤维组织分隔成巢状。

2.5.3 病理诊断报告

由大体标本描述、显微镜下描述、免疫组化检查结果、典型病理照片及病理诊断名称等部分组成。此外，还可附有与肝癌克隆起源、药物靶点检测、生物学行为评估以及预后判断等相关的分子病理学检查结果，提供临床参考。

3. 分期

肝癌的分期对于预后的评估、合理治疗方案的选择至关重要。依据中国的具体国情及实践积累，推荐下述肝癌的分期方案，包括 Ⅰa 期、Ⅰb 期、Ⅱa 期、Ⅱb 期、Ⅲa 期、Ⅲb 期、Ⅳ期。

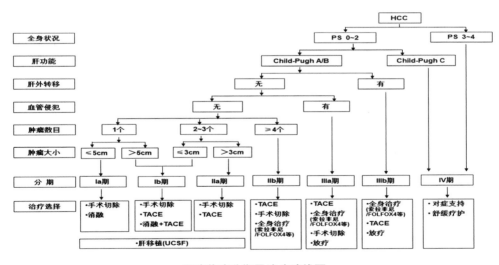

肝癌临床分期及治疗路线图

4. 治疗

肝癌治疗领域的特点是多种方法、多个学科共存，避免单科治疗的局限性。合理治疗方法的选择需要有高级别循证依据支持，但也需要同时考虑地区和经济水平差异。

4.1 肝切除术

肝癌外科治疗是肝癌患者获得长期生存最重要的手段，主要包括肝切除术和肝移植术。

4.1.1 肝切除术的基本原则

（1）彻底性：完整切除肿瘤，使切缘无残留肿瘤。

（2）安全性：保留有足够功能肝组织（具有良好血供以及良好的血液和胆汁回流），以术后肝功能代偿，降低手术死亡率及手术并发症。

4.1.2 肝癌切除的适应证

（1）肝脏储备功能良好的 Ⅰa 期、Ⅰb 期和 Ⅱa 期肝癌是手术切除的首选适应证，尽管有以往研究显示对于直径 ≤ 3cm 肝癌，切除和射频消融疗效无差异（证据等级 1），但最近的研究显示外科切除的远期疗效更好（证据等级 1）。

（2）在部分 Ⅱb 期和 Ⅲa 期肝癌患者中，手术切除有可能获得比其他治疗方式更好的效果（证据等级 1），但需更为谨慎的术前评估。对于多发性肝癌，相关研究显示，在满足手术安全性的条件下，肿瘤数目 ≤ 3 枚的多发性肝癌患者可能从手术获益（证据等级 1）；若肿瘤数目 > 3 枚，即使已手术切除，在多数情况下其疗效也并不优于 TACE 等非手术治疗。

（3）对于其他 Ⅱb 期和 Ⅲa 期肝癌，如有以下情况也可考虑手术切除：肿瘤数目 > 3 枚，但肿瘤局限在同一段或同侧半肝者，或可同时行术中射频消融处理切除范围外的病灶；合并门静脉主干或分支癌栓者，若肿瘤局限于半肝，且预期术中癌栓可完整切除或取净，可考虑手术切除肿瘤并经门静脉取栓，术后再结合 TACE、门静脉化疗或其他全身治疗措施；合并胆管癌栓且伴有梗阻性黄疸，肝内病灶亦可切除的患者；伴有肝门部淋巴结转移者，切除肿瘤的同时行淋巴结清扫或术后外放射治疗；周围脏器受侵犯，但可一并切除者。

4.1.3 肝癌根治性切除标准

（1）术中判断标准：①肝静脉、门静脉、胆管以及下腔静脉未见肉眼癌栓；②无邻近脏器侵犯，无肝门淋巴结或远处转移；③肝脏切缘距肿瘤边界 > 1cm；如切缘 < 1cm，但切除肝断面组织学检查无肿瘤细胞残留，即切缘阴性。

（2）术后判断标准：①术后 2 个月行超声、CT、MRI（必须有其中两项）检查未发现肿瘤病灶；②如术前 AFP 升高，则要求术后 2 个月 AFP 定量测定，其水平在正常范围（极个别患者 AFP 降至正常的时间超过 2 个月）。

4.1.4 术前治疗

对于不可切除肝癌，肝动脉结扎插管、TACE、外放射等治疗可能导致肿瘤降期，从而使部分患者获得手术切除的机会，降期后切除的肝癌患者可能获得较好的长期生存效果。对于可切除肝癌，术前 TACE 并不能改善患者生存（证据等级 2）。

4.1.5 术后治疗（转移复发的防治）

肝癌手术切除后 5 年肿瘤复发转移率高达 40% ~ 70%，这与术前可能已存在微小播散灶或者多中心发生有关，故所有患者术后需要接受密切随访。一旦发现肿瘤复发，根据肿瘤复发的特征，可以选择再次手术切除、局部消融、TACE、放疗或系统治疗等，延长患者生存期。对于高危复发者，有临床研究证实术后 TACE 治疗有一定的效果，能发现并控制术后肝内微小残癌（证据等级 4），但该结论需要进一步证实。另外，中药——槐耳颗粒对肝癌根治性切除术后的患者有一定的预防复发转移作用。

4.2 肝移植术

4.2.1 适应证

肝移植是肝癌根治性治疗手段之一，尤其适用于有失代偿肝硬化背景、不适合切除的小肝癌患者。合适的适应证是提高肝癌肝移植疗效，保证宝贵的供肝资源得到公平合理应用的关键。

关于肝移植适应证，国际国内尚无统一标准。各家标准对于无大血管侵犯、淋巴结转移及肝外转移的要求都比较一致，但是对于肿瘤的大小和数目的要求不尽相同。国内标准均不同程度地扩大了肝癌肝移植的适用范围，希冀使更多的肝癌患者因肝移植手术受益，但并未明显降低术后总体生存率和无瘤生存率。

4.2.2 肝癌肝移植术后复发的预防

肝癌肝移植术后的肿瘤复发明显减低了移植后生存率。其危险因素包括肿瘤分期、血管侵犯、AFP 水平、免疫抑制剂累积用药剂量等。减少移植后早期钙调磷酸酶抑制剂的用量可能降低肿瘤复发率（证据等级 2）。肝癌肝移植采用 mTOR 抑制剂的免疫抑制方案亦可能预防肿瘤复发，提高生存率（证据等级 2）。

4.3 局部消融治疗

尽管外科手术是肝癌的首选治疗方法，但因肝癌患者大多合并有肝硬化，或者在确诊时大部分患者已达中晚期，能获得手术切除机会的患者为 20% ~ 30%。近年来广泛应用的局部消融治疗，具有创伤小、疗效确切的特点，使一些不耐受手术切除的肝癌患者亦可获得根治的机会。

局部消融治疗是借助医学影像技术的引导对肿瘤靶向定位，局部采用物理或化学的方法直接杀灭肿瘤组织的一类治疗手段。主要包括射频消融（RFA）、微波消融（MWA）、冷冻治疗、高功率超声聚焦消融（HIFU）以及无水乙醇注射治疗（PEI）等。局部消融最常用超声引导，具有方便、实时、高效的特点。CT 及 MRI 结合多模态影像系统可用于观察超声无法探及的病灶。CT 及 MRI 引导技术还可应用于肺、肾上腺、骨等转移灶的消融等。

消融的路径有经皮、腹腔镜，或开腹三种方式。大多数的小肝癌可以经皮穿刺消融，具有经济、方便、微创的特点。位于肝包膜下的肝癌，特别是突出肝包膜外的肝癌，经皮穿刺消融风险较大，或者影像学引导困难的肝癌，可考虑经开腹消融和经腹腔镜消融的方法。

4.4 TACE 治疗

TACE 治疗在国内亦称介入疗法、介入治疗，目前被公认为肝癌非手术治疗的最常用方法之一（证据等级 1）。

4.4.1 基本原则

①要求在数字减影血管造影机下进行；②必须严格掌握临床适应证；③必须强调超选择插管至肿瘤的供养血管内治疗；④必须强调保护患者的肝功能；⑤必须强调治疗的规范化和个体化；⑥如经过 4 ～ 5 次 TACE 治疗后，肿瘤仍继续进展，应考虑换用或联合其他治疗方法，如外科手术、局部消融和系统治疗，以及放疗等。

4.4.2 适应证

①Ⅱb 期、Ⅲa 期和Ⅲb 期的部分患者，肝功能分级 Child-PughA 或 B 级，ECOG 评分 0 ～ 2；②可以手术切除，但由于其他原因（如高龄、严重肝硬化等）不能或不愿接受手术的 Ib 期和Ⅱa 期患者；③多发结节型肝癌；④门静脉主干未完全阻塞，或虽完全阻塞但肝动脉与门静脉间代偿性侧支血管形成；⑤肝肿瘤破裂出血或肝动脉～门脉静分流造成门静脉高压出血；⑥控制局部疼痛、出血以及栓堵动静脉瘘；⑦肝癌切除术后，DSA 造影可以早期发现残癌或复发灶，并给予介入治疗。

4.4.3 禁忌证

①肝功能严重障碍（Child-Pugh C 级），包括黄疸、肝性脑病、难治性腹水或肝肾综合征；②凝血功能严重减退，且无法纠正；③门静脉主干完全被癌栓栓塞，且侧支血管形成少；④合并活动性肝炎或严重感染且不能同时治疗者；⑤肿瘤远处广泛转移，估计生存期＜ 3 个月者；⑥恶液质或多器官功能衰竭者；⑦肿瘤占全肝比例≥ 70% 癌灶（如果肝功能基本正常，可考虑采用少量碘油乳剂分次栓塞）；⑧外周血白细胞和

血小板显著减少，白细胞＜ $3.0 \times 10^9/L$（非绝对禁忌，如脾功能亢进者，与化疗性白细胞减少有所不同），血小板＜ $50 \times 10^9/L$；⑨肾功能障碍，肌酐＞ 2mg/dL 或者肌酐清除率＜ 30mL/min。

4.4.4 TACE 术后常见不良反应

栓塞后综合征，是 TACE 治疗的最常见不良反应，主要表现为发热、疼痛、恶心和呕吐等。发热、疼痛的发生原因是肝动脉被栓塞后引起局部组织缺血、坏死所致，而恶心、呕吐主要与化疗药物有关。此外，还有穿刺部位出血、白细胞下降、一过性肝功能异常、肾功能损害以及排尿困难等其他常见不良反应。介入治疗术后的不良反应会持续 5 ～ 7 天，经对症治疗后大多数患者可以完全恢复。

4.4.5 疗效评价

根据实体瘤 mRECIST 评价标准以及 EASL 评价标准评估肝癌疗效，长期疗效指标为患者总生存时间（OS）；短期疗效评价指标为肿瘤的影像学应答和手术至疾病进展时间（TTP）。

4.4.6 影响 TACE 远期疗效的主要因素

①肝硬化程度、肝功能状态；②血清 AFP 水平；③肿瘤的容积和负荷量；④肿瘤包膜是否完整；⑤门静脉有无癌栓；⑥肿瘤血供情况；⑦肿瘤的病理分型。

4.4.7 随访及 TACE 间隔期间治疗

TACE 治疗后 3 ～ 6 周时复查 CT 和 / 或 MRI、肿瘤相关标志物、肝肾功能和血常规检查等；若影像学检查显示肝脏的瘤灶内的碘油沉积浓密、瘤组织坏死并且无增大和无新病灶，暂时不做 TACE 治疗。后续 TACE 治疗的频率应依随访结果而定，主要包括患者对上一次治疗的反应、肝功能和体能状况的变化。随访时间可间隔 1 ～ 3 个月或更长时间，依据 CT 和 / 或 MRI 动态增强扫描评价肝脏肿瘤的存活情况，以决定是否需要再次进行 TACE 治疗。目前主张综合 TACE 治疗，即 TACE 联合其他治疗方法，目的是控制肿瘤、提高患者生活质量和让患者带瘤长期生存。

4.5 放射治疗

放射治疗（简称放疗）分为外放疗和内放疗。外放疗是利用放疗设备产生的射线（光子或粒子）从体外对肿瘤照射。内放疗是利用放射性核素，经机体管道或通过针道植入肿瘤内。

4.5.1 外放射治疗

对伴有门静脉 / 下腔静脉癌栓或肝外转移的Ⅲa 期、Ⅲb 期肝癌患者，多属于姑息性放疗，有一部分患者肿瘤缩小或降期，可获得手术切除机会（证据等级 3）。肝外转移包括淋巴结转移、肺转移、骨转移、肾上腺转移、脑转移、腹膜和胸腔内膜转移等，也可用于等待肝癌肝移植前的治疗。对肝外转移的患者，外放疗可减轻疼痛、梗阻或出血等症状，使肿瘤发展减缓，从而延长生存期（证据等级 3）。中央型肝癌切缘距肿瘤 ≤ 1cm 的窄切缘术后可以辅助放疗（证据等级 3）。

4.5.2 内放射治疗

放射性粒子植入是局部治疗肝癌的一种有效方法，包括 ^{90}Y 微球疗法、^{131}I 单克隆抗体、放射性碘化油、^{125}I 粒子植入等，放射性粒子可持续产生低能 X 射线、γ 射线或 β 射线，在肿瘤组织内或在受肿瘤侵犯的管腔（门静脉、下腔静脉或胆道）内植入放射性粒子后，通过持续低剂量辐射，最大程度杀伤肿瘤细胞。粒子植入技术包括组织间植入、门静脉植入、下腔静脉植入和胆道内植入，分别治疗肝内病灶、门静脉癌栓、下腔静脉癌栓和胆管内癌或癌栓。

4.6 全身治疗

对于没有禁忌证的晚期肝癌患者，全身治疗可以减轻肿瘤负荷，改善肿瘤相关症状，提高生活质量，延长生存时间。

4.6.1 分子靶向药物

迄今为止，索拉非尼仍然是唯一获得批准治疗晚期肝癌的分子靶向药物。常规推荐用法为 400mg，口服，每日 2 次，应用时需注意对肝功能的影响。最常见的不良反应为腹泻、体重下降、手足综合征、皮疹、心肌缺血以及高血压等（证据等级 1），一般发生在治疗开始后的 2 ～ 6 周内，可用于肝功能 Child A、B 级的患者（证据等级 1）。而相对于肝功能 Child B 级，ChildA 级的患者生存获益更明显。

4.6.2 系统化疗

传统的细胞毒性药物，包括阿霉素、表阿霉素、氟尿嘧啶、顺铂和丝裂霉素等，在肝癌中的单药或传统联合用药有效率均不高，且毒副作用大，可重复性差。一个主要原因为化疗药物不但会激活乙肝病毒复制，还会损害患者的肝功能，加重肝炎肝硬化，导致化疗无法带来生存效益。

根据 EACH 研究后期随访的数据，含奥沙利铂的 FOLFOX4 方案在整体反应率、疾病控制率、无进展生存期、总生存期方面，均优于传统化疗药物阿霉素，且耐受性和安全性较好（证据等级 2）。因此，奥沙利铂在我国被批准用于治疗不适合手术切除或局部治疗的局部晚期和转移性肝癌。

化疗适应证主要为：①合并有肝外转移的晚期患者；②虽为局部病变，但不适合手术治疗和 TACE 者，如肝脏弥漫性病变或肝血管变异；③合并门静脉主干或下腔静脉瘤栓者；④多次 TACE 后肝血管阻塞和 / 或 TACE 治疗后复发的患者。

其他药物：三氧化二砷治疗中晚期原发性肝癌具有一定的姑息治疗作用（证据等级 3）。在临床应用时，应注意监测肝肾毒性。

4.6.3 免疫治疗

肝癌免疫治疗主要包括免疫调节剂（干扰素 α、胸腺肽 α1 等）、免疫检查点阻断剂（CTLA-4 阻断剂、PD-1/PD-L1 阻断剂等）、肿瘤疫苗（树突细胞疫苗等）、细胞免疫治疗（细胞因子诱导的杀伤细胞，即 CIK）。这些治疗手段均有一定的抗肿瘤作用，但尚待大规模的临床研究加以验证。

4.6.4 全身治疗的疗效评估

对于化疗患者，仍然采用 Recist 1.1 标准，可同时参考血清学肿瘤标记（AFP）以及肿瘤坏死程度的变化，一般在治疗期间每 6 ～ 8 周进行影像学评估，同时通过动态观察患者的症状、体征、治疗相关不良反应进行综合评估。鉴于索拉非尼、TACE 治疗很少能改变肿瘤大小，故建议采用以肿瘤血管生成和密度改变为基础的疗效评估标准（mRecist 标准）。对于免疫治疗的评价，可参照 irRC（immune-related response criteria）标准。

4.6.5 对症支持治疗

适度的康复运动可以增强机体的免疫功能。另外，应加强对症支持治疗，包括在晚期肝癌患者中的积极镇痛、纠正贫血、纠正低白蛋白血症、加强营养支持、控制合并糖尿病患者的血糖，以及处理腹水、黄疸、肝性脑病、消化道出血等伴随症状。

对于晚期肝癌患者，应理解患者及家属的心态，采取积极的措施调整其相应的状态，把消极心理转化为积极心理，通过舒缓疗护让其享有安全感、舒适感而减少抑郁与焦虑。

5. 中药制剂应用

中医中药治疗能够改善症状，提高机体的抵抗力，减轻放化疗不良反应，提高生活质量。除了采用传统的辨证论治、服用汤剂之外，我国药监部门业已批准了若干种现代中药制剂如槐耳颗粒、康莱特、华蟾素、榄香烯、肝复乐等用于治疗肝癌，具有一定的疗效，患者的依从性、安全性和耐受性均较好（证据等级 4）。但是，这些药物尚缺乏高级别的循证医学证据加以充分支持。

肝癌中医诊疗

原发性肝癌是常见的恶性肿瘤，我国古代文献中没有肝癌病名，但是其主要表现散见于对"肝积""胁痛""积聚""黄疸""鼓胀""癥瘕"等病症的描述中。例如，《难经·五十六难》曰："肝之积，名曰肥气。在左胁下，如覆杯，有头足，久不愈，令人发咳逆，疟，连岁不已。"《景岳全书》曰："癥瘕之病，积聚之别名。"《诸病源候论》曰："诊得肝积，脉弦而细，两胁下痛。"《圣济总录》曰："肝黄，病人目如丹赤，口燥热渴，气力衰劣，身体青黄，眼中出血，气息急者，不堪医，先灸肝俞，服知母汤及灸烙百会。"

1. 病因病机

中医认为肝癌的发生为本虚标实。以脾虚为本，以气滞血瘀、湿热毒邪为标。其基本病机为瘀、毒、虚。正气虚于内，外有毒邪入侵，肝失疏泄，气血瘀阻，湿毒蕴结，积而成块，发为癌瘤。本病病位在肝，与脾、胃、肾、胆密切相关。

1.1 外感时邪

寒热邪气侵犯机体，脏腑失和，气血瘀阻，变生积块。或邪郁日久，瘀毒内聚，终成癥瘕。《金贵翼·积聚通论》曰："积聚之病，非独痰、食、气血，即风寒外邪，亦能成之。"

1.2 饮食饮酒不节

嗜酒过度，饮食失调，肥甘厚味，损伤脾胃，脾失运化，痰湿瘀阻，与气血搏结，生成痞块，日久成癌。

1.3 情志所伤

肝藏血，主疏泄。若情志抑郁，肝气郁结，气滞则血瘀，瘀血结于腹中，日久生瘤。

1.4 正气亏损

先天禀赋不足或者后天失养，正虚不能抵御外邪。或久病耗气，阴阳不调，气血逆乱，变生癌瘤。

2. 治疗原则

中医治疗肝癌以疏肝解郁、清利湿热、化瘀解毒、滋补肝肾为治疗大法。根据患者具体情况加减用药，达到扶正祛邪、标本兼治、改善症状，控制癌瘤的目的。

3. 辨证论治

3.1 肝郁脾虚证

证候：上腹肿块胀闷不适，伴疼痛，消瘦乏力，倦怠气短，腹胀纳呆，进食后胀满尤甚，口干不喜饮，大便溏，小便黄，甚则出现腹水、黄疸、下肢浮肿。舌淡有齿痕，苔白，脉弦细。

治法：健脾益气，疏肝软坚。

方药：逍遥散合四君子汤加减。党参 15g，炒白术 15g，茯苓 30g，桃仁 10g，柴胡 15g，当归 10g，白芍 15g，八月札 10g，川朴 10g，栀子 9g，莪术 9g，鳖甲 10g，白花蛇舌草 15g，生甘草 5g。水煎服，分温 2 服。

分析加减：本证用四君子汤健脾益气，合逍遥散疏肝解郁，鳖甲软坚散结。若乏力明显，加生黄芪，同时加大党参用量，或改为太子参；纳食少，加山药、鸡内金、焦三仙健脾消食；肝区胀痛加川楝子、延胡索疏肝止痛；黄疸明显合用茵陈五苓散加虎杖利湿退黄；下肢浮肿加抽葫芦、冬瓜皮、生黄芪、泽泻补气利水；腹胀伴有腹水加大腹皮、车前子、泽泻、生黄芪。

3.2 肝胆湿热证

证候：头重身困，身目黄染，心烦易怒，发热口渴，口干而苦，胸脘痞闷，胁肋胀痛灼热，腹部胀满，胁下痞块，纳呆呕恶，小便短少黄赤，大便秘结或不爽。舌质红苔黄腻，脉弦数或弦滑。

治法：清热利湿，凉血解毒。

方药：茵陈蒿汤加味。绵茵陈 30g，栀子 10g，大黄 9g，金钱草 30g，猪苓 15g，柴胡 15g，白芍 20g，郁金 15g，川楝子 10g，枳壳 10g，半枝莲 30g，七叶一枝花 15g，车前草 20g，泽泻 15g，生甘草 6g。水煎服，分温 2 服。

分析加减：腹胀腹水明显加大腹皮、陈皮、茯苓、猪苓；纳呆食少加鸡内金、陈皮运脾消食；伴有呃逆、痰多、喘满等加法半夏、葶苈子、竹茹、厚朴化痰降逆；胁痛明显加延胡索、水红花子、三七、丹参理气活血止痛。

3.3 肝热血瘀证

证候：右胁下肿块质硬，胀顶疼痛拒按，或胸痛，烦热，口干口苦，大便干结，小便黄或短赤，肌肤甲错。舌质红或暗红，舌苔白黄厚，脉弦数或弦滑有力。

治法：清肝凉血，解毒祛瘀。

方药：龙胆泻肝汤合下瘀血汤加减。龙胆草10g，半枝莲30g，栀子10g，泽泻15g，木通6g，车前子20g，生地黄20g，柴胡15g，桃仁10g，莪术10g，生大黄6g，土鳖虫6g，丹皮15g，生甘草5g。水煎服，分温2服。

分析加减：本证肝热毒邪内阻，故用龙胆泻肝汤合半枝莲解毒清肝，下瘀血汤化瘀止痛。若疼痛较明见，加延胡索、川楝子、郁金、白芍理气止痛。呕恶者，加法半夏、竹茹降逆止呕。纳呆食少加鸡内金、党参健脾消食。出现黄疸加茵陈、虎杖、金钱草利湿退黄。气虚乏力加生黄芪、太子参。腹胀加大腹皮、厚朴、生槟榔行气消胀。

3.4 脾虚湿困证

证候：腹大胀满，神疲乏力，身重纳呆，肢重足肿，尿少。口黏不欲饮，时觉恶心，大便溏稀。舌淡舌边有齿痕，苔厚腻，脉细弦或滑或濡。

治法：健脾益气，利湿解毒。

方药：四君子汤合五皮饮加减。生黄芪30g，党参15g，白术12g，茯苓皮20g，香附15g，枳壳12g，陈皮12g，大腹皮15g，冬瓜皮20g，泽泻12g，薏苡仁20g，龙葵15g，桃仁10g，莪术10g，半枝莲20g，炙甘草5g。水煎服，分温2服。

分析加减：脾虚运化失常，水湿四溢。本方用四君子汤健脾益气，五皮饮加龙葵祛湿解毒。若乏力明显加大生黄芪、党参用量、同时加山药益气健脾；伴黄疸加茵陈、虎杖、金钱草利湿退黄；腹胀加大腹皮、生槟榔、鸡内金、山药健脾消胀；下肢浮肿明显加猪苓、抽葫芦利湿祛水；胁痛加川楝子、延胡索、白芍理气止痛。

3.5 肝肾阴虚证

证候：鼓胀肢肿，蛙腹青筋，四肢柴瘦，短气喘促，唇红口干，纳呆食少，烦躁不眠，尿短便数，甚或循衣摸床，上下血溢。舌质红绛、舌光无苔，脉细数无力，或脉如雀啄。

治法：清热养阴，软坚散结。

方药：一贯煎加味。生地30g，沙参20g，麦冬20g，当归10g，枸杞子15g，桑椹子15g，川楝子10g，郁金10g，赤芍15g，鳖甲10g，女贞子15g，旱莲草15g，丹皮15g，炙甘草5g。水煎服，分温2服。

分析加减：本证多见于肝癌后期或化疗过程中损伤肝肾，肝肾阴虚。以一贯煎加减治疗滋补肝肾，软坚散结。若胁痛明显加川楝子、延胡索、白芍理气止痛；食少腹胀加太子参、山药、鸡内金、大腹皮健脾行气；心烦失眠加莲子心、炒枣仁、知母、百合、五味子清心安神；黄疸加茵陈、虎杖、炒白术健脾祛湿退黄。

在辨证论治的基础上，可以加用 1 ～ 2 味具有明确抗癌作用的中草药，如半枝莲、八月札、七叶一枝花、山慈菇、白花蛇舌草、龙葵草、肿节风、冬凌草等。

4. 中成药治疗

根据肝癌特点可以辨证选用如西黄丸、平消胶囊、小金丸、金龙胶囊、灵芝孢子粉等药物治疗。

5. 外治法

双柏散（侧柏叶、大黄、薄荷、黄柏、泽兰、延胡索），外用蜜糖水调敷或煎水熏洗患处。活血祛瘀，消肿止痛。适用于肝癌患者。

（曹润武　张　鹏）

第 13 节　原发性肺癌

原发性肺癌（PLC）是最常见的恶性肿瘤。我国肿瘤登记中心 2016 年发布数据显示，2015 年我国新发肺癌病例 73.33 万，居恶性肿瘤首位。从病理和治疗角度，肺癌分为非小细胞肺癌（NSCLC）和小细胞肺癌（SCLC）两大类，其中非小细胞肺癌占80% ～ 85%，其余为小细胞肺癌。小细胞肺癌生物学行为独特，除了少数早期病例外，主要采用化疗和放疗结合的综合治疗。通常所说肺癌指非小细胞肺癌。

1. 筛查和诊断

1.1 危险因素

1.1.1 烟草暴露

吸烟与肺癌危险度的关系与烟草的种类、开始吸烟的年龄、吸烟的年限、吸烟量有关。被动吸烟也是肺癌发生的危险因素之一，主要见于女性。环境烟草烟雾的暴露时间与肺癌有非常强的关联。

1.1.2 室内外污染

煤燃料的不完全燃烧、烹调油烟、雾霾等可产生苯并芘、甲醛、多环芳烃、苯、一些金属、颗粒物质、臭氧等多种致癌物引发肺癌。惰性气体氡具有放射性，当人吸入体内后，氡发生衰变的放射性粒子可在人的呼吸系统造成辐射损伤，引发肺癌。含铀矿区周围氡含量高，而建筑材料是室内氡的最主要来源。此外，氡与吸烟之间还存在着交互作用。

1.1.3 职业因素

多种特殊职业接触可增加肺癌的发病危险，包括石棉、石英粉尘、镍、砷、铬、二氯乙醚、矿物油、二氯甲醚等。

1.1.4 肺癌家族史和遗传易感性

肺癌患者中存在家族聚集现象，说明遗传因素在对环境致癌物易感的人群和（或）个体中起重要作用。目前认为涉及机体对致癌物代谢、基因组不稳定、DNA 修复及细胞增殖和凋亡调控的基因多态均可能是肺癌的遗传易感因素，其中代谢酶基因和 DNA 损伤修复基因多态性是其中研究较多的两个方面。

1.1.5 其他

与肺癌发生有关的可能因素还包括营养及膳食、社会心理因素、免疫状态、雌激素水平、感染（HIV、HPV）、肺部慢性炎症、经济文化水平等，需进一步研究评价。

1.2 高危人群的筛查

低剂量螺旋 CT（LDCT）对发现早期肺癌的敏感度是常规 X 线胸片的 4 ～ 10 倍，数据显示，LDCT 筛查能发现 85% 的 I 期周围型肺癌，术后 10 年预期生存率达 92%。

美国国立综合癌症网络（National Comprehensive Cancer Network，NCCN）指南中提出的肺癌筛查风险评估因素包括吸烟史（现在和既往）、氡气暴露史，职业暴露史（砷、铬、石棉、镍、镉、铍、硅、柴油废气、煤烟和煤烟灰）、恶性肿瘤病史、一级亲属肺癌家族史、慢性阻塞性肺气肿或肺纤维化病史，以及被动吸烟史。

● 按风险状态分为以下 3 组。

（1）高危组：年龄 55 ～ 74 岁，吸烟史 ≥ 30 包年，戒烟史 < 15 年；或年龄 ≥ 50 岁，吸烟史 ≥ 20 包年，另外具有被动吸烟之外的危险因素。

（2）中危组：年龄 ≥ 50 岁，吸烟史或被动吸烟接触史 ≥ 20 包年，无其他危险因素。

（3）低危组：年龄 < 50 岁和吸烟史 < 20 包年。

NCCN 指南建议高危组进行肺癌筛查，不建议低危组和中危组进行筛查。

1.3 临床表现

肺癌的临床表现具有多样性但缺乏特异性，周围型肺癌通常不表现出任何症状，健康查体时发现的居多。肺癌的临床表现可分为：原发肿瘤本身局部生长引起的症状，原发肿瘤侵犯邻近器官、结构引起的症状，肿瘤远处转移引起的症状以及肺癌的肺外表现（瘤旁综合征、副肿瘤综合征）等。

1.3.1 原发肿瘤本身局部生长引起的症状

这类肺癌的症状和体征表现包括：①咳嗽，咳嗽是肺癌患者就诊时最常见的症状，50% 以上的肺癌患者在诊断时有咳嗽症状。②咯血，肺癌患者有 25% ～ 40% 会出现咯血症状，通常表现为痰中带血丝，大咯血少见。咯血是最具有提示性的肺癌症状。③呼吸困难，发生机制可能包括以下诸多方面：原发肿瘤扩展引起肺泡面积减少、中央型肺癌阻塞或转移淋巴结压迫大气道、肺不张与阻塞性肺炎、肺内淋巴管播散、胸腔积液与心包积液、肺炎等。④发热，肿瘤组织坏死可以引起发热，肿瘤引起的继发性肺炎也可引起发热。⑤喘鸣，如果肿瘤位于大气道，特别是位于主支气管时，常可引起局限性喘鸣症状。

1.3.2 原发肿瘤侵犯邻近器官、结构引起的症状

原发肿瘤直接侵犯邻近结构如胸壁、膈肌、心包、膈神经、喉返神经、上腔静脉、食管，或转移性肿大淋巴结机械压迫上述结构，可以出现特异的症状和体征。包括胸腔积液、声音嘶哑、膈神经麻痹、吞咽困难、上腔静脉阻塞综合征、心包积液、Pancoast 综合征等。

1.3.3 肿瘤远处转移引起的症状

最常见的是中枢神经系统转移而出现的头痛、恶心、呕吐等症状。而骨转移通常出现较为剧烈而且不断进展的疼痛症状等。

1.3.4 肺癌的肺外表现

肺癌瘤旁综合征常见于小细胞肺癌。常见的是异位内分泌、骨关节代谢异常、神经肌肉传导障碍等。瘤旁综合征的发生不一定与肿瘤的病变程度呈正相关，有时可能会先于肺癌的临床诊断。对肿瘤复发有重要提示作用。

1.4 体格检查

（1）多数早期肺癌患者无明显相关阳性体征。

（2）患者出现原因不明、久治不愈的肺外征象，如杵状指（趾）、非游走性关节疼痛、男性乳腺增生、皮肤黝黑或皮肌炎、共济失调和静脉炎等。

（3）临床表现高度可疑肺癌的患者，体检发现声带麻痹、上腔静脉阻塞综合征、霍纳综合征、Pancoast 综合征等提示局部侵犯及转移的可能。

（4）临床表现高度可疑肺癌的患者，体检发现肝大伴有结节、皮下结节、锁骨上窝淋巴结肿大等，提示远处转移的可能。

1.5 辅助检查

1.5.1 实验室检查

（1）实验室一般检测：血常规、肝肾功能，以及其他必要的生化免疫等检测、出凝血功能检测。

（2）血清学肿瘤标志物检测：癌胚抗原（CEA）、神经元特异性烯醇化酶（NSE）、细胞角蛋白片段 19（CYFRA21-1）和胃泌素释放肽前体（ProGRP），以及鳞状上皮细胞癌抗原（SCC）等。以上肿瘤标志物联合使用，可提高诊断敏感度和特异度。

1.5.2 影像学检查

肺癌的影像检查方法主要包括：X 线胸片、CT、MRI、超声、核素显像、PET-CT 等。主要用于肺癌诊断和鉴别诊断、分期和再分期、评估手术可切除性、疗效监测及预后评估等。影像学检查是无创检出和评价肿瘤的最佳方法，影像学信息使临床医师对于肿瘤预后的判断和治疗决策的制订都更有把握。在肺癌的诊治过程中，应根据不同的检查目的，合理、有效地选择一种或多种影像学检查方法。

胸部 CT 是目前肺癌诊断、分期、疗效评价及治疗后随诊中最重要和最常用的影像检查方法。CT 能够显示 X 线胸片上难以发现的影像信息，可以有效地检出早期肺癌，进一步验证病变所在的部位和累计范围。对于肺癌初诊患者胸部 CT 扫描范围应包括双侧肾上腺。对于难以定性诊断的胸部病变，可采用 CT 引导下经皮肺穿刺活检来获取细胞学或组织学诊断。

PET-CT 是肺癌诊断、分期与再分期、疗效评价和预后评估的最佳方法，对于下列情况推荐使用：辅助鉴别常规 CT 无法判断的肿瘤术后瘢痕与肿瘤复发，如 PET-CT 摄取增高，需活检证实；辅助鉴别常规 CT 无法判断的肿瘤放疗后纤维化与肿瘤残存/复发，如 PET-CT 摄取，需活检证实；辅助评价肺癌疗效（尤其是分子靶向治疗），推荐应用 PET-CT 实体瘤疗效评价标准（PET Response Criteria in Solid Tumors，PERCIST）。

实体瘤 PET 疗效评价标准（PERCIST）（2009 年）

完全代谢缓解（CMR）	可测量病灶 ^{18}F-FDG 摄取完全消失，至低于肝脏平均放射活性，且不能与周围血池本底相区别
部分代谢缓解（PMR）	靶病灶 ^{18}F-FDG 摄取降低 ≥ 30%，且绝对值降低 ≥ 0.8
疾病代谢稳定（SMD）	非 CMR、PMR、PMD
疾病代谢进展（PMD）	靶病灶 ^{18}F-FDG 摄取增加 ≥ 30%，且绝对值增加 ≥ 0.8；或出现新病灶
注：推荐采用瘦体重（LBW）校正标准摄取值，减少治疗过程中患者体重变化对参数的影响	

2. 病理分型和分期

肺癌主要组织类型为鳞状细胞癌和腺癌，约占全部原发性肺癌的 80% 左右。其他少见类型的原发性肺癌包括：腺鳞癌、大细胞癌、神经内分泌癌（类癌、不典型类癌和小细胞癌）、小涎腺来源的癌（腺样囊性癌、黏液表皮样癌以及恶性多形性腺瘤）等。

2.1 鳞状细胞癌

肺鳞状细胞癌的发病率近年来呈下降趋势，占肺癌的 30% ～ 40%，其中 2/3 表现为中央型，1/3 为周边型，可伴空洞形成，位于中心时可呈息肉状突向支气管腔。此种类型的癌一般认为起源于吸烟刺激后的支气管上皮鳞状化生，根据癌巢角化细胞分化程度，将其分为高、中、低分化。鳞癌多见淋巴道和血行转移，也可直接侵犯纵隔淋巴结及支气管旁和纵隔软组织。术后局部复发比其他类型肺癌常见。吸烟者和肺癌患者的支气管和肺呼吸性上皮中存在广泛、多灶性的分子病理异常，区域致癌效应可造成由于吸烟导致的肺内多中心肿瘤。

2.2 腺癌

腺癌占肺癌的 40% ～ 55%，临床上以周边型多见，空洞形成罕见。①非典型性腺瘤样增生（AAH）。②原位腺癌（AIS），手术切除无病生存率为 100%。③微小浸润性腺癌（MIA）。④浸润性腺癌。腺癌可单发、多发或表现为弥漫性。浸润性腺癌形态主要包括贴壁式、腺泡状（腺型）、乳头状、微乳头状和实体伴黏液分泌型。

2.3 神经内分泌癌

神经内分泌癌分为类癌、不典型类癌和小细胞癌，以及部分大细胞神经内分泌癌。小细胞癌占所有肺癌的 15% ～ 18%，属分化差的神经内分泌癌，坏死常见并且核分裂指数较高。不典型类癌常发生于外周，转移率增加，预后相对较差。类癌和其他肺癌不同，该肿瘤与吸烟无关，但在分子病理方面与其他类型的肺癌有许多相似之处。

2.4 分期

2.4.1 TNM 分期（pTNM 分期 UICC 第 8 版）

T 分期（原发肿瘤）

pTX：未发现原发肿瘤，或者通过痰细胞学或支气管灌洗发现癌细胞，但影像学及支气管镜无法发现。

pT0：无原发肿瘤的证据。

pTis：原位癌。

pT1：肿瘤最大径 ≤ 3cm，周围包绕肺组织及脏层胸膜，支气管镜见肿瘤侵及叶支气管，未侵及主支气管。

pT1mi：微小浸润性腺癌。

pT1a：肿瘤最大径 ≤ 1cm。

pT1b：肿瘤 1cm< 最大径 ≤ 2cm。

pT1c：肿瘤 2cm< 最大径 ≤ 3cm。

pT2：肿瘤 3cm< 最大径 ≤ 5cm；或者肿瘤侵犯主支气管（不常见的表浅扩散型肿瘤，不论体积大小，侵犯限于支气管壁时，虽可能侵犯主支气管，仍为 T1），但未侵及隆突；侵及脏层胸膜；有阻塞性肺炎或者部分或全肺肺不张。符合以上任何 1 个条件即归为 T2。

pT2a：肿瘤 3cm< 最大径 ≤ 4cm。

pT2b：肿瘤 4cm< 最大径 ≤ 5cm。

pT3：肿瘤 5cm< 最大径 ≤ 7cm；或任何大小肿瘤直接侵犯以下任何 1 个器官，包括：胸壁（包含肺上沟瘤）、膈神经、心包；同一肺叶出现孤立性癌结节。符合以上任何 1 个条件即归为 T3。

pT4：肿瘤最大径 > 7cm；无论大小，侵及以下任何 1 个器官，包括：纵隔、心脏、大血管、隆突、喉返神经、主气管、食管、椎体、膈肌；同侧不同肺叶内孤立癌结节。

N- 区域淋巴结

pNX：区域淋巴结无法评估。

pN0：无区域淋巴结转移。

pN1：同侧支气管周围及（或）同侧肺门淋巴结以及肺内淋巴结有转移，包括直接侵犯而累及的。

pN2：同侧纵隔内及（或）隆突下淋巴结转移。

pN3：对侧纵隔、对侧肺门、同侧或对侧前斜角肌及锁骨上淋巴结转移。

M− 远处转移

MX：远处转移不能被判定。

pM1a：局限于胸腔内，对侧肺内癌结节；胸膜或心包结节；或恶性胸膜（心包）渗出液。

pM1b：超出胸腔的远处单器官单灶转移（包括单个非区域淋巴结转移）。

pM1c：超出胸腔的远处单器官多灶转移 / 多器官转移。

2.4.2 临床分期

隐匿性癌：TisN0M0

Ⅰ A1 期：T1a（mis）N0M0，T1aN0M0

Ⅰ A2 期：T1bN0M0

Ⅰ A3 期：T1cN0M0

Ⅰ B 期：T2aN0M0

Ⅱ A 期：T2bN0M0

Ⅱ B 期：T1a ～ cN1M0，T2aN1M0，T2bN1M0，T3N0M0

Ⅲ A 期：T1a ～ cN2M0，T2a ～ bN2M0，T3N1M0，T4N0M0，T4N1M0

Ⅲ B 期：T1a ～ cN3M0，T2a ～ bN3M0，T3N2M0，T4N2M0

Ⅲ C 期：T3N3M0，T4N3M0

Ⅳ A 期：任何 T、任何 N、M1a，任何 T、任何 N、M1b

Ⅳ B 期：任何 T、任何 N、M1c

3. 治疗

肺癌的治疗应当采取多学科综合治疗与个体化治疗相结合的原则，即根据患者的机体状况、肿瘤的病理组织学类型与分子分型、侵及范围和发展趋向采取多学科综合治疗的模式，有计划、合理地应用手术、放疗、化疗、分子靶向治疗和免疫治疗等手段，以期达到最大限度地延长患者的生存时间、提高生存率、控制肿瘤进展和改善患者的生活质量。

3.1 外科治疗和常见并发症

解剖性肺切除术是早中期肺癌的主要治疗手段，也是目前临床治愈肺癌的重要方法。肺癌手术分为完全性切除、不完全性切除和不确定性切除。应力争完全性切除，以期达到完整地切除肿瘤，减少肿瘤转移和复发，并且进行精准的病理 TNM 分期，力争分子病理分型，指导术后综合治疗。肺叶切除和系统性淋巴结清扫是肺癌完全切除的标准手术。

3.1.1 适应证

单从肺癌角度考虑，肺癌外科手术的绝对适应证也是目前比较一致的手术指征，即 T1 ～ 3N0 ～ 1M0 期的病变；肺癌的相对适应证也是目前为多数人接受的手术指征，即部分 T4N0 ～ 1M0 期的病变；肺癌争议比较大的手术适应证是 T1 ～ 3N2 M0 期的病变；肺癌探索性手术适应证包括部分孤立性转移的 T1 ～ 3N0 ～ 1M1 期病变。

3.1.2 禁忌证

①肺癌病期超出手术适应证范围；②全身状况差，KPS 评分低于 60 分者，结合 ECOG 评分考虑；③ 6 周之内发生急性心肌梗死；④严重的室性心律失常或不能控制的心力衰竭者；⑤心肺功能不能满足预定手术方式者；⑥ 75 岁以上颈动脉狭窄大于 50%，75 岁以下颈动脉狭窄大于 70% 以上者；⑦ 80 岁以上病变需要行全肺切除者；⑧严重的不能控制的伴随疾病持续地损害患者的生理和心理功能者；⑨患者拒绝手术者。

3.1.3 常见的术后并发症

肺癌手术后发生并发症的概率为 8% ～ 35%。外科手术的并发症均可以发生，最常见的是呼吸系统并发症和心血管系统并发症，然而肺切除手术后较独特的并发症还包括术后肺断面漏气、支气管胸膜瘘等。

3.2 放射治疗

肺癌放疗包括根治性放疗、姑息放疗、辅助放疗和预防性放疗等。

3.3 药物治疗

肺癌的药物治疗包括化疗、分子靶向治疗以及免疫治疗。化疗分为新辅助化疗、辅助化疗、姑息化疗，应当严格掌握临床适应证，并在肿瘤内科医师的指导下施行。分子靶向治疗需要明确基因突变状态，依据分子分型指导靶向治疗。近年，以免疫检查点抑制剂（如 PD-1 单抗或 PD-L1 单抗等）为代表的免疫治疗取得了可喜的进展。基于免疫检查点抑制剂已被证实的生存获益，同时基于在中国人群中被证实的显著生存获益，国内首个 PD-1 抑制剂纳武利尤单抗（Nivolumab）刚刚获批上市，用于驱动基因阴性的晚期 NSCLC 患者。

3.4 姑息治疗

包括采取姑息手术、化疗、放疗、内分泌治疗、靶向治疗、免疫治疗和（或）其他可缓解患者症状（如疼痛和呼吸困难）的手段。患者的舒适度是各治疗阶段需要优先考虑的问题。如果医师和患者都认为治疗已不能延缓或阻止癌症的进展，则可考虑临终关怀。

4. 预后

肺癌患者的预后是由患者综合的临床病理特征决定的，根据现有的研究结果，肿瘤临床病理分期、患者身体健康状况及其年龄、性别都是重要的预后因素；此外某些生化指标（如白细胞计数、高钙血症等）及血液肿瘤标记物水平（如 CEA）也被证明与肺癌患者预后有重要的相关性。目前，临床病理分期，即 TNM 分期仍是预测肺癌患者生存时间的最主要也最稳定的指标。肺癌患者的预后很大程度上取决于疾病发现时肿瘤的 TNM 分期。不同临床分期的患者预后具有显著差异。Ⅰ 期患者 5 年生存率为50%～70%，Ⅱ 期患者 5 年生存率为 25%～40%，Ⅲ 期患者 5 年生存率为 10%～15%左右，Ⅳ 期患者的 5 年生存率为 3%～5%，中位生存期只有 7 个月。

5. 随访

肺癌治疗后都需要定期复查。复查目的在于疗效的监测，早期发现肿瘤的复发和转移。以影像检查为主。对于早、中期肺癌经包括外科手术的综合治疗后，一般主张治疗后 2 年内每 3 个月复查 1 次，2 年至 5 年内每半年复查 1 次，5 年后每年复查 1 次。

肺癌中医诊疗

中国古代没有肺癌名称，但是根据临床症状肺癌符合中医"咳嗽""胸痛""息贲""肺积""喘证""发热"等范畴。如《难经·五十六难》曰："肺之积名曰息贲，在右胁下，复大如杯，久不已，令人洒淅寒热，喘咳，发肺壅。"明代医家张景岳指出"劳嗽，声哑，声不能出或喘息气促者，此肺脏败也，必死"与肺癌晚期临床表现相同，并指出预后不佳。

1. 病因病机

中医认为肺癌是由于正气内虚（内因），邪毒外侵（外因），造成痰浊内聚，气滞血瘀，阻结于肺，聚而成瘤。以咳嗽、咯血、胸痛发热、气急喘息为主要临床表现的肺部恶性肿瘤。

2. 证候特征分析

2.1 咳嗽

肺癌咳嗽多表现为刺激性呛咳,不可抑制的干咳,无痰或仅有少量白色黏液痰,难咯。中医认为肺癌咳嗽由癌瘤聚结,气血瘀滞,痰浊内蕴,肺失宣降所致。

2.2 咯血

多为痰中带血丝,或咯血。多由毒热邪气灼伤肺络或癌瘤聚结,气血瘀滞,血行脉外所致。

2.3 胸痛

癌瘤在支气管、肺组织时胸痛不明显。当侵犯纵膈、胸膜、膈肌、胸壁及其邻近组织时则疼痛显著,表现为疼痛,固定不移如锥如刺,终日不休,痛不可按。多由癌瘤聚肺,气血瘀滞,不通则痛所致。

2.4 气急喘息

由于肿瘤的生长发展造成呼吸面积减少,呼吸运动受限,或肺不张而产生气急,呼吸促。若合并肺部感染,分泌物阻塞肺内,也可加重气促。中医认为由于肺气虚损,气血瘀滞,痰湿蕴肺,肺气失宣所致。或热毒蕴肺,痰瘀内阻,肺失宣降发为气急喘息。

2.5 发热

发热的原因可能为继发感染,或由于肿瘤组织坏死,吸收中毒而引起。中医认为多由热毒蕴肺或阴虚毒热所致。

3. 辨虚实

早期以邪实为主,表现为气血瘀滞,痰湿蕴肺;晚期正虚邪实,虚实夹杂,多见气阴两虚,阴虚毒热等证型。

4. 辨证论治

4.1 气血瘀滞证

证候:刺激性干咳,咳嗽不畅,胸闷气憋,胸痛有定处,如锥如刺,或伴有胀痛,痰中血色暗红,口唇紫暗。舌质暗或有瘀斑,苔薄,脉弦细。

治法：活血散瘀，行气止痛。

方药：桃红四物汤加减。当归 10g，白芍 20g，川芎 10g，桃仁 10g，红花 10g，熟地 15g，丹参 20g，香附 10g，延胡索 10g，夏枯草 12g，炙甘草 6g。水煎服，分温 2 服。

分析加减：气血瘀滞是肺癌的常见证型，多是气机不畅，瘀血停滞，聚而成癥，发为癌瘤。多见于肺癌早中期患者，因肿瘤细胞侵入机体胸膈引发其部位疼痛不适感加重，辨证多以实证为主，且正气耗损较少。因气血瘀滞，络脉不通，不通则痛，出现胸部刺痛，固定不移，或疼痛剧烈，上方加三七、莪术、川楝子等活血化瘀，理气止痛药；由于气机阻滞，肺气失于宣降，出现咳嗽加重，多以呛咳、刺激性干咳、咳嗽不畅、痰不易咯出或少痰无痰为主，治疗应化瘀行气，宣肺止咳，上方加炙麻黄、杏仁、前胡、紫菀、冬花、枇杷叶、川贝、百合等宣肺止咳药。当肿瘤侵犯喉返神经出现声音嘶哑或失音，中医认为属于癌瘤内蕴，气血瘀滞，肺窍瘀阻或肺热津伤，肺失濡润所致，可在上方加炙麻黄、蝉衣、僵蚕、北沙参、麦冬等润肺疏风通窍，同时加胖大海、诃子肉利咽开音；气血瘀阻，肺络受损，血溢脉外可出现痰中带血或咯血，血色暗红，上方加生蒲黄、藕节、仙鹤草、三七、茜草等活血止血药。咯血量较大，可加阿胶珠、血余炭、棕榈炭等收敛止血药。

4.2 痰湿蕴肺证

证候：咳嗽，咯痰稠黏，痰中带血丝，胸闷痛，纳呆便溏，神疲乏力。舌质暗，苔白厚腻或黄厚腻。

治法：行气祛痰，健脾燥湿。

方药：二陈汤加减。法半夏 10g，陈皮 10g，茯苓 20g，瓜蒌 20g，薤白 12g，桔梗 10g，炒白术 10g，炙甘草 6g。水煎服，分温 2 服。

分析加减：本证多见于肺癌早期阶段。痰湿蕴肺，肺失宣降，故咳嗽、咯痰。以咳嗽、咳痰为主，可加炙麻黄、杏仁、紫菀、冬花、前胡、化橘红宣肺止咳化痰；伴有咽痛、痰黄等肺热症状明显，加生石膏、金荞麦、金银花、黄芩等药物清肺利咽；若痰黄不易咯出加黛蛤散；若痰多胸闷咳喘明显，为痰湿阻滞肺络，气机不畅所致，上方加葶苈子、地龙、桂枝、炒苏子、大枣；胸痛明显，加郁金、川芎、延胡索、三七行气化瘀止痛；如出现气短乏力，纳食少加太子参、山药、鸡内金益气健脾。

4.3 阴虚毒热证

证候：刺激性干咳，痰少，痰中带血，甚则咯血不止，胸痛，心烦失眠，低热盗汗，或高热，口渴，大便干结。舌红苔黄，脉细数。

治法：养阴清热，解毒散结。

方药：养阴清肺汤加减。元参 15g，麦冬 20g，生地 20g，天花粉 15g，桑叶 10g，金银花 20g，猫爪草 20g，金荞麦 20g，黄芩 10g，白茅根 30g，生甘草 6g。水煎服，分温 2 服。

分析加减：本证多见于肺癌病程较长者。阴液亏虚，阴虚毒热，炼液为痰，肺气失宣可出现刺激性咳嗽伴有痰少或无痰。热毒灼伤血络可见痰中带血或咯血不止，血色多为鲜红色。若咳嗽明显，上方加川贝母、枇杷叶、芦根、前胡、紫菀；痰中带血或咳血，上方加大生地用量，同时加三七、生栀子、黛蛤散、仙鹤草等凉血止血药；出现燥热盗汗或低热，加地骨皮、生桑白皮、知母；若毒热内盛，出现高热便秘，上方去元参、麦冬，加生石膏、知母、蝉衣、僵蚕、生大黄、柴胡清热泻火，表里双解。

4.4 气阴两虚证

证候：咳嗽痰少或无痰，咳声低弱，气短喘促，神疲乏力，面色苍白，形瘦，恶风，自汗或盗汗，口干少饮。舌质嫩红，脉细弱。

治法：益气养阴。

方药：沙参麦冬汤加减。太子参 15g，麦冬 20g，五味子 15g，生黄芪 20g，北沙参 15g，知母 10g，川贝 6g，杏仁 9g，半枝莲 15g，百合 15g，炙甘草 6g。水煎服，分温 2 服。

分析加减：本证多见于病程较长肺癌者。久病伤阴耗气，致使气阴两伤。若气短胸闷纳食减少，加大太子参、生黄芪用量，同时加炒白术、山药、鸡内金、苏梗等健脾益气，行气宽胸药；阴虚明显如口干咽燥加重，伴有引饮，舌红少苔，加元参、天冬、生地养阴生津；虚火灼伤肺络出现痰中带血，加丹皮、生地、藕节、白茅根凉血止血；气短喘息明显加红景天、地龙，同时加大生黄芪、太子参用量。

5. 常用抗肺癌中草药

清热解毒类：鱼腥草、龙葵、白花蛇舌草、大青叶、山豆根、蒲公英、金荞麦。

化痰散结类：夏枯草、猫爪草、山慈菇、浙贝母、土茯苓、天花粉、胆南星、法半夏、百部、守宫。

活血止痛类：乳香、没药、桃仁、穿山甲、三棱、莪术、泽兰、紫草、延胡索、郁金、露蜂房、三七。

凉血止血类：生地榆、白茅根、生地黄、生栀子、藕节、三七。

以上药物随证应用加入复方中，可起到抗癌解毒、化瘀散结、止血止痛等作用。

（任保辉　张　鹏）

第 14 节 甲状腺癌

甲状腺癌（thyroid cancer）是起源于甲状腺滤泡上皮或滤泡旁上皮细胞的恶性肿瘤，近年来，全球范围内甲状腺癌的发病率增长迅速，我国城市地区女性甲状腺癌发病率位居女性所有恶性肿瘤的第 4 位，以每年 20% 的速度持续增长。

根据肿瘤起源及分化差异，甲状腺癌又分为：甲状腺乳头状癌（PTC）、甲状腺滤泡癌（FTC）、甲状腺髓样癌（MTC）以及甲状腺未分化癌（ATC），其中 PTC 最为常见，约占全部甲状腺癌的 85%～90%，而 PTC 和 FTC 合称分化型甲状腺癌（DTC）。不同病理类型的甲状腺癌，在其发病机制、生物学行为、组织学形态、临床表现、治疗方法以及预后等方面均有明显不同。DTC 生物行为温和，预后较好。ATC 的恶性程度极高，中位生存时间仅 7～10 个月。MTC 的预后居于两者之间。

1. 筛查与诊断

1.1 高危人群的监测筛查

有如下病史时需要高度警惕甲状腺癌，尽早进行筛查：①童年期头颈部放射线照射史或放射性尘埃接触史；②全身放射治疗史；③ DTC、MTC 或多发性内分泌腺瘤病 2 型、家族性多发性息肉病、某些甲状腺癌综合征（如多发性错构瘤综合征、Carney 综合征、沃纳综合征和加德纳综合征）等的既往史或家族史。

1.2 临床表现

1.2.1 症状

大多数甲状腺结节患者没有临床症状。通常在体检时通过甲状腺触诊和颈部超声检查而发现甲状腺小肿块。合并甲状腺功能异常时可出现相应的临床表现，如甲状腺功能亢进或甲状腺功能减退。晚期局部肿块疼痛，可出现压迫症状，常可压迫气管、食管，使气管、食管移位。肿瘤局部侵犯严重时可出现声音嘶哑、吞咽困难或交感神经受压而引起霍纳综合征，侵犯颈部可出现耳、枕、肩等处疼痛等症状。颈淋巴结转移引起的颈部肿块在未分化癌发生较早。髓样癌由于肿瘤本身可产生降钙素和 5- 羟色胺，从而引起腹泻、心悸、面色潮红等症状。

1.2.2 体征

主要表现为甲状腺肿大或结节，结节形状不规则、与周围组织粘连固定，并逐渐增大，质地硬，边界不清，初期可随吞咽运动上下移动，后期多不能移动。若伴颈部淋巴结转移，可触诊颈部淋巴结肿大。

1.2.3 转移癌表现

（1）局部侵犯：甲状腺癌局部可侵犯喉返神经、气管、食管、环状软骨及喉，甚至可向椎前组织侵犯，向外侧可侵犯至颈鞘内的颈内静脉、迷走神经或颈总动脉。

（2）区域淋巴结转移：PTC 易早期发生区域淋巴转移，大部分 PTC 患者在确诊时已存在颈淋巴转移。PTC 淋巴结转移常见于原发灶同侧、沿淋巴引流路径逐渐转移，以多区转移为主，仅单区转移较少见。少见的淋巴结转移部位有咽后或咽旁淋巴结。

（3）远处转移：肺部常见，也可出现骨转移和颅内转移。未分化或分化差的甲状腺癌出现远处器官转移的可能性高。

1.2.4 并发症

大部分的甲状腺癌是分化型甲状腺癌，生长相对较缓慢，极少引起并发症。MTC 因分泌降钙素和 5- 羟色胺，可引起患者顽固性腹泻，从而引起电解质紊乱。未分化癌生长迅速，可引起重度呼吸困难等并发症。

1.3 实验室检查

（1）甲状腺激素检测：包括血液中四碘甲状腺原氨酸（T4）、三碘甲状腺原氨酸（T3）、游离 T4（FT4）、游离 T3（FT3）和 TSH 的测定。TSH 是判断甲状腺功能紊乱的首要依据。

（2）甲状腺自身抗体检测：自身免疫性甲状腺疾病相关的自身抗体主要有抗甲状腺球蛋白抗体（TgAb）、甲状腺过氧化物酶抗体（TPOAb）和 TSH 受体抗体（TRAb）。

（3）甲状腺癌肿瘤标志物检测：包括甲状腺球蛋白（Tg）、降钙素（Ct）和癌胚抗原（CEA）。

（4）用于诊断的相关分子检测：经 FNAB 仍不能确定良恶性的甲状腺结节，可对穿刺标本进行某些甲状腺癌的分子标记物检测，如 BRAF 突变、Ras 突变、RET/PTC 重排等，有助于提高确诊率。

1.4 超声检查

1.4.1 结节的良恶性鉴别

超声检查是甲状腺最常用且首选的影像学检查方法，推荐所有临床触诊或机会性筛查等方式发现甲状腺结节的患者均进行高分辨率颈部超声检查。颈部超声检查可证实甲状腺结节存在与否，确定甲状腺结节的大小、数量、位置、囊实性、形状、边界、钙化、血供及与周围组织的关系，同时评估颈部有无异常淋巴结及其部位、大小、形态、血流和结构特点等。

甲状腺结节恶性征象中特异性较高的为：微小钙化、边缘不规则、纵横比＞1；其他恶性征象包括：实性低回声结节、晕圈缺如、甲状腺外侵犯、伴有颈部淋巴结异常超声征象等。颈部淋巴结异常征象主要包括：淋巴结内部出现微钙化、囊性变、高回声、周边血流，此外还包括淋巴结呈圆形、边界不规则或模糊、内部回声不均、淋巴门消失或皮髓质分界不清等。

对甲状腺结节及淋巴结的鉴别能力与超声医师的临床经验相关。甲状腺影像报告和数据系统（TI-RADS）对甲状腺结节恶性程度进行评估，有助于规范甲状腺超声报告。

1.4.2 超声引导下细针穿刺活检（US-FNAB）

FNAB 利用细针对甲状腺结节进行穿刺，从中获取细胞成分，通过细胞学诊断对目标病灶性质进行判断。US-FNAB 可提高取材成功率和诊断准确率，同时有利于穿刺过程中对重要组织结构的保护及判断穿刺后有无血肿，推荐作为进一步确定甲状腺结节良恶性的诊断方法。

1.4.3 超声随访

对于未行手术治疗的患者，超声随访中应注意原结节体积是否增大或出现前述恶性征象。结节体积增大指结节体积增大 50% 以上或至少有 2 条径线增加超过 20%（且超过 2mm），此时有 FNAB 的适应证；对于囊实性结节，应根据实性部分的生长情况决定是否进行 FNAB。

1.5 影像学检查

1.5.1 电子计算机断层成像（CT）

正常甲状腺含碘量高，与周围组织密度明显不同，CT 平扫即可清楚显示甲状腺，注射对比剂后，对比度更加良好。CT 扫描对评价甲状腺肿瘤的范围、与周围重要结构如气管、食管、颈动脉的关系及有无淋巴结转移有重要价值。由于甲状腺病变可侵入上纵隔或出现纵隔淋巴结肿大，故扫描范围应常规包括上纵隔。CT 对中央组淋巴结、上纵隔组淋巴结和咽后组淋巴结观察具有优势，并可对胸骨后甲状腺病变、较大病变及其与周围结构的关系进行观察，可清晰显示各种形态大小的钙化灶，但对于最大径 ≤ 5mm 结节及弥漫性病变合并结节的患者观察欠佳。

1.5.2 磁共振成像（MRI）

组织分辨率高，可以多方位、多参数成像，可评价病变范围及与周围重要结构的关系。通过动态增强扫描、DWI 等功能成像可对结节良、恶性进行评估。其不足在于对钙化不敏感，检查时间长，易受呼吸和吞咽动作影响，故甲状腺 MRI 检查不如超声及 CT 检查普及，目前在甲状腺的影像检查方面应用不多。

1.5.3 正电子发射计算机断层成像（PET-CT）

不推荐作为甲状腺癌诊断的常规检查方法，对于下列情况，有条件者可考虑使用：① DTC 患者随访中出现 Tg 升高（> 10ng/mL），且 ^{131}I 诊断性全身显像（Dx-WBS）阴性者时查找转移灶；② MTC 疗前分期及术后出现降钙素升高时查找转移灶；③甲状腺未分化癌疗前分期和术后随访；④侵袭性或转移性 DTC 患者进行 ^{131}I 治疗前评估（表现为 PET-CT 代谢增高的病灶摄取碘能力差，难以从 ^{131}I 治疗中获益）。

1.5.4 甲状腺癌功能代谢显像

甲状腺癌功能代谢显像原理是利用甲状腺癌细胞对一些放射性显像药具有特殊的摄取浓聚机制，将这些显像物引入体内后可被甲状腺癌组织摄取和浓聚，应用显像仪器如 SPECT 或 SPECT-CT、PET-CT 进行扫描，获取病灶位置、形态、数量及代谢等信息进行定位、定性、定量分析。

1.6 声带功能评估

1.6.1 术前评估

甲状腺癌患者术前常规进行间接喉镜，必要时电子纤维喉镜或纤维支气管镜检查，评估双侧声带活动情况以及肿瘤是否侵透气管全层至气管腔内，以及侵犯范围大小，是否影响麻醉气管插管等，若出现声带活动减弱甚至固定的征象，应高度怀疑肿瘤压迫或侵犯喉返神经。

1.6.2 术后评估

术中发现肿瘤侵犯喉返神经，或术中喉返神经检测提示喉返神经功能受影响，术后可行纤维电子喉镜评估声带运动恢复情况。因双侧喉返神经受侵犯而进行的术中气管造瘘或术后气管切开的患者，可进行喉镜的评估声带活动情况，决定拔除气管套管或进行气管造瘘修补的时机。

1.7 细胞病理诊断规范

甲状腺癌的细胞病理诊断规范由甲状腺细针穿刺（FNA）的取材、制片和诊断报告等部分组成。

细胞病理学诊断报告采用 TBSRTC（The Bethesda System for Reporting Thyroid Cytopathology）报告系统，在此报告系统中，细胞学诊断分为六级：Ⅰ级，不能诊断 / 不满意；Ⅱ级，良性；Ⅲ级，意义不明的非典型细胞 / 意义不明的滤泡性病变；Ⅳ级，滤泡性肿瘤 / 可疑滤泡性肿瘤；Ⅴ级，可疑恶性；Ⅵ级，恶性。

不同的甲状腺肿瘤病理类型，其生物学行为区别也较大，从良性的甲状腺腺瘤、交界性甲状腺滤泡性肿瘤到甲状腺癌，对患者的预后、治疗都会有很重要的影响，甲状腺癌的淋巴结转移情况同样对患者治疗策略具有重要意义。

1.8 鉴别诊断

（1）甲状腺腺瘤：多见于 20 ～ 30 岁年轻人，多为单结节，边界清，表面光滑，生长缓慢，突然增大常为囊内出血，无颈淋巴结转移和远处转移。

（2）结节性甲状腺肿：多见于中年以上妇女，病变可长达数年至数十年，常累及双侧甲状腺，为多结节，大小不一，病程长者可有囊性变，肿物巨大可出现压迫气管，使气管移位，并有不同程度的呼吸困难的表现；当肿瘤压迫食管，会出现吞咽困难的表现。可发生癌变，肿物增大明显加快。

（3）亚急性甲状腺炎：常认为是由病毒感染引起，病期数周或数月，发病前常有呼吸道感染的病史，可伴有轻度发热，局部有疼痛，以吞咽时明显，可放射到耳部，甲状腺弥漫性增大，也可出现不对称的结节样肿物，肿物有压痛。本病为自限性疾病，约经数周的病程可自愈。少数患者需手术以排除甲状腺癌。

（4）慢性淋巴细胞性甲状腺炎（又称桥本甲状腺炎）：为慢性进行性双侧甲状腺肿大，有时与甲状腺癌难以区别，一般无自觉症状，自身抗体滴度升高。本病对肾上腺皮质激素较敏感，有时需要手术治疗，少量 X 线治疗效果好。

（5）纤维性甲状腺炎：甲状腺普遍增大，质硬如木，但常保持甲状腺原来的外形。常与周围组织固定并产生压迫症状，常与癌难以鉴别。可手术探查，并切除峡部，以缓解或预防压迫症状。

2. 分类和分期

2.1 组织学分类

根据 WHO 的定义，甲状腺肿瘤的组织学分类主要分为：原发性上皮肿瘤、原发性非上皮肿瘤与继发性肿瘤。

Ⅰ. 原发性上皮肿瘤

A. 滤泡上皮肿瘤

良性：滤泡性腺瘤。

恶性：甲状腺癌。①分化型甲状腺癌：乳头状癌（PTC）、滤泡状癌（FTC）、分化差癌；②未分化癌（ATC）。

B.C 细胞肿瘤（MTC）

C. 滤泡上皮与 C 细胞混合性肿瘤

Ⅱ. 原发性非上皮肿瘤

A. 恶性淋巴瘤

B. 肉瘤

C. 其他

Ⅲ. 继发性肿瘤

约 95% 的甲状腺肿瘤来源于甲状腺滤泡细胞，其余的多来源于 C 细胞（甲状腺滤泡旁细胞）。滤泡上皮与 C 细胞混合性肿瘤十分罕见，同时含有滤泡上皮来源与 C 细胞来源的肿瘤细胞，其在组织来源上是否作为一种独立的甲状腺肿瘤尚有争议。甲状腺恶性淋巴瘤是最常见的甲状腺非上皮来源肿瘤，可独立发生于甲状腺，亦可为全身淋巴系统肿瘤的一部分。甲状腺肉瘤、继发性甲状腺恶性肿瘤等在临床中较少见，多为零星个案报道。

2.2 分期

针对甲状腺癌的分期包括根据术前评估（病史、查体、辅助检查）确立的临床分期（cTNM）和根据术后病理的病理分期（pTNM），具体分期标准如下（AJCC 第 8 版）。

2.3 预后相关因素

特定的肿瘤特点将影响肿瘤预后，重要的因素是肿瘤的组织类型、原发肿瘤大小、局部浸润、坏死、血管浸润、BRAF 突变、远处转移等。

3. 外科治疗和常见并发症

3.1 外科治疗

3.1.1 治疗原则

DTC 的治疗以外科治疗为主，辅以术后内分泌治疗、放射性核素治疗，某些情况下需辅以放射治疗、靶向治疗。MTC 以外科治疗为主，某些情况下需辅以放射治疗、靶向治疗。未分化癌的治疗，少数患者有手术机会，部分患者行放疗、化疗可能有一定效果，但总体来说预后很差、生存时间短。同时需要注意，肿瘤治疗的个体化很重要，每一个患者病情、诉求不同，临床诊治有一定灵活性。

3.1.2 分化型甲状腺癌的外科治疗

（1）原发灶的处理：肿瘤 T 分级为 T1、T2 的病变，多局限于单侧腺叶，建议行患侧腺叶及峡部切除。T3 病变肿瘤较大或已侵犯甲状腺被膜外肌肉，建议行全甲状腺切除。T4 病变已经侵犯周围结构器官，一般建议全甲状腺切除。T4a 病变在切除甲状腺的同时需要切除受累的部分结构器官，并需要准备一定的修复方案。T4b 病变一般认为属于不可手术切除，但需根据具体情况判断有无手术机会，可能需要血管外科、骨科、神经外科等多学科协作。

（2）区域淋巴结的处理：中央区淋巴结（Ⅵ区）、侧颈部淋巴结处理（Ⅰ～Ⅴ区）依据肿瘤期别相应处理，咽旁淋巴结、上纵隔淋巴结等特殊部位淋巴结在影像学上考虑有转移时建议同期手术切除。

3.1.3 MTC 的外科治疗

建议行全甲状腺切除。如为腺叶切除后确诊的 MTC，建议补充甲状腺全切除。个别情况下，偶然发现的微小病灶 MTC 腺叶切除后，也可考虑密切观察。

MTC 较易出现颈部淋巴结转移，大部分患者就诊时已伴有淋巴结转移，切除原发灶同时，还需行颈部淋巴结清扫术（中央区或颈侧区），清扫范围除临床评估外，还需参考血清降钙素水平。MTC 的手术治疗宜比 DTC 手术略激进一些，追求彻底切除。

3.1.4 未分化癌外科治疗

少数未分化癌患者就诊时肿瘤较小，可能有手术机会。多数未分化癌患者就诊时颈部肿物已较大，且病情进展迅速，无手术机会。肿瘤压迫气管引起呼吸困难时，尽可能减瘤后，行气管切开术。

3.2 常见的术后并发症

手术并发症是外科治疗疾病过程中发生的与手术相关的其他病症，这些病症有一定的发生概率，并不是可以完全避免的。

常见出血、喉返神经损伤、喉上神经损伤、甲状旁腺功能减退、感染、淋巴漏、局部积液（血清肿）等。

少见气胸（颈根部手术致胸膜破裂引起）、霍纳综合征（颈部交感神经链损伤），以及舌下神经损伤引起伸舌偏斜、面神经下颌缘支损伤引起口角歪斜等。

4. 分化型甲状腺癌的 ^{131}I 治疗

《2015ATA 指南》对高危复发危险分层患者强烈推荐 ^{131}I 治疗，中危分层患者可考虑 ^{131}I 治疗，低危分层患者，不推荐行 ^{131}I 治疗。

^{131}I 治疗禁忌证为妊娠期或哺乳期或妇女计划 6 个月内妊娠者。

5. 放射治疗

甲状腺癌对放射治疗敏感性差，单纯放射治疗对甲状腺癌的治疗并无好处，外照射放疗仅在很小一部分患者中使用。放射治疗原则上应配合手术使用，主要为术后放射治疗。

6. 全身治疗

内科治疗对于部分对放射性碘治疗不敏感并出现远处转移患者和甲状腺未分化癌有效。普通化疗对分化型甲状腺癌疗效差。对甲状腺未分化癌主要的内科治疗是普通化疗。

6.1 分子靶向治疗

分化型甲状腺癌存在血管内皮生长因子（VEGF）及其受体（VEGFR）的高表达和诸如 RET 异位、$BRAF^{V600E}$ 突变、RAS 点突变等变异。作用于这些靶点的多激酶抑制剂可延长中位无进展生存期，并使部分患者的肿瘤缩小。

对于进展较迅速，有症状的晚期放射性碘难治性分化型甲状腺癌（乳头状癌、滤泡状癌和 Hürthle 细胞癌）患者，可考虑使用多激酶抑制剂索拉非尼。索拉非尼在我国获批的适应证是：局部复发或转移的进展性的放射性碘难治性（RAI）分化型甲状腺癌。

对于进展较迅速，有症状的晚期甲状腺髓样癌患者，国外指南推荐 vandetanib 和 cabozantinib。

6.2 化学治疗

对于Ⅳ A 期和Ⅳ B 期甲状腺未分化癌，可考虑在放疗基础上加用化疗。化疗可以与放疗同步使用，也可在放疗后辅助性给予。使用的药物包括紫杉类、蒽环类和铂类。同步化放疗时，化疗方案推荐采用每周方案。

对于Ⅳ C 期甲状腺未分化癌，可考虑给予全身化疗。推荐用于Ⅳ C 期甲状腺未分化癌的方案包括紫杉醇联合铂类、多西紫杉醇联合多柔比星、紫杉醇单药、多柔比星单药。

7. 多学科综合治疗模式和随访

7.1 多学科综合治疗模式

甲状腺癌尤其是分化型甲状腺癌（DTC）预后良好，死亡率较低，有较长的生存期。一般需要多学科规范化的综合诊治过程，包括外科、病理科、影像诊断科、核医学科、放疗科、内分泌科、肿瘤内科等，针对不同的患者或者同一患者的不同治疗阶段应实施个体化精准治疗。

甲状腺癌的治疗、随访过程中应以外科为主导。根据患者不同病情与核医学科、内分泌科、放疗科、肿瘤内科等共同协商制订个体化的综合治疗方案。

（1）对于低危分化型甲状腺癌患者，外科手术＋术后的外源性甲状腺素的替代治疗或 TSH 抑制治疗即可。

（2）对于远处转移高危分化型甲状腺癌患者，外科手术＋术后 ^{131}I 治疗＋术后 TSH 抑制治疗是主要的综合治疗模式。

（3）对于不可手术切除的局部病灶，可以考虑局部射频消融或外照射。

（4）甲状腺髓样癌的治疗应以外科治疗为主，不需要 TSH 抑制治疗，但需要甲状腺素补充治疗。

（5）对于甲状腺未分化癌，如果无远处转移和气道梗阻，可首选外照射＋手术或手术＋外照射。外科的作用主要是解除气道梗阻（气管切开），在条件许可的情况尽量切除肿瘤。

7.2 术后随访

对甲状腺癌患者进行长期随访的目的在于：①对临床治愈者进行监控，以便早期发现复发肿瘤和转移；②对 DTC 复发或带瘤生存者，动态观察病情的进展和治疗效果，调整治疗方案；③监控 TSH 抑制治疗的效果；④对 DTC 患者的某些伴发疾病（如心脏疾病、其他恶性肿瘤等）病情进行动态观察。

<h2 style="text-align:center">甲状腺癌中医诊疗</h2>

甲状腺癌在中医学中属"石瘿"范畴，"石瘿"是以颈前肿块坚硬如石，推之不移，凹凸不平为主要表现的恶性肿瘤。

1. 病因病机

现代研究结合古代医家对本病的认识，都认为情志因素是本病发病的主要原因。由于情志内伤，肝气郁结，气血瘀阻，脾失健运，痰湿内生，气滞血瘀痰浊结聚不散，上逆于颈部而成。其病位在颈，以气痰瘀为主要病理表现。本证初起多为实证，日久常见虚实夹杂，特别是手术后，以及放化疗后可出现气血两虚，阴虚火旺，或肝肾不足等虚损表现，与气滞血瘀痰浊等多因素相杂共同致病。

2. 中医治疗特色

目前，中医治疗甲状腺癌主要是在配合手术、放疗，减轻放疗以及术后的不良反应、增强体力、改善食欲、抑制肿瘤发展等方面发挥作用。另外作为不接受手术和放化疗患者的治疗手段。

中医治疗的适应人群包括：围手术期、放疗、靶向治疗期间、治疗后恢复期及晚期甲状腺癌患者。

3. 辨证论治

3.1 气血两虚证

证候：发病日久，颈前肿块凹凸不平，坚硬固定，面色无华，头晕心悸，气短乏力，活动后尤甚。纳呆食少，形体消瘦，大便溏。舌质暗淡苔白，脉细无力或细涩。

治法：益气养血。

方药：自拟甲状腺癌益气养血汤加减。生黄芪 30g，太子参 15g，炒白术 10g，山药 15g，当归 10g，茯苓 15g，熟地 15g，白芍 15g，川芎 10g，鸡血藤 15g，夏枯草 15g，猫爪草 20g，陈皮 10g，炙甘草 6g。水煎服，分温 2 服。

分析加减：本证常见于先天身体虚弱或手术、放疗后损伤气血患者。若肿物质坚不移动、疼痛明显，舌质暗红或有瘀斑，加三棱、莪术、生牡蛎以软坚化结，化瘀止痛；气血不足，血不养心可出现心悸失眠，加夜交藤、酸枣仁以养心安神；伴有大便溏稀，日数行，为脾虚湿阻，加炒扁豆、炒芡实、苍术以健脾化湿；若纳呆食少，腹胀呃逆，为脾胃虚弱，运化不利，加鸡内金，去太子参，加党参、沉香曲以健脾助运；若肿瘤压迫造成声音嘶哑、咽干，加蝉蜕、僵蚕、诃子肉、胖大海、北沙参利咽开音。

3.2 阴虚火旺证

证候：颈前肿块凹凸不平，伴疼痛，口干舌燥，心悸汗出，手足心热，睡眠不实，多梦。舌红少苔或无苔，脉细数。

治法：养阴降火。

方药：知柏地黄汤加减。知母 10g，黄柏 10g，生地 15g，熟地 15g，山茱萸 15g，茯苓 15g，泽泻 10g，夏枯草 15g，元参 15g，天花粉 15g，麦冬 15g，炒枣仁 15g，五味子 10g，炙甘草 6g，黄药子 10g。水煎服，分温 2 服。

分析加减：本证多见于放疗后或素体不足患者。阴液亏损，虚火上攻，炼液为痰，结于颈前，发为本病。若汗出烦热明显加生栀子、丹皮、浮小麦清热除烦，止汗养心；疼痛加水红花子、桃仁、柴胡化瘀止痛；胃阴亏虚，舌红少苔、口干咽燥、多食易饥，加石斛、玉竹、天冬养胃生津；若出现腰膝酸软、周身酸痛、乏力尿频多由肝肾不足，筋脉失养所致，常见于放疗后骨髓抑制或素体虚损，上方去知母、黄柏，加炒杜仲、怀牛膝、菟丝子、太子参、当归、白芍、鸡血藤等滋补肝肾，养血荣筋药。

3.3 肝郁气滞证

证候：颈部肿物，质坚硬，不随吞咽上下移动，情志抑郁，胸闷烦急，口干舌燥，两胁胀痛，大便秘结。舌质暗红，苔薄微黄，脉弦细。

治法：疏肝散气，通滞解郁。

方药：柴胡舒肝散加减。猫爪草 30g，海藻 15g，郁金 15g，浙贝母 15g，昆布 15g，夏枯草 20g，黄药子 10g，法半夏 12g，青皮 12g，柴胡 15g，陈皮 6g，香附 15g，川楝子 10g，白芍 15 g，延胡索 12g。水煎服，分温 2 服。

分析加减：本证较为常见，平素情志不遂，气机不利，气血瘀阻结于颈前，发为本病。若气郁化火，可见口干口苦、烦躁易怒，加龙胆草、生栀子、天花粉以疏肝清热；气结日久可见瘀血阻滞，症见肿物坚硬不移，疼痛，舌质暗红或有瘀斑，加三棱、莪术以化瘀散结；若肝郁化火，扰动心神，出现心悸失眠，加夜交藤、丹参、远志、百合、莲子心以清心安神；伴肝肾阴虚、眩晕耳鸣，加女贞子、旱莲草以滋补肝肾。

3.4 痰湿瘀阻证

证候：颈部肿块质硬，不随吞咽上下移动，胸闷痰多，肢体倦怠乏力，胃纳不佳。舌质暗，苔白腻，脉滑或濡细。

治法：化痰祛湿，化瘀散结。

方药：海藻玉壶汤加减。海蛤壳 20g，猫爪草 30g，海藻 15g，昆布 15g，浙贝母 15g，黄药子 15g，党参 15g，茯苓 20g，海浮石 15g，炒白术 15g，法半夏 15g，陈皮 10g，桃仁 10g，红花 10g，柴胡 15g，黄芩 10g，苍术 10g。水煎服，分温 2 服。

分析加减：本证多见于实证，痰湿瘀阻，结于颈前，形成癌瘤。若病程日久，出现乏力，纳食减少加生黄芪、鸡内金、炒白术以益气健脾；若肿块坚硬，疼痛明显，加三棱、莪术以化瘀散结止痛；伴头晕心悸、气短乏力、面色无华，加生黄芪、当归、远志以补气养血。

4. 食疗

（1）双耳菜：具有清热凉血功效，适用于甲状腺癌患者。

（2）昆布红枣汤：具有软坚散结功效，对甲状腺癌患者有效。

（郭嘉嘉 张 鹏）

第 15 节　食管癌

我国食管癌发病有明显的地区差异，近年来食管癌的发病率有所下降，但死亡率一直位居第 4 位。对高危人群和高发地区人群的筛查，早期发现和早期治疗，阻断早期食管癌发展成为中晚期食管癌，是提高食管癌生存效果和保证患者生活质量的重要措施。因此，食管癌筛查、早诊早治和规范化诊治是诊治要点。中医药辅助治疗食管癌是我国特有的手段。

1. 筛查和诊断

1.1 筛查

1.1.1 高危因素和高危人群

高危因素：年龄 40 岁以上，长期饮酒吸烟、直系家属有食管癌或恶性肿瘤病史、具有上述癌前疾病或癌前病变者。

高危人群：具有上述高危因素的人群，尤其是生活在食管癌高发区，年龄在 40 岁以上，有肿瘤家族史或者有食管癌的癌前疾病或癌前病变者、长期饮酒和吸烟者。

1.1.2 临床表现

（1）症状：早期食管癌症状一般不明显，常表现为反复出现的吞咽食物时有异物感或哽咽感，或胸骨后疼痛。一旦上述症状持续出现或吞咽食物有明显的吞咽哽咽感提示食管癌已为中晚期。食管癌晚期还可伴有声音嘶哑、吞咽梗阻、明显消瘦、锁骨上淋巴结肿大或呼吸困难。

（2）体征：查体时大多数食管癌患者无明显相关阳性体征。当患者出现有头痛、恶心或其他神经系统症状和体征，以及骨痛、肝大、胸腹腔积液、体重明显下降、皮下结节、颈部淋巴结肿大等则提示有远处转移的可能，需要进一步检查确诊。

1.1.3 辅助检查

（1）肿瘤标志物检查：常用于食管癌辅助诊断、预后判断、放疗敏感度预测和疗效监测的肿瘤标志物有细胞角蛋白片段 19（CYFRA21-1）、癌胚抗原（CEA）、鳞状上皮细胞癌抗原（SCC）和组织多肽特异性抗原（TPS）等。上述标志物联合应用可提高中晚期食管癌诊断和预后判断及随访观察的准确度。目前应用于食管癌早期诊断的肿瘤标志物尚不成熟。

（2）气钡双重对比造影：它是目前诊断食管癌最直接、最简便、最经济而且较为可靠的影像学方法，食管气钡双重对比造影可发现早期黏膜表浅病变，对中晚期食管癌诊断价值更大，对于食管癌的位置和长度判断较直观。但对食管外侵诊断正确率较低，对纵隔淋巴结转移不能诊断。

（3）电子计算机断层成像（CT）：作为一种非创伤性检查手段，CT被认为是对食管癌分期及预后判断较好的方法之一，在了解食管癌外侵程度、是否有纵隔淋巴结转移及判断肿瘤可切除性等方面具有重要意义。

（4）磁共振成像：无放射性辐射，组织分辨率高，可以多方位、多序列成像，对食管癌病灶局部组织结构显示优于CT。不足之处在于扫描时间较长，受呼吸及心跳伪影干扰较多，一般不用于疗效评价。

（5）超声检查：超声通常并不能显示食管病灶。

（6）正电子发射计算机断层显像（PET-CT）检查：可确定食管癌原发灶的范围，了解周围淋巴结有否转移及转移的范围，准确判断肿瘤分期。与胃镜及螺旋CT相比，^{18}F-FDG PET-CT在食管癌病灶检测方面有更高的敏感度及特异度，因而能更精确地进行TNM分期。PET检查较胸部CT能发现更多的远处转移。在常规检查阴性的患者中，PET可以发现15%～20%的患者存在远处转移。另外PET-CT还可用于食管癌的疗效评价。

1.1.4 内镜检查

（1）普通白光纤维胃镜：在普通胃镜观察下，早期食管癌可以表现为食管黏膜病灶，有以下几种状态：①红区，即边界清楚的红色灶区，底部平坦；②糜烂灶，多为边界清楚、稍凹陷的红色糜烂状病灶；③斑块，多为类白色、边界清楚、稍隆起的斑块状病灶；④结节，直径在1cm以内，隆起的表面黏膜粗糙或糜烂状的结节病灶；⑤黏膜粗糙，指局部黏膜粗糙不规则、无明确边界的状态；⑥局部黏膜上皮增厚的病灶，常遮盖其下的血管纹理，显示黏膜血管网紊乱、缺失或截断等特点。多数早期食管癌在普通内镜下表现不典型，可能会被漏诊，对可疑病灶多点活检是提高早癌检出率的关键。中晚期食管癌的内镜下所见主要表现为结节状或菜花样肿物，食管黏膜充血水肿、糜烂或苍白发僵，触之易出血，还可见溃疡，部分有不同程度的管腔狭窄。

（2）色素内镜：将染料散布或喷洒在食管黏膜表面，使病灶与正常黏膜在颜色上形成鲜明对比，更清晰地显示病灶范围，并指导活检，以提高早期食管癌诊出率。色素内镜常用染料有碘液、甲苯胺蓝等，可单一染色，也可联合使用。

（3）超声内镜（EUS）：EUS下早期食管癌的典型表现为局限于黏膜层且不超过黏膜下层的低回声病灶。EUS可清楚显示食管壁层次结构的改变、食管癌的浸润深度及病变与邻近脏器的关系，T分期的准确度可达74%～86%，但EUS对病变浸润深度诊断的准确度易受病变大小及部位的影响。由于超声波穿透力有限，EUS难以用于远处转移的评估，应结合CT、MRI或PET-CT等影像学检查。

1.2 诊断

1.2.1 临床诊断

根据上述临床症状、体征及影像学和内镜检查，符合下列之一者可作为临床诊断依据。

（1）吞咽食物时有哽咽感、异物感、胸骨后疼痛或出现明显的吞咽困难，食管造影发现食管黏膜局限性增粗、局部管壁僵硬、充盈缺损或龛影等表现。

（2）吞咽食物时有哽咽感、异物感、胸骨后疼痛或出现明显的吞咽困难，胸部 CT 检查发现食管管壁的环形增厚或不规则增厚。

临床诊断食管癌病例需经病理学检查确诊。不宜依据临床诊断做放化疗，也不提倡进行试验性放化疗。

1.2.2 病理诊断

根据临床症状、体征及影像学和内镜检查，经细胞学或组织病理学检查，符合下列之一者可确诊为食管癌。

（1）纤维食管镜检查刷片细胞学或活检为癌。

（2）临床诊断为食管癌，食管外转移病变（锁骨上淋巴结、皮肤结节等）经活检或细胞学检查明确诊断为食管癌转移病灶。

1.3 鉴别诊断

食管镜检查加活检病理检查为食管癌诊断的"金标准"。

1.3.1 食管其他恶性肿瘤

食管其他恶性肿瘤很少见，包括癌肉瘤、平滑肌肉瘤、纤维肉瘤、恶性黑色素瘤、肺癌或其他恶性肿瘤纵隔淋巴结转移对食管的侵犯等。

（1）食管癌肉瘤：影像表现与腔内型食管癌十分相似，多为带蒂的肿物突入食管腔内形成较粗大的食管腔内不规则的充盈缺损，病变段食管腔明显变宽。

（2）食管平滑肌肉瘤：可以表现为息肉型或浸润型 2 种类型。息肉型多为较大的软组织肿物，向食管腔内突出，表面被覆食管黏膜，常有蒂与食管壁相连。浸润型同时向腔内、外生长，食管壁增厚、表面常伴有中央溃疡。

（3）食管恶性黑色素瘤：原发食管恶性黑色素瘤很少见，肿瘤表现为食管腔内的结节状或分叶状肿物，表面呈棕黑色或棕黄色，呈息肉状突入腔内，可有蒂与食管壁相连。影像表现类似腔内型食管癌。

（4）食管转移瘤：原发肿瘤常为气管肿瘤、甲状腺癌、肺癌、肾癌、乳腺癌等。这些癌通过直接侵犯或淋巴结转移而累及食管。食管镜检查常为外压性改变。由血行播散至食管壁的转移瘤罕见。其食管造影所见也与腔内型食管癌相似。

1.3.2 食管良性肿瘤和瘤样病变

食管良性肿瘤有平滑肌瘤、腺瘤、脂肪瘤、乳头状瘤、血管瘤等。瘤样病变包括息肉、囊肿、弥漫性平滑肌瘤病和异位症等。其中大部分为平滑肌瘤（50%～70%）。

（1）食管平滑肌瘤：食管镜下表现为食管壁在性结节状肿物，表面被覆有正常黏膜。触之似可在黏膜下滑动。可以单发或多发。常为单发肿物，呈圆形、卵圆形、哑铃形或不规则的生姜状。镜下由交错的平滑肌和纤维组织所构成，有完整的包膜。食管钡餐造影呈圆形或卵圆形的壁在性肿物，大小不一，边缘光滑锐利，正面观肿瘤局部食管增宽，表面黏膜皱襞消失，但其对侧黏膜正常。肿瘤表面黏膜常无钡剂覆盖，表现为均匀的充盈缺损，称之为涂抹征或瀑布征。切线位肿物与食管之交界呈钝角。肿物表面黏膜被展平或呈分叉状，邻近黏膜被推移。怀疑平滑肌瘤时不能活检，以免产生炎症粘连而导致手术切除时黏膜破损。

（2）其他壁在性良性肿物：如血管瘤、脂肪瘤、息肉等的食管造影所见与平滑肌瘤相仿。纤维血管性息肉好发于颈段食管且有蒂，有时可见其在食管腔内上下移动甚至返至口腔内。脂肪瘤质地较软，有一定的活动度，CT 或 MRI 检查可见低密度或脂肪信号。

1.3.3 食管良性病变

（1）食管良性狭窄：患者有明确的误服强酸或强碱的病史。病变部位多在食管生理狭窄区的近端，以食管下段最多见，食管管腔长段狭窄，边缘光整或呈锯齿状，管壁僵硬略可收缩，移行带不明显。

（2）贲门失弛症：患者多在年轻时起病，有长期反复进食下咽困难和需用水冲食物帮助吞咽的病史。食管造影显示贲门区上方食管呈对称性狭窄，狭窄段食管壁光滑呈漏斗状或鸟嘴状，其上方近端食管扩张明显。镜下可见有食物潴留、食管黏膜无破坏，镜子常可通过狭窄进入胃腔。但应与少数食管下段的狭窄型食管癌而导致的癌浸润性狭窄鉴别。

（3）消化性食管炎：患者有长期吞咽疼痛、反酸、胃灼热等症状。食管钡餐造影示食管下段痉挛性收缩，黏膜增粗或模糊，有糜烂或小溃疡时可有小的存钡区或龛影。长期炎症病变可导致纤维化而出现管腔狭窄，但狭窄较对称。食管仍有一定的舒张度，镜下可见病变段食管黏膜糜烂和小溃疡形成，官腔轻度狭窄，与正常食管黏膜间的移行带不明显，常伴有食管裂孔疝和胃食管反流现象。病变黏膜的改变在服用抑制酸分泌药物如奥美拉唑等治疗一段时间后有明显改观，症状也会有明显改善。

（4）食管静脉曲张：患者常有肝硬化病史，无明显吞咽困难症状。造影表现为息肉样充盈缺损，重度病变黏膜增粗呈蚯蚓状或串珠状，但食管壁柔软，有一定的收缩或扩张功能，无梗阻的现象。镜下可见食管下段黏膜下增粗迂曲的静脉，触之较软。切忌活检，以免导致大出血。

（5）外压性狭窄：食管周围良性肿瘤直接压迫，或恶性肿瘤导致颈部和纵隔淋巴结肿大、大血管病变或变异及其他纵隔内病变如结合性淋巴结结侵犯食管壁，均可造成食管受压而导致狭窄，镜下一般为外压性改变，局部黏膜光整无破坏。其边缘较清晰，但若恶性肿大淋巴结或结核性淋巴结侵及食管壁直至黏膜，可以导致局部黏膜破坏和溃疡形成。通过活检可以明确诊断。

（6）食管结核：食管结核比较少见，临床表现患者多有进食发噎史，发病时年龄一般较年轻。食管结核感染途径可有：①由喉或咽部结核向下蔓延；②结核菌通过肺结核的痰液下咽时直接侵入食管黏膜；③脊柱结核侵及食管；④血行感染播散道食管壁内；⑤食管旁纵隔淋巴结核干酪性变侵蚀食管壁（临床最为常见）。食管造影所见病变部位稍窄发僵，常有较大溃疡形成，周围的充盈缺损及黏膜破坏等不如食管癌时明显。镜下可见较大而深的溃疡，没有食管癌时明显的黏膜糜烂和狭窄及多个结节样改变。通过活检可以进行鉴别诊断。

2. 病理分类和分期

2.1 食管分段

（1）颈段食管：上自下咽，下达胸廓入口即胸骨上切迹水平。周围毗邻气管、颈血管鞘和脊椎。内镜下测量距上切牙 15 ～ 20cm。

（2）胸上段食管：上起胸廓入口，下至奇静脉弓下缘（即肺门水平之上）。其前面被气管、主动脉弓的 3 个分支及头臂静脉包围，后面毗邻脊椎。内镜下测量距上切牙 20 ～ 25cm。

（3）胸中段食管：上起奇静脉弓下缘，下至下肺静脉下缘（即肺门水平之间）。其前方夹在两肺门之间，左侧与胸降主动脉为邻，后方毗邻脊椎，右侧游离直接与胸膜相贴。内镜下测量距上切牙 25 ～ 30cm。

（4）胸下段食管：上起自下肺静脉下缘，下至食管胃结合部（即肺门水平之下）。内镜下测量距上切牙 30 ～ 40cm。

2.2 大体分型

（1）早期食管癌：包括隐伏型、糜烂型、斑块型和乳头型。
（2）中晚期食管癌：包括髓质型、蕈伞型、溃疡型、缩窄型和腔内型。

2.3 病理分类及分型

（1）病理术语和定义

①食管癌：来源于食管黏膜上皮细胞的恶性肿瘤，主要有鳞状细胞癌和腺癌两种组织学类型。横跨食管胃交界部的鳞状细胞癌仍认为是食管癌。

②上皮内瘤变/异型增生：食管癌的癌前病变，包括鳞状细胞癌的癌前病变和腺癌的癌前病变，即鳞状上皮和腺上皮的上皮内瘤变/异型增生。上皮内瘤变和异型增生两个名词可通用。

③早期食管癌：局限于黏膜层的食管浸润性癌，无论有无区域淋巴结转移。

④表浅食管癌：局限于黏膜层或黏膜下层的食管浸润性癌，无论有无区域淋巴结转移。

⑤进展期食管癌：浸润肌层或更深层次的食管浸润性癌。

⑥食管胃交界部腺癌：食管胃交界部腺癌是横跨食管胃交界部的腺癌。解剖学上食管胃交界部是指管状食管变为囊状胃的部位，即食管末端和胃的起始，相当于腹膜反折水平或希氏角或食管括约肌下缘，与组织学上的鳞柱交界不一定一致。

⑦胃食管反流病及反流性食管炎：胃食管反流病是指胃和（或）十二指肠内容物反流入食管，引起不适症状和（或）并发症的一种疾病。特征性的症状为胃灼热和反流。反流性食管炎是胃食管反流病的主要病理学表现之一，表现为食管黏膜的炎症、糜烂、溃疡形成，晚期甚至可出现纤维组织增生、食管狭窄等改变。

⑧巴雷特食管：食管远端黏膜的鳞状上皮被化生的柱状上皮替代，即为巴雷特食管。

（2）病理诊断分类、分级和分期

①组织学分型：消化系统肿瘤 WHO 分类。

②组织学分级：鳞状细胞癌和腺癌依据分化程度分为高分化、中分化和低分化。

③食管癌分期：美国癌症联合会（AJCC）TNM 分期。

执行食管癌 TNM 分期（2017 年第 8 版 AJCC）。

2.4 标本类型

常见标本类型包括：内镜活检标本、内镜下黏膜切除术/内镜下黏膜下剥离术标本（EMR/ESD）和根治切除术标本。

2.5 病理报告内容及规范

食管癌的病理报告应包括与患者治疗和预后相关的所有内容，如标本类型、肿瘤部位、大体分型、大小及数目、组织学类型、亚型及分级、浸润深度、脉管和神经侵犯、壁内转移、周围黏膜情况、淋巴结情况、环周及两端切缘情况等。推荐报告最后注明 pTNM 分期。

3. 治疗

3.1 治疗原则

临床上建议采取个体化综合治疗的原则，即根据患者的机体状况，肿瘤的病理类型、侵犯范围（病期）和发展趋向，有计划地、合理地应用现有的治疗手段，以期最大幅度地根治、控制肿瘤和提高治愈率，改善患者的生活质量。

3.2 外科治疗

外科手术治疗是食管癌的主要根治性手段之一，在早期阶段外科手术治疗可以达到根治的目的，在中晚期阶段，通过以手术为主的综合治疗可以使其中一部分患者达到根治，其他患者生命得以延长。

3.3 围手术期的药物管理

需行手术治疗的患者，若合并下列情况之一：6 个月内体重丢失 10% ～ 15%，或 BMI < 18.5kg/m²，或 PG-SGA 达到 C 级，或无肝功能不全患者的血清白蛋白 < 30g/L，营养治疗可以改善患者的临床结局（降低感染率，缩短住院时间）。应在术前给予营养治疗 10 ～ 14 天，即使手术因此而推迟也是值得的。该条意见中营养治疗系指肠内营养。

3.4 放射治疗

放射治疗是食管癌综合治疗的重要组成部分。我国 70% 的食管癌患者就诊时已属中晚期，失去根治性手术切除的机会，而我国食管癌病理 95% 以上均为鳞状细胞癌，对放射线相对敏感。此时，就需要术前放疗联合手术或根治性放化疗的综合治疗模式来改善患者生存。可手术食管癌，经术前放疗后，5 年生存率可由 33% 提高至 47%。不可手术食管癌，也在应用先进的调强放疗技术和同步放化疗后，5 年生存率从单纯放疗时代的 5% 提高到现在的 15% ～ 20%。因此，目前对于中、晚期的可手术、不可手术或拒绝手术的食管癌患者，术前同步放化疗联合手术或根治性同步放化疗是重要的治疗原则。

3.5 放疗相关并发症防治

（1）营养不良：食管癌的营养不良发生率居所有恶性肿瘤的第 1 位，达 60% ～ 85%。主要原因为进食梗阻和基础代谢率增加。而放化疗期间患者会产生不同程度的放疗反应，如放射性食管炎、食欲不振、反酸等，造成患者营养不良进一步加重。营养支持治疗可以明显改善患者的营养不良状态，有利于提高放化疗的完成率，进而提高肿瘤控制率；还能帮助患者尽快度过不良反应恢复期，缩短肿瘤治疗间歇期。

（2）食管穿孔：食管穿孔是食管癌最常见的严重并发症之一，可能发生在放疗前、放疗中或放疗后。主要的穿孔原因，首先是肿瘤自身生长外侵，突破纤维膜后造成。其次与肿瘤对放疗敏感有关，肿瘤消退过快，合并感染，影响正常组织修复能力，造成退缩性穿孔，此时的穿孔分为癌性穿孔和无癌性穿孔。其中无癌性穿孔占比为20% ～ 30%。预后明显好于癌性穿孔。

（3）放射性食管炎：放疗期间（一般20Gy左右开始）多数患者会出现放射性食管炎，主要表现为吞咽疼痛、进食梗阻感加重。如果不影响每日进食量可观察，进软食、半流食等，多饮水；中重度疼痛影响进食，可给予静脉补液、抗炎、激素对症处理。溃疡不明显者可给予镇痛药物或贴剂。

（4）气道反应：气管受到放射线照射时可能产生气道反应，多表现为刺激性干咳，夜间加重。但咳嗽的原因较多，上呼吸道感染、食管反流等均可能造成咳嗽。一般给予雾化吸入治疗效果较好，可一日数次，每次15 ～ 20分钟。雾化液可加入氨溴索、异丙托溴铵、糜蛋白酶、少量激素等。

（5）食管梗阻：放疗期间因食管局部水肿，可能出现梗阻加重的情况，表现为唾液增多，进食困难。已置入鼻饲管或胃造瘘患者不用特殊处理。无管饲的患者，可静脉营养支持，口服流质营养餐，或临时置入鼻饲管，以保证每日能量摄入。抗生素和激素有助于缓解水肿。一般放疗至40Gy左右梗阻可缓解。

还有，放疗后出现的梗阻，首先应明确是否为肿瘤复发，胃镜检查排除肿瘤复发后，则考虑食管壁的放疗纤维化造成的局部管腔狭窄。为了解决进食问题，可行内镜下食管扩张。

3.6 药物治疗

近年来，随着分子靶向治疗、免疫治疗新药的不断发现，药物治疗在食管癌综合治疗中的作用前景广阔。

目前，药物治疗在食管癌中主要应用领域包括针对局部晚期患者的新辅助化疗和辅助化疗，以及针对晚期患者的化疗、分子靶向治疗和免疫治疗以及姑息性化疗。

临床研究有可能在现有标准治疗基础上或失败后，给部分患者带来获益。鉴于食管癌的药物治疗在很多情形下缺乏标准方案，因此鼓励患者在自愿前提下参加与适宜的临床研究。

3.7 化疗相关不良反应的防治

化疗期间应根据化疗方案的不良反应特点，定期进行实验室检查，必要时应给予相应的对症支持治疗。化疗后骨髓抑制、胃肠道反应、肝肾功能损害是相对常见的不良反应。

3.8 化疗后随访

对于新辅助化疗的患者，应及时评估疗效。推荐每周期化疗前进行病史询问、体格检查，2～3周期后复查影像学。

对于可根治性切除的患者，应及时行手术治疗。

对于根治性术后接受辅助化疗的患者，因无明确观察指标，推荐在完成既定的化疗后行影像学检查。如病情稳定，且无自觉症状，在治疗结束后的2年内，可每3～6个月进行随访，自第3年起，可每6～12个月进行随访，自第6年起，可每年随访1次。

对于转移性食管癌接受姑息性化疗的患者，因中位缓解期短，推荐在完成既定的化疗后行影像学检查。如病情稳定，且无自觉症状，可每2个月进行随访。

3.9 分子靶向治疗和免疫治疗进展

分子靶向治疗和免疫治疗均应用于转移性食管癌的二线及以后的治疗，目前还未列入常规推荐。EGFR基因扩增患者可能是EGFR-TKI类药物治疗的潜在获益人群。

免疫检查点抑制剂在转移性食管癌二线治疗中已经取得疗效。有望在未来成为转移性食管癌二线治疗的有效选择。

3.10 对症支持治疗与姑息治疗

由于食管梗阻或肿瘤消耗，食管癌患者常合并营养不良。营养不良进而导致患者对抗肿瘤治疗的耐受性下降，影响疗效或增加并发症。因此，对于食管癌合并营养不良患者，临床中应积极给予营养支持治疗。

对于不能行上述肠内营养支持者，可行静脉（肠外）营养支持治疗。

姑息治疗理念应贯穿于包括所有食管癌分期的患者。对食管癌患者的躯体、心理、社会和精神问题提供针对性治疗和（或）支持，以提高患者的生活质量。食管癌的姑息治疗的内容主要包括止痛、睡眠指导、心理沟通及终末期患者及家属的指导和教育等。

食管癌中医诊疗

根据食管癌的临床表现，属中医"噎膈"范畴。《素问·至真要大论篇》中即有"饮食不下，膈咽不通，食则吐"的类似食管癌的症状记载。"膈"的名称始见于《黄帝内经》，也作隔、膈塞等名称。《素问·阴阳别论》曰："三阳结，谓之隔。"《素问·通评虚实论》曰："隔塞闭绝，上下不通，则暴忧之病也。""噎"的名称较早见于《诸病源候论》，曰："夫阴阳不和则三焦隔绝。三焦隔绝则津液不利，故令气塞不调，是以成噎。"噎即噎塞，是指食物下咽时哽噎不顺；膈为格拒，指食管阻塞，饮食格拒不能下咽入胃而食入即吐。

噎属噎膈之轻证，可以单独出现，亦可为膈的前驱表现，故临床统称为噎膈。

1. 病因病机

噎膈的发生与久病年老、情志失调、饮食过热等有关。导致气滞、血瘀、痰阻三种病邪，共同交阻于食道，导致食管梗阻、狭窄，形成噎膈之症。

中医病因病机为本虚标实，以津枯、血燥、肝郁、脾肾亏虚等为本虚，以气滞、痰阻、血瘀为标实。病位位于食管，病变脏腑主要在胃，又与肝、脾、肾等脏腑密切相关。

2. 治疗原则

本病应权衡标本虚实，辨证论治，初起以标实为主，重在治标，理气、化痰、消瘀为法，并可佐滋阴养血润燥之品；后期以正虚为主，重在扶正，滋阴养血，益气温阳为法，也可少佐理气、化痰、消瘀之药。但治标当顾护津液，不可过用辛散香燥之药；治本应保护胃气，不宜多用甘酸滋腻之品。存得一分津液，留得一分胃气，在噎膈辨证论治过程中有着特殊重要的意义。如《医宗必读·反胃噎塞》所说："此证之所以疑难者，方欲健脾理痰，恐燥剂有防于津液；方欲养血生津，恐润剂有碍于中州。"

3. 辨证论治

3.1 肝胃不和证

证候：咽部不适，或进食异物感，或胃脘部胀满不舒，时有嗳气，呃逆，胸闷口苦，两胁胀痛，头痛目眩，烦躁失眠。舌淡红苔薄黄，脉弦细。

治疗：疏肝和胃。

方药：逍遥散加减。柴胡 10g，法半夏 9g，陈皮 10g，茯苓 10g，党参 12g，炒白术 12g，当归 10g，白芍 15g，郁金 10g，川芎 10g，炙甘草 10g。水煎服，分温 2 服。

分析加减：方中柴胡疏肝解郁，调畅肝气；白芍养血敛阴，柔肝缓急；当归养血和血，活血化瘀；炒白术、茯苓健脾祛湿，使运化有权，气血有源；法半夏、陈皮理气燥湿，化痰消痞；郁金行气解郁，凉血破瘀，助柴胡疏理气机；川芎活血行气止痛。若口干、咽干、便干者，可加麦冬、玄参、天花粉以增润燥之效。

3.2 瘀血内阻证

证候：进食梗塞，胸膈疼痛，食不得下，甚则滴水难进，食入即吐，面色晦暗，肌肤枯燥，口唇青紫。舌质暗或有瘀斑，舌下脉络迂曲，脉涩。

治法：活血化瘀。

方药：血府逐瘀汤加味。当归 12g，川芎 10g，赤芍 10g，桃仁 10g，红花 10g，生地 12g，桔梗 10g，川牛膝 10g，柴胡 10g，生甘草 5g。水煎服，分温 2 次。

分析加减：方中当归、川芎、桃仁、红花活血化瘀，其中当归有可养血和血；赤芍凉血散瘀；柴胡疏肝解郁，调畅气机；桔梗、川牛膝一升一降，其气乃痛，噎膈得开。方中可加乳香、没药、丹参、三七、三棱、莪术破结行瘀；加浙贝母、玄参、瓜蒌化痰软坚；加沙参、麦冬、白芍滋养阴血。

3.3 脾虚痰湿证

证候：食饮梗塞难下，胸膈胀满，痰涎壅盛，口吐黏条，噫气频作，乏力，食少便溏。舌淡，舌体胖，舌苔白厚腻，脉滑。

治法：健脾化湿。

方药：启膈散加味。丹参 15g，郁金 10g，砂仁 6g，沙参 15g，川贝 10g，茯苓 12g，陈皮 10g，法半夏 10g，瓜蒌 15g，生甘草 5g。水煎服，分温 2 服。

分析加减：方中丹参、郁金、砂仁理气化痰解郁；沙参、川贝、茯苓润燥化痰；陈皮、法半夏理气祛痰，降逆和胃；瓜蒌助法半夏化痰之力。食欲差者，可加焦神曲、焦麦芽、焦山楂、焦槟榔；噫气频作者，可加旋覆花、代赭石。

3.4 热毒伤阴证

证候：进食梗噎不下，咽喉干痛，潮热盗汗，心烦口渴，大便干燥如羊屎，小便短赤，舌质红苔净，脉弦细或弦细数。

治法：滋阴清热。

方药：沙参麦门冬汤加味。沙参 15g，麦冬 12g，生地 10g，玄参 15g，牡丹皮 10g，玉竹 10g，天花粉 12g，桑叶 10g，白扁豆 10g，生甘草 5g。水煎服，分温 2 服。

分析加减：方中沙参、麦冬、玉竹、生地、玄参滋养津液；桑叶、天花粉养阴泻热；白扁豆、生甘草安中和胃。可加栀子、黄连、黄芩以清肺胃之热。若肠燥失润，大便干结，可加火麻仁、郁李仁润肠通便。

3.5 气血双亏证

证候：噎塞梗阻日重，食水难下，面色萎黄无华，消瘦无力，甚则大肉脱，大骨枯槁。舌淡苔薄，脉弱。

治法：益气养血。

方药：八珍汤加味。党参 10g，炒白术 12g，茯苓 15g，生黄芪 15g，当归 12g，生地 12g，川芎 10g，赤芍 10g，炙甘草 5g。水煎服，分温 2 服。

分析加减：八珍汤由补益正气的四君子汤、滋养阴血的四物汤组成。方中党参、炒白术、茯苓、炙甘草补气健脾，扶助人体正气；当归、生地、川芎、赤芍滋养阴血、活血化瘀，增长人体精血；生黄芪助党参补气之功。可加入鸡内金、焦神曲、炒麦芽等助消化之品。

4. 手术后的中医治疗

手术后患者多表现为气血亏虚，治以补益气血为主，药用黄芪、太子参、当归、生地。为预防术后复发、转移、可选用加味西黄胶囊等药物治疗。

5. 放疗中的中医治疗

中医认为放疗副反应是热毒侵入体内，耗伤气血津液，治疗以补益气血、生津润燥、清热解毒为主。方药以沙参麦冬汤加味。药用沙参、麦冬、元参、石斛、银花、连翘等。

6. 化疗合并中医治疗

食管癌化疗在杀灭肿瘤的同时，亦损伤机体正常组织，发生骨髓抑制，恶心呕吐等消化道的一些毒副反应。针对骨髓抑制，中药治疗大多采用补益气血等法，药用生黄芪、当归、生地、鸡血藤等。对于恶心、呕吐等消化道反应，中药多采用降逆止呕和胃为法，药用代赭石、旋覆花、竹茹等。

（曹润武　张晓雪）

第 16 节　胃癌

胃癌（gastric carcinoma）是指原发于胃的上皮源性恶性肿瘤。在我国胃癌发病率仅次于肺癌居第 2 位，死亡率排第 3 位。全球每年新发胃癌病例约 120 万，中国约占其中的 40%。我国早期胃癌占比很低，仅约 20%，大多数发现时已是进展期，总体 5 年生存率不足 50%。近年来随着胃镜检查的普及，早期胃癌比例逐年增高。

本章胃癌是指胃腺癌（以下简称胃癌），包括胃食管结合部癌。

1. 筛查与诊断

1.1 临床表现

　　早期胃癌患者常无特异的症状，随着病情的进展可出现类似胃炎、溃疡病的症状，主要有：①上腹饱胀不适或隐痛，以饭后为重。②食欲减退、嗳气、泛酸、恶心、呕吐、黑便等。进展期胃癌除上述症状外，常出现：①体重减轻、贫血、乏力。②胃部疼痛，如疼痛持续加重且向腰背放射，则提示可能存在胰腺和腹腔神经丛受侵。胃癌一旦穿孔，可出现剧烈腹痛的胃穿孔症状。③恶心、呕吐，常为肿瘤引起梗阻或胃功能紊乱所致。贲门部癌可出现进行性加重的吞咽困难及反流症状，胃窦部癌引起幽门梗阻时可呕吐宿食。④出血和黑便，肿瘤侵犯血管，可引起消化道出血。小量出血时仅有大便潜血阳性，当出血量较大时可表现为呕血及黑便。⑤其他症状如腹泻、转移灶的症状等。晚期患者可出现严重消瘦、贫血、水肿、发热、黄疸和恶病质。

1.2 体征

　　一般胃癌尤其是早期胃癌，常无明显的体征，进展期乃至晚期胃癌患者可出现下列体征：①上腹部深压痛，有时伴有轻度肌抵抗感，常是体检可获得的唯一体征。②上腹部肿块，位于幽门窦或胃体的进展期胃癌，有时可扪及上腹部肿块；女性患者于下腹部扪及可推动的肿块，应考虑 Krukenberg 瘤的可能。③胃肠梗阻的表现，幽门梗阻时可有胃型及震水音，小肠或系膜转移使肠腔狭窄可导致部分或完全性肠梗阻。④腹水征，有腹膜转移时可出现血性腹水。⑤锁骨上淋巴结肿大。⑥直肠前窝肿物。⑦脐部肿块等。其中，锁骨上窝淋巴结肿大、腹水征、下腹部盆腔包块、脐部肿物、直肠前窝种植结节、肠梗阻表现均为提示胃癌晚期的重要体征。因此，仔细检查这些体征，不但具有重要的诊断价值，同时也为诊治策略的制订提供了充分的临床依据。

1.3 影像检查

　　（1）X 线气钡双重对比造影：定位诊断优于常规 CT 或 MRI，对临床医师手术方式及胃切除范围的选择有指导意义。

　　（2）超声检查（US）：因简便易行、灵活直观、无创无辐射等特点，可作为胃癌患者的常规影像学检查。充盈胃腔之后常规超声可显示病变部位胃壁层次结构，判断浸润深度，是对胃癌 T 分期的有益补充；彩色多普勒血流成像可以观察病灶内血供；超声双重造影可在观察病灶形态特征的基础上观察病灶及周围组织的微循环灌注特点；此外超声检查可发现腹盆腔重要器官及淋巴结有无转移，颈部、锁骨上淋巴结有无转移；超声引导下肝脏、淋巴结穿刺活检有助于肿瘤的诊断及分期。

（3）CT检查：为首选临床分期手段，多层螺旋CT胸腹盆腔联合大范围扫描，有助于判断肿瘤部位、肿瘤与周围脏器或血管关系及区分肿瘤与局部淋巴结。不推荐使用CT作为胃癌初诊的首选诊断方法，但在胃癌分期诊断中为首选影像方法。

（4）MRI：推荐对CT对比剂过敏者或其他影像学检查怀疑转移者使用，有助于判断腹膜转移状态。增强MRI是胃癌肝转移的首选或重要补充检查。

（5）PET-CT：可辅助胃癌分期，但不做常规推荐。如CT怀疑有远处转移可应用PET-CT评估患者全身情况，另外，PET-CT对于放化疗或靶向治疗的疗效评价也有一定价值，不做常规推荐。

（6）发射单光子计算机断层扫描仪（ECT）：骨扫描在探测胃癌骨转移病变方面具有较高的灵敏度，但在脊柱及局限于骨髓内的病灶有一定的假阴性率，可与MRI结合提高探测能力。对高度怀疑骨转移的患者可行骨扫描检查。

1.4 肿瘤标志物检测

（1）血清胃蛋白酶原（PG）检测：我国胃癌筛查采用PG Ⅰ浓度 ≤ 70μg/L 且 PC Ⅰ/PG Ⅱ ≤ 7.0 作为胃癌高危人群标准。根据血清PG检测和幽门螺杆菌抗体检测结果对胃癌患病风险进行分层，并决定进一步检查策略。

（2）胃泌素17（G-17）：血清G-17浓度检测可以诊断胃窦（G-17水平降低）或仅局限于胃体（G-17水平升高）的萎缩性胃炎。

常规推荐CA72-4、CEA和CA199，可在部分患者中进一步检测AFP和CA125，CA125对于腹膜转移，AFP对于特殊病理类型的胃癌，均具有一定的诊断和预后价值。CA242和肿瘤特异性生长因子（TSGF）、胃蛋白酶原PG Ⅰ和PG Ⅱ的敏感度、特异度尚有待公认。

1.5 内镜检查

（1）胃镜检查：胃癌在一般人群中发病率33/10万，针对胃癌高危人群进行筛查。建议40岁以上或有胃癌家族史者需进行胃癌筛查。符合下列第1条和第2～第6条中任一条者均应列为胃癌高危人群，建议作为筛查对象：①年龄40岁以上，男女不限；②胃癌高发地区人群；③幽门螺杆菌感染者；④既往患有慢性萎缩性胃炎、胃溃疡、胃息肉、手术后残胃、肥厚性胃炎、恶性贫血等胃癌前疾病；⑤胃癌患者一级亲属；⑥存在胃癌其他高危因素（高盐、腌制饮食、吸烟、重度饮酒等）。

（2）内镜筛查：内镜及内镜下活检是目前诊断胃癌的金标准，近年来无痛胃镜发展迅速，并已应用于胃癌高危人群的内镜筛查，极大程度上提高了胃镜检查的患者接受度。

（3）内镜超声（EUS）：EUS被认为胃肠道肿瘤局部分期的最精确方法。对拟施行内镜下黏膜切除（EMR）、内镜下黏膜下剥离术（ESD）等内镜治疗者必须进行此项检查。EUS 能发现直径 5mm 以上淋巴结。转移性淋巴结多为圆形、类圆形低回声结构，其回声常与肿瘤组织相似或更低，边界清晰，内部回声均匀，直径＞1cm；而非特异性炎性肿大淋巴结常呈椭圆形或三角形高回声改变，边界模糊，内部回声均匀。

1.6 诊断标准及内容

（1）定性诊断：采用胃镜检查进行病变部位活检及病理检查等方法，明确病变是否为癌、肿瘤的分化程度以及特殊分子表达情况等与胃癌自身性质和生物行为学特点密切相关的属性与特征。除常规组织学类型，还应该明确 Lauren 分型及 HER2 表达状态。

（2）分期诊断：胃癌的分期诊断主要目的是在制订治疗方案之前，充分了解疾病的严重程度及特点，以便为选择合理的治疗模式提供充分的依据。胃癌的严重程度可集中体现在局部浸润深度、淋巴结转移程度以及远处转移存在与否三个方面，在临床工作中应选择合适的辅助检查方法以期获得更为准确的分期诊断信息。

（3）临床表现：临床表现不能作为诊断胃癌的主要依据，但是在制订诊治策略时，应充分考虑是否存在合并症，以及伴随疾病会对整体治疗措施产生的影响。

1.7 鉴别诊断

（1）胃良性溃疡：与胃癌相比较，胃良性溃疡一般病程较长，曾有典型溃疡疼痛反复发作史，抗酸剂治疗有效，多不伴有食欲减退。除非合并出血、幽门梗阻等严重的合并症，否则多无明显体征。X 线钡餐显示良性溃疡直径常＜2.5cm，圆形或椭圆形龛影，边缘整齐，蠕动波可通过病灶；胃镜下可见黏膜基底平坦，有白色或黄白苔覆盖，周围黏膜水肿、充血，黏膜皱襞向溃疡集中。

（2）胃淋巴瘤：占胃恶性肿瘤的 2%～7%。95% 以上的胃原发恶性淋巴瘤为非霍奇金淋巴瘤，常广泛浸润胃壁，形成一大片浅溃疡。以上腹部不适、胃肠道出血及腹部肿块为主要临床表现。

（3）胃肠道间质瘤：间叶源性肿瘤，约占胃肿瘤的 3%，肿瘤膨胀性生长，可向黏膜下或浆膜下浸润形成球形或分叶状的肿块。瘤体小症状不明显，可有上腹不适或类似溃疡病的消化道症状，瘤体较大时可扪及腹部肿块，常有上消化道出血的表现。

（4）胃神经内分泌肿瘤（NEN）：肠胰 NEN 是一种少见的疾病，占胃肠恶性肿瘤不足 2%。神经内分泌肿瘤是一组起源于肽能神经元和神经内分泌细胞的具有异质性的肿瘤，所有神经内分泌肿瘤均具有恶性潜能。这类肿瘤的特点是能储存和分泌不同的肽和神经胺。

（5）胃良性肿瘤：约占全部胃肿瘤的 2% 左右，按组织来源可分为上皮细胞瘤和间叶组织瘤，前者常见为胃腺瘤，后者以平滑肌瘤常见。一般体积较小，发展较慢。胃窦和胃体为多发部位。多无明显临床表现，X 线钡餐为圆形或椭圆形的充盈缺损，而非龛影；胃镜下则表现为黏膜下肿块。

1.8 胃癌的组织来源

（1）胃癌：来源于胃黏膜上皮细胞的恶性肿瘤。

（2）上皮内瘤变 / 异型增生：胃癌的癌前病变，上皮内瘤变和异型增生 2 个名词可通用。涉及胃上皮内瘤变 / 异型增生的诊断有 3 种。

①无上皮内瘤变（异型增生）：胃黏膜炎症、化生及反应性增生等良性病变。

②不确定上皮内瘤变（异型增生）：在难以确定胃黏膜组织和细胞形态改变的性质时使用的一种实用主义的描述。往往用于小活检标本，特别是炎症背景明显的小活检标本，难以区分位于黏膜颈部区增生带的胃小凹上皮增生及肠上皮化生区域化生上皮增生等病变的性质（如反应性或增生性病变）时。

③上皮内瘤变（异型增生）：以出现不同程度的细胞和结构异型性为特征的胃黏膜上皮增生，性质上是肿瘤性增生，但无明确的浸润性生长的证据。

（3）早期胃癌：局限于黏膜或黏膜下层的浸润性癌，无论是否有淋巴结转移。

（4）进展期胃癌：癌组织侵达肌层或更深者，无论是否有淋巴结转移。

（5）食管胃交界部腺癌：食管胃交界部腺癌是横跨食管胃交界部的腺癌。解剖学上食管胃交界部是指管状食管变为囊状胃的部位，即食管末端和胃的起始，相当于腹膜返折水平或希氏角或食管括约肌下缘，与组织学上的鳞柱交界不一定一致。

1.9 病理诊断分型、分级和分期方案

（1）组织学分型：使用 WHO（消化系统肿瘤）和 Laurén 分型（肠型、弥漫型、混合型，未分型）。

（2）组织学分级：依据腺体的分化程度分为高分化、中分化和低分化（高级别、低级别）。

（3）胃癌分期：美国癌症联合会（AJCC）和国际抗癌联盟（UICC）联合制定的分期。

（4）新辅助治疗后根治术标本的病理学评估：新辅助治疗后病理学改变的基本特征包括肿瘤细胞蜕变、消退、大片坏死、纤维组织增生、间质炎症细胞浸润、钙盐沉积等。可能出现大的无细胞黏液湖，不能将其认为是肿瘤残余。

1.10 病理报告内容及规范

胃癌的病理报告应包括与患者治疗和预后相关的所有内容，如标本类型、肿瘤部位、大体分型、大小及数目、组织学类型、亚型及分级、浸润深度、脉管和神经侵犯、周围黏膜情况、淋巴结情况、环周及两端切缘情况等。推荐报告最后注明 pTNM 分期。

2. 治疗

2.1 治疗原则

应当采取综合治疗的原则，即根据肿瘤病理学类型及临床分期，结合患者一般状况和器官功能状态，采取多学科综合治疗模式，有计划、合理地应用手术、化疗、放疗和生物靶向等治疗手段，达到根治或最大幅度地控制肿瘤，延长患者生存期，改善生活质量的目的。

（1）早期胃癌且无淋巴结转移证据，可根据肿瘤侵犯深度，考虑内镜下治疗或手术治疗，术后无须辅助放疗或化疗。

（2）局部进展期胃癌或伴有淋巴结转移的早期胃癌，应当采取以手术为主的综合治疗。根据肿瘤侵犯深度及是否伴有淋巴结转移，可考虑直接行根治性手术或术前先行新辅助化疗，再考虑根治性手术。成功实施根治性手术的局部进展期胃癌，需根据术后病理分期决定辅助治疗方案。

（3）复发/转移性胃癌应当采取以药物治疗为主的综合治疗手段，在恰当的时机给予姑息性手术、放射治疗、介入治疗、射频治疗等局部治疗，同时也应当积极给予止痛、支架置入、营养支持等最佳支持治疗。

2.2 早期胃癌内镜治疗

早期胃癌的治疗方法包括内镜下切除和外科手术。与传统外科手术相比，内镜下切除具有创伤小、并发症少、恢复快、费用低等优点，且疗效相当，5年生存率均可超过90%。因此，国际多项指南和本书作者均推荐内镜下切除为早期胃癌的首选治疗方式。早期胃癌内镜下切除术主要包括内镜下黏膜切除术（EMR）和内镜黏膜下剥离术（ESD）。

2.3 手术治疗

2.3.1 手术治疗原则

手术切除是胃癌的主要治疗手段，也是目前治愈胃癌的唯一方法。胃癌手术分为根治性手术与非根治性手术。根治性手术应当完整切除原发病灶，并且彻底清扫区域淋巴结，主要包括标准手术、改良手术和扩大手术；非根治性手术主要包括姑息手术和减瘤手术。

（1）根治性手术：①标准手术是以根治为目的，要求必须切除2/3以上的胃，并且进行D2淋巴结清扫。②改良手术主要针对分期较早的肿瘤，要求切除部分胃或全胃，同时进行D1或D1+淋巴结清扫。③扩大手术包括联合脏器切除或（和）D2以上淋巴结清扫的扩大手术。

（2）非根治性手术：①姑息手术主要针对出现肿瘤并发症的患者（出血、梗阻等），主要的手术方式包括胃姑息性切除、胃空肠吻合短路手术和空肠营养管置入术等。②减瘤手术主要针对存在不可切除的肝转移或者腹膜转移等非治愈因素，也没有出现肿瘤并发症所进行的胃切除，目前不推荐开展。

2.3.2 胃切除范围的选择

对于不同部位的胃癌，胃切除范围是不同的。位于胃下部癌进行远侧胃切除术或者全胃切除术，位于胃体部癌进行全胃切除术，位于胃食管结合部癌进行近侧胃切除术或者全胃切除术。根据临床分期选择：

（1）cT2 ～ 4 或 cN（+）的胃癌，通常选择标准胃部分切除或者全胃切除术。

（2）cT1N0M0 胃癌，根据肿瘤位置，除了可以选择上述手术方式以外，还可以选择近端胃切除、保留幽门的胃切除术、胃局部切除等。

2.4 化疗

分为姑息化疗、辅助化疗和新辅助化疗和转化治疗，应当严格掌握临床适应证，排除禁忌证。化疗应当充分考虑患者的疾病分期、年龄、体力状况、治疗风险、生活质量及患者意愿等，避免治疗过度或治疗不足。及时评估化疗疗效，密切监测及防治不良反应，并酌情调整药物和（或）剂量。

2.4.1. 姑息化疗

目的为缓解肿瘤导致的临床症状，改善生活质量及延长生存期。适用于全身状况良好、主要脏器功能基本正常的无法切除、术后复发转移或姑息性切除术后的患者。禁忌用于严重器官功能障碍，不可控制的合并疾病者。

2.4.2. 辅助化疗

辅助化疗适用于 D2 根治术后病理分期为 Ⅱ 期及 Ⅲ 期者。

2.4.3 新辅助化疗

对无远处转移的局部进展期胃癌（T3/4、N+），推荐新辅助化疗，应当采用铂类与氟尿嘧啶类联合的两药方案，或在两药方案基础上联合紫杉类组成三药联合的化疗方案，不宜单药应用。新辅助化疗的时限一般不超过 3 个月。

2.4.4 转化治疗

对于初始不可切除但不伴有远处转移的局部进展期胃癌患者，可考虑化疗，或同步放化疗，争取肿瘤缩小后转化为可切除。单纯化学治疗参考新辅助化疗方案；同步放化疗参见放疗章节。

2.5 放疗

放疗是恶性肿瘤的重要治疗手段之一。根据临床随访研究数据和尸检数据，提示胃癌术后局部区域复发和远处转移风险很高，因此只有多个学科的共同参与，才能有效地将手术、化疗、放疗、分子靶向治疗等结合为一体，制订出合理的治疗方案，使患者获益。

2.6 靶向治疗

推荐在化疗的基础上，联合使用分子靶向治疗药物曲妥珠单抗。其适应证为对人表皮生长因子受体 2（HER2）过表达（免疫组化染色呈 +++，或免疫组化染色呈 ++ 且 FISH 检测呈阳性）的晚期胃或胃食管结合部腺癌患者。适应人群为既往未接受过针对转移性疾病的一线治疗患者，或既往未接受过抗 HER2 治疗的二线及以上治疗患者。

甲磺酸阿帕替尼是我国自主研发新药，是高度选择 VEGFR-2 抑制剂，适应证是晚期胃或胃食管结合部腺癌患者的三线及三线以上治疗，且患者接受阿帕替尼治疗时一般状况良好。

2.7 免疫治疗

新型抗 PD1 抗体如纳武单抗和派姆单抗，适用于三线治疗以上的晚期胃腺癌，或 PD-L1 阳性的二线治疗及以上的胃腺癌，建议患者积极参加临床研究。

2.8 介入治疗

胃癌介入治疗主要包括针对胃癌、胃癌肝转移、胃癌相关出血以及胃出口梗阻的微创介入治疗。方法有经导管动脉栓塞（TAE）、化疗栓塞（TACE）或灌注化疗（TAI）等。

介入治疗（如 TAE）对于胃癌相关出血（包括胃癌破裂出血、胃癌转移灶出血及胃癌术后出血等）具有独特的优势，通过选择性或超选择性动脉造影明确出血位置，并选用合适的栓塞材料进行封堵，可迅速、高效地完成止血，同时缓解出血相关症状。

晚期胃癌患者可出现胃出口恶性梗阻相关症状，通过 X 线引导下支架植入等方式，以达到缓解梗阻相关症状、改善患者生活质量的目的。

3. 支持治疗

胃癌支持 / 姑息治疗目的在于缓解症状、减轻痛苦、改善生活质量、处理治疗相关不良反应、提高抗肿瘤治疗的依从性。所有胃癌患者都应全程接受支持 / 姑息治疗的症状筛查、评估和治疗。既包括出血、梗阻、疼痛、恶心、呕吐等常见躯体症状，也应包括睡眠障碍、焦虑抑郁等心理问题。同时，还应对癌症生存者加强相关的康复指导与随访。

胃癌中医诊疗

祖国医学并没有"胃癌"的直接描述，根据其临床症状可归属于中医学中的"胃脘痛""反胃""噎嗝""癥瘕""积聚"等范畴。如《黄帝内经》中最早记载有"胃病者，腹䐜胀，胃脘当心而痛……膈咽不通，食欲不下"，其病机为"邪在胃脘"。《素问·通评虚实论》曰："隔塞闭绝，上下不通。"《金匮要略·呕吐哕下利病脉证治》曰："脉弦者，虚也，胃气无余，朝食暮吐，变为胃反。"

1. 病因病机

胃癌病因病机十分复杂，乃胃之受纳、腐熟等功能受损，气血生化乏源所致，临床以胃脘痛、纳差、呃逆及进行性消瘦等为主要临床表现。正如《医宗金鉴·积聚》篇云："积之成也，正气不足，而后邪气踞之。"正虚与邪实是胃癌发生的关键，多在脾胃虚弱、气血不足的基础上，复因情志不遂、饮食内伤等，导致痰气交阻、瘀血热毒搏结而发为本病。以气滞、痰湿、瘀血蕴结于胃，胃失和降为基本病机。

2. 辨虚实

胃癌的发生与正气内虚、痰气交阻、痰湿凝滞、痰瘀互结密切关系。胃癌早期，多见肝胃不和、痰湿凝结之证，以邪实为主；中晚期则多见痰瘀互结、胃热阴伤、脾胃虚寒、气血两虚等以正虚为主之虚实夹杂之症。临床上病情复杂，虚实互见，要注意辨清虚实之主次而治之。

3. 治疗原则

本病多由于气、湿、痰、瘀互结所致，因此理气、燥湿、化痰、活血化瘀是本病主要治标之法；而后期出现胃热伤阴、脾胃虚寒、气血两虚者，则应标本兼顾，扶正与祛邪并进。同时应注意以下两点。

3.1 扶正培本，健脾为先

胃主受纳，腐熟水谷，脾主运化，输布水谷精微，升清降浊，两者共为气血生化之源。李东垣指出"胃虚则五脏、六腑、十二经、十五络、四肢，皆不得营运之气，而百病生焉"。由此可见，脾胃虚损是胃癌发生发展的病理基础，脾胃虚损，脾失健运、胃失和降，进而导致中焦壅滞，食积不化，气滞血瘀，壅滞化热，蕴积生毒，最终发展成为胃癌。因此健脾益气法是中医药治疗胃癌常用的方法。

3.2 补宜轻补，攻忌猛攻

胃为阳土，喜润恶燥，既恐温燥之品以劫其阴，又怕苦寒之属以伤其阳，且忌滋腻之剂以滞其气，因此治疗当投以轻润和降之品。切忌重剂猛攻，也不宜滋腻重补。因此治标当顾护津液，不可过用辛散香燥之药；治本则应保护胃气，不宜多用甘酸滋腻之品。

4. 辨证论治

4.1 肝胃不和证

证候：胃脘满闷作胀或痛，窜及两胁，呃逆反酸，恶心呕吐，胃纳减退，情志抑郁。舌红苔薄白，脉弦。

治法：疏肝和胃。

方药：柴胡舒肝散加减。柴胡 10g，白芍 15g，赤芍 15g，枳壳 10g，陈皮 15g，香附 10g，川芎 10g，法半夏 10g，竹茹 10g，莱菔子 15g，生甘草 5g。水煎服，分温 2 服。

分析加减：思虑伤脾，脾失健运，大怒伤肝，肝气犯胃，则胃失和降，而见胃脘满闷作胀或痛，窜及两胁，呃逆反酸，恶心呕吐，胃纳减退。两胁胀甚者，可加楝子、佛手、合欢皮等；嗳气、反酸者，可加黄连、吴茱萸等。《素问·上古天真论》曰："恬淡虚无，真气从之，精神内守，病安从来。"因此，对于此型患者，要从精神上鼓励患者树立战胜疾病的信心，消除患者对疾病的恐惧，保持乐观开朗的心态。

4.2 痰湿凝滞证

证候：胃脘满闷胀痛，面黄而暗，虚胖，肢体困重，呕吐痰涎，腹胀便溏，痰核累累。舌体胖大色淡，苔滑腻。

治法：燥湿化痰。

方药：导痰汤加减。法半夏 10g，化橘红 10g，茯苓 15g，炒枳实 10g，香附 10g，南星 6g，沉香曲 6g，苍术 10g，厚朴 10g，生甘草 5g。水煎服，分温 2 服。

分析加减：脾失健运，不能运化水谷精微，气滞津停，酿湿生痰，痰湿阻滞，致胃脘满闷胀痛。二陈汤祛痰降逆，枳壳理气宽胀，南星祛风涤痰，共呈祛风涤痰功效。胃脘痞满，舌苔厚腻者，加藿香、佩兰、山楂除湿浊，助消化；若伴腹胀便溏，可加猪苓、泽泻、苍术以利水渗湿，健脾理气。

4.3 瘀血内结证

证候：胃脘刺痛而拒按，入夜尤甚，痛有定处，或可扪及腹内积块，腹满而不欲食，或呕吐物如赤豆汁样，或黑便如柏油样，形体日渐消瘦，甚则唇甲青紫，肌肤甲错，面色晦暗。舌质紫暗或有瘀斑，脉涩。

治法：活血化瘀，理气通络止痛。

方药：膈下逐瘀汤合失笑散加减。生蒲黄 10g，五灵脂 10g，当归 15g，川芎 10g，桃仁 10g，红花 10g，丹皮 15g，赤芍 15g，延胡索 10g，香附 10g，乌药 10g，枳壳 10g，生甘草 5g。水煎服，分温 2 服。

分析加减：脾胃亏虚，纳化失司，不能化生精微而成痰浊，痰阻气滞，瘀阻脉络，痰瘀搏结日久而成。方中红花、桃仁、当归、川芎、丹皮、赤芍、延胡索、生蒲黄、五灵脂活血化瘀止痛；香附、乌药、枳壳疏肝理气，取气行则血行之意；甘草调和诸药。可加乳香、没药、三棱、莪术行气破结化瘀，但若有呕血或黑便者，应注意把握活血药物的种类和剂量，可适当配伍三七、白及、仙鹤草、地榆、槐花等以活血凉血止血，加海藻、瓜蒌化痰软坚散结；神疲乏力者，加党参、黄芪健脾益气。

4.4 胃热阴伤证

证候：胃脘部隐隐热痛，口干喜饮，胃脘嘈杂，食后剧痛，甚至食后即吐，纳差，五心烦热或伴盗汗，大便干燥，形体消瘦。舌红少苔，或舌黄少津，脉细数。

治法：清热养阴，益胃生津。

方药：竹叶石膏汤加减。生石膏^{（先煎）}30g，竹叶 10g，太子参 15g，麦冬 15g，法半夏 10g，沙参 15g，玉竹 15g，竹茹 10g，焦三仙^{（各）}15g，生甘草 5g。水煎服，分温 2 服。

分析加减：胃阴亏损，津液不足，胃失濡养，可见胃脘部隐隐热痛，口干喜饮。竹叶、石膏辛凉甘寒，清胃之热；人参、麦冬益气生津；半夏降逆下气，其性虽温，但配于清热生津药中，去性存用，温燥之性去而降逆之用存，转输津液，活动脾气，使参、麦生津而不腻滞；配甘草、粳米扶助胃气，又可防石膏寒凉伤胃。若大便干燥难解，可加火麻仁、郁李仁润肠通便。

4.5 脾胃虚寒证

证候：胃脘隐痛，喜温喜按，腹部可触及积块，呕吐频作，甚则朝食暮吐，或暮食朝吐，泛吐清涎，口淡不渴，畏寒怕冷，四肢不温，面色㿠白，气短懒言，面部、四肢浮肿，便溏烂如糊状，甚至完谷不化，大便可呈柏油样。舌淡而胖有齿痕，苔白滑润，脉沉细缓。

治法：温中散寒，健脾和胃。

方药：黄芪建中汤合理中汤加减。生黄芪 15g，桂枝 10g，白芍 10g，大枣 15g，太子参 15g，炒白术 15g，干姜 6g，竹茹 10g，生甘草 5g。水煎服，分温 2 服。

分析加减：脾胃阳虚不运，化生乏源，不能充养，则气血亏虚，无以行气行津，日久则易于生湿、成痰、留瘀，久之聚积成形而发病。中阳不振，不能消化水谷，则见胃脘隐痛，喜温喜按，呕吐频作，甚则朝食暮吐，或暮食朝吐，泛吐清涎。呕吐甚则可加丁香、吴茱萸温胃降逆止吐；肢冷、呕吐、便溏等虚寒症状明显者，可加肉桂、附子即桂附理中汤，以增强温阳补虚散寒之力；全身浮肿者，可合真武汤以温阳化气利水；便血明显者，可合黄土汤温中健脾，益阴止血。

4.6 气血两亏证

证候：胃脘绵绵作痛，可伴心悸气短，头晕目眩，神疲乏力，面色无华，虚烦不眠，自汗盗汗，或可扪及腹部积块，或见便血，纳差。舌淡苔白，脉沉细无力。

治法：益气养血。

方药：十全大补汤。太子参 20g，茯苓 15g，炒白术 15g，生地 15g，生黄芪 20g，当归 15g，川芎 10g，白芍 10g，赤芍 10g，肉桂 5g，炙甘草 5g。水煎服，分温 2 服。

分析加减：多见于胃癌晚期，胃气亏虚，生化乏源，气血两虚，胃失濡养，胃脘部绵绵作痛。四君子汤健脾补气，四物汤调肝补血，黄芪益气补虚，肉桂补元阳，暖脾胃。此期患者多不任攻伐，应以救后天生化之源、顾护脾胃之气为要，待能稍进饮食与药物后，再适当配合行气、化痰、活血等攻邪之品。若气血亏虚损及阴阳，致阴阳俱虚，阳竭于上而水谷不入，阴竭于下而二便不通，则为阴阳离决之危候，应当积极救治。

5. 配伍应用

一般配伍应用海藻、昆布、浙贝母、白芥子、海蛤壳、瓦楞子等化痰软坚之品，三棱、莪术、三七、半枝莲等活血化瘀抗癌药，对于正气较足者，亦可适当配伍应用黄药子、山慈菇、白花蛇舌草、藤梨根、半枝莲等抗癌解毒药。

胃癌临床表现复杂，初期多无明显症状，多数患者发现时已处于中晚期，应根据患者具体情况选择适当的治疗方法，中医药通过辨证论治，辨证与辨病相结合可贯穿于胃癌治疗的全过程，可长期应用于胃癌前期病变、围手术期、围化疗期、围放疗期以及巩固期，以扶正祛邪为指导思想，在缓解临床症状，减轻化、放疗毒性反应，提高患者的生存质量，预防肿瘤复发、转移，延长患者生存期等方面发挥着重要的作用。

（靳彦文　郝桂香）

第 17 节　胰腺癌

胰腺导管腺癌（pancreatic ductal adenocarcinoma）是常见的胰腺肿瘤，恶性程度极高，近年来，发病率在国内外均呈明显的上升趋势。中国国家癌症中心统计数据显示，2015年我国胰腺癌发病率位居恶性肿瘤中第 9 位，死亡率位居恶性肿瘤中第 6 位。

1. 筛查与诊断

1.1 高危因素

流行病学调查显示胰腺癌发病与多种危险因素有关。非遗传危险因素有长期吸烟、高龄、高脂饮食、体重指数超标、慢性胰腺炎或伴发糖尿病等。家族遗传也是胰腺癌的高危因素，患有遗传性胰腺炎、波伊茨 – 耶格综合征、家族性恶性黑色素瘤及其他遗传性肿瘤疾患的患者，胰腺癌的风险显著增加。多达 80% 的胰腺癌患者没有已知的遗传原因。CDKN2A、BRCA1/2、PALB2 等基因突变被证实与家族性胰腺癌发病密切相关。

1.2 临床表现

胰腺癌恶性程度较高，进展迅速，但起病隐匿，早期症状不典型，临床就诊时大部分患者已属于中晚期。首发症状往往取决于肿瘤的部位和范围，如胰头癌早期便可出现梗阻性黄疸，而早期胰体尾部肿瘤一般无黄疸。主要临床表现包括：

（1）腹部不适或腹痛：是常见的首发症状。多数胰腺癌患者仅表现为上腹部不适或隐痛、钝痛和胀痛等。易与胃肠和肝胆疾病的症状混淆。若还存在胰液出口的梗阻，进食后可出现疼痛或不适加重。中晚期肿瘤侵及腹腔神经丛可出现持续性剧烈腹痛。

（2）消瘦和乏力：80% ～ 90% 胰腺癌患者在疾病初期即有消瘦、乏力、体重减轻，这与缺乏食欲、焦虑和肿瘤消耗等有关。

（3）消化道症状：当肿瘤阻塞胆总管下端和胰腺导管时，胆汁和胰液体不能进入十二指肠，常出现消化不良症状。而胰腺外分泌功能损害可能导致腹泻。晚期胰腺癌侵及十二指肠，可导致消化道梗阻或出血。

（4）黄疸：与胆道出口梗阻有关，是胰头癌最主要的临床表现，可伴有皮肤瘙痒、深茶色尿和陶土样便。

（5）其他症状：部分患者可伴有持续或间歇低热，且一般无胆道感染。部分患者还可出现血糖异常。

1.3 体格检查

胰腺癌早期无明显体征，随着疾病进展，可出现消瘦、上腹压痛和黄疸等体征。

（1）消瘦：晚期患者常出现恶病质。

（2）黄疸：多见于胰头癌，由于胆道出口梗阻导致胆汁淤积而出现。

（3）肝脏肿大：为胆汁淤积或肝脏转移的结果，肝脏质硬，大多无痛，表面光滑或结节感。

（4）胆囊肿大：部分患者可触及囊性、无压痛、光滑且可推动的胆囊，称为库瓦西耶征，是壶腹周围癌的特征。

（5）腹部肿块：晚期可触及腹部肿块，多位于上腹部，位置深，呈结节状，质地硬，不活动。

（6）其他体征：晚期胰腺癌可出现锁骨上淋巴结肿大、腹水等体征。脐周肿物，或可触及的直肠-阴道或直肠-膀胱后壁结节。

1.4 影像检查

（1）超声检查：超声可以较好地显示胰腺内部结构，观察胆道有无梗阻及梗阻部位，并寻找梗阻原因。可以帮助判断肿瘤对周围大血管有无压迫、侵犯等。实时超声造影技术可以揭示肿瘤的血流动力学改变，帮助鉴别和诊断不同性质的肿瘤，凭借实时显像和多切面显像的灵活特性，在评价肿瘤微血管灌注和引导介入治疗方面具有优势。

超声检查的局限性包括视野较小，受胃肠道内气体、患者体型等因素影响，有时难以完整观察胰腺，尤其是胰尾部。

（2）CT检查：具有较好的空间和时间分辨率，是目前检查胰腺最佳的无创性影像检查方法，主要用于胰腺癌的诊断、鉴别诊断和分期。可显示病灶的大小、部位。三期增强扫描能够较好地显示胰腺肿物的大小、部位、形态、内部结构及与周围结构的关系，并能够准确判断有无肝转移及显示肿大淋巴结。

（3）MRI及磁共振胰胆管成像检查：不作为诊断胰腺癌的首选方法，随着MR扫描技术的改进，时间分辨率及空间分辨率的提高，大大改善了MR的图像质量，提高了MRI诊断的准确度，在显示胰腺肿瘤、判断血管受侵、准确的临床分期等方面均显示出越来越高的价值，同时MRI具备具有多参数、多平面成像、无辐射的特点，胰腺病变鉴别诊断困难时，可作为CT增强扫描的有效补充；当患者对CT增强对比剂过敏时，可采用MR代替CT扫描进行诊断和临床分期；磁共振胰胆管成像（MRCP）及多期增强扫描的应用，在胰腺癌的定性诊断及鉴别诊断方面更具优势。MRI还可监测胰腺癌并可预测胰腺癌的复发、血管的侵袭，也可以预测胰腺肿瘤的侵袭性，而胰腺癌组织的侵袭可作为生存预测的指标。

（4）正电子发射计算机断层成像（PET-CT）：显示肿瘤的代谢活性和代谢负荷，在发现胰外转移，评价全身肿瘤负荷方面具有明显优势。

（5）超声内镜（EUS）：在内镜技术的基础上结合了超声成像，提高了胰腺癌诊断的敏感度和特异度；特别是 EUS 引导细针穿刺活检（EUS-FNA），成为目前胰腺癌定位和定性诊断最准确的方法。另外，EUS 也有助于肿瘤分期的判断。

1.5 血液免疫生化检查

（1）血液生化检查：早期无特异性血生化改变，血糖变化与胰腺癌发病或进展有关，需注意患者的血糖变化情况。

（2）血液肿瘤标志物检测：临床上常用的与胰腺癌诊断相关肿瘤标志物有糖类抗原 19-9（CA19-9）、癌胚抗原（CEA）、糖类抗原 125（CA125）等，其中 CA19-9 是胰腺癌中应用价值最高的肿瘤标志物，可用于辅助诊断、疗效监测和复发监测。血清 CA19-9 > 37U/mL 作为阳性指标，重复检测通常优于单次检测，而重复测定应至少相隔 14 天。未经治疗的胰腺导管癌，CA19-9 可表现为逐步升高，可高达 1000U/mL，敏感度与肿瘤分期、大小及位置有关，特异度 72% ～ 90%。CA19-9 测定值通常与临床病程有较好的相关性。

1.6 组织病理学和细胞学诊断

组织病理学或细胞学检查可确定胰腺癌诊断。通过术前或术中细胞学穿刺、活检，或行内镜超声穿刺、组织学活检获得。手术标本包括胰十二指肠切除标本和胰体尾（+脾脏）切除标本。

细胞病理学诊断报告：细胞病理学诊断报告采用美国细胞病理学会（Papanicolaou Society of Cytopathology）推荐的 6 级报告系统，分为 6 个诊断级别：Ⅰ级，不能诊断；Ⅱ级，未见恶性；Ⅲ级，非典型；Ⅳ级 A，肿瘤性病变，良性；Ⅳ级 B，肿瘤性病变，其他；Ⅴ级，可疑恶性；Ⅵ级，恶性。

组织病理学诊断：胰腺占位病灶或者转移灶活检或手术切除组织标本，经病理组织学和（或）细胞学检查诊断为胰腺癌。胰腺癌病理诊断规范由标本处理、标本取材、病理检查和病理报告等部分组成。

免疫组化检查：常用标志物有 Vimentin、CK、EMA、CEA、CA19-9、CK19、CK7、CK20、MUC1、MUC4、CDX2、PR、CD10、syn、CgA、CD56、ACT、AAT、β-cantenin、ki-67 等。免疫组化标志物需要合理组合使用，以便对胰腺内分泌肿瘤及各种类型的胰腺癌进行鉴别诊断。

1.7 胰腺癌的鉴别诊断

（1）慢性胰腺炎：慢性胰腺炎是一种反复发作的渐进性的广泛胰腺纤维化病变，导致胰管狭窄阻塞，胰液排出受阻，胰管扩张。主要表现为腹部疼痛、恶心、呕吐及发热。与胰腺癌均可有上腹不适、消化不良、腹泻、食欲不振、体重下降等临床表现，但慢性胰腺炎的主要鉴别点如下：

①发病缓慢，病史长，常反复发作，急性发作可出现血尿淀粉酶升高，但极少出现黄疸症状。

②腹部 CT 检查可见胰腺轮廓不规整，结节样隆起，胰腺实质密度不均。

③腹部平片和 CT 检查胰腺部位的钙化点有助于诊断。

④血清 IgG4 的升高是诊断慢性胰腺炎的特殊类型——自身免疫性胰腺炎较敏感和特异的实验室指标，影像学检查难以鉴别时需要病理检查协助鉴别。

（2）壶腹癌：壶腹癌发生在胆总管与胰管交汇处。黄疸是最常见症状，肿瘤发生早期即可以出现黄疸。鉴别点如下：

①因肿瘤坏死脱落，胆道梗阻缓解，可出现间断性黄疸。

②十二指肠低张造影可显示十二指肠乳头部充盈缺损、黏膜破坏双边征。

③超声、CT、MRI、ERCP 等检查可显示胰管和胆管扩张，胆道梗阻部位较低，双管征，壶腹部位占位病变。

④超声内镜作为一种新的诊断技术，在鉴别胰腺癌和壶腹癌有独到之处，能发现较小的病变，且能观察到其浸润的深度、范围、周围肿大淋巴结等。

（3）胰腺囊腺瘤与囊腺癌：胰腺囊性肿瘤临床少见，多发生于女性患者。影像检查是将其与胰腺癌鉴别的重要手段，肿瘤标记物 CA19-9 无升高。超声、CT、EUS 可显示胰腺内囊性病变、囊腔规则，而胰腺癌只有中心坏死时才出现囊变且囊腔不规则。

（4）胆总管结石：往往反复发作，病史较长，黄疸水平波动较大，发作时多伴有腹痛、寒战、发热、黄疸三联征，多数不难鉴别。

（5）胰腺其他占位性病变：主要包括胰腺假性囊肿、胰岛素瘤、实性假乳头状瘤等，肿物生长较缓慢，病程较长，同时可有特定的临床表现，如胰岛素瘤可表现发作性低血糖症状，胰腺假性囊肿患者多有急性胰腺炎病史。结合 CT 等影像学检查一般不难鉴别，必要时可通过穿刺活检及病理检查协助诊断。

2. 分类和分期

2.1 组织学类型

参照 2010 版 WHO 胰腺癌组织学分类。

2.2 分期

参照 AJCC，第 8 版。

3. 治疗

3.1 治疗原则

多学科综合诊治是任何分期胰腺癌治疗的基础，可采用多学科会诊的模式，根据不同患者身体状况、肿瘤部位、侵及范围、临床症状，有计划、合理的应用现有的诊疗手段，以其最大限度地根治、控制肿瘤，减少并发症和改善患者生活质量。胰腺癌的治疗主要包括手术治疗、放射治疗、化学治疗、介入治疗和最佳支持治疗等。对拟行放、化疗的患者，应作 Karnofsky 或 ECOG 评分。

3.2 外科治疗

手术切除是胰腺癌患者获得治愈机会和长期生存的唯一有效方法。然而，超过80%的胰腺癌患者因病期较晚而失去手术机会。外科手术应尽力实施根治性切除（R0），并遵循如下原则：①无瘤原则，包括肿瘤不接触原则、肿瘤整块切除原则及肿瘤供应血管的阻断等；②足够的切除范围；③安全的切缘；④淋巴结清扫；⑤术前减黄。

3.3 内科治疗

胰腺癌化学药物治疗，包括以吉西他滨（GEM）为基础的化疗，以 5-FU 为基础的化疗，以厄洛替尼为基础的分子靶向治疗等。化疗策略主要包括术后辅助化疗、新辅助化疗、局部进展期不可切除或合并远处转移患者的姑息性化疗等。胰腺癌化学治疗总体效果较差。

3.4 放射治疗

放射治疗是胰腺癌的重要治疗手段，贯穿各个分期。放化疗是局部晚期胰腺癌的首选治疗手段。尤其是对于寡转移（转移灶数目及器官有限）的胰腺癌患者，可通过照射原发灶、转移灶，实施缓解梗阻、压迫或疼痛，以及提高肿瘤局部控制为目的的减症放射治疗。

3.5 介入治疗

对于胰腺癌及胰腺癌转移瘤的介入治疗及胰腺癌相关并发症的治疗，主要治疗手段包括经动脉灌注化疗、消融治疗、经皮经肝胆管引流术（PTCD）、胆道支架植入、肠道支架植入、出血栓塞治疗。

对于胰腺癌并发症的介入治疗，包括黄疸的介入治疗、消化道梗阻的介入治疗、出血的介入治疗等。

3.6 支持治疗

支持治疗的目的是预防或减轻痛苦，提高生活质量。以控制疼痛，改善营养状况对症治疗为主。

4. 随访

胰腺癌术后患者，术后第 1 年，建议每 3 个月随访 1 次；第 2～第 3 年，每 3～6 个月随访 1 次；之后每 6 个月随访 1 次。随访项目包括血常规、生化、CA19-9、CA125、CEA 等血清肿瘤标志物，以及超声、X 线、胸部薄层 CT 扫描、上腹部增强 CT 等。随访时间至少 5 年。怀疑肝转移或骨转移的患者，加行肝脏 MRI 和骨扫描。目的在于发现治疗后有无转移复发，以期更早发现肿瘤复发或第二原发癌，并及时干预处理，提高患者的总生存期，改善生活质量。

晚期或合并远处转移的胰腺癌患者，应至少每 2～3 个月随访 1 次。随访包括血常规、生化、CA19-9、CA125、CEA 等血清肿瘤标志物，以及胸部 CT、上腹部增强 CT 等检查，必要时还要复查 PET-CT。目的在于综合评估患者的营养状态和肿瘤进展情况等，及时调整综合治疗方案。

胰腺癌中医诊疗

本病在中医属于"积聚""黄疸""伏梁"范畴。如《难经·五十六难》曰："心之积名曰伏梁，起脐上，大如臂，上至心下。久不愈，令人病烦心。"

1. 病因病机

中医认为本病病位在肝脾。正气虚损，七情内伤，肝气郁结，肝气犯脾，脾虚生湿，湿郁化热，热毒内蓄，积结成块。或饮食不节，饮酒无度，肥甘厚味，脾失健运，湿热内生，阻滞气血，日久化热成毒，湿毒内蕴，聚结成块，发为癌瘤。

2. 中医治疗特色

中医治疗胰腺癌从整体入手，不单局限癌症病灶本身，还能纠正机体失调，去除肿瘤的复发因素，减少转移的机会，提高患者生存质量。患者手术后及时配合中医治疗，可以起到扶正固本的作用，明显改善患者的饮食与睡眠状况，增强体质，对防止胰腺癌的复发和转移大有益处。在胰腺癌化疗的同时或在化疗后配合健脾和胃、益气养血、补益肝肾、软坚化瘀等中医药治疗，则可以较好地缓解化疗反应，有助于化疗的顺利进行，同时提高化疗的疗效。在胰腺癌放疗期间及放疗后配合中医治疗，对增加白细胞的数量、增强免疫功能均有较好疗效。中医治疗胰腺癌，应遵循中医辨证施治的原则，根据患者的气血盛衰、脏腑功能的阴阳虚实等进行综合分析。胰腺癌患者多为本虚标实，因此在治疗上以扶正培本、抗癌祛邪为根本大法，具体方法包括补气养血、补肾养阴、健脾和胃、活血止痛、祛湿退黄、软坚散结等。

3. 辨证论治

3.1 湿热瘀阻证

证候：上腹部胀闷不适或伴有疼痛，口苦纳呆，身目俱黄，大便秘结或稀溏，小便短赤，消瘦，发热。舌质红，舌苔黄腻，脉滑数或濡滑。

治法：清热祛湿，解毒退黄。

方药：茵陈五苓散加减。茵陈30g，薏苡仁15g，郁金10g，黄芩10g，生大黄6g，虎杖10g，茯苓15g，猪苓15g，炒白术10g，焦神曲10g，半枝莲30g，木香10g，生栀子10g，柴胡20g，生甘草5g。水煎服，分温2服。

分析加减：本证主要见于胰头癌或壶腹部癌，临床以黄疸为主要表现。方中茵陈、虎杖、半枝莲清热利湿化浊；大黄、黄芩、生栀子、郁金、柴胡清热疏肝利胆；茯苓、猪苓、薏苡仁淡渗利湿，又可健脾；木香行气疏肝；佐白术、焦神曲健脾消导；半枝莲加强抗癌作用又治黄疸；腹痛较剧者加川楝子、延胡索、莪术加强化瘀止痛功效；恶心呕吐反胃者加竹茹、法半夏、苏梗和胃降逆；发热重者加生石膏、滑石、金银花、蝉蜕加强化湿清热力量；大便稀溏者生大黄减量，或改用熟大黄，加山药、白扁豆健脾益气。

3.2 气血瘀滞证

证候：上腹部疼痛明显，呈持续性，常波及腰背。胸腹胀满，恶心呕吐或呃逆，食少纳呆，口干口苦，形体消瘦。腹部可扪及包块。舌质淡红、暗红或青紫，有瘀斑，舌苔薄或微腻，脉弦细涩。

治法：行气止痛，化瘀软坚。

方药：膈下逐瘀汤加减。当归10g，川芎10g，延胡索10g，川楝子12g，桃仁10g，莪术15g，三七10g，浙贝母10g，乌药10g，半枝莲30g，白花蛇舌草30g，丹参30g，八月札10g，藤梨根30g，生牡蛎20g。水煎服，分温2服。

分析加减：本证主要见于胰体癌，临床以腹部疼痛为主要表现。中医认为气血瘀阻，不通则痛。故应行气活血，化瘀止痛，祛邪解毒。本方中当归、丹参、桃仁、莪术、川芎活血化瘀；延胡索、川楝子、八月札、乌药行气止痛；佐浙贝母、三七、生牡蛎软坚散结；半枝莲、藤梨根则有抗胰癌功能。伴有黄疸者加茵陈、黄芩、虎杖加强利湿退黄功效。胸腹胀满明显加瓜蒌、木香、大腹皮、苏梗宽胸行气；疼痛剧烈加三棱、五灵脂、生蒲黄加强活血止痛功效；食欲不振加鸡内金、炒谷芽、山药以健脾消食；消化道出血者加仙鹤草、加大三七用量，必要时加服云南白药；便秘加生大黄。

3.3 阴虚热毒证

证候：低热不退，神疲消瘦，口干舌燥，失眠烦躁，纳呆食少，腹部闷痛，大便干，小便黄，或有腹水。舌质红或红暗，少津，舌苔少，脉弦细数。

治法：养阴生津，泻火解毒。

方药：一贯煎加减。生地15g，沙参15g，麦冬15g，黄芩10g，石斛10g，知母10g，金银花12g，半边莲30g，白花蛇舌草30g，白茅根15g，天花粉15g，太子参12g，瓜蒌15g，川楝子9g，鸡内金10g，炙甘草6g。水煎服，分温2服。

分析加减：本证多见于胰腺癌晚期或经放、化疗后。癌症日久，耗伤阴精；而放化疗更可伤阴津，使患者出现阴虚津亏为主的表现。本方中生地、麦冬、沙参、石斛、天花粉养阴生津益肺肾；太子参益气生津；黄芩、知母清热；金银花、半边莲、白花蛇舌草解毒清热；川楝子疏肝理气；瓜蒌可宽胸行气润肠；鸡内金消食健运。伴气短乏力加生黄芪、山药；疼痛明显，舌质紫暗为气血瘀阻，不通则痛，加丹参、莪术化瘀止痛；若表现为隐痛，舌淡，多为气血不足不荣则痛，加当归、白芍、赤芍、桂枝、生黄芪养血益气，缓急止痛；腹部胀满者为气机不利加香附、枳实、厚朴行气消胀。

3.4 阳虚湿阻证

证候：乏力消瘦，畏寒肢冷，身目发黄，色泽晦暗。脘腹胀闷，恶呕纳呆，伴有上腹疼痛，大便稀溏，可有下肢浮肿或腹水，腹部可触及包块。舌质淡红，或有齿印，舌苔腻，脉沉细濡。

治法：温阳化湿，健脾益气。

方药：真武汤合茵陈五苓散加减。熟附片9g，党参12g，炒白术12g，茯苓15g，生黄芪30g，泽泻10g，猪苓15g，白芍20g，桂枝10g，干姜6g，滑石15g，茵陈15g，炙甘草6g。水煎服，分温2服。

分析加减：本证多见于胰腺癌晚期，或手术后转移者。胰腺癌晚期除阴虚外，亦多见阳气虚弱者，或黄疸日久，寒湿不化，湿毒阴邪积聚。故应予温化寒湿，健脾益气。本方中附子、桂枝温阳化气，党参、炒白术、黄芪、炙甘草健脾益气，配茯苓、泽泻、猪苓、茵陈利湿退黄。体虚明显，伴有贫血者加人参、熟地、紫河车、阿胶益气养血；腹水明显者加车前子、大腹皮，同时加大生黄芪用量；食欲不振加鸡内金、炒谷芽、炒麦芽、山药消食健脾；大便溏稀者加芡实、白扁豆、山药、莲子肉；疼痛明显加三棱、莪术、三七化瘀止痛。

（靳彦文 张 鹏）

第 18 节 乳腺癌

乳腺癌发病率位居女性恶性肿瘤的首位。通过采用综合治疗手段，乳腺癌已成为疗效最佳的实体肿瘤之一。

1. 乳腺癌筛查

分为群体筛查和机会性筛查。群体筛查是指在辖区或机构有组织、有计划地组织适龄妇女进行筛查；机会性筛查是指医疗保健机构结合门诊常规工作提供乳腺癌筛查服务。

妇女参加乳腺癌筛查的起始年龄：机会性筛查一般建议 40 岁开始，但对于乳腺癌高危人群可将筛查起始年龄提前到 40 岁以前。群体筛查国内暂无推荐年龄，国际上推荐 40 ~ 50 岁开始筛查。

对乳腺癌高危人群提前进行筛查（小于 40 岁），筛查间期推荐每年 1 次，筛查手段除了应用一般人群所用的乳腺 X 线检查之外，还可以应用 MRI 等影像学手段。

乳腺癌高危人群符合以下 3 个条件：①有明显的乳腺癌遗传倾向者（见下段基因检测标准）；②既往有乳腺导管或小叶不典型增生或小叶原位癌的患者；③既往行胸部放疗。

● 遗传性乳腺癌 – 卵巢癌综合征基因检测标准：

（1）具有血缘关系的亲属中有 BRCA1/BRCA2 基因突变的携带者。

（2）符合以下 1 个或多个条件的乳腺癌患者：①发病年龄 ≤ 45 岁；②发病年龄 ≤ 50 岁并且有 1 个及以上具有血缘关系的近亲也为发病年龄 ≤ 50 岁的乳腺癌患者，和（或）1 个及以上的近亲为任何年龄的卵巢上皮癌 / 输卵管癌 / 原发性腹膜癌患者；③单个个体患 2 个原发性乳腺癌，并且首次发病年龄 ≤ 50 岁；④发病年龄不限，同时 2 个或 2 个以上具有血缘关系的近亲患有任何发病年龄的乳腺癌和（或）卵巢上皮癌、输卵管癌、原发性腹膜癌；⑤具有血缘关系的男性近亲患有乳腺癌；⑥合并有卵巢上皮癌、输卵管癌、原发性腹膜癌的既往史。

（3）卵巢上皮癌、输卵管癌、原发性腹膜癌患者。

（4）男性乳腺癌患者。

（5）具有以下家族史：①具有血缘关系的一级或二级亲属中符合以上任何条件；②具有血缘关系的三级亲属中有 2 个或 2 个以上乳腺癌患者（至少 1 个发病年龄 ≤ 50 岁）和（或）卵巢上皮癌 / 输卵管癌 / 原发性腹膜癌患者。

2. 诊断

2.1 临床表现

早期乳腺癌不具备典型症状和体征，不易引起患者重视，常通过体检或乳腺癌筛查发现。以下为乳腺癌的典型体征，多在癌症中期和晚期出现。

（1）乳腺肿块：80% 的乳腺癌患者以乳腺肿块首诊。患者常无意中发现肿块，多为单发，质硬，边缘不规则，表面欠光滑。大多数乳腺癌为无痛性肿块，仅少数伴有不同程度的隐痛或刺痛。

（2）乳头溢液：非妊娠期从乳头流出血液、浆液、乳汁、脓液，或停止哺乳半年以上仍有乳汁流出者，称为乳头溢液。引起乳头溢液的原因很多，常见的疾病有导管内乳头状瘤、乳腺增生、乳腺导管扩张症和乳腺癌。单侧单孔的血性溢液应进一步行乳管镜检查，若伴有乳腺肿块更应重视。

（3）皮肤改变：乳腺癌引起皮肤改变可出现多种体征，最常见的是肿瘤侵犯乳房悬韧带（库珀韧带）后与皮肤粘连，出现酒窝征。若癌细胞阻塞了真皮淋巴管，则会出现橘皮样改变。乳腺癌晚期，癌细胞沿淋巴管、腺管或纤维组织浸润到皮内并生长，形成皮肤卫星结节。

（4）乳头、乳晕异常：肿瘤位于或接近乳头深部，可引起乳头回缩。肿瘤距乳头较远，乳腺内的大导管受到侵犯而短缩时，也可引起乳头回缩或抬高。乳头乳晕湿疹样癌即佩吉特病，表现为乳头皮肤瘙痒、糜烂、破溃、结痂、脱屑、伴灼痛，甚至乳头回缩。

（5）腋窝淋巴结肿大：隐匿性乳腺癌乳腺体检摸不到肿块，常以腋窝淋巴结肿大为首发症状。医院收治的乳腺癌患者 1/3 以上有腋窝淋巴结转移。初期可出现同侧腋窝淋巴结肿大，肿大的淋巴结质硬、散在、可推动。随着病情发展，淋巴结逐渐融合，并与皮肤和周围组织粘连、固定。晚期可在锁骨上和对侧腋窝摸到转移的淋巴结。

2.2 乳腺触诊

进行乳腺触诊前应详细询问乳腺病史、月经婚姻史、既往肿瘤家族史（乳腺癌、卵巢癌）。绝经前妇女最好在月经结束后进行乳腺触诊。

受检者通常采用坐位或立位，对下垂型乳房或乳房较大者，亦可结合仰卧位。乳腺体检应遵循先视诊后触诊，先健侧后患侧的原则，触诊时应采用手指指腹侧，按一定顺序，不遗漏乳头、乳晕区及腋窝部位，可双手结合。

大多数乳腺癌触诊时可以触到肿块，此类乳腺癌容易诊断。部分早期乳腺癌触诊阴性，查体时应重视乳腺局部腺体增厚变硬、乳头糜烂、乳头溢液，以及乳头轻度回缩、乳房皮肤轻度凹陷、乳晕轻度水肿、绝经后出现乳房疼痛等。诊断时要结合影像学和组织病理学检查结果，必要时可活检做细胞学诊断。

2.3 影像学检查

（1）乳腺X线摄影：是乳腺疾病的最基本检查方法，在检出钙化方面，具有其他影像学方法无可替代的优势，但对致密型乳腺、近胸壁肿块的显示不佳，且有放射性损害，对年轻女性患者不作为首选检查方法。

（2）乳腺超声：超声检查适用于所有疑诊乳腺病变的人群。可同时进行乳腺和腋窝淋巴结的检查。乳腺超声扫描体位常规取仰卧位，扫描范围自腋窝顶部至双乳下界，包括全乳及腋窝。

常规超声检查可以早期、敏感的检出乳腺内可疑病变，通过对病变形态、内部结构及周围组织改变等特征的观察，结合彩色多普勒血流成像观察病变内血流情况，确定病变性质。超声造影可以显示病灶内微血管分布、走形、血流动力学差异以及病灶与周围正常组织的关系，对于良恶性病灶的鉴别具有一定的意义。弹性成像可以评价组织硬度，对于部分乳腺病变的良恶性判断有一定的辅助价值。

（3）乳腺磁共振成像（MRI）检查：乳腺MRI检查的优势在于敏感度高，能显示多病灶、多中心或双侧乳腺癌病灶，并能同时显示肿瘤与胸壁的关系、腋窝淋巴结转移情况等，为制订手术方案提供更可靠的依据。缺点在于特异度中等，假阳性率高，对微小钙化性病变显示不满意，且检查时间长、费用昂贵。不作为首选检查方法。

（4）正电子发射计算机断层成像（PET-CT）：适用于临床局部晚期、分子分型预后差或有症状可疑存在远处转移的患者疗前分期（尤其是常规影像检查对是否存在远处转移难以判断或存在争议时），以及术后患者随访过程中可疑出现局部复发或转移，包括查体或常规影像检查出现异常、肿瘤标志物升高等（对于鉴别复发和放射性纤维化，PET-CT较其他常规影像检查具有优势）。

（5）骨显像：适用于浸润性乳腺癌治疗前分期和随访。

2.4 实验室检查

（1）生化检查：早期无特异性，晚期如多发骨转移时，碱性磷酸酶升高。

（2）肿瘤标志物检测：CA15-3、CEA是乳腺癌中应用价值较高的肿瘤标志物，主要用于转移性乳腺癌患者的病程监测，联合应用可显著提高检测肿瘤复发和转移的敏感度。由于其对局部病变的敏感度低，不适合用于乳腺癌的筛查和诊断。

3. 组织病理学诊断

病理学诊断是乳腺癌确诊和治疗的依据。乳腺标本类型主要包括空芯针穿刺活检标本、真空辅助活检标本和各种手术切除标本。

3.1 组织学分型

组织学分型主要依据 2012 版世界卫生组织（WHO）乳腺肿瘤分类。

对乳腺浸润性癌进行准确的组织学分型，对患者的个体化治疗具有非常重要的临床意义。小管癌、黏液腺癌预后较好，炎性乳癌预后较差，各有不同的内分泌治疗及放化疗方案。过去认为髓样癌预后较好，但目前的研究表明其转移风险与其他高度恶性的浸润性癌相当，对髓样癌患者应根据其临床和病理分期接受与浸润性导管癌一样的治疗。某些特殊类型的乳腺癌具有较特殊的临床特征，如浸润性微乳头状癌较易出现淋巴结转移。对于混合性癌，建议报告不同肿瘤类型所占的比例，并分别报告 2 种成分的肿瘤分子生物标记的表达情况。

3.2 组织学分级

乳腺浸润性癌组织学分级根据是否有腺管形成、细胞核多形性及核分裂象计数 3 项指标进行。

对于乳腺导管原位癌，病理报告中应该包括分级，以及报告是否存在坏死、组织学结构、病变大小或范围、切缘状况。乳腺原位癌的分级主要是细胞核分级，即低核级导管原位癌、中核级导管原位癌、高核级导管原位癌。

3.3 分期方案

0 期	Tis	N0	M0
Ⅰ A 期	T1	N0	M0
Ⅰ B 期	T0，T1	N1	M0
Ⅱ A 期	T0，T1	N1	M0
	T2	N0	M0
Ⅱ B 期	T2	N1	M0
	T3	N0	M0
Ⅲ A 期	T0，T1，T2	N2	M0
	T3	N1，N2	M0
Ⅲ B 期	T4	N0，N1，N2	M0
Ⅲ C 期	任何 T	N3	M0
Ⅳ 期	任何 T	任何 N	M1

肿瘤分期包括了肿瘤的大小、累及范围（皮肤和胸壁受累情况）、淋巴结转移和远处转移情况。正确的肿瘤分期是指导患者个体化治疗决策的基础。

3.4 免疫组化和肿瘤分子病理检测

应对所有乳腺浸润性癌病例进行 ER（雌激素受体）、PR（孕激素受体）、HER2免疫组化染色，HER2（2+）病例应进一步行原位杂交检测。评估 ER、PR 状态的意义在于确认内分泌治疗获益的患者群体以及预测预后，ER 和（或）PR 阳性患者可采用他莫昔芬和芳香化酶抑制剂等内分泌治疗。ER、PR 的规范化病理报告需要报告阳性细胞强度和百分比。ER 及 PR 阳性定义：≥ 1% 的阳性染色肿瘤细胞。评估 HER2 状态的意义在于确认适合 HER2 靶向治疗的患者群体以及预测预后。HER2 阳性定义：经免疫组织化学检测，超过 10% 的细胞出现完整胞膜强着色（3+）和（或）原位杂交检测到 HER2 基因扩增（单拷贝 HER2 基因＞ 6 或 HER2/CEP17 比值＞ 2.0）。

Ki-67 增殖指数在乳腺癌治疗方案选择和预后评估上起着越来越重要的作用，应对所有乳腺浸润性癌病例进行 Ki-67 检测，并对癌细胞中阳性染色细胞所占百分比进行报告。

4. 鉴别诊断

乳腺癌需与乳腺增生、纤维腺瘤、囊肿、导管内乳头状瘤、乳腺导管扩张症（浆细胞性乳腺炎）、乳腺结核等良性疾病，与乳房恶性淋巴瘤以及其他部位原发肿瘤转移到乳腺的继发性乳腺恶性肿瘤进行鉴别诊断。鉴别诊断时需要详细地询问病史和仔细地体格检查，并结合影像学检查，最后还需要细胞学和（或）病理组织学检查以明确诊断。

临床查体可触及肿块的乳腺癌约占 80%，可以进行外科手术活检行病理组织学诊断，在有条件的医院可借助穿刺尽快明确诊断。但临床触诊阴性的乳腺癌增加了鉴别诊断的困难，需借助影像学检查定位病灶进行穿刺，或在乳腺 X 线技术引导下放置金属定位线，再经外科切除活检以明确诊断。

少数乳腺癌患者伴有乳头溢液，需与乳腺增生、导管扩张、乳汁潴留、导管内乳头状瘤及乳头状瘤病等鉴别。有条件的医院可借助乳头溢液细胞学涂片查找癌细胞，通过乳管内镜检查，了解乳管内有无占位性病变，需要时再经活检明确诊断。

5. 治疗

5.1 治疗原则

乳腺癌应采用综合治疗的原则，根据肿瘤的生物学行为和患者的身体状况，联合运用多种治疗手段，兼顾局部治疗和全身治疗，以期提高疗效和改善患者的生活质量。

5.2 手术治疗

5.2.1 手术治疗原则

乳腺癌手术范围包括乳腺和腋窝淋巴结两部分。乳腺手术有肿瘤扩大切除和全乳切除。腋窝淋巴结可行前哨淋巴结活检和腋窝淋巴结清扫，除原位癌外均需了解腋窝淋巴结状况。选择手术术式应综合考虑肿瘤的临床分期和患者的身体状况。

5.2.2 乳腺手术

5.2.2.1 乳房切除手术

适用于 TNM 分期中 0、Ⅰ、Ⅱ期及部分Ⅲ期且无手术禁忌，不具备实施保乳手术条件或不同意接受保留乳房手术的患者；以及局部进展期或伴有远处转移的患者，经全身治疗后降期，亦可选择全乳切除术。

5.2.2.2 保留乳房手术

适用于有保乳意愿，乳腺肿瘤可以完整切除，达到阴性切缘，并可获得良好的美容效果，同时可接受术后辅助放疗的患者。年轻不作为保乳手术的禁忌，小于 35 岁的患者有相对高的复发和再发乳腺癌的风险，在选择保乳时，应向患者充分交代可能存在的风险。

5.2.3 腋窝淋巴结的外科手术

处理腋窝淋巴结是浸润性乳腺癌标准手术中的一部分。其主要目的是为了了解腋窝淋巴结的状况，以确定分期，选择最佳治疗方案。

（1）乳腺癌前哨淋巴结活检。前哨淋巴结活检（SLNB）后，淋巴结阴性的患者可以免除腋窝淋巴结清扫，以减少上肢水肿等并发症的发生；若前哨淋巴结活检阳性，可进行腋窝淋巴结清扫。

（2）腋窝淋巴结清扫。

5.2.4 乳房修复与重建

乳腺癌改良根治手术后的乳房缺损与保乳术后的乳房畸形均需要整形外科进行再造和修复，且已成为乳腺癌完整治疗方案中不可或缺的一个重要组成部分。乳房再造有助于提高术后患者的生活质量及心理满意度。

5.3 放射治疗

5.3.1 早期乳腺癌保乳术后放射治疗

原则上，所有接受保乳手术的患者均需接受放射治疗。对年龄＞ 70 岁、乳腺肿瘤≤

2cm 无淋巴结转移、ER 受体阳性、能接受规范内分泌治疗的女性患者，可以考虑省略保乳术后放疗。

5.3.2 改良根治术后放射治疗与全身治疗

对于有辅助化疗指征的患者，术后放射治疗应该在完成辅助化疗后开展；如果无辅助化疗指征，在切口愈合良好的前提下，术后 8 周内开始放射治疗。辅助赫塞汀治疗可以和术后放射治疗同期开展。放射治疗开始前，要确认左心室射血分数（LVEF）> 50%，同时尽可能降低心脏的照射剂量，尤其是患侧为左侧者。辅助内分泌治疗可以与术后放射治疗同期开展。

5.4 化疗

5.4.1 辅助化疗

对患者基本情况（年龄、月经状况、血常规、重要器官功能、有无其他疾病等）、肿瘤特点（病理类型、分化程度、淋巴结状态、HER2 及激素受体状况、有无脉管瘤栓等）、治疗手段（如化疗、内分泌治疗、靶向药物治疗等）进行综合分析，医师会根据治疗的耐受性、术后复发风险、肿瘤分子分型和治疗敏感度选择相应治疗，并权衡治疗给患者带来的风险 - 受益，若接受化疗的患者受益有可能大于风险，可进行术后辅助化疗。

5.4.2 新辅助化疗

新辅助化疗是指为降低肿瘤临床分期，提高切除率和保乳率，在手术或手术加局部放射治疗前，首先进行全身化疗。不建议 I 期患者选择新辅助化疗。

5.4.3 晚期化疗

晚期乳腺癌的主要治疗目的不是治愈患者，而是提高患者生活质量、延长患者生存时间。治疗手段以化疗和内分泌治疗为主，必要时考虑手术或放射治疗等其他治疗方式。根据原发肿瘤特点、既往治疗、无病生存期、转移部位、进展速度、患者状态等多方面因素，因时制宜、因人制宜，选择合适的综合治疗手段，个体化用药。

5.5 内分泌治疗

5.5.1 辅助内分泌治疗

适用于激素受体 ER 和（或）PR 阳性的浸润性乳腺癌患者。而 ER 和 PR 阴性的患者，不推荐进行辅助内分泌治疗。

患者应在化疗之前进行激素水平的测定，判断月经状态。术后辅助内分泌治疗的治疗期限为 5 年，延长内分泌治疗需要根据患者的具体情况个体化处理。

辅助内分泌治疗（LHRHa 除外）不建议与辅助化疗同时使用，一般在化疗之后使用，可以和放疗及曲妥珠单抗治疗同时使用。

5.5.2 晚期内分泌治疗

年龄大于 35 岁、无病生存期大于 2 年、ER 和（或）PR 阳性，以及受体不明或受体为阴性的患者，可首选内分泌治疗。如果临床病程发展缓慢，也可以试用内分泌治疗。

连续两个疗程内分泌治疗后肿瘤进展，通常提示内分泌治疗耐药，应该换用细胞毒药物治疗或进入临床试验研究。

在内分泌治疗期间，应每 2 ～ 3 个月评估 1 次疗效，对达到治疗有效或疾病稳定的患者继续给予原内分泌药物维持治疗，如肿瘤出现进展，应根据病情决定更换其他机制的内分泌治疗药物或改用化疗等其他治疗手段。

5.6 靶向治疗

目前，针对 HER2 阳性的乳腺癌患者可进行靶向治疗，国内主要药物是曲妥珠单克隆抗体。

5.6.1 HER2 阳性的定义

（1）HER2 基因扩增：免疫组化染色（3+）、FISH 阳性或者色素原位杂交法（CISH）阳性。

（2）HER2 免疫组化染色（2+）的患者，需进一步行 FISH 或 CISH 检测 HER2 基因是否扩增。

5.6.2 注意事项

（1）治疗前必须获得 HER2 阳性的病理学证据。

（2）曲妥珠单克隆抗体 6mg/kg（首剂 8mg/kg）每 3 周方案，或 2mg/kg（首剂 4mg/kg）每周方案。

（3）曲妥珠单克隆抗体开始治疗前应检测左心室射血分数（LVEF），使用期间每 3 个月监测 1 次 LVEF。如果 LVEF 持续下降超过 8 周，或因心肌病而停止曲妥珠单克隆抗体治疗 3 次以上者，应永久停止使用曲妥珠单克隆抗体。

5.6.3 术后辅助靶向治疗

（1）原发浸润灶 ＞ 1cm（T1c 及以上）的 HER2 阳性乳腺癌患者推荐使用曲妥珠单抗。

（2）原发浸润灶在 0.6 ～ 1cm 的 HER2 阳性淋巴结阴性乳腺癌患者（T1bN0）及肿瘤更小、但腋窝淋巴结有微转移的患者（pN1mi）建议使用曲妥珠单抗。

5.6.4 术前新辅助靶向治疗

HER2 阳性乳腺癌对抗 HER2 靶向治疗敏感度高，在这部分患者的新辅助治疗方案中应包含抗 HER2 靶向治疗。

5.6.5 晚期 HER2 阳性乳腺癌的靶向治疗

（1）HER2 阳性晚期肿瘤的一线治疗选择：既往蒽环类辅助化疗药物治疗失败的 HER2 阳性复发转移乳腺癌，首选曲妥珠单抗联合紫杉类药物作为一线方案；紫杉类化疗药物治疗失败的 HER2 阳性乳腺癌，选择曲妥珠单抗。

（2）经曲妥珠单抗治疗后疾病进展的治疗选择：曲妥珠单抗治疗病情进展后，仍应持续使用抗 HER2 靶向治疗。

6. 随访

临床体检：最初 2 年每 4 ～ 6 个月 1 次，其后 3 年每 6 个月 1 次，5 年后每年 1 次。乳腺超声：每 6 个月 1 次。乳腺 X 线照相：每年 1 次。胸片或胸部 CT：每年 1 次。腹部超声：每 6 个月 1 次，3 年后改为每年 1 次。存在腋窝淋巴结转移 4 个以上等高危因素的患者，行基线骨显像检查，全身骨显像每年 1 次，5 年后可改为每 2 年 1 次。血常规、血液生化、乳腺癌标志物的检测每 6 个月 1 次，3 年后每年 1 次。应用他莫昔芬的患者每年进行 1 次盆腔检查。

乳腺癌中医诊疗

中医认为乳腺癌属于我国古代"乳岩"的范畴，即乳房结块，坚如岩石。民间又有人称其为"乳癌""奶岩""石奶""翻花石榴发""乳石"等。晋代葛洪的《肘后备急方》里形象描述了乳腺癌为"痈疽之至牢有根而硬如石""痈结肿坚如石，或如大核色不变，或作石痈不消"。南宋陈自明的《妇人良方大全》也生动地描绘了乳腺癌的症状——"若初起，内结小核，或如鳖、棋子，不赤不痛。积之岁月渐大，山岩崩破如熟石榴，或内溃深洞，此属肝脾郁怒，气血亏损，名曰乳岩"。

1. 病因病机

乳腺癌总属本虚标实之证，整体为虚，局部属实，虚实夹杂。病位多在肝、脾、肾三脏。

1.1 先天禀赋不足

肾为先天之本，肾藏精，精化气，人体的津液代谢均依赖于肾的蒸腾气化功能，若肾中精气不足，气化无权，则津液失于输布酿结成痰，血液运行失畅留结为瘀，痰瘀交阻，停滞于乳络，形成积聚。

1.2 肝失疏泄

乳络乳房与肝经关系密切，足厥阴肝经上膈，布胸胁绕乳头而行。肝主疏泄，一旦情志被伤，可致其疏泄失常，不及则气机郁滞，津血不行；太过则化火，伤津灼血，二者皆可内生痰瘀，积久不散形成坚核。此外，木郁土壅，湿聚酿痰，亦可阻塞乳络，形成积聚。

1.3 邪郁日久，酿生癌毒

通常的痰瘀不能致癌，发为恶性肿瘤多是兼有毒邪，即癌毒。正气不足，正不胜邪，六淫外邪侵袭过久，内客经络，或情志不畅、饮食失宜、劳倦过度等内因长期刺激，致脏腑功能失调，气血阴阳逆乱，气滞、痰浊、血瘀、热毒等邪互相搏结，变生"癌毒"。

乳腺癌病位在乳房，与肝、脾、肾、气血及冲任密切相关。肝主疏泄，调情志，畅气血，参与女子月经及乳腺功能的调节；脾胃为后天之本，脾主升清，运化水谷精微，向全身输布气血津液，同时滋养乳腺；肾者为先天之本，人体生命活动的本源，内蕴真阴真阳，通盛冲任二脉，调节胞宫和乳腺的发育及生理功能。因此，本病与肝、脾、肾三脏的充盈和协调息息相关。

2. 治疗原则

本病以扶正祛邪为治疗原则，治疗时以辨证与辨病相结合、扶正与祛邪相结合为原则，辨肝、脾、肾、气血及冲任之虚损，辨痰、瘀、毒之轻重而治。治疗晚期乳腺癌以扶正祛邪为主，针对毒、瘀以消法为主祛邪；同时顾及元气以扶正，尤其对于肿瘤溃破失血或手术后患者，常使用补气养血之药。

3. 辨证论治

3.1 肝郁气滞证

证候：乳房肿块，质地较硬，肤色不变，忧郁不舒，心烦纳差，胸闷胁痛。舌淡红，苔薄黄，脉弦。

治法：舒肝解郁，理气散结。

方药：逍遥散加减。醋柴胡 10g，当归 10g，赤芍 15g，白芍 15g，青皮 10g，益母草 15g，茯苓 15g，蒲公英 15g，夏枯草 15g，山慈菇 10g。水煎服，分温 2 服。

分析加减：肝主疏泄、调情志，患者平素忧郁不舒致肝郁气滞，肝郁乘脾，脾失运化，痰湿内生，气滞痰阻于乳络乳房而见乳房肿块。方中可加入玄参、生牡蛎、天花粉、浙贝母等加强散结之力；心情忧郁者，可加入玫瑰花、白梅花、香附等疏肝解郁之品；纳差者加法半夏、焦三仙、鸡内金等。

3.2 脾虚痰湿证

证候：乳房结块，质硬不平，腋下有核，面色萎黄，神疲乏力，胸闷脘胀，大便微溏，纳食不香。舌质暗淡，苔白微腻，脉滑而细。

治法：健脾化痰，消肿散结。

方药：香砂六君汤加减。木香 10g，砂仁 6g，茯苓 15g，党参 10g，生薏仁 15g，炒白术 15g，清半夏 9g，陈皮 10g，浙贝母 15g，生牡蛎^{（先煎）}15g。水煎服，分温 2 服。

分析加减：本证多因素体脾气亏虚，运化失常，水湿停滞，日久生痰，痰滞乳房乳络而见乳房结块，质硬不平。面色萎黄、神疲乏力、胸闷脘胀、大便微溏、纳食不香为脾虚之症，方用香砂六君子汤益气健脾，并加入软坚散结的浙贝母、生牡蛎；口干口渴者可加南北沙参、天麦冬等补气养阴之品。

3.3 瘀毒内阻证

证候：乳中有块，质地坚硬，灼热疼痛，肤色紫暗，界限不清，烦闷易怒，头痛寐差，面红目赤，便干尿黄。舌质紫暗或有瘀斑，苔黄厚燥，脉沉而涩。

治法：活血化瘀。

方药：桃红四物汤合青皮甘草汤加减。桃仁 10g，红花 10g，赤芍 15g，当归 10g，青皮 10g，生牡蛎^{（先煎）}30g，丹参 15g，蒲公英 15g，草河车 10g，半枝莲 15g，夏枯草 15g，生甘草 5g。水煎服，分温 2 服。

分析加减：乳腺癌患者多伴有情志疾患，多因平素情志失畅，生痰生瘀，久结酿毒。方用桃红四物汤合青皮甘草汤，并加入清热解毒的蒲公英、草河车、半枝莲。失眠者可加入炒枣仁、首乌藤、茯神、合欢皮等；疼痛者可加入延胡索、川芎。

3.4 气血双亏证

证候：乳中有块，高低不平，似如堆粟，先腐后溃，出血则臭，面色㿠白，头晕目眩，心悸气短，腰腿酸软，自汗、盗汗，夜寐不安。舌质淡苔白，脉沉细。

治法：益气养血。

方药：八珍汤加减。党参 10g，炒白术 9g，茯苓 15g，当归 10g，生黄芪 30g，陈皮 6g，白花蛇舌草 15g，白芍 15g，香附 10g，川芎 10g，半枝莲 15g，生甘草 5g。水煎服，分温 2 服。

分析加减：本证多见于乳腺癌后期，疾病日久，伤及气血，气血两亏。方用八珍汤气血双补，配合白花蛇舌草、半枝莲等祛邪毒。汗出多着可加麻黄根、浮小麦、煅牡蛎等。

4. 术后患肢水肿的治疗

乳腺癌术后多伴发上肢回流不畅，出现淋巴水肿，表现为不同程度的手臂肿胀、疼痛、屈伸不利。中医认为其多因手术伤及血络，脉络瘀阻，致气血运行失畅，加之放化疗等手段反复戕伐元气，气虚无力推动血行，日久导致瘀血阻滞、水湿内停，应治予益气通络利水。可用白术、党参、黄芪健脾益气，片姜黄、路路通、川芎、王不留行活血通络，茯苓、冬瓜皮利水消肿，并兼以桑枝引诸药直达病所，增加疗效。

5. 放化疗毒性反应的治疗

除早期乳腺癌外，多数患者需行放化疗，放疗常导致放射性损伤，如放射性肺炎等，而化疗方案多为含蒽环类药物及紫杉烷类药物，其最常见的并发症为心脏毒性及周围神经毒性。中医学认为放射线、化疗药物均为火热毒邪，攻毒同时亦伤正。虚火煎灼，阴伤气耗，心失濡润，致心阴亏损，常表现为心悸等心脏毒性。治疗时多以滋阴清热、养心安神为大法，药用天王补心丹加减。对于化疗药物如紫杉烷类引起的周围神经毒性，多因久病气血耗伤，血行不利，脉络痹阻，筋脉失养所致，常以黄芪桂枝五物汤和营通痹，兼以补阳还五汤等加减出入补气活血通络。

（郭嘉嘉　张晓雪）

第 19 节　宫颈癌

宫颈癌是常见的妇科恶性肿瘤之一，发病率在我国女性恶性肿瘤中居第 2 位，位于乳腺癌之后。患病的高峰年龄为 40～60 岁，近年来呈年轻化趋势。宫颈癌发病率分布有地区差异，农村高于城市，山区高于平原，发展中国家高于发达国家。

1. 筛查与诊断

1.1 病因学

高危型人乳头瘤病毒（HPV）感染是宫颈癌及癌前病变的首要因素。我国常见的高危型 HPV 包括 16、18、31、33、45、52、58 等。HPV 主要通过性生活传播。与宫颈癌相关的其他高危因素有：①不良性行为。过早开始性生活、多个性伴侣或丈夫有多个性伴侣；②月经及分娩因素。经期卫生不良、经期延长、早婚、早育、多产等；③性传播疾病导致的炎症对宫颈的长期刺激；④吸烟。摄入尼古丁降低机体的免疫力，影响对 HPV 感染的清除，导致宫颈癌特别是鳞癌的风险增加；⑤长期服用口服避孕药。服用口服避孕药 8 年以上宫颈癌特别是腺癌的风险增加两倍；⑥免疫缺陷与抑制。HIV 感染导致免疫缺陷和器官移植术后长期服用免疫抑制药物导致宫颈癌的发生率升高；⑦其他病毒感染。疱疹病毒 Ⅱ 型（HSV–Ⅱ）与宫颈癌病因的联系不能排除。其他因素如社会经济条件较差、卫生习惯不良、营养状况不良等也可能增加宫颈癌的发生率。

1.2 临床表现

1.2.1 症状

常见的症状为接触性阴道出血，异常白带如血性白带、白带增多，不规则阴道出血或绝经后阴道出血。癌前病变及宫颈癌早期可以没有任何症状。晚期患者还可以出现阴道大出血、腰痛、下肢疼痛、下肢水肿、贫血、发热、少尿或消耗恶液质等临床表现。

1.2.2 体格检查

检查宫颈肿瘤的位置、范围、形状、体积及与周围组织的关系肿瘤，有无累及阴道，触诊肿瘤的质地、浸润范围及其与周围的关系等。有些黏膜下及颈管内浸润的触诊比视诊更准确。三合诊检查了解阴道旁、宫颈旁及子宫旁有无浸润，了解子宫位置及活动度如何，判断肿瘤与盆壁关系，子宫骶骨韧带、子宫直肠陷凹、直肠本身及周围情况等。

1.3 辅助检查

1.3.1 宫颈 / 阴道细胞学涂片检查及 HPV 检测

该检测是早期宫颈癌及癌前病变［宫颈上皮内瘤变（CIN）］的初筛手段。取材应在宫颈上皮的移行带处，即新旧鳞 – 柱上皮交界间的区域。目前主要采用宫颈液基细胞学检查法（TCT）。HPV 检测可以作为 TCT 的有效补充，二者联合有利于提高筛查效率。对于 HPV16 及 HPV18 型阳性的患者直接转诊阴道镜，进行组织学活检。

1.3.2 组织学检查

CIN 和宫颈癌的诊断均应有活体组织学检查证实。可用碘试验、涂抹 3% 或 5% 醋酸溶液提示活检部位，宫颈切取、宫颈管搔刮术、宫颈锥形切除等协助确诊。

1.3.3 阴道镜检查

适用于宫颈细胞学异常者，主要观察宫颈阴道病变上皮血管及组织变化。对宫颈细胞学高度病变或伴 HPV16、18 型感染可通过阴道镜协助发现宫颈鳞 - 柱交界部位有无异型上皮变化，并进行定位活检行组织学检查，也可以应用 3% 或 5% 醋酸溶液或碘溶液涂抹宫颈后肉眼观察，在有醋白上皮或碘不着色处取活检，送病理检查。

1.3.4 膀胱镜、直肠镜检查

临床上怀疑膀胱或直肠受侵的患者，应对其进行相应腔镜检查。

1.3.5 影像学检查

宫颈癌诊断中影像学检查的价值主要是对肿瘤转移、侵犯范围和程度的了解（包括评价肿瘤局部侵犯的范围、淋巴结转移及远处器官转移等），以指导临床决策并用于疗效评价。

（1）腹盆腔超声：包括经腹部及经阴道（或直肠）超声两种方法。主要用于宫颈局部病变的观察，同时可以观察盆腔及腹膜后区淋巴结转移情况，有无肾盂积水以及腹盆腔其他脏器的转移情况。经腹及腔内超声均不易确定宫旁侵犯情况。

（2）盆腔 MRI：具有优异的软组织分辨力，是宫颈癌最佳影像学检查方法，作用包括：①有助于病变的检出和大小、位置的判断，尤其对活检为 HSIL/CIN3 患者可用于除外内生性病变。②明确病变侵犯范围，为治疗前分期提供重要依据，可显示病变侵犯宫颈间质的深度，判断病变局限于宫颈、侵犯宫旁或是否侵犯盆壁，能够显示阴道内病变的范围；能够提示膀胱、直肠壁的侵犯，但需结合镜检。③检出盆腔、腹膜后区及腹股沟区的淋巴结转移。④对于非手术治疗的患者，可用于放疗靶区勾画、治疗中疗效监测、治疗末疗效评估及治疗后随诊。

（3）腹盆腔 CT：优势主要在于显示中晚期病变，评价宫颈病变与周围结构（如膀胱、直肠等）的关系，还有淋巴结转移情况，以及大范围扫描腹盆腔其他器官是否存在转移情况。对于有磁共振禁忌证的患者可选择 CT 检查。

（4）核医学影像检查：对于下列情况，有条件者使用 PET-CT。① FIGO 分期为ⅠB1 期及以上的初诊患者治疗前分期（包括ⅠB1 期有保留生育功能需求的患者）；②因其他原因行单纯子宫切除术意外发现宫颈癌拟全身评估者；③拟行放射治疗需影像辅助勾画靶区；④ FIGO 分期为ⅠB2 期及以上或其他存在高危因素的患者治疗结束 3～6

个月后随访监测；⑤随访过程中可疑出现复发转移的患者，包括出现临床症状或相关肿瘤标志物升高。

（5）核素骨扫描：仅用于怀疑有骨转移的患者。

1.3.6 肿瘤标志物检查

肿瘤标志物异常升高可以协助诊断、疗效评价、病情监测和治疗后的随访监测，尤其在随访监测中具有重要作用。SCC 是宫颈鳞状细胞癌的重要标志物，血清 SCC 水平超过 1.5ng/mL 被视为异常。因宫颈癌以鳞状细胞癌最为常见，所以 SCC 是宫颈癌诊治过程中最常被检测的血清学肿瘤标志物。宫颈腺癌可以有 CEA、CA125 或 CA19-9 的升高。

1.4 诊断标准

1.4.1 临床诊断

宫颈癌的正确诊断依赖于详细了解病史、临床表现、必要而细致的检查和周密分析。主要依据以下症状、体征、实验室和影像学检查：①早期可无症状和体征，也可出现阴道接触性出血或分泌物增多、异味等。②晚期可出现阴道大量出血，可导致贫血；肿瘤合并感染可出现发热症状；也可有肾功能衰竭及恶病质情况。③肿瘤侵犯膀胱可出现血尿；侵犯直肠可出现血便；肿瘤侵透膀胱、直肠可出现瘘。④实验室检查发现肿瘤标志物 SCC 等异常增高。⑤影像学检查（超声、MRI、CT）提示宫颈癌，可有宫旁软组织侵犯、肾盂积水、腹膜后淋巴结转移等。

1.4.2 病理诊断

阴道镜或直视下的宫颈活检病理检查是确诊的金标准。对于疑难或少见病理类型，应行免疫组化检查鉴别或确定肿瘤。

2. 分类和分期

2.1 组织学分类

参考宫颈肿瘤组织学分类及编码（WHO，2014）。

2.2 分期

目前采用的是国际妇产科联盟（FIGO）2009 年会议修改的宫颈癌临床分期标准。妇科检查是确定临床分期最重要的手段。临床分期需要 2 名副高以上职称妇科医师决定，分期一旦确定，治疗时不能随意改变。

● 宫颈癌的国际妇产科联盟（FIGO 2009）分期如下：

Ⅰ：肿瘤严格局限于宫颈（扩展至宫体将被忽略）。

Ⅰ A：镜下浸润癌。间质浸润 ≤ 5mm，且水平扩散 ≤ 7mm。

Ⅰ A1：间质浸润 ≤ 3mm，且水平扩散 ≤ 7mm。

Ⅰ A2：间质浸润 ＞ 3mm，但 ≤ 5mm，且水平扩展 ≤ 7mm。

Ⅰ B：肉眼可见病灶局限于宫颈，或临床前病灶 ＞ Ⅰ A 期。

Ⅰ B1：肉眼可见病灶最大径线 ≤ 4cm。

Ⅰ B2：肉眼可见病灶最大径线 ＞ 4cm。

Ⅱ：肿瘤超过子宫颈，但未达骨盆壁或未达阴道下 1/3。

Ⅱ A：无宫旁浸润。

Ⅱ A1：肉眼可见病灶最大径线 ≤ 4cm。

Ⅱ A2：肉眼可见病灶最大径线 ＞ 4cm。

Ⅱ B：有明显宫旁浸润，但未扩展至盆壁。

Ⅲ：肿瘤扩展到骨盆壁和（或）累及阴道下 1/3 和（或）引起肾盂积水或肾功能丧失。

Ⅲ A：肿瘤累及阴道下 1/3，没有扩展到骨盆壁。

Ⅲ B：肿瘤扩展到骨盆壁和（或）引起肾盂积水或肾功能丧失。

Ⅳ：肿瘤侵犯邻近器官（膀胱及直肠）或肿瘤播散超出骨盆。

Ⅳ A：肿瘤侵犯膀胱或直肠黏膜（活检证实）。泡状水肿不能分为Ⅳ期。

Ⅳ B：肿瘤播散至远处器官。

3. 治疗

3.1 分期与治疗方式的选择

3.1.1 宫颈镜下浸润癌（微小浸润癌）

Ⅰ A1 期无生育要求者可行筋膜外全子宫切除术（Ⅰ型子宫切除术）。如患者有生育要求，可行宫颈锥切术，切缘阴性则定期随访。

Ⅰ A2 期宫颈癌淋巴结转移率约为 3% ～ 5%，可行次广泛子宫切除术（Ⅱ型改良根治性子宫切除术）加盆腔淋巴结切除术。要求保留生育功能者，可选择宫颈锥切术（切缘阴性）或根治性宫颈切除术及盆腔淋巴结切除术。

3.1.2 宫颈浸润癌

Ⅰ B1、Ⅱ A1 期：采用手术或放疗，预后均良好。手术方式为Ⅲ型根治性子宫切除术和盆腔淋巴结切除术加减腹主动脉淋巴结取样术。术后有复发高危因素（宫旁受侵、深间质浸润或淋巴结转移）需辅助同步放化疗（5FU+ 顺铂或单用顺铂），具有中危因素行术后放疗和（或）同步化疗，以减少盆腔复发、改善生存率。要求保留生育功能者，如宫颈肿瘤直径不超过 2cm，可选择根治性宫颈切除术加盆腔淋巴结切除术 ± 腹主动脉淋巴结取样术。

Ⅰ B2、Ⅱ A2（病灶＞ 4cm）期：①同步放化疗；②根治性子宫切除及盆腔淋巴清扫、腹主动脉淋巴结取样、术后个体化辅助治疗；③同步放化疗后辅助子宫切除术。

Ⅱ B ～Ⅳ A 期：同步放化疗。

Ⅳ B 期：以系统治疗为主，支持治疗相辅助，部分患者可联合局部手术或个体化放疗。

3.2 外科治疗

手术治疗主要应用于早期宫颈癌。手术包括子宫切除与淋巴结切除两部分。

1974 年提出的 Piver 5 型子宫切除手术分类系统至今仍广泛应用。2008 年又提出了 Q-M 子宫切除分型系统，更注重手术切除的精准解剖及个体化处理，逐渐得到推广。

● Piver 手术分型系统如下：

Ⅰ型：筋膜外子宫切除术。（适用于Ⅰ A1 期不伴有 LVS Ⅰ的患者）

Ⅱ型：改良根治性子宫切除术，切除范围还包括 1/2 骶、主韧带和上 1/3 阴道。（适用于Ⅰ A1 伴有 LVS Ⅰ及Ⅰ A2 期患者）

Ⅲ型：根治性子宫切除术，切除范围包括毗邻盆壁切除主韧带、从骶骨附着处切除骶韧带及切除上 1/2 阴道。（为标准的宫颈癌根治手术，适用于Ⅰ B ～Ⅱ A 期患者）

Ⅳ型：扩大根治性子宫切除术。（适用于部分复发患者）

Ⅴ型：盆腔脏器廓清术。（适用于部分Ⅳ A 期及复发患者）

3.3 放疗

适用于各期宫颈癌。放疗包括体外照射和近距离放疗及二者联合应用。

恶性肿瘤的放疗原则与其他治疗手段一样，要最大限度地杀灭癌细胞，尽最大可能保护正常组织和重要器官，即尽量提高治疗效果，降低并发症。

放疗完成的期限是获得最佳疗效的必备因素。放疗时间超过 9 周比少于 7 周的患者有更高的盆腔控制失败率，推荐 56 天内完成所有的外照射和近距离放疗。

行根治性放疗时，对肿瘤区域给予根治剂量照射，由于照射范围较大，照射剂量也高，因此，对肿瘤附近的正常组织和器官的防护，就成为治疗中的一个重要问题。如果放疗方案设计不当就容易引起严重的后遗症。

姑息性放疗的目的是为了减轻症状，减少患者痛苦，但不一定能延长患者的生存时间。根治性治疗与姑息性治疗是相对的，在治疗过程中可根据肿瘤及患者情况而互相转换。

3.4 化疗

化疗在宫颈癌治疗中的作用越来引起重视，主要应用于放疗时单药或联合化疗进行放疗增敏，即同步放化疗。另外，还有术前的新辅助化疗以及晚期远处转移、复发患者的姑息治疗等。治疗宫颈癌的有效药有顺铂、紫杉醇、5-氟尿嘧啶、异环磷酰胺、吉西他滨、拓扑替康等。化疗又可以分为同步放化疗、新辅助化疗、姑息化疗。

4. 随访

对于新发宫颈癌患者应建立完整病案和相关资料档案，治疗后定期随访监测。具体内容如下：

治疗结束最初 2 年内每 3 个月 1 次、第 3 ～第 5 年每 6 个月 1 次、然后每年随诊 1 次。Ⅱ期以上患者治疗后 3 ～ 6 个月复查时，应全身 MRI 或 CT 检查评估盆腔肿瘤控制情况，必要时行 PET-CT 检查。宫颈或阴道细胞学检查，根据临床症状提示行必要的实验室检查及其他影像学检查。连续随诊 5 年后根据患者情况继续随诊。

放疗后规律阴道冲洗，必要时使用阴道扩张器，尽早恢复性生活，均有利于减少阴道粘连。

宫颈癌中医诊疗

中医认为子宫即为胞宫，子宫颈系指"子门"，是子宫连接阴道的部分，也称"子户""胞门"。中医古籍中无"宫颈癌"病名之说，但类似宫颈癌的描述散见于"癥瘕""崩漏""带下""经断复来"等病症中。如《素问·骨空论篇》曰："任脉为病，女子带下瘕聚。"《千金翼方》曰："治妇人五崩，身体羸瘦，咳逆烦满少气，心下痛，面上生疮，腰大痛不可俯仰，阴中肿如有疮之状，毛中痒，时痛，与子脏相通。"

1. 病因病机

《内经》云："正气存内，邪不可干。"《医宗必读》云："积之成，正气不足，而后邪气踞之。"正气亏虚，脏腑功能失调是宫颈癌发病的内在原因，主要与肝、脾、肾三脏相关，脾虚失运，水湿内生，久则及肾，可致肾虚气化失常，湿邪流注下焦，任脉不固，带脉失约，脾肾两虚是宫颈癌发病的主要病机。肝主疏泄、主藏血，为女子之先天，情志内伤、肝失疏泄、气机郁结是宫颈癌的重要病因。外在原因多由于房劳、多产、饮食失衡等导致湿热瘀毒之邪内袭胞宫，客于胞门，郁而不解，气滞血瘀，湿毒内积，损伤冲任而成。正虚邪实为宫颈癌之基本病机。

2. 治疗原则

扶正祛邪为宫颈癌之基本治疗大法，癌为实证，乃因湿热瘀毒外袭内蕴所致。治疗当以攻邪为治；但"邪之所凑，其气必虚"，正虚是本病的内在病因，故应根据疾病不同阶段的不同表现，区别邪正孰盛孰衰，采用扶正祛邪的治疗大法，或以祛邪为主，或以扶正为重，或扶正与祛邪并重，以达到祛邪而不伤正，扶正助祛邪，扶正与祛邪相结合的良好的治疗效果。通过扶正可以改善机体的免疫状态，调节人体的阴阳气血之平衡，从而增强对外界恶性刺激的抵抗力；通过祛邪可以抑制癌细胞生长，促进癌细胞的凋亡，从而达到抗癌抑癌，延长生命，提高生活质量，恢复身体健康的目的。

3. 辨证论治

3.1 肝郁气滞证

证候：阴道流血，或血块色暗，少腹胀痛，白带增多，胸胁胀满，心烦易怒，口苦咽干，小便黄短，大便干结。舌苔薄，脉弦。

治法：疏肝理气，凉血解毒。

方药：加味逍遥散加减。柴胡 10g，当归 15g，白芍 15g，赤芍 15g，茯苓 15g，炒白术 15g，生地 15g，枳实 10g，蒲黄炭 10g，血余炭 15g，三七面 6g，白花蛇舌草 15g，半枝莲 15g，生甘草 5g。水煎服，分温 2 服。

分析加减：抑郁恼怒，肝气失于疏泄调达，气机不畅，则见少腹胀痛，胸胁胀满诸症。若出血色暗，有血块，可加减应用少腹逐瘀汤；肝郁乘脾，脾虚不运，致带下量多色白质清稀，可予完带汤加减应用。

3.2 湿热瘀毒证

证候：阴道流血量多，带下量多，色黄或黄赤兼下，其味腥臭，少腹坠痛，小便短赤，大便秘结。舌暗苔黄腻，脉弦数或滑数。

治法：清热利湿，解毒化瘀。

方药：易黄汤合四妙丸加减。山药 15g，黄柏 15g，芡实 15g，苍术 15g，川牛膝 15g，薏苡仁 20g，蒲黄炭 10g，血余炭 15g，车前子 10g，三七面 6g，白花蛇舌草 15g，半枝莲 15g，生甘草 5g。水煎服，分温 2 服。

分析加减：饮食失衡，损伤脾胃，运化失调，湿热内生，客于胞宫，热伤血络，则见阴道出血，带下量多色黄，味腥臭。若出血色暗，有血块，可加减应用少腹逐瘀汤。

3.3 肝肾阴虚证

证候：时有阴道流血，量少，色暗或鲜红，小腹疼痛，头晕耳鸣，目眩口干，手足心热，肛门灼痛，小便淋沥涩痛。舌红少津苔薄黄，脉弦细。

治法：补益肝肾，养阴清热解毒。

方药：知柏地黄汤合二至丸加减。生地 20g，山药 15g，山茱萸 15g，泽泻 10g，沙参 20g，麦冬 20g，天花粉 15g，石斛 15g，太子参 15g，知母 15g，牡丹皮 15g，车前草 10g，茯苓 15g，黄柏 15g，女贞子 15g，旱莲草 15g，生甘草 5g。水煎服，分温 2 服。

分析加减：本证常见于放疗患者。放疗射线属火邪热毒，易耗伤气阴，出现阴虚火旺证候，若放疗火毒侵袭膀胱，导致膀胱气化不利，湿热交蒸，水道不利，则会出现小便灼热刺痛，可予八正散加减应用。

3.4 脾肾阳虚证

证候：时有少量阴道流血，色紫，白带清稀而多，神疲乏力，恶心呕吐，纳呆，面色㿠白，腰膝酸软，畏寒肢冷，小便坠胀，纳呆倦怠，大便先干后溏。舌质胖苔白润，脉细弱。

治法：健脾温肾，补中益气。

方药：四君子汤合金匮肾气丸加减。党参 15g，生黄芪 20g，炒白术 15g，茯苓 15g，黑顺片（先煎）10g，桂枝 10g，生地 15g，山茱萸 15g，淫羊藿 10g，枳壳 10g，鸡内金 15g，竹茹 15g，法半夏 10g，丹皮 10g，泽泻 10g，山药 15g，生甘草 5g。水煎服，分温 2 服。

分析加减：本证常见于化疗患者。化疗药物可加重患者脾胃功能损伤，引起清阳不升，浊阴不降，从而导致胃失和降，胃气上逆，故患者化疗过程常见恶心呕吐的胃肠道副反应。若兼有少食则胀、口干便秘等，可加莱菔子、焦三仙等以消食导滞；若阴道少量出血不止，可加减应用温经汤。

3.5 气血两虚证

证候：时有阴道流血，色淡，白带量多，质薄味腥，全身乏力，面黄无华，头晕目眩，阵发心悸气短，眠差，神疲纳少。舌质淡苔白，脉沉细弱。

治法：补益气血。

方药：八珍汤合归脾汤加减。太子参 15g，炒白术 15g，茯苓 20g，生黄芪 20g，当归 15g，生地 20g，赤芍 15g，川芎 10g，炒枣仁 15g，龙眼肉 15g，远志 15g，木香 10g，大枣 15g，炙甘草 10g。水煎服，分温 2 服。

分析加减：手术金刃，伤及皮肉筋脉，引起气血耗伤，元气不充，出现全身乏力，面黄无华等气血两虚之症。若出现术后腹胀，小便不畅、尿频之症，乃因膀胱气化不利导致，可合用五苓散加减。

宫颈癌患者常有崩中漏下，经期延长，经血淋漓不尽等症状，"塞流（止血）、澄源（病因治疗）、复旧（补益）"是治疗崩漏的三大基本原则。在治崩止血时要注意止血而不留瘀，可止血、祛瘀之剂兼施并用，如五灵脂、蒲黄、大黄炭、血余炭、茜草炭、槐花等，既能止血又能化瘀，且要慎用耗血动血之品，以免耗伤气血。另外要注意整体辨证与局部辨证相结合，在患者有复发或者转移时，在整体辨证之下，兼顾转移灶，根据不同的转移病位，辨证选择药物。若淋巴结转移，可酌加软坚散结之品，如夏枯草、猫爪草、土贝母、生牡蛎等。

（任保辉　郝桂香）

第 20 节　子宫内膜癌

子宫内膜癌是发生于子宫内膜的一组上皮性恶性肿瘤，多发生于围绝经期及绝经后妇女，发病率近 20 年呈持续上升和年轻化趋势。在西方国家，子宫内膜癌已经占据女性生殖系统恶性肿瘤发病率首位，在我国，子宫内膜癌已经作为继宫颈癌之后成为第 2 个常见的妇科恶性肿瘤，占妇科恶性肿瘤的 20% ～ 30%。部分发达城市的子宫内膜癌发病率已达妇科恶性肿瘤的第 1 位。

1. 筛查与诊断

1.1 危险因素人群的监测筛查

根据发病机制和生物学行为特点将子宫内膜癌分为雌激素依赖型（Ⅰ型）和非雌激素依赖型（Ⅱ型）。雌激素依赖型子宫内膜癌大部分病理类型为子宫内膜样腺癌，少部分为黏液腺癌；非雌激素依赖型子宫内膜癌病理类型包括浆液性癌、黏液性癌、透明细胞癌、癌肉瘤等。

大部分子宫内膜癌属于雌激素依赖型。Ⅰ型子宫内膜癌的发生与无孕激素拮抗的雌激素持续刺激直接相关。缺乏孕激素对抗，子宫内膜长期处于过度增生的状态，从而进一步发展为子宫内膜癌。Ⅱ型子宫内膜癌的发生机制至今尚不完全不清楚。

- 主要危险因素如下：

（1）生殖内分泌失调性疾病：如无排卵性月经异常、无排卵性不孕、多囊卵巢综合征（PCOS）等。由于无周期性排卵，子宫内膜缺乏孕激素拮抗，长期的单一雌激素作用致使子宫内膜发生增生，甚至癌变。

（2）肥胖、高血压、糖尿病（即子宫内膜癌三联征）：体重指数（BMI）每增加 1

个单位（kg/m^2），子宫内膜癌的相对危险增加 9%。与 BMI < 25 的女性相比，BMI 在 30 ～ 35 的女性发生子宫内膜癌的风险大约增加 1.6 倍，而 BMI > 35 的女性发生子宫内膜癌的风险增加 3.7 倍。糖尿病患者或糖耐量不正常者患病风险比正常人增加 2.8 倍；高血压者增高 1.8 倍。

（3）初潮早与绝经晚：晚绝经的妇女在后几年大多为无排卵月经，因此延长了无孕激素协同作用的雌激素刺激时间。

（4）不孕不育：不孕不育会增加子宫内膜癌的风险，而与之相反，每次妊娠均可一定程度降低子宫内膜癌的发病风险。此外，末次妊娠年龄越高患子宫内膜癌的概率也越低。

（5）卵巢肿瘤：有些卵巢肿瘤，如卵巢颗粒细胞瘤、卵泡膜细胞瘤等，常产生较高水平的雌激素，引起月经不调、绝经后出血、子宫内膜增生甚至内膜癌。应对存在上述疾病患者常规进行子宫内膜活检。

（6）外源性雌激素：单一外源性雌激素治疗如达 5 年以上，发生子宫内膜癌的风险增加 10 ～ 30 倍。采用雌孕激素联合替代治疗则不增加罹患内膜癌的风险。

（7）遗传因素：约 20% 内膜癌患者有家族史。遗传性非息肉样结肠直肠癌（HNPCC，又称 Lynch 综合征）患者发生结肠以外癌的风险增高，主要包括子宫内膜癌、卵巢癌和胃癌等。Lynch 综合征相关子宫内膜癌占全部子宫内膜癌 2% ～ 5%，有 Lynch 综合征的女性，其终生发生子宫内膜癌的风险为 70%。有子宫内膜癌家族史的其他家庭成员子宫内膜癌的发生危险也相应增加，一级亲属患子宫内膜癌的女性发生子宫内膜癌的风险大约为对照组的 1.5 倍。

（8）生活方式：目前已知有些生活方式因素与子宫内膜癌相关，包括饮食习惯、运动、饮酒、吸烟等。

（9）其他：三苯氧胺是一种选择性雌激素受体修饰剂，既可表现出类雌激素作用，也可表现为抗雌激素作用，与不同的靶器官有关。三苯氧胺是乳腺癌内分泌治疗药物，有研究表明，长期服用可导致内膜增生，发生子宫内膜癌危险性增加。

为减少子宫内膜癌的发生，应对有危险因素的人群进行宣教，包括规范生活习惯、在医师指导下的 HRT 等。对存在上述子宫内膜癌的危险因素者、有遗传性家族史的患者，以及长期口服三苯氧胺的乳腺癌患者等坚持定期检查。

但目前为止，尚没有推荐的可以对子宫内膜癌进行常规筛查的手段。不过超声是可选择的检查方法，主要筛查方式为经阴道或经腹超声，以监测子宫内膜厚度及异常情况。血液学方面没有特异性血清标志物，因此无常规监测筛查指标。

1.2 临床表现

1.2.1 发病年龄

70% ~ 75% 的患者为绝经后妇女，平均年龄约 55 岁。

1.2.2 症状

（1）阴道流血：90% 子宫内膜癌的主要症状为各种阴道流血。

①绝经后阴道流血：90% 以上的绝经后患者以阴道流血症状就诊，是子宫内膜癌患者的主要症状。阴道流血于肿瘤早期即可出现，因此，初次就诊的子宫内膜癌患者中早期患者约占 70%。

②月经紊乱：约 20% 的子宫内膜癌患者为围绝经期妇女，40 岁以下的年轻妇女仅占 5% ~ 10%。患者可表现为月经周期紊乱，月经淋漓不尽甚至阴道大量出血。

（2）阴道异常排液：早期可为少量浆液性或血性分泌物。晚期因肿瘤体积增大发生局部感染、坏死，排出恶臭的脓血样液体。

（3）疼痛：多为下腹隐痛不适，可由宫腔积脓或积液引起，晚期则因病变扩散至子宫旁组织韧带或压迫神经及器官，还可出现下肢或腰骶部疼痛。

（4）其他：晚期患者可触及下腹部增大的子宫，可出现贫血、消瘦、发热、恶病质等全身衰竭表现。

1.2.3 体征

在子宫内膜癌早期，多数患者没有明显的相关阳性体征。因多数患者合并糖尿病、高血压或心血管疾病，因此应关注相关系统体征。一般查体中，应注意是否因长期失血导致贫血而出现贫血貌。触诊锁骨上、颈部及腹股沟淋巴结是否肿大。

专科查体时应行妇科三合诊检查。早期患者盆腔检查大多正常，有些患者子宫质地稍软。晚期病变侵及宫颈、宫旁组织韧带、附件或淋巴结显著增大者，三合诊检查可触及宫颈或颈管质硬或增大、主韧带或骶韧带增厚及弹性下降、附件肿物以及盆壁处肿大固定的淋巴结。

1.3 辅助检查

子宫内膜癌的辅助诊断技术包括经腹或经阴道超声、MRI、CT、PET–CT 检查等。血清肿瘤标记物检查也有助于鉴别良恶性病变。但最终确诊需要依赖病理学检查。

1.3.1 血液生化检查

子宫内膜癌可以出现血色素下降。因多数患者合并糖尿病、高血压或心血管疾病，需重视血糖、血脂等方面结果。此外还要进行肝肾功能检查。

1.3.2 肿瘤标志物检查

子宫内膜癌无特异敏感的标志物。部分患者可出现 CA125、CA19-9、CA153 或 HE4 异常，与组织学类型、肌层浸润深度及子宫外受侵等因素具有相关性，对疾病诊断及术后病情监测有一定的参考价值。

1.3.3 影像学检查

（1）超声检查：目前比较强调绝经后出血患者进行超声检查作为初步检查。经阴道超声检查（TVS）为最常用的无创辅助检查方法，可以了解子宫大小、宫腔内有无赘生物、内膜厚度、肌层有无浸润、附件肿物大小及性质等。绝经后妇女内膜厚度小于 5mm 时，其阴性预测值可达 96%。如子宫内膜厚度大于 5mm 时，应对绝经后患者进行子宫内膜活检。

（2）磁共振（盆腔 MRI）：是子宫内膜癌首选的影像学检查方法。MRI 能够清晰显示子宫内膜及肌层结构，用于明确病变大小、位置，是否侵犯肌层侵犯深度、宫颈、阴道，是否侵犯子宫体外、阴道、膀胱及直肠，以及盆腔内的肿瘤播散，观察盆腔、腹膜后区及腹股沟区的淋巴结转移情况。有助于肿瘤的鉴别诊断（如内膜息肉、黏膜下肌瘤、肉瘤等），以及评价化疗的疗效及治疗后随诊。

（3）电子计算机断层成像（CT）：CT 对早期病变诊断价值仍有限。CT 优势在于显示中晚期病变，评价病变侵犯子宫外、膀胱、直肠情况，显示腹盆腔、腹膜后及双侧腹股沟区淋巴结转移，以及腹盆腔其他器官及腹膜转移情况。对于有核磁禁忌证的患者应选择 CT 扫描。子宫内膜癌常规行胸部 X 线摄片，但为了排除肺转移，必要时应行胸部 CT 检查。

（4）正电子发射计算机断层成像（PET-CT）：较少用于子宫内膜癌初诊患者。但存在下列情况时，可推荐有条件患者在治疗前使用 PET-CT。①有临床合并症不适合行手术治疗的患者；②可疑存在非常见部位的转移，比如骨骼或中枢神经系统；③活检病理提示为高级别肿瘤，包括低分化子宫内膜癌、乳头状浆液性癌、透明细胞癌和癌肉瘤。PET-CT 不推荐常规应用于子宫内膜癌治疗后的随访，仅当可疑出现复发转移时考虑行 PET-CT 检查。

1.3.4 子宫内膜活检

子宫内膜的组织病理学检查是诊断的最后依据。获取子宫内膜的方法主要为诊断性刮宫和宫腔镜下活检。

诊断性刮宫应分别从宫颈管和宫腔获得组织，即分段诊刮术。以便了解宫腔和宫颈管情况。

宫腔镜直视下活检可直接观察宫内及颈管内病灶的外观形态、位置和范围，对可疑病灶进行直视下定位活检或切除，降低了漏诊率。适用于病变局限者。但膨宫液可能导致部分肿瘤细胞循输卵管进入腹腔，对于是否导致腹腔种植病灶的发生尚有争议。

子宫内膜活检的指征：①绝经后或绝经前不规则阴道出血或血性分泌物，排除宫颈病变者；②无排卵性不孕症多年的患者；③持续阴道排液者；④影像学检查发现子宫内膜异常增厚或宫腔赘生物者。还有一些能产生较高水平的雌激素的卵巢肿瘤患者，如颗粒细胞瘤等，也应进行子宫内膜活检。

1.3.5 细胞学检查

子宫内膜细胞在月经期外不易脱落，而宫腔脱落的癌细胞容易发生溶解、变性，染色后不易辨认，因此，阴道脱落细胞学检查阳性率不高。另一种方法为经宫腔获取内膜脱落细胞，常用子宫内膜细胞采集器结合液基细胞学制片技术，准确性较高。

1.4 子宫内膜癌的诊断标准

病理学诊断标准：子宫内膜的组织病理学检查及子宫外转移灶活检或手术切除组织标本，经病理组织学诊断为子宫内膜癌，此为金标准。

1.5 鉴别诊断

（1）异常性子宫出血：以经期延长、经量增多或阴道不规则出血为特点，与子宫内膜癌症状相似。对于此类患者，尤其是围绝经期患者及合并不孕、月经稀发或 PCOS 的年轻患者，即使妇科检查无阳性发现，亦应获取子宫内膜进行病理学检查排除内膜癌变。

（2）老年性阴道炎：常见于绝经后女性，表现为血性白带。查体阴道黏膜萎缩变薄、充血、可见出血点，激素局部治疗后可好转。对此类患者，需先行超声及宫颈细胞学检查排除内膜增厚、内膜赘生物及宫颈病变。

（3）子宫内膜息肉或黏膜下子宫肌瘤：表现为月经过多或经期延长，或出血同时伴有阴道排液或血性分泌物，与子宫内膜癌相似。超声或 MRI 检查可见宫腔内赘生物，宫腔镜检查及赘生物切除后可明确病理诊断。

（4）子宫颈癌、子宫肉瘤及输卵管癌：上述疾病也可表现为不规则阴道流血及排液。颈管型宫颈癌经三合诊可触及宫颈管增粗、质硬呈桶状，分段诊刮病理学检查及免疫组化有助于诊断。如术前无法鉴别可行人乳头瘤状病毒（HPV）DNA 检测，如 HPV 阳性则倾向为宫颈癌。子宫肉瘤有子宫短期内增大，变软，超声及 MRI 可见肿物大多位于子宫肌层，有助于初步判断。输卵管癌以阵发性阴道排液、阴道出血、腹痛为主要症状，查体可触及附件区包块，影像学检查子宫内膜多无异常。

1.6 病理学诊断

病理学是子宫内膜癌诊断的金标准。根据 2014 版女性生殖器官肿瘤分类的划分，子宫内膜癌的病理类型可分为以下几种。

1.6.1 癌前病变

在 2014 版女性生殖器官肿瘤分类中将子宫内膜增生分为两类，即非典型增生和不伴有非典型性的增生两类。

（1）无非典型性的子宫内膜增生是指腺体和内膜间质的比例失调，内膜腺体增多，腺体形状不规则，但没有细胞学的非典型性。有 1%～3% 的无非典型的子宫内膜增生可以进展为分化好的内膜样腺癌。

（2）非典型增生子宫内膜是指腺体上皮细胞具有细胞学上的非典型性（AH）以及子宫内膜上皮内瘤（EIN）。活检标本中 AH/EIN 中 1/4～1/3 的患者在快速病理中即可以见到内膜样癌。长期危险因素评估中显示从 AH 发生癌变的概率为 14 倍，而 EIN 则为 45 倍左右。

1.6.2 子宫内膜癌

在病理诊断时，应明确以下几种主要病理类型。

（1）子宫内膜样癌：是最常见的子宫内膜癌的组织学类型，占子宫内膜癌的 60%～65%。子宫内膜样癌通常表现腺性或绒毛腺管状结构，伴有拥挤复杂的分支结构。核非典型性常为轻度至中度，核仁不明显，但分化差的癌除外。核分裂指数变化很大。间质浸润是区分高分化子宫内膜样癌与 AH/EIN 的关键，表现为缺乏分隔间质（腺体融合或筛状结构）、子宫内膜间质改变（促结缔组织反应）或乳头状结构（绒毛腺性结构）。

（2）黏液性癌：黏液性癌衬覆一致的黏液柱状上皮，复层排列轻微。黏液表现为嗜碱性小球，或为稍淡染的颗粒状胞质，黏液卡红和 CEA 阳性，有丝分裂活性低。肌层浸润一般仅限于内 1/2。免疫组织化学检查有助于鉴别子宫颈管内膜癌。在绝经或围绝经期女性的子宫内膜活检标本中，由于缺乏相应的子宫内膜间质，增生的黏液性病变常难以与非典型增生和高分化子宫内膜癌鉴别。若存在腺体融合或筛状结构，即使细胞学非典型性轻微，也应诊断为癌。

（3）浆液性癌：浆液性癌可表现为复杂的乳头和（或）腺性结构，伴有弥漫而显著的核多形性。浆液性癌多有 TP53 突变，因此 p53 异常表达（至少 75% 瘤细胞弥漫强阳性表达，或完全不表达），有助于与高级别子宫内膜样癌鉴别，后者常呈野生型 TP53 的表达模式，表现为不足 75% 的瘤细胞不同程度阳性表达 p53，但少数高级别子宫内膜样癌也可伴有 TP53 突变。Ki-67 指数非常高者倾向于浆液性癌，但与 TP53 突变一样，也不能完全除外高级别子宫内膜样癌。

（4）透明细胞癌：透明细胞的特征是出现多角形或鞋钉样细胞，胞质透明，少数为嗜酸性胞质，这些细胞排列成管囊状、乳头状或实性结构。约 2/3 的病例可见胞外致密的嗜酸性小球或透明小体。透明细胞癌倾向于高度恶性，组织学上不再进行分级，诊断时常处于晚期病变。

（5）神经内分泌肿瘤：具有神经内分泌形态学表现的一组异质性肿瘤。分为低级别神经内分泌肿瘤和高级别神经内分泌癌。前者组织学表现为类癌，形态同胃等器官，发生在同名肿瘤；后者又分为两种类型即小细胞神经内分泌癌和大细胞神经内分泌癌。前者类似于肺小细胞癌；后者细胞大，多角形，核空泡状或深染，单个显著核仁，有丝分裂活性高，可见广泛的地图状坏死。

（6）混合细胞腺癌：是指混合有 2 种或 2 种以上病理类型的内膜癌，至少有 1 种是 Ⅱ 型子宫内膜癌。并且第二种成分至少要达到 5%。此类型的内膜癌的预后取决于混合成分中的高级别癌的成分，即使只有 5% 的浆液性癌混合在普通型的内膜样腺癌中，预后仍然较差。混合性癌时应在病理报告中详细说明各型肿瘤的组织类型以及所占的比例。

（7）未分化癌和去分化癌：子宫内膜未分化癌是一种没有分化方向的上皮性恶性肿瘤。细胞缺乏黏附性，大小相对一致，小至中等大小，成片排列，无任何明显的巢状或小梁状结构，无腺样结构。大多数病例核分裂像大于 25 个 /10HPF。在背景中偶可见到多形性核。去分化癌由未分化癌和 FIGO1 级或 2 级子宫内膜样癌混合构成，分化型子宫内膜样成分一般衬覆于子宫腔面，而未分化癌成分在其下方生长。

子宫内膜的病理报告强调规范化和标准化。内容应包括肿瘤分化程度、组织学类型、浸润深度、侵犯范围（是否侵犯宫颈管间质、宫旁、附件、阴道、膀胱、直肠等）、宫颈或阴道切缘、宫旁切缘、淋巴结转移情况、免疫组化以及分子病理学指标等。此外，还可附有与子宫内膜癌药物靶向治疗、生物学行为、错配修复基因突变以及判断预后等相关的分子标志物的检测结果，提供临床参考。

2. 分类及分期

2.1 组织学分类

执行子宫内膜癌及癌前病变组织学分类（WHO，2014）。

2.2 分期

手术 - 病理分期能较全面准确地反映子宫内膜癌的转移浸润状况，并由此制定正确的术后治疗方案，便于不同的肿瘤治疗中心进行疗效的比较。目前采用国际妇产科联盟（Federation of International Gynecology Obstetrics，FIGO）2009 年发布的手术病理分期标准。

3. 治疗

子宫内膜癌治疗原则：子宫内膜癌的治疗以手术治疗为主，辅以放疗、化疗和激素等综合治疗。严格遵循各种治疗方法指征，避免过度治疗或治疗不足。强调有计划的、合理的综合治疗，并重视个体化治疗。

3.1 外科治疗

（1）临床Ⅰ期（子宫内膜癌局限于子宫体）：①进入盆腹腔后首先行腹腔冲洗液细胞学检查；②术式：筋膜外全子宫双附件切除术加减盆腔及腹主动脉旁淋巴结切除术；③根据术后病理明确手术病理分期及辅助治疗的应用。

（2）临床Ⅱ期（子宫内膜癌侵犯宫颈间质）：①进入盆腹腔后首先行腹腔冲洗液细胞学检查；②术式：广泛性/改良广泛子宫切除术+双侧附件切除术+盆腔及腹主动脉旁淋巴结切除术；③根据术后病理明确手术病理分期及辅助治疗的应用。

（3）临床Ⅲ期及以上：应以综合治疗为主。建议行包括子宫+双附件切除在内的肿瘤细胞减灭术。手术目的是尽可能达到没有肉眼可测量的病灶。也可考虑新辅助化疗后再手术。病变超出子宫但局限在盆腔内（转移至阴道、膀胱、肠/直肠、宫旁、淋巴结）无法手术切除者，可行外照射放疗和（或）阴道近距离放疗加减全身治疗，也可单纯化疗后再次评估是否可以手术治疗，或者根据治疗效果选择放疗。病变超出腹腔或转移到肝脏者，可行化疗和（或）外照射放疗和（或）激素治疗，也可考虑姑息性子宫+双附件切除术。

（4）Ⅱ型子宫内膜癌：包括浆液性腺癌、透明细胞癌及癌肉瘤。其治疗遵循卵巢癌的手术原则和方式。除包括腹水细胞学检查、全子宫双附件切除术及盆腔淋巴结和腹主动脉旁淋巴结切除术外，还应行大网膜切除术及腹膜多点活检。如为晚期，则行肿瘤细胞减灭术。

3.2 放疗

除对于不能手术的子宫内膜癌可行根治性放疗，包括体外放疗联合近距离放疗。放射治疗在子宫内膜癌中常为对术后患者的辅助治疗。

体外放疗针对原发肿瘤和盆腔内转移实体肿瘤部位，还要包括髂总、髂外、髂内淋巴结引流区、宫旁及上段阴道和阴道旁组织。宫颈受侵者还应包括骶前淋巴结区。腹主动脉旁淋巴结受侵者行延伸野照射，包括髂总和腹主动旁淋巴结区域。

近距离放疗即传统子宫内膜癌的腔内治疗，没有一个公认的剂量参照点。现在建议采用三维影像为基础的治疗计划，根据临床肿瘤实际情况个体化给予放疗剂量。治疗靶区包括全部宫体、宫颈和阴道上段组织。

3.3 全身化疗和激素治疗

3.3.1 全身化疗

主要应用于晚期（Ⅲ～Ⅳ期）或复发患者以及特殊病理类型患者。方案推荐为紫杉醇＋卡铂。

对于晚期患者，Ⅲ A～Ⅲ C 期推荐的方案为全身化疗和（或）体外放疗 ± 腔内放疗。Ⅳ A/ Ⅳ B 期主要治疗为全身化疗。

若患者能耐受，推荐多药联合化疗方案。单药如顺铂、卡铂、多柔比星、脂质体阿霉素、紫杉醇、白蛋白紫杉醇、PD-1 阻断剂帕姆单抗、拓扑替康、贝伐单抗、多烯紫杉醇（2B 级证据）、异环磷酰胺（用于癌肉瘤）等。

使用细胞毒性药物仍然不能控制病情的患者可考虑加用贝伐珠单抗靶向治疗。

3.3.2 新型靶向治疗

随着个性化肿瘤治疗和靶向研究热度不断升温，几种新型疗法已被开发和应用于子宫内膜癌的治疗，特别是在 Ⅰ 型子宫内膜癌治疗中。雷帕霉素类似物依维莫司、西罗莫司，已获批为子宫内膜癌 Ⅱ 期临床试验的单药治疗药物，目前在联合治疗方案中正进行评估。

血管内皮生长因子（VEGF）的过表达导致血管增生和给肿瘤供氧和营养的增多。贝伐单抗是一种针对 VEGF 的单克隆抗体，GOG 在复发子宫内膜癌妇女中已将其作为应用药物之一。索拉非尼和舒尼替尼是 2 种阻断 VEGFR 的化合物。舒尼替尼已被证明部分缓解率为 15%，血管内皮生长因子（VEGF）和 VEGFR 抑制剂的效用仍待评估。表皮生长因子受体（EGFR）和人表皮生长因子受体 2（HER2）的抑制剂完成了复发或转移性子宫内膜癌的 Ⅱ 期临床试验。

3.3.3 激素治疗

激素治疗包括甲地孕酮及他莫昔芬（两者可交替使用）、孕激素类、芳香化酶抑制剂、他莫昔芬等。

激素治疗仅用于子宫内膜样腺癌，主要为孕激素，用于早期子宫内膜癌需保留生育功能的年轻患者及晚期、复发性或无法手术的患者。以高效药物、大剂量、长疗程为佳，4～6 周可显效。对肿瘤分化良好、孕激素受体阳性者疗效较好，对远处复发者疗效优于盆腔复发者。治疗时间尚无统一标准，但至少应用 1 年以上。总有效率为 25%～30%。最常用的孕激素主要有 3 种：①醋酸羟孕酮（MPA），每日 500～1000mg 口服；②醋酸甲地孕酮（MA），每日 160mg 口服；③己酸羟孕酮（HPC），每日 250～500mg。不推荐早期患者术后常规应用激素治疗。

3.4 特殊类型子宫内膜癌的综合治疗

（1）子宫浆液性腺癌与子宫内膜透明细胞癌：子宫浆液性腺癌较少见。其病理形态与卵巢浆液性乳头状癌相同，以含沙粒体的浆液性癌、有或无乳头状结构为其诊断特征。恶性程度高，分化低，早期可发生脉管浸润、深肌层受累、盆腹腔淋巴结转移。预后差，Ⅰ期复发转移率达 31% ～ 50%；早期 5 年存活率为 40% ～ 50%，晚期则低于15%。子宫内膜透明细胞癌的预后亦差，二者均为子宫内膜癌的特殊亚型（Ⅱ型）。

治疗原则：无论临床诊断期别早晚，均应进行同卵巢癌细胞减灭缩瘤术的全面手术分期，包括盆腹腔冲洗液细胞学检查、全子宫双附件切除术、盆腔淋巴结及腹主动脉旁淋巴结清扫术、大网膜切除术及腹膜多点活检术。晚期则行肿瘤细胞减灭术。术后治疗以化疗为主，除局限于内膜的部分Ⅰ A 期患者可观察外，其余有肌层受侵的Ⅰ A ～Ⅳ期患者均应化疗 + 盆腔外照射。

（2）子宫癌肉瘤：病理学家认为子宫癌肉瘤属化生癌，应属上皮癌，故 WHO 2003年提出归于子宫内膜癌的范畴，2010 年 NCCN 病理分类中，将癌肉瘤列入子宫内膜癌Ⅱ型。其恶性程度高，早期即可发生腹腔、淋巴、血循环转移。

治疗原则：无论临床诊断期别早晚，均应进行同卵巢癌的全面分期手术，晚期行肿瘤细胞减灭术。与子宫浆液性乳头状癌相同，术后除局限于内膜层的Ⅰ A 期患者可选择观察或化疗，其余有肌层受侵的Ⅰ A ～Ⅳ期患者均应盆腔外照射 + 化疗。

4. 预后

子宫内膜癌的预后影响因素和分期明显相关。早期患者影响预后的高危因素包括深肌层受侵、淋巴间隙受累、肿瘤分化差（G_3）、特殊肿瘤类型、宫颈受侵等。术后最重要的预后因素是有无淋巴结转移，即手术病理分期的提高。肿瘤分级和肌层受浸深度可反应淋巴结转移的概率，淋巴间隙受累则淋巴结转移的概率增加。有鳞状细胞成分的恶性肿瘤，肿瘤的侵袭性主要和其中腺体的分化程度相关。而Ⅱ型子宫内膜癌较Ⅰ型子宫内膜癌预后差。

5. 随访

完成治疗后患者前 2 ～ 3 年每 3 ～ 6 个月随访 1 次，以后每 6 ～ 12 个月随访 1 次。随访内容包括：关于可能的复发症状、生活方式、肥胖、运动、戒烟、营养咨询、性健康、阴道扩张器及阴道润滑剂使用的健康宣教；若初治时 CA125 升高则随访时复查；有临床指征行影像学检查。因为对于Ⅰ期患者而言，无症状阴道复发只有 2.6%，术后无症状患者不推荐阴道细胞学检查。

子宫内膜癌中医诊疗

中医古籍中并无子宫内膜癌的专门论述，但根据其不规则阴道出血的主要临床表现，将其归属于"经断复来""崩漏""五色带""癥积"等范畴，早在《内经》中就有"阴虚阳搏谓之崩"的相关论述；《妇科玉尺》中对阴道不规则出血的病因病机论述较详细，认为原因主要有六："一由火热，二由虚寒，三由劳伤，四由气陷，五由血瘀，六由虚弱。"造成冲任损伤，不能制约经血，从而导致月经非时妄行。

1. 病因病机

子宫内膜癌属于本虚标实证，以虚为主，虚实夹杂，主要与肾、脾、肝三脏有关，其中本虚主要为脾肾亏虚，冲任二脉功能失调，气虚无以推动血液；标实主要为湿蕴化热，湿热注于胞宫，与瘀血互结化为邪毒；或情志不畅，肝气郁结，气滞血瘀，经络阻塞，日久积于胞宫；或脾虚生湿，湿阻血络，瘀血内生，从而生成虚实夹杂之证。

2. 治疗原则

子宫内膜癌主要与肾、脾、肝三脏相关，治疗应以补肾、扶脾、疏肝为主，补肾在于补益先天之真阴，以填精养血为主，佐以助阳益气之品；扶脾主要为益气血之源，以健脾升阳为主；疏肝则主要是通调气机，以行气解郁为主，佐以养肝之品，使肝气得疏，气血调畅。本病多与气滞、痰湿、血瘀有关，三者郁久均可化热，因此，治疗早期可适当配伍应用清热类药物，早期以清实热为主，如清热解毒、清热泻火、清热利湿、清热凉血等药物，后期则以养阴清热等清虚热药物为主。

3. 辨证论治

3.1 气滞血瘀证

证候：阴道出血，色暗，或有血块，少腹胀痛，胸胁胀满，心烦易怒，少腹胀痛或刺痛，小便黄短，大便干结。舌苔薄白，脉弦涩。

治法：疏肝理气，活血化瘀。

方药：加味逍遥散合少腹逐瘀汤加减。蒲黄炭 10g，五灵脂 10g，川芎 10g，桂枝 10g，柴胡 10g，当归 15g，白芍 15g，赤芍 15g，茯苓 15g，炒白术 15g，生地 15g，延胡索 10g，血余炭 15g，小茴香 10g，干姜 6g，白花蛇舌草 15g，生甘草 5g。水煎服，分温 2 服。

分析加减：本证多见于早期，病变多在内膜，尚无肌层浸润，情志不畅，肝气郁结，气滞血瘀，经络阻塞胞宫，则见阴道出血，色暗，或有血块，少腹胀痛，胸胁胀满诸症。加味逍遥散疏肝理气健脾，少腹逐瘀汤活血祛瘀，固冲止血。若腹痛较明显者，酌加川楝子、香附；出血较多者，可加三七活血化瘀止血；若肝郁乘脾，脾虚不运，致带下量多色白质清稀，可予完带汤加减应用。

3.2 痰湿蕴结证

证候：阴道流血，带下色黄如脓或赤白相混，腹痛。舌暗红苔厚腻，脉弦数或滑数。

治法：清热利湿止血。

方药：止带方加减。猪苓 15g，茯苓 15g，茵陈 15g，车前子 15g，川牛膝 15g，赤芍 20g，泽泻 10g，血余炭 15g，炒栀子 10g，三七面 6g，白花蛇舌草 15g，半枝莲 15g，丹皮 10g，黄柏 10g，生甘草 5g。水煎服，分温 2 服。

分析加减：痰湿蕴结于下，郁久化热，损伤冲任，客于胞宫，见阴道出血，代脉损伤，失于约束，则见带下量多色黄如脓或赤白相混。猪苓、茯苓、车前子、泽泻利水除湿；茵陈、炒栀子、黄柏清热泻火；丹皮、赤芍凉血化瘀；三七面、血余炭化瘀止血；白花蛇舌草、半枝莲清热解毒抗癌；川牛膝活血，并引药下行，直达病所。

3.3 肝肾阴虚证

证候：时有阴道流血，量少，色暗或鲜红，小腹疼痛，头晕耳鸣，目眩口干，手足心热。舌红少津苔薄黄，脉弦细。

治法：补益肝肾，养阴清热止血。

方药：左归丸合二至丸加减。生地 20g，山药 15g，山茱萸 15g，泽泻 10g，枸杞子 20g，菟丝子 20g，鹿角胶 15g，川牛膝 15g，炒地榆 15g，知母 15g，茯苓 15g，黄柏 15g，女贞子 15g，旱莲草 15g，生甘草 5g。水煎服，分温 2 服。

分析加减：肝肾阴虚，虚火内炽，热伤冲任血络，迫血妄行，故时有阴道流血；肾阴不足，精血亏虚，不能上荣空窍，则头晕耳鸣；阴虚内热，故手足心热。生地、枸杞子、山茱萸滋肾阴填精血；山药、菟丝子补肾阳而益精气，寓阳生阴长之意；鹿角胶、女贞子、旱莲草、炒地榆育阴凉血止血；阴虚热像明显者，可加麦冬、地骨皮。

3.4 脾肾阳虚证

证候：时有阴道流血，血量少或淋漓不断，血色淡质清稀，小腹坠痛，面色㿠白，或面目浮肿，神疲乏力，四肢不温，纳呆便溏。舌淡胖有齿痕，苔白或白滑润，脉沉细。

治法：健脾温肾，固冲止血。

方药：归脾汤合右归丸加减。党参 15g，生黄芪 20g，炒白术 15g，茯苓 15g，黑顺片^{（先煎）}10g，肉桂 5g，生地 15g，山茱萸 15g，菟丝子 15g，枸杞子 15g，当归 15g，炒杜仲 15g，鸡内金 10g，泽泻 10g，山药 15g，川芎 10g，赤芍 10g，木香 10g，生甘草 5g。水煎服，分温 2 服。

分析加减：脾肾阳虚，冲任不固，血失封藏，故时有阴道流血；肾阳不足，经血失于温煦，则血色淡质清稀。归脾汤健脾气补气血，右归丸温肾助阳。

随着现代社会的发展，女性社会角色也有了明显的转变，面临着社会、家庭、工作的多重压力，使情志因素成为子宫内膜癌及其他妇科相关肿瘤疾病发生的重要因素，《医宗金鉴》也指出："凡忧思郁怒，久不得解者，多患此疾。"患者多存在较为明显的焦虑、抑郁等心理问题，因此，在治疗的同时，要注意加强患者的心理疏导，从而恢复其失调的心理、生理功能，进一步提高临床治疗效果。

（任保辉　郝桂香）

第 21 节　卵巢癌

卵巢恶性肿瘤包括多种病理类型，上皮性癌约占卵巢恶性肿瘤的 70%，恶性生殖细胞肿瘤约占 20%，本章主要研究该两种组织类型的肿瘤。

1. 筛查与诊断

1.1 发病特点

卵巢深处盆腔，当卵巢病变处于早期时常无特异临床症状，但是当因出现症状而就诊时，70% 的患者已处于晚期，而 I 期卵巢癌患者 5 年生存率可超过 90%，因此卵巢癌的早期诊断具有重大意义。

1.2 临床表现

1.2.1 症状

卵巢上皮性癌多见于绝经后女性。早期症状不明显，往往是非特异性症状，难以早期诊断，约 2/3 的卵巢上皮性癌患者诊断时已是晚期。晚期时主要因肿块增大或盆腹腔积液而出现相应症状，表现为下腹不适、腹胀、食欲下降等，部分患者表现为短期内腹围迅速增大，伴有乏力、消瘦等症状。出现胸腔积液者可有气短、难以平卧等表现。

卵巢恶性生殖细胞肿瘤常见于年轻女性，临床表现与上皮性癌有所不同，早期即出现症状，除腹部包块、腹胀外，常可因肿瘤内出血或坏死感染而出现发热，或因肿瘤扭转、肿瘤破裂等而出现急腹症的症状。60% ～ 70% 的患者就诊时属早期。

1.2.2 体征

临床查体可发现盆腔包块，或可扪及子宫直肠陷凹结节。上皮性癌多为双侧性、囊实性或实性，结节不平感，多与周围粘连。有淋巴结转移时可在腹股沟、锁骨上等浅表部位扪及肿大的淋巴结。恶性生殖细胞肿瘤95%以上为单侧性。合并大量腹水者腹部检查时移动性浊音阳性。

1.3 辅助检查

1.3.1 肿瘤标志物检查

血 CA125、人附睾蛋白4（HE4）、ROMA指数是卵巢上皮性癌中应用价值最高的肿瘤标志物，可用于辅助诊断、疗效监测和复发监测。

CA125为最常用的卵巢癌肿瘤标志物，尤其是浆液性卵巢癌的首选肿瘤标志物。CA125的阳性率与肿瘤分期、组织学类型有关，晚期、浆液性癌患者的阳性率显著高于早期及非浆液性癌患者。在绝经后人群中，CA125诊断卵巢癌的敏感度和特异度均优于绝经前人群。外科手术或化疗后，87%～94%的卵巢癌病例中血CA125浓度与疾病进程相关性较好，可提示肿瘤的进展或消退。满意减瘤术后，7天内CA125可下降到最初水平的75%以下。

HE4对卵巢癌的诊断特异度显著高于CA125。HE4水平不受月经周期及绝经状态的影响，在绝经前人群中，其诊断卵巢癌的特异度优于CA125。

ROMA指数是将CA125和HE4的血清浓度测定与患者绝经状态相结合的一个评估模型，其值取决于CA125、HE4的血清浓度、激素和绝经状态。

卵巢恶性生殖细胞肿瘤相关的标志物：甲胎蛋白（AFP）升高可见于卵黄囊瘤、胚胎癌和未成熟畸胎瘤；人绒毛膜促性腺激素（β-hCG）升高见于卵巢非妊娠性绒毛膜癌；神经元特异性烯醇化酶（NSE）升高见于未成熟畸胎瘤或伴有神经内分泌分化的肿瘤；乳酸脱氢酶（LDH）升高常见于无性细胞瘤；CA19-9，升高常见于未成熟或成熟畸胎瘤。

1.3.2 影像学检查

卵巢癌的主要影像学检查方法包括超声检查（经阴道／经腹超声）、CT扫描、MRI扫描等，可以明确肿瘤形态、侵犯范围等，有助于定性诊断；如怀疑有邻近器官受侵和远处转移，可相应进行胃肠造影检查、静脉尿路造影检查和胸部CT检查等。综合应用上述影像学检查方法，可实现对卵巢癌的术前临床分期、术后随诊观察和治疗后疗效监测。

（1）超声检查：是卵巢癌筛查的首选检查方法，可明确卵巢有无占位性病变，判断肿瘤的良恶性。肿瘤形态学特征是超声鉴别卵巢肿瘤良恶性的主要标准。

（2）腹盆腔 CT 扫描：是卵巢癌最常用的检查方法，可观察病变内微小脂肪、钙化，有助于对卵巢生殖细胞来源肿瘤的检出，对于评价肿瘤的范围及腹膜转移有重要价值，可辅助临床分期，为首选检查方法。

（3）盆腔 MRI：软组织分辨率高，其多参数、动态增强扫描可显示病变的组织成分性质和血流动力学特点，对于脂肪、出血等成分的观察有优势，其鉴别卵巢良恶性肿瘤的准确度可达到 83%～91%；MRI 有助于确定盆腔肿块起源，并辅助 CT 进行卵巢癌的术前分期。

（4）单光子发射计算机断层扫描（SPECT）：全身骨显像有助于卵巢癌骨转移的诊断，全身骨显像提示骨可疑转移时，对可疑部位可增加断层融合显像或 MRI、CT 等检查进一步验证。

（5）PET-CT：能够反应病灶的代谢状况，治疗前 PET-CT 显像有助于卵巢癌良恶性的鉴别诊断，有利于发现隐匿的转移灶，使分期更准确。推荐使用 PET-CT 适应证：① 盆腔肿物良恶性难以鉴别时；②卵巢上皮来源肿瘤治疗结束后随访监测；③恶性生殖细胞肿瘤及恶性性索间质肿瘤，随访过程中出现典型症状、体检发现异常或肿瘤标志物升高；④ Ⅰ期 2、3 级及 Ⅱ～Ⅳ期的未成熟畸胎瘤、任意期别的胚胎性肿瘤、任意期别的卵黄囊瘤和 Ⅱ～Ⅳ期的无性细胞瘤化疗后的随访监测。

1.3.3 细胞学和组织病理学检查

大多数卵巢恶性肿瘤合并腹水或胸腔积液，行腹水或胸腔积液细胞学检查可发现癌细胞。

组织病理学是诊断的金标准。对于临床高度可疑为晚期卵巢癌的患者，腹腔镜探查活检术不但可以获得组织标本，还可以观察腹盆腔内肿瘤转移分布的情况，评价是否可能实现满意减瘤手术。

1.3.4 胃肠镜检查

在盆腔肿块患者中需排除胃肠道原发肿瘤卵巢转移者，尤其相对年轻患者来说，血清 CA19-9、CEA 升高显著的患者需行胃肠检查，排除胃肠道转移性肿瘤。

1.3.5 腹腔镜检查

对于部分盆腔包块、腹水患者需排除盆腔炎性包块或结核性腹膜炎时，可行腹腔镜探查活检，避免不必要的开腹手术。腹盆腔探查还可用于判断能否实现满意的减瘤手术，此部分内容详见治疗部分。

2. 鉴别诊断

临床上发现盆腔包块时，需与以下疾病相鉴别。

（1）子宫内膜异位症：也可形成盆腔包块伴血清 CA125 升高。但常见于生育期年龄女性，可有继发性、渐进性痛经、不孕等，血 CA125 多为轻中度升高，查体可伴有盆底、骶韧带触痛性结节。

（2）盆腔炎性包块：也可形成囊实性或实性包块，与卵巢癌相似，多伴有血 CA125 上升。但患者往往有人工流产术、上环、取环、产后感染或盆腔炎等病史。临床主要表现为发热、下腹痛等，双合诊检查触痛明显，抗炎治疗有效后包块缩小，CA125 下降。

（3）卵巢良性肿瘤：良性肿瘤常发生于单侧，活动度较好，表面光滑，包膜完整。患者一般状况较好，CA125 正常或仅轻度升高。影像学多表现为壁光滑的囊性或实性包块，一般无明显腹盆腔积液。

（4）盆腹腔结核：患者常有结核病史和不孕病史，可有消瘦、低热、盗汗等症状。腹膜结核合并腹水时，可合并 CA125 升高。有时临床难以鉴别，腹水细胞学检查未能查到恶性肿瘤细胞，难以明确诊断时，可考虑腹腔镜探查明确诊断。

（5）卵巢转移性癌：消化道、乳腺原发肿瘤等可转移至卵巢。卵巢转移性肿瘤常表现为双侧实性或囊实性包块。胃癌卵巢转移瘤也称为库肯勃瘤。主要是通过临床病史、影像学、病理及免疫组织化学染色来鉴别。

3. 病理分类和手术病理分期

病理组织学检查是卵巢癌诊断的金标准。卵巢上皮性癌主要病理类型有：浆液性癌（80%），子宫内膜样癌（10%）、透明细胞癌（10%）、黏液性癌（3%），除此之外，还有其他一些少见病理类型。其中浆液性癌最常见，分为低级别（LGSC）和高级别浆液性癌（HGSC）。

卵巢上皮癌、输卵管癌、腹膜癌及其他类型卵巢恶性肿瘤采用 FIGO 2014 年修订后的分期系统。

4. 治疗

手术和化疗是卵巢恶性肿瘤治疗的主要手段。极少数患者可经单纯手术而治愈，绝大部分患者均需手术联合化疗等综合治疗。

4.1 手术治疗

手术在卵巢恶性肿瘤的初始治疗中有重要意义，手术目的包括切除肿瘤、明确诊断、准确分期、判断预后和指导治疗。

卵巢癌的初次手术包括全面的分期手术及肿瘤细胞减灭术。临床判断为早期的患者应实施全面分期手术，明确最终的分期。临床判断为中晚期患者应行肿瘤细胞减灭术。如果术前怀疑有恶性肿瘤可能，推荐行开腹手术。腹腔镜在晚期卵巢癌方面的应用主要在于明确诊断，协助判断能否满意减瘤。

全面分期手术适用于临床Ⅰ期的卵巢恶性肿瘤患者。目的在于切除肿瘤，全面手术病理分期，并在此基础上评价预后、制定化疗方案。如果年轻患者要求保留生育功能，那么对于ⅠA、ⅠC期卵巢上皮癌（低级别浆液性癌、G_1子宫内膜样癌），可行单侧附件切除+全面分期手术，保留健侧附件和子宫。术中需对肿物行冰冻病理诊断及临床评估。另外，有生育要求的任何期别的恶性生殖细胞肿瘤，如果子宫和对侧卵巢正常，都可以保留生育功能。

肿瘤细胞减灭术（DS）适用于术前或术中评估有卵巢外转移的中晚期患者。目的在于最大限度地切除所有肉眼可见的肿瘤，降低肿瘤负荷，提高化疗疗效，改善预后。

4.2 化疗

化疗是卵巢上皮癌治疗的主要手段，在卵巢癌的辅助治疗、复发治疗中占有重要的地位。一线化疗包括术后辅助化疗和新辅助化疗。卵巢癌复发后或一线化疗中进展者采用二线化疗。

对于铂耐药的病例，再次化疗效果较差，治疗目的应更多考虑患者的生活质量，延长生存期。应鼓励耐药复发患者参与临床试验。

4.3 靶向治疗

二磷酸腺苷核糖多聚酶（PARP）抑制剂：奥拉帕利、尼拉帕尼、卢卡帕尼，适应证为对于末线含铂方案化疗有效[完全缓解（CR）或部分缓解（PR）]的铂敏感复发卵巢癌的维持治疗。其常见的不良反应包括贫血、恶心、呕吐、血小板减少、贫血、中性粒细胞减少和疲劳等，3～4级贫血发生率约30%。

贝伐珠单抗作为抗血管生成药物之一，在卵巢癌的一线治疗、铂敏感复发、铂耐药复发的治疗中均有价值。贝伐珠单抗在化疗期间和化疗同步应用，如有效，在化疗结束后单药维持治疗。

4.4 免疫治疗

免疫检查点抑制剂（PD1/PD-L1）、肿瘤疫苗、过继性细胞免疫治疗等在卵巢癌尤其是铂耐药复发卵巢癌中的Ⅰ期/Ⅱ期临床研究，显示出了一定的反应率，尤其是与PARP抑制剂或其他药物联合应用的时候，疗效更好。

4.5 激素治疗

对于无法耐受化疗或化疗无效的复发患者，可考虑激素治疗，常用药物包括他莫昔芬、芳香化酶抑制剂（来曲唑、阿那曲唑等）、高效孕激素及促性腺激素释放激素类似物等，总体有效率大约10%。

5. 预后

由于难以早期诊断以及对于耐药复发卵巢上皮癌缺乏有效的治疗，卵巢上皮癌的总体预后较差。卵巢上皮癌一线铂类联合紫杉类化疗的有效率达80%以上，其中一半以上达到肿瘤完全缓解，但即使达到完全缓解的患者仍有50%～70%复发，平均复发时间16～18个月。Ⅰ期患者的5年生存率可达90%，Ⅱ期约80%，Ⅲ/Ⅳ期患者的5年生存率仅为30%～40%，多数患者死于肿瘤复发耐药。卵巢恶性生殖细胞肿瘤的5年存活率早期可达96%，晚期及复发患者约为60%。90%的复发发生在术后2年内，但复发后治疗效果仍较好。

影响卵巢恶性肿瘤患者预后的因素包括：年龄、肿瘤的分期、肿瘤的组织学类型、分化程度、肿瘤细胞减灭术后残留病灶的大小等。

6. 随访

经治疗获得完全缓解的患者，治疗前2年每3个月复查1次；后3年每3～6个月复查1次；5年之后每年复查1次。

卵巢癌中医诊疗

卵巢癌属中医的"癥瘕""积聚""肠覃"范畴。最早在《黄帝内经》中有对肠覃症候的描述。"寒气客于肠外，与卫气相搏，气不得营，因有所系，癖而内生，恶气乃起，息肉乃生。其始生也，大如鸡卵，稍以益大，至其成，如怀子之状，久者离岁，按之则坚，推之则移，月事以时下，此其候也。"这是对卵巢癌的最早记载。汉代张仲景在《金匮要略》中描述"妇人少腹满如敦状，小便微难而不渴，此为水与血俱结在血室也"，认为该病为血与水结于胞宫所致。隋代巢元方在《诸病源候论》中指出"若积引岁月，人皆柴瘦，腹转大，遂致死"（卵巢癌合并腹水的表现）。这些描述与现代医学中卵巢癌有很多相似之处。

1. 病因病机

卵巢癌多由于先天禀赋不足，外邪内侵，饮食七情内伤，脏腑功能失调，气血瘀阻，痰湿内蕴，阻于冲任督带，结聚胞宫而成。本病病位在胞宫，与肝脾肾三脏及冲任督带诸脉关系密切。初起以气滞血瘀、痰湿阻滞等实证为主，后期可出现肝肾阴虚、气血不足、阳虚水泛等虚证表现。

2. 辨证论治

2.1 阳虚水盛证

证候：腹部胀满，面色苍黄，脘闷纳呆，神倦畏寒，肢冷浮肿，小便不利。舌体胖，质淡暗，苔白，脉沉细。

治法：温补脾肾，化气利水。

方药：真武汤加减。附子10g，干姜10g，党参15g，炒白术12g，鹿角片6g，胡芦巴10g，茯苓15g，泽泻15g，葫芦片12g，车前子20g，白芍20g，桂枝10g，炙甘草6g。水煎服，分温2服。

分析加减：本证多见于卵巢癌后期。脾肾阳虚水泛，故腹大胀满；腹水阻遏气机，胃气不降可见腹胀满闷，纳食减少；阳气不足，失于温煦充养则神倦畏寒肢冷；肾阳不足，膀胱气化减弱，故小便量少不利。方中附子、干姜、葫芦巴、鹿角片温补脾肾阳气；党参、炒白术、茯苓、泽泻、车前子、葫芦健脾益气，化湿利水。若腹水明显，伴有腹胀小便不利加大腹皮、猪苓加强行气利水功效；畏寒肢冷明显，加大附子、干姜剂量，同时可加巴戟天、淫羊藿温肾助阳药物。

2.2 气滞血瘀证

证候：少腹胀痛或刺痛，痛而拒按，夜间疼痛更甚。或可触及包块，肌肤甲错，面色晦暗，胸闷不舒，神疲乏力，二便不畅。舌淡暗有瘀斑，脉细弦或涩。

治法：行气活血，祛瘀消癥。

方药：膈下逐瘀汤加减。延胡索10g，乌药9g，当归12g，川芎10g，莪术6g，赤芍15g，蒲黄10g，五灵脂10g，桂枝10g，茯苓15g，牡丹皮15g，白芍15g，桃仁10g，生牡蛎20g，香附10g，半枝莲20g，红花10g，炙甘草6g。水煎服，分温2服。

分析加减：本证多见于卵巢癌引起疼痛患者。中医认为气血瘀滞，聚而成瘤，不通则痛。气血运行不畅，肌肤机体精神失于充养，则可见肌肤甲错，神疲乏力。腹痛明显加水红花子、三七化瘀止痛；伴有气短乏力加生黄芪、太子参；纳食少腹胀加鸡内金、党参、炒白术、陈皮健脾消胀。

2.3 痰湿蕴结证

证候：少腹胀满疼痛，痛而不解，或可触及包块。胸脘痞闷，面浮懒言，带下量多质黏色黄。舌淡胖或红，苔白腻，脉滑或滑数。

治法：燥湿化痰，软坚散结。

方药：二陈汤加减。法半夏 10g，陈皮 10g，茯苓 15g，炙甘草 6g，香附 12g，木香 10g，青皮 10g，莪术 10g，夏枯草 12g，山慈菇 6g，三七 10g，露蜂房 6g，鸡内金 20g，生牡蛎 20g，生薏米 30g。水煎服，分温 2 服。

分析加减：痰湿凝滞，聚而成瘤，阻滞气血，出现少腹胀满疼痛；痰湿阻滞，气机不利，清阳不升，可见胸脘痞闷，面浮懒言，多见于卵巢癌伴有胸腔积液；若痰湿下注，则可见带下量多色黄质黏。少腹疼痛明显加莪术、延胡索、川楝子、红花加强化瘀理气止痛功效；腹块坚硬者加鳖甲、浙贝母、三棱软坚散结，祛痰化瘀；胸脘满闷伴胸腔积液加瓜蒌、葶苈子、薤白、桂枝宽胸行气祛痰利水；气短乏力面浮懒言，加生黄芪、太子参、炒白术、桂枝；若瘤内感染出现发热症状加生石膏、知母、柴胡、黄芩、败酱草、金荞麦、金银花等药物解毒退热。

2.4 肝肾阴虚证

证候：少腹疼痛，绵绵不绝，或可触及包块，头晕目眩，腰膝酸软，四肢无力，形体消瘦，燥热汗出，月经不调。舌红少苔欠津，脉细弦数。

治法：滋补肝肾。

方药：六味地黄汤加减。知母 10g，黄柏 10g，熟地黄 15g，山药 20g，山萸肉 15g，牡丹皮 15g，茯苓 12g，泽泻 10g，女贞子 10g，旱莲草 10g，白花蛇舌草 20g，炙甘草 6g。水煎服，分温 2 服。

分析加减：本证由于癌瘤内聚日久，或化疗后肝肾阴虚，见少腹隐痛，绵绵不绝。一般疼痛不剧烈，多属肝肾亏损，不荣则痛。故以滋补肝肾为治疗根本。若疼痛加剧，可酌情加三七、水红花子、红花、当归等化瘀止痛药物；伴有气短乏力加生黄芪、太子参；纳食少加山药、鸡内金健脾消食；腰膝酸软、乏力明显加炒杜仲、怀牛膝、太子参补肾益气；燥热汗出明显加五味子、浮小麦、麻黄根，同时加大知母、黄柏、丹皮等药物用量。

2.5 气血两虚证

证候：腹痛隐隐，或有少腹包块，伴消瘦，倦怠乏力，面色苍白，惊悸，气短，动则汗出，食少无味，口干不多饮。舌质淡红，脉沉细弱。

治法：益气养血。

方药：八珍汤加减。党参 12g，炒白术 10g，生黄芪 15g，熟地黄 15g，大枣 12g，川芎 10g，远志 10g，白芍 15g，五味子 10g，茯苓 12g，陈皮 10g，当归 12g，白花蛇舌草 20g，炙甘草 6g。水煎服，分温 2 服。

分析加减：本证多出现卵巢癌后期或术后化疗后，气血不足，不荣则痛，但疼痛一般不剧烈。若气短乏力明显加大生黄芪、党参用量；纳食少加山药、炒白术、鸡内金健脾消食；面色苍白为气血不足不能上荣于面，可加阿胶，改党参为人参，加大益气养血力量；气血不足，心神失养可见心悸气短失眠等，加茯神、桂枝、炒枣仁、龙眼肉、灵芝等养心安神药物。

3. 外敷疗法

薏苡附子败酱散：生薏米 40g，熟附子 9g，败酱草 25g。加水煎煮 2 次，将药液分 3 次温服。药渣加青葱 30g、食盐 30g，加酒炒热，趁热布包，外敷于患处，其上可加暖水袋，使药气透入腹内。每日 2 次，每次外敷 1 小时。薏苡附子败酱散来自张仲景《金匮要略》，具有祛湿排脓消肿功效。

卵巢癌是严重威胁女性健康的恶性肿瘤，在妇科肿瘤中发病率高，病死率高。卵巢癌的治疗是以手术为主，辅以放化疗、中医药及生物治疗的综合性治疗。中医药治疗既能避免手术及放化疗各种不良反应，又能扶助正气，保护脾胃功能，提高机体免疫力，缓解各种临床症状，提高患者的生存质量。

（任保辉　张　鹏）

第 22 节　肾癌

肾细胞癌（RCC，简称肾癌）是起源于肾小管上皮的恶性肿瘤。近年早期肾癌的发现率逐渐提高，目前确诊时既已属晚期的患者已由早前的 30% 下降至 17%，随着靶向治疗的持续发展及新型免疫治疗药物的兴起，晚期肾癌的疗效也逐步得到改善。

1. 流行病学及病因学

1.1 流行病学

在世界范围内，肾癌的发病分布具有明显的地域差异，北美、西欧等西方发达国家发病率最高，而非洲及亚洲等发展中国家发病率最低。1988 年至 2014 年我国肾癌的发病率为上升趋势。人口结构老龄化、早期筛查的推广可能是发病率增高的原因。2014 年中国肾癌发病率为 4.99/10 万，其中男性肾癌发病率为 6.09/10 万，女性肾癌发病率为 3.84/10 万。

1.2 病因学

肾癌的病因尚不明确，其发病与遗传、吸烟、肥胖、高血压及抗高血压药物等有关。吸烟和肥胖是最公认的致肾癌危险因素。

（1）遗传性因素：大部分肾细胞癌是散发性的，遗传性肾癌占肾癌总数的 2%～4%，多以常染色体显性遗传方式在家族中遗传，由不同的遗传基因变异造成，这些基因既包括抑癌基因又包括癌基因。

（2）吸烟：吸烟是肾癌发病因素之一。大量的前瞻性研究观察了肾癌与吸烟的关系，认为吸烟是中等度危险因素。既往曾有吸烟史的人患肾癌的相对危险度为 1.3；而正在吸烟的人患肾癌的相对危险度为 1.6。吸烟是目前唯一公认的肾癌环境危险因素。

（3）肥胖：肥胖程度一般用体重指数（BMI）来表示，体重指数增加，则患肾癌的危险性增加。肥胖增加肾癌风险的具体机制还未明，可能和肥胖增加雄性激素及雌性激素释放，或者与脂肪细胞释放的一些细胞因子相关。

（4）高血压及抗高血压药物：高血压病患者、使用利尿剂特别是噻嗪类利尿药以及其他抗高血压药物的人，患肾癌的危险性会增加 1.4～2.0 倍。很难区分到底是高血压本身还是抗高血压药物引起肾癌，因为在所有研究中这两者往往都是同时存在的。但是若能更好地控制血压，那么肾癌的发病风险会下降，因此抗高血压药物可能不是发病风险之一。

（5）与终末期肾病长期透析相关的获得性囊性肾脏疾病（ARCD）：与普通人相比有终末期肾病患者的肾癌发病率更高。长期透析的患者容易患获得性肾囊肿性疾病，这可能是由于肾组织内的细胞无序增殖的结果。这类患者的肾癌和传统肾癌有一定区别：发病年龄更年轻，而且男女比更高。在这些肾癌患者中，肿瘤通常是双侧、多发的，组织病理学上呈现乳头状结构。因此，对终末期肾病患者应该定期进行 B 超或增强 MRI 检查。对于透析患者，即使肾癌小于 4cm，也首选根治性肾切除术。

（6）其他：有证据表明，饮酒，职业暴露于三氯乙烯、石棉、多环芳香烃等物质，以及高雌激素的女性等都有可能增加患肾癌的风险。

2. 组织病理学

2.1 大体病理

绝大多数肾癌发生于一侧肾脏，双侧肾癌（异时或同时）仅占散发性肾癌的2%～4%。肾肿瘤常为单发肿瘤，其中10%～20%为多发病灶。多发病灶病例常见于遗传性肾癌以及乳头状肾癌的患者。肿瘤瘤体大小差异较大，常有假包膜与周围肾组织相隔。

2.2 分类

2.2.1 常见肾细胞癌病理类型特征

2.2.1.1 透明细胞癌

透明细胞癌（ccRCC）是最常见的肾癌病理亚型，占肾癌的60%～85%。

（1）大体检查：双侧肾脏发病率相等，少于5%的病例可呈多中心性发生或累及双侧肾脏。表现为肾皮质内实性球形结节，与周围肾组织界限清楚或不清，可见假包膜；因癌细胞中含有丰富的脂质，切面呈金黄色。因肿瘤中常见出血、坏死、囊性变，而呈现多彩状外观，偶见钙化或骨化。

（2）组织病理学：癌细胞胞质透明或嗜酸性，胞膜清楚；组织中可见小的薄壁血管构成的网状间隔；肿瘤细胞呈巢状和腺泡状结构；呈肉瘤样分化的肿瘤区域中可见到瘤巨细胞，呈横纹肌分化的肿瘤细胞可见到宽的嗜酸性胞质伴有偏位细胞核，可见突出核仁，提示预后不良；部分肿瘤中可见坏死、纤维黏液样间质及钙化、骨化。

（3）常用的免疫组化抗体：CK8、CK18、vimentin、CA Ⅸ、CD10和EMA阳性。

2.2.1.2 乳头状肾细胞癌

乳头状肾细胞癌（PRCC）占肾癌的7%～14%。国内有些专业书籍将其翻译成嗜色细胞癌。其发病年龄、性别、男女发病率比例、症状和体征与肾透明细胞癌相似。就诊时大多数病例处于Ⅰ期。

（1）大体检查：病变累及双侧肾脏和多灶性者较透明细胞癌多见；大体多呈灰粉色，出血、坏死、囊性变多见。

（2）组织病理学：根据组织病理学改变将其分为Ⅰ型和Ⅱ型两个亚型。肿瘤细胞呈乳头状或小管状结构，乳头核心可见泡沫状巨噬细胞和胆固醇结晶；肿瘤细胞较小，胞质稀少（Ⅰ型）或肿瘤细胞胞质嗜酸性，瘤细胞核分级高（Ⅱ型），可见坏死、肉瘤样分化及横纹肌样分化区域。研究显示，Ⅰ型PRCC患者生存期明显优于Ⅱ型患者。

（3）常用的免疫组化抗体：与ccRCC相似，现有的研究认为，乳头状肾细胞癌

CK7 呈阳性，P504S 阳性率较高，且 Ⅰ 型较 Ⅱ 型阳性率为高。

2.2.1.3 嫌色细胞癌

嫌色细胞癌（CRCC）占肾癌的 4% ～ 10%。平均发病年龄为 60 岁，男女发病率大致相等。与其他肾癌亚型相比无特殊的临床症状和体征。影像学上特征多显示瘤体较大，肿瘤密度或信号均匀，无出血、坏死和钙化。

（1）大体检查：肿瘤无包膜但边界清楚，大小 4 ～ 20cm，切面呈质地均一的褐色，可见有坏死，但出血灶少见。

（2）组织病理学：肿瘤呈实体性结构，可出现灶状钙化及厚纤维间隔；与透明细胞癌不同，瘤体中的血管为厚壁血管，而非薄壁血管；瘤细胞体积大，呈多角形，胞质透明略呈网状，细胞膜非常清晰（嫌色细胞），亦可见嗜酸性胞质的瘤细胞，瘤细胞核的核周空晕是此型的特征之一，并可见双核细胞。

（3）常用的免疫组化抗体：CK7 阳性、CD117 阳性、vimentin 阴性、CMA 弥漫阳性、lectins 和 parvalbumin 阳性、肾细胞癌抗原弱阳性、CD10 阴性。

（4）特殊染色：Hale 胶体铁染色示肿瘤细胞质呈弥漫阳。

2.2.1.4 低度恶性潜能多房囊性肾细胞性肿瘤

肿瘤由无数的囊肿组成，囊壁含单个或簇状透明细胞，无膨胀性生长；形态与透明细胞癌（G1/2）不能区分，无坏死、脉管侵犯及肉瘤样分化。需与肾透明细胞癌囊性变、广泛玻璃样变、出血以及含铁血黄素沉着相鉴别。免疫表型与 ccRCC 相似。

2.2.1.5 集合管癌和肾髓质癌

Bellini 集合管癌是指来源于 Bellini 集合管的恶性上皮性肿瘤；肾髓质癌来源于近皮质区的集合管，患者几乎均伴有镰状细胞性血液病。两者大体及组织学表现相似。

（1）大体检查：两者均发生于肾中央部分，切面实性，灰白色，边界不清，可见坏死。

（2）组织病理学：Bellini 集合管癌常为排除性诊断，肿瘤部位对于做出诊断很重要，组织学上可见不规则的小管状结构，细胞高度异型性；肾髓质癌镜下呈低分化的、片状分布的肿瘤，瘤细胞排列呈腺样囊性结构，瘤体内可见较多的中性粒细胞浸润，同时可见镰状红细胞。

（3）常用的免疫组化抗体：两者常见的免疫组化组合包括 PAX2、PAX8、OCT3/4、SMARCB1/INI1、P63。

2.2.2 少见肾细胞癌病理类型特征

2.2.2.1 MiT 家族转位癌

包括两类肿瘤，分别与两个转录因子（TFE3 和 TFEB）出现融合基因相关。Xp11 转位造成 TFE3 基因的融合；t（6；11）造成 MALAT1-TFEB 融合。这一肿瘤在儿童期多见，仅占成人期 RCC 中的 1.6% ～ 4.0%。

2.2.2.2 获得性囊性肾疾病相关性肾细胞癌

此类肿瘤常见于终末期肾病以及有获得性肾囊肿病的病史，最常伴发于长期进行血液透析的患者。

2.2.2.3 透明细胞乳头状肾细胞癌

此类肿瘤占肾肿瘤的 1% ～ 4%，无性别倾向，呈散发或伴发于终末期肾病、VHL综合征。

2.2.2.4 遗传性平滑肌瘤病和肾细胞癌相关性肾细胞癌

是一类伴有 FH 基因胚系突变的肾细胞癌，伴发肾外平滑肌瘤病。大体肿瘤可呈囊性改变，伴有明显的附壁结节。

2.2.2.5 琥珀酸脱氢酶缺陷型肾细胞癌

此类肿瘤罕见，多为遗传性肿瘤。大体多呈边界清楚实性肿物。肿瘤细胞排列呈实性、巢状或小管状结构；胞质空泡状嗜酸性至透明，核轮廓规则光滑，染色质细腻，核仁不明显（类似与神经内分泌细胞）；胞质空泡状；偶见高级别细胞核。免疫组化呈 SDHB表达缺失。

2.2.2.6 管状囊性癌

此类肿瘤罕见，常为体检偶发肿瘤。大体呈灰白海绵样或瑞士奶酪样外观。镜下呈小到中等大小小管伴有大囊形成，单层扁平、立方或柱状上皮，可见鞋钉状细胞；相当于 G3 的细胞核。免疫组化表达高分子量角蛋白。

2.2.2.7 黏液小管样梭形细胞癌

此类肿瘤不足肾脏肿瘤的 1%。大体呈边界清楚的实性肿物。组织学表现为拉长或相互吻合的小管状结构，部分区域可见梭形细胞；核呈低级别；间质呈嗜碱性黏液样。免疫组化呈 CK7、PAX2 及 P504S 阳性。

2.2.2.8 未分类

目前包括不具备现有肾细胞癌亚型特征的癌，可分为低级别或高级别。包括以下类型：含有一种以上肾细胞癌的病理特征、伴有黏液分泌的肾细胞癌；伴有未分类上皮成分的肾细胞癌；低级别或高级别未分类的嗜酸性肿瘤以及肉瘤样癌等。随着对肾细胞癌认识的深入，这一分类所占比例将越来越小。

2.3 分级

病理分级是一个重要的预后相关因素，只适用于透明细胞癌和乳头状肾细胞癌。

2.4 分期

肾癌分期采用最广泛的是美国癌症分期联合委员会（American Joint Committee on Cancer Staging，AJCC）制定的 TNM 分期系统，目前应用的是 2017 年更新的第 8 版。

3. 诊断

3.1 临床表现

肾癌患者的临床表现复杂、多变，这些临床表现有些是肾肿瘤本身直接导致的，有些可能是由于肾癌细胞所分泌的激素或转移灶产生的。

在临床中，早期肾癌往往缺乏临床表现。当经典的肾癌三联征：血尿、腰痛和腹部包块都出现时，约 60% 的患者至少已达 T3 期；当出现左侧精索静脉曲张时，提示可能合并左肾静脉瘤栓。因此早期诊断 RCC 具有重要意义。

副瘤综合征：临床表现不是由原发肿瘤或转移灶所在部位直接引起，而是由于肿瘤分泌的产物间接引起的异常免疫反应或其他不明原因引起的机体内分泌、神经、消化、造血、骨关节、肾脏及皮肤等系统发生病变，并出现相应的临床表现。肾癌患者副瘤综合征发生率约 30%，表现为高血压、红细胞沉降率增快、红细胞增多症、肝功能异常、高钙血症、高血糖、神经肌肉病变、淀粉样变性、溢乳症、凝血机制异常等。出现副瘤综合征的肾癌患者预后更差。

转移性灶引起的症状：部分肾癌患者是以转移灶的临床表现为首发症状就诊，如骨痛、骨折、咳嗽、咯血等。体格检查发现包括颈部淋巴结肿大、继发性精索静脉曲张及双下肢水肿等，后者提示肿瘤侵犯肾静脉和下腔静脉可能。在转移性肾癌患者中，常见的转移脏器及转移发生率依次为：肺转移（48.4%）、骨转移（23.2%）、肝转移（12.9%）、肾上腺转移（5.2%）、皮肤转移（1.9%）、脑转移（1.3%）、其他部位（7.1%）。

3.2 实验室检查

肾癌实验室常规检查主要包括尿常规、血常规、红细胞沉降率、血糖、血钙、肾功能（血尿素氮、血肌酐和肾小球滤过率）、肝功能、凝血功能、乳酸脱氢酶、碱性磷酸酶等项目。通常会表现为血尿、红细胞增多及低血红蛋白、红细胞沉降率增快、高血糖、高血钙、肾功能异常及肝功能异常等。对邻近或累及肾盂的肾肿瘤患者还需做尿细胞学检查。对孤立肾的肾肿瘤、双肾肿瘤、肾功能指标异常和存在使肾功能受损的疾病（如糖尿病、慢性肾盂肾炎、多囊肾、对侧肾结石等）患者需行核素肾图检查，了解肾功能情况，并对肾功能不全等级进行评定。目前，尚无公认的用于肾癌早期辅助诊断的血清肿瘤标志物。

3.3 影像学检查

随着影像学检查的普及，目前超过 50% 的肾癌是在对腹部非特异性症状或其他器官疾病的检查中意外发现的。

3.3.1 超声检查

腹部超声检查是发现肾肿瘤最简便和常用的方法。肾超声造影检查有助于鉴别肾肿瘤良恶性，适用于慢性肾功能衰竭或碘过敏而不适宜行增强 CT 扫描的肾肿瘤患者以及复杂性肾囊肿患者的鉴别诊断。超声检查发现的 Bosniak Ⅰ 型囊肿，临床可持续观察无须进一步检查。若发现 Bosniak Ⅱ 型囊肿，每 6 ～ 12 个月复查 1 次。若超声提示 Bosniak Ⅲ 和Ⅳ型囊肿及实性肾肿瘤，则建议超声造影、CT 或 MRI 进一步检查。

3.3.2 CT 检查

腹部 CT 检查是肾癌术前诊断及术后随访的最常用检查方法。完整 CT 检查应包括平扫和增强扫描。CT 扫描可对大多数肾肿瘤进行定性诊断，具有较高的诊断敏感度和特异度，因此经 CT 检查明确诊断而且拟行手术的患者无须术前穿刺证实。在 CT 扫描上肾透明细胞癌多具有较典型的对比剂"快进快出"表现：平扫多呈不均匀等 / 低密度的圆形、椭圆形肿块，增强后皮髓质期呈中 - 高度强化，肾实质期肿瘤密度低于肾实质呈低密度肿块。肿瘤内坏死、出血常见。但需注意的是，CT 检查对部分少见类型肾癌与良性肿瘤如嗜酸细胞腺瘤和少脂型血管平滑肌脂肪瘤的鉴别仍有一定的困难。

3.3.3 MRI 检查

腹部 MRI 检查是肾癌术前诊断及术后随访的较常用检查方法，可用于对 CT 对比剂过敏、孕妇或其他不适宜进行 CT 检查的患者。MRI 对肾癌诊断的敏感度和特异度等于或略高于 CT。MRI 对肾静脉和下腔静脉瘤栓的显示诊断较 CT 更为准确，对肾脏囊性病变内结构的显示也较 CT 更为清晰，对于肾癌与出血性肾囊肿的鉴别诊断也比 CT 更具优势。

3.3.4 PET-CT 检查

目前，PET-CT 检查临床应用最广泛的显像剂是 ^{18}FDG，静脉注射后约 50% 未经代谢直接由肾脏排泄，会影响肾脏病变的显示；另外，Ⅰ～Ⅱ级肾透明细胞癌的细胞膜 GLUT-1 表达较低，且肾癌 6-PO$_4$- 脱氧葡萄糖（FDG-6-PO$_4$）分解酶过高，导致肾癌原发灶仅半数左右呈 FDG 代谢增高，另半数可与正常肾实质摄取无差异；因此 ^{18}F-FDG PET-CT 显像对肾癌原发灶的诊断价值有限，不推荐常规使用。其他新型的显像剂研究较多的是 ^{18}F 或 ^{11}C 标记乙酸盐，对分化较好、恶性程度较低的肾癌有着良好的显像作用，可弥补单一 ^{18}F-FDG 显像的不足。

3.3.5 核素骨显像

用于探查是否有骨转移以及转移灶的治疗随访。有骨痛等骨相关症状或血清碱性磷酸酶升高或临床分期≥Ⅲ期的肾癌患者，应行骨扫描检查明确是否有骨转移。核素全身骨显像发现骨转移病变可比 X 线片早 3 ～ 6 个月，当全身骨显像示可疑骨转移时，应对可疑部位进行局部断层融合显像或进行 MRI、CT 等检查验证。

3.3.6 肾动态显像

核素肾动态显像能准确评价肾癌患者术前双肾和分肾功能，有助于指导手术方案。

3.3.7 肾肿瘤穿刺活检

经皮肾穿刺活检包括空芯针活检和细针穿刺（FNA），能为影像学不能诊断的肾肿瘤提供病理组织学依据。空芯针活检较 FNA 对诊断恶性肿瘤有更高的准确度，而两者结合可提高诊断准确率。具有实性成分的肾肿瘤首选空芯针活检。同轴技术可以通过同轴套管进行多次活检取材，避免潜在的肿瘤针道种植转移风险。

4. 治疗

通过影像学检查的结果确定肿瘤的临床分期（cTNM），利用辅助检查评估患者对治疗的耐受能力，根据临床分期并结合患者的耐受力，选择恰当的治疗方式。对手术的患者依据病理学检查的结果确定病理分期（pTNM），根据病理分期选择术后治疗及随诊方案。

4.1 手术治疗

对于局限性和局部进展性肾癌患者而言，外科手术仍然是首选的可能使患者获得治愈的治疗方式。对于晚期肾癌患者，应以内科治疗为主，根据患者自身情况，可考虑同时采取减瘤性质的肾切除术，此外鼓励的转移病灶也可在充分评估后采取手术切除。

4.1.1 根治性肾切除术

1963 年 Robson 等建立了根治性肾切除术（RN）的基本原则，并确立了 RN 作为局限性肾癌外科治疗的"金标准"。经典的 RN 切除范围包括患肾、肾周筋膜、肾周脂肪、同侧肾上腺、从膈肌脚到腹主动脉分叉处淋巴结以及髂血管分叉以上输尿管。当前观念已发生变化，不推荐术中常规行肾上腺切除和区域淋巴结清扫。

根治性肾切除术后，大约 20% 的患者会出现术后并发症，手术死亡率约 2%。全身性并发症可发生于任何手术后，包括心肌梗死、脑血管损伤、充血性心力衰竭、肺栓塞、肺不张、肺炎和血栓性静脉炎。充分的术前准备、避免术中低血压、适当补充血液和体液、术后呼吸训练、早期活动等均可减少这些并发症的发生。

术后可能发生的胃肠道并发症包括肠梗阻，患者出现肠鸣音，且肛门排气后方可进食，梗阻严重的患者需行胃肠减压。如果预计患者的梗阻时间会比较长或者患者的营养状况较差，则需考虑行胃肠外营养。

4.1.2 保留肾单位手术

根治性肾切除术后患者仅剩一侧肾脏，可能会导致肾功能下降，增加慢性肾功能不全和透析的风险。慢性肾功能不全会增加患者发生心血管事件的风险，提高总体死亡率。对于局限性肾癌患者，如技术上可行，临床分期为 T1a 的肾癌患者，推荐行保留肾单位手术（NSS）。对于 T1b 期甚至 T2 期，也可考虑行 NSS。

4.2 介入治疗

4.2.1 栓塞治疗

肾动脉栓塞术可用于肾肿瘤的姑息性治疗，以缓解临床症状、提高生存质量。栓塞后综合征是肾动脉栓塞术后最常见不良反应，主要表现为发热、疼痛、恶心和呕吐等。发生原因是肝动脉被栓塞后引起局部组织缺血、坏死。此类不良反应可持续 5 ～ 7 天，经对症治疗后大多数患者可完全恢复。

肺是肾肿瘤最常见的转移部位，部分肾肿瘤患者以咯血为首发症状。支气管动脉栓塞术可用于治疗肺转移灶，防治肺转移灶相关并发症，提高生存质量。栓塞后综合征是支气管动脉栓塞术后最常见不良反应，主要表现为发热、疼痛、咳嗽、咯血等。发生原因是肺动脉被栓塞后引起局部组织缺血、坏死。介入治疗术后的不良反应会持续 5 ～ 7 天，经对症治疗后大多数患者可以完全恢复。

肝脏也是肾肿瘤的常见转移部位之一。选择性肝动脉栓塞术可用于治疗肝转移灶，防止肝功能恶化，提高生存质量。栓塞后综合征是肝动脉栓塞术后最常见不良反应，主要表现为发热、疼痛、恶心、呕吐、一过性肝功能异常等。发生原因是肝动脉被栓塞后引起局部组织缺血、坏死。介入治疗术后的不良反应会持续 5 ～ 7 天，经对症治疗后大多数患者可以完全恢复。

4.2.2 消融治疗

消融治疗是借助医学影像技术的引导对肿瘤靶向定位，局部采用物理或化学的方法直接杀灭肿瘤组织的一类治疗手段。肾肿瘤及寡转移灶的消融手段主要包括射频消融和冷冻消融。消融治疗最常用于超声引导，具有方便、实时、高效的特点。

术后并发症有发热、疼痛、出血、感染等，且大部分为轻度。经对症治疗后大多数患者可以完全恢复。

4.3 主动监测

主动监测（AS）是指通过定期进行腹部影像学检查，监测肾肿瘤的大小变化，在随诊期间一旦出现肿瘤进展则接受延迟的干预治疗。等待观察（WW）与主动监测不同，是指患者具有较严重的合并症，不适合主动治疗，等待观察直到出现相关症状再对症处理，不需要定期影像学检查。

4.4 药物治疗

自2005年索拉非尼被批准用于转移性肾癌的治疗以来，转移性肾癌的治疗进入了靶向治疗时代。至今美国食品药品管理局（FDA）已先后批准了十余种药物及方案用于转移性肾癌的治疗。这些药物从作用机制方面主要分为：①抗 VEGF/VEGFR 途径，主要包括舒尼替尼、培唑帕尼、索拉非尼、阿昔替尼、卡博替尼、仑伐替尼、贝伐珠单抗等；②抑制 mTOR 途径，包括依维莫司和替西罗莫司；③免疫检查点抑制剂，包括伊匹单抗；④程序性死亡受体抑制剂，包括纳武单抗；⑤其他，包括细胞因子（白介素 –2 和 IFN– α）及化疗（吉西他滨和多柔比星）。化疗主要作为具有肉瘤样分化的转移性肾癌患者的治疗，集合管亚型和髓质亚型也考虑化疗。

联合用药方案主要包括贝伐珠单抗 +IFN– α、纳武单抗 + 伊匹单抗（适用于中 –高风险晚期透明细胞为主型肾细胞癌）、仑伐替尼 + 依维莫司（适用于晚期透明细胞为主型肾细胞癌的二线治疗）、贝伐珠单抗 + 厄洛替尼（适用于部分进展性乳头状肾细胞癌，包括 HLRCC 患者）、贝伐珠单抗 + 依维莫司（适用于部分进展性乳头状肾细胞癌，包括 HLRCC 患者）、仑伐替尼 + 依维莫司（适用于晚期非透明细胞为主型肾细胞癌）等。

目前国内已批准用于晚期肾癌治疗的药物包括培唑帕尼、舒尼替尼、阿昔替尼、索拉非尼、依维莫司、白介素 –2、IFN– α 等。

肾癌中医诊疗

中医认为，肾癌属于"腰痛""血尿""癥积"等病范畴。如《素问》中记载"胞移热于膀胱，则病溺血""腰者，肾之府，转摇不能，肾将惫矣"。

1. 病因病机

中医认为本病是由于肾气不足，湿热瘀毒蕴结所致。病理特点为本虚标实。病位在腰府，与肾、脾、膀胱密切相关。肾有阴阳，为水火之脏。若素体肾虚，或年老体弱，或房劳太过，致使肾气亏损，气化不利，水湿不行，淤积成毒，留滞于腰部而生癌肿。

或饮食不当，脾胃运化失常，水湿不化，湿毒内生，下注膀胱，灼伤血络，可出现尿血。若外受毒邪，阻滞气血，留滞水道，结于肾中，日久可成癌瘤。本病实证以外感六邪损及肾脏，以尿血、腰痛为主要临床表现，多由湿热下注、气滞血瘀引起。虚证以肾气不足、气血两虚，统摄无权，血行脉外，下注膀胱，可出现无痛性血尿。本病之初溺血不止，肾阴虚损。病久失治，病情进一步发展，阴损及阳，则肾阳亦衰。而后阴阳俱损，又有湿毒淤积之邪实，治疗困难，终属败症。

2. 辨证论治

2.1 湿热蕴结证

证候：精神不振，身体沉重，周身困乏，时有低热，腰部或腹部肿块日渐增大，腰痛明显，伴坠胀不适，小便短赤或血尿不止，口渴，纳少，恶心。舌质红，苔白腻或黄腻，脉滑数或濡数。

治法：清热利湿。

方药：八正散加减。萹蓄 30g，瞿麦 15g，滑石 15g，生甘草 6g，车前子 15g，黄柏 10g，半枝莲 30g，石韦 15g，白英 30g，马鞭草 30g，土茯苓 30g，生地 15g。水煎服，分温 2 服。

分析加减：湿盛困脾，纳呆食少者，加砂仁、党参、白术、茯苓、鸡内金健脾化湿；下焦有热，血尿不止者，加大小蓟各、淡竹叶、地榆炭、炒槐花、白茅根；腹部肿块胀痛者，加川楝子、延胡索、丹参、青皮、白芍行气活血止痛。

2.2 瘀血内阻证

主症：面色晦暗，腰部或腹部肿块日渐增大，肿块固定，伴腹腰部疼痛加剧，发热，口渴，食欲不振。舌质紫暗或有瘀点、瘀斑，苔薄白，脉细涩。

治法：活血祛瘀，理气消结。

方药：大黄蛰虫丸加减。大黄 12g，地鳖虫 6g，水蛭 3g，莪术 15g，桃仁 9g，赤芍 12g，生地 30g，白芍 12g，鳖甲 15g，生黄芪 30g，炙甘草 6g。水煎服，分温 2 服。

分析加减：血尿多者，加三七、炒蒲黄、阿胶、侧柏叶、仙鹤草以化瘀止血；疼痛剧烈者，加乳香、没药、郁金、延胡索行气止痛；肿瘤巨大且硬者，加王不留行、三棱、龟甲化瘀散结；发热者，加柴胡、青蒿、黄芩、生石膏清热宣透。

2.3 肾阴不足证

证候：形体消瘦，虚弱无力，手足心热，腰痛喜按，腰腹部肿块，口干。舌红苔薄少或光剥，脉沉细。

治法：滋阴补肾。

方药：六味地黄汤加减。生地 30g，山茱萸 15g，山药 30g，茯苓 30g，泽泻 15g，丹皮 12g，枸杞 12g，鳖甲 15g，半枝莲 30g，白英 30g，炙甘草 6g。水煎服，分温 2 服。

分析加减：阴精亏损，低热不退者，加银柴胡、地骨皮、青蒿、黄柏以清虚热；腰腿酸痛者，加杜仲、桑寄生、川断、狗脊补肾强腰；肾亏髓海不足，头晕耳鸣者，加制首乌、熟地、杭菊花、菖蒲、生磁石补肾填髓，平肝定眩；无痛血尿加三七、仙鹤草、阿胶珠。

2.4 肾阳虚衰证

证候：形寒肢冷，小便清长，大便溏薄，腰部肿块固定，尿血不多。舌淡胖苔薄，脉沉细。

治法：温阳补肾。

方药：金匮肾气丸加减。肉桂 6g，附子^{（先煎）}15g，熟地黄 15g，山茱萸 15g，山药 30g，茯苓 30g，菟丝子 12g，黄精 12g，黄芪 15g，当归 12g，陈皮 6g，半边莲 30g，白花蛇舌草 30g，炙甘草 6。水煎服，分温 2 服。

分析加减：肾气不固，尿血不止者，加蒲黄炭、阿胶；腰腹肿块坚硬加炙鳖甲、穿山甲、全蝎、莪术化瘀散结；肾阳虚甚，肢倦形寒者，加仙灵脾、鹿角片、仙茅、肉苁蓉温阳祛寒；体弱虚羸者，加人参、枸杞补气益精；肾虚不固，夜尿频数，须补肾固精缩尿，加桑螵蛸、五味子、金樱子。

2.5 气血双亏证

证候：面色苍白无华，神疲乏力，心悸气短，形体消瘦，不思饮食，腰腹部肿块疼痛，尿血色淡不止，口干，低热。舌淡苔薄，脉细弱。

治法：补气养血。

方药：八珍汤加减。人参 15g，生黄芪 30g，炒白术 12g，山药 30g，茯苓 30g，当归 12g，白芍 15g，熟地黄 15g，半枝莲 60g，鳖甲 10g，陈皮 9g，大枣 9g，炙甘草 6g。水煎服，分温 2 服。

分析加减：血尿不止者，加白及、阿胶养血止血；气虚下陷而见腹坠胀者，加升麻、柴胡，配合原方中参、芪、术起到益气升阳作用，亦可用补中益气汤加减；腰痛明显加乳香、没药以化瘀止痛。

3. 外治法

（1）癌痛散：乳香、没药、姜黄、栀子、黄芩、白芷各 20g，丁香、小茴香、木香、赤芍、黄柏各 15g，蓖麻仁 20 粒。研细末，用鸡蛋清调匀外敷肾部穴位，6 小时换 1 次。适用于肾癌疼痛患者。

（2）冰香止痛液：乳香、没药、朱砂各 15g，冰片 30g。捣碎，装入盛有 500ml 米醋瓶中，密闭 2 天后取出上部清澈液体装入小瓶备用。用时将药液涂抹痛处。适用于肾癌局部疼痛者。

4. 针灸治疗

通过针灸治疗可以在一定程度上改善患者临床症状，减轻疼痛，减轻放化疗不良反应。

取穴：足三里、委中、命门、太息、肾俞、三阴交。

配穴：内关、昆仑。

耳穴：肾、输尿管、肾上腺、膀胱等。

操作：每日 1 次，每次留针 20 分钟，10 次为 1 疗程，适用于肾癌。

（曹润武　张　鹏）

第 23 节　前列腺癌

前列腺癌的发病率近年来呈现上升趋势，根据中国国家癌症中心的数据，前列腺癌自 2008 年起成为男性泌尿系统中发病率最高的肿瘤，2014 年的发病率达到 9.8/10 万。我国前列腺癌发病率在城乡之间存在较大差异，特别是大城市的发病率更高。

我国的新发病例中在确诊时仅 30% 为临床局限型患者，余者均为局部晚期或广泛转移的患者，这些患者无法接受局部的根治性治疗，预后较差。

1. 流行病学及病因学

前列腺癌的病因及发病机制尚不明确，病因学研究显示与遗传、年龄、外源性因素如环境因素、饮食习惯等有密切关系。

1.1 遗传因素及年龄

前列腺癌的发病率在不同种族间有巨大的差别，黑人发病率最高，其次是白种人，亚洲人种发病率最低，提示遗传因素是前列腺癌发病的最重要因素之一。流行病学研究显示：一位直系亲属（兄弟或父亲）患有前列腺癌，其本人患前列腺癌的风险会增加 1 倍以上；2 个或 2 个以上直系亲属患前列腺癌，相对风险会增至 5 ～ 11 倍，有前列腺癌家族史的患者比无家族史的患者确诊年龄早 6 ～ 7 年。前列腺癌的发病与年龄密切相关，其发病率随年龄而增长，年龄越大发病率越高，高发年龄为 65～80 岁。

1.2 外源性因素

流行病学资料显示地理环境及饮食习惯等外源性因素影响前列腺癌的发病。

酒精摄入量过多是前列腺癌的高危因素，同时与前列腺特异性死亡率相关。过低或者过高的维生素 D 水平和前列腺癌的发病率有关，尤其是高级别前列腺癌。阳光暴露能适当增加维生素 D 的水平，可以降低前列腺癌的患病风险。油炸食品的摄入与前列腺癌的发病相关。对于性腺功能减退的患者，补充雄激素并未增加前列腺癌的患病风险。

2. 病理分类及分级系统

2016 年 WHO 出版的《泌尿系统及男性生殖器官肿瘤病理学和遗传学》中，前列腺癌病理类型包括腺癌（腺泡腺癌）、导管内癌、导管腺癌、尿路上皮癌、鳞状细胞癌、基底细胞癌以及神经内分泌肿瘤等。其中前列腺腺癌占主要部分，因此通常所说的前列腺癌是指前列腺腺癌。

前列腺癌分期系统目前最广泛采用的是美国癌症分期联合委员会（American Joint Committee on Cancer Staging，AJCC）制订的 TNM 分期系统，2017 年第 8 版。

3. 筛查与诊断

3.1 高危人群的监测筛查

前列腺癌筛查是非常有必要的，对于 50 岁以上，或者是有前列腺癌家族史的 45 岁以上男性，在充分告知筛查风险的前提下，进行以 PSA 检测为基础的前列腺癌筛查。

PSA 是前列腺腺泡和导管上皮细胞合成分泌的一种具有丝氨酸蛋白酶活性的单链糖蛋白，主要存在于精液中，参与精液的液化过程。正常生理条件下，PSA 主要局限于前列腺组织中，血清中 PSA 维持在低浓度水平。血清中 PSA 有两种存在形式，一部分（10%～40%）为游离 PSA（f-PSA）；一部分（60%～90%）以 α1-抗糜蛋白酶（PSA-ACT）、少量与 α-2-巨球蛋白等结合，称为结合 PSA（c-PSA）。通常以 f-PSA 与结合 PSA 的总和称为血清总 PSA（t-PSA）。当前列腺发生癌变时，正常组织破坏后，大量 PSA 进入血液循环使血清中 PSA 升高。PSA 半衰期为 2～3 天。

血清总 PSA ＞ 4.0ng/mL 为异常，初次 PSA 异常者需要复查。患者血清 PSA 水平受年龄和前列腺大小等因素的影响。

前列腺特异性膜抗原（PSMA）是一种膜结合糖蛋白，对前列腺良性和恶性上皮细胞均有很高的特异度。正常男性的血清可以检测到 PSMA，而前列腺癌患者的 PSMA 值较高。PSMA 值与高分期病变或雄激素非依赖状态有一定的相关性。

长链非编码 RNA 前列腺癌抗原 3（PCA3）是一种在前列腺癌中表达的因子。已被美国 FDA 批准作为诊断前列腺癌的标志物。在 PSA 升高的患者中，使用 PCA3 作为诊断标志物比使用 t-PSA、f-PSA 等更能提高前列腺癌的诊断准确率。EAU 指南推荐在初始前列腺穿刺阴性，但仍怀疑前列腺癌的患者中进行 PCA3 检测。

3.2 基因检测

转移性或局限性高危或低至中危前列腺癌男性患者 DNA 修复基因突变的总体发病率分别为 11.8%、6% 和 2%。对 DNA 修复基因突变频率的新认识，对于家族遗传咨询以及更好评估个体继发性癌症风险具有重要意义。转移性去势抵抗性前列腺癌（CRPC）患者中，DNA 修复基因突变频率可能更高（高达 25%）。

3.3 直肠指诊（DRE）

前列腺癌多发生于前列腺外周带，DRE 对前列腺癌的早期诊断和分期具有重要参考价值。前列腺癌的典型表现是可触及前列腺坚硬结节，边界欠清，无压痛。若未触及前列腺结节也不能排除前列腺癌，需要结合 PSA 及影像学检查等综合考虑。DRE 挤压前列腺可导致 PSA 入血，影响血清 PSA 值的准确度，因此 DRE 应在患者 PSA 抽血化验后进行。

3.4 前列腺磁共振检查（MRI/MRS）

MRI 检查是诊断前列腺癌及明确临床分期的最主要方法之一。主要依靠 T2 加权像和强化特征，前列腺癌的特征性表现是前列腺外周带 T2 加权像中有低信号病变，与正常高信号的外周带有明显差异；另外，肿瘤区域往往呈现早期强化的特点。前列腺 MRI 可显示前列腺癌外周包膜的完整性、是否侵犯前列腺周围脂肪组织、膀胱及精囊器官；MRI 可显示盆腔淋巴结受侵犯情况及骨转移的病灶，对前列腺癌的临床分期具有重要的作用。

3.5 PET-CT

C-11 胆碱 PET-CT 用于检测和区分前列腺癌和良性组织。这项技术在生化复发再分期患者中的灵敏度和特异度分别为 85% 和 88%。C-11 胆碱 PET-CT 有助于检测这些患者中的远处转移。

前列腺特异性膜抗原（PSMA）在前列腺癌细胞表面特异性高表达，使其在前列腺癌分子影像学及靶向治疗领域具有极为重要的研究价值，特别是核素标记 PSMA 小分子抑制剂已在前列腺癌的分子影像学诊断方面显示出较好的临床应用前景。

3.6 前列腺穿刺活检

前列腺穿刺指征包括：①直肠指诊发现前列腺可疑结节，任何 PSA 值；②经直肠前列腺超声或 MRI 发现可疑病灶，任何 PSA 值；③ PSA > 10ng/mL；④ PSA 4 ~ 10ng/mL，f/t PSA 可疑或 PSAD 值可疑。

前列腺穿刺活检术会引起前列腺局部 MRI 影像的改变，故如需通过 MRI 评估临床分期，在前列腺穿刺活检前进行。

前列腺体积为 30 ~ 40mL 的患者，需接受不少于 8 针的穿刺活检，推荐 10 ~ 12 针系统穿刺作为基线（初次）前列腺穿刺策略。穿刺针数的增加不显著增加并发症的发生率。饱和穿刺可作为一种穿刺策略。当第 1 次前列腺穿刺结果为阴性，但 DRE、复查 PSA 或其他衍生物水平提示可疑前列腺癌时，可考虑再次行前列腺穿刺。

4. 治疗

4.1 观察等待与主动监测

观察等待是指前列腺癌病程监测，以期在症状出现、检查结果改变或 PSA 提示即将出现症状时能及时提供姑息治疗。因此，观察不同于主动监测。观察的目的是在前列腺癌不太可能导致死亡或显著发病时，通过避免非治愈性治疗保持患者的生活质量。观察的主要优势是避免不必要的治疗（如 ADT）可能引起的不良反应。一般适用于预期寿命小于 10 年的各期患者。

主动监测是指对疾病进程的主动动态监测，以期在发现肿瘤进展时能及时采取以根治为目的的干预措施，主要适用于预期寿命 10 年以上的低危前列腺癌患者，目的是在不影响总生存期的前提下，推迟可能的治愈性治疗，从而减少治疗可能引起的副作用。

4.2 根治性前列腺切除术

根治性前列腺切除术的目的是彻底清除肿瘤，同时保留控尿功能，尽可能地保留勃起功能。手术可以采用开放、腹腔镜以及机器人辅助腹腔镜等方式。机器人辅助腹腔镜根治性前列腺切除术可以缩短手术时间，减少术中失血，但在早期功能恢复以及肿瘤效果方面并无明显优势。术后病理切缘阳性的比例较低，对肿瘤的控制更好。

治疗方式的选择应基于多学科医师与患者的充分交流，包括泌尿外科、放疗科、肿瘤内科以及影像科，内容应包括各种治疗方式的获益以及可能的并发症。

根治术后的辅助化疗尚无明确结论，仍处于临床试验阶段。

4.3 外放射治疗（EBRT）

根治性 EBRT 与根治性前列腺切除术相似，是前列腺癌患者最重要的根治性治疗手段之一。主要有三维适形放射治疗（3D-CRT）和调强适形放疗（IMRT）、图形引导下放射治疗（IGRT）等技术，目前已成为放射治疗的主流技术。EBRT 具有疗效好、适应证广、并发症及不良反应小等优点。对于低危前列腺癌患者能达到与根治性手术治疗相似的疗效。根据放疗治疗目的不同，EBRT 分为三类：根治性放疗，是局限性和局部进展期前列腺癌患者的根治性治疗手段之一；术后辅助和术后挽救性放疗；转移性癌的姑息性放疗，用以减轻症状、改善生活质量。

4.4 近距离放射治疗

近距离放射治疗是一种治疗局限性前列腺癌的技术手段，通过三维治疗计划系统的准确定位，将放射性粒子植入前列腺内，提高前列腺的局部剂量，减少直肠和膀胱的放射剂量，其疗效肯定、创伤小，尤其适合于不能耐受根治性前列腺切除术的高龄前列腺癌患者。目前主要有两种前列腺近距离放疗方法：低剂量（LDR）近距离放疗和高剂量（HDR）近距离放疗。

LDR 近距离放疗是指在前列腺中放置永久性粒源植入物。这些低能量场源发射的小范围辐射允许将足够的放射剂量作用到前列腺内的病变，避免了膀胱和直肠的过度照射。

HDR 近距离放疗是指临时插入辐射源，是对高危前列腺癌患者在 EBRT 治疗中的一种增强剂量的新方法。联用 EBRT（40 ～ 50Gy）和 HDR 近距离放疗，可在高危局限性或局部晚期前列腺癌患者中提高放射剂量，同时最大限度地减少急性或晚期毒性。

4.5 局限性前列腺癌的其他治疗

对于局限性前列腺癌，比较成熟的方法还有前列腺冷冻消融（CSAP）和高能聚焦超声（HIFU）。

冷冻消融（CSAP）是通过局部冷冻来破坏肿瘤组织。冷冻治疗和根治性前列腺切除术对于单侧前列腺癌具有类似的肿瘤治疗结果。CSAP 潜在的适应患者包括局限性前列腺癌，PSA < 20ng/mL，Gleason 评分< 7 分，低危前列腺癌或者中危前列腺癌患者但身体状况不适合放疗或者手术治疗，前列腺体积< 40mL。

高能聚焦超声（HIFU）是利用超声波，通过机械作用和热作用损伤肿瘤组织，达到治疗作用。HIFU 多用于前列腺癌的初始治疗，以及放疗后复发患者的治疗。

4.6 雄激素剥夺治疗

雄激素剥夺治疗（ADT）作为晚期前列腺癌患者的主要全身性治疗，或者作为新辅

助 / 辅助治疗联合放疗，用于治疗局限性或局部晚期前列腺癌。

睾酮＜ 20ng/dL（0.7nmol/L）是比较合理的去势水平。睾酮水平越低，治疗效果越好。

ADT 可采用手术去势（双侧睾丸切除术）或药物去势，包括促黄体素释放素（LHRH，也被称为促性腺激素释放激素或 GnRH ）激动剂或拮抗剂，两者显现出同等效果。睾丸切除术可能比 LHRH 激动剂更安全。睾丸切除术后患者出现骨折、外周动脉疾病和心脏相关并发症风险较低，两种方法出现糖尿病、深静脉血栓形成、肺栓塞和认知障碍等风险类似。

前列腺癌中医诊疗

根据临床表现，将本病归于中医"癃闭""癥瘕""尿血""淋证"等范畴。《素问·气厥论》指出"胞热移于膀胱，则病溺血"。论及尿血则有"劳伤而生客热，血渗于胞故也，血得热而妄行，故因热流散渗于胞而尿血"。论及癃闭病因，明代医家张景岳云："有因火邪结聚小肠、膀胱者，此以水泉干涸而气门热闭不通也；有因热居肝肾者，则或以败精，或以槁血，阻塞水道而不通也；有因真阳下竭，元海无根，气虚不化而闭的；有因肝强气道，移碍于膀胱，气实而闭的。"

1. 病因病机

中医认为前列腺癌病位在肾、膀胱、精室。主要病机为肾气亏虚，痰瘀内阻，湿热下注。

（1）肾气亏虚：年老体弱或房劳过度，肾气亏虚，气化不利，痰浊水湿内停，与气血互结，阻于精室，形成癌瘤。

（2）痰瘀内阻：饮食不节，脾胃损伤，湿热痰浊内生，下注精室，与气血博结形成癌瘤。气血痰湿互结，阻于精室，结于膀胱，阻塞水道，则小便不利，或点滴难出。

（3）湿热下注：脾胃不和，湿热内蕴，结于精室。热伤血络，血溢脉外，出现尿血。

湿热蕴结、瘀血内阻属实，脾肾不足、阴虚火旺属虚。初起多实证，中晚期多虚证或虚实夹杂。

2. 治疗法则

根据病因病机及其虚实变化，可分别采用清利湿热、化瘀散结、滋阴清热、补肾健脾、通利水道等治疗方法。

3. 辨证论治

3.1 湿热蕴结证

证候：尿频、尿急、尿痛，排尿不畅，或小便点滴而出，或尿血，会阴腰骶疼痛拒按，小腹胀满，口苦口黏，渴而不欲多饮水。舌红苔黄腻，脉滑数。

治法：清利湿热，化瘀散结。

方药：八正散加减。车前子20g，瞿麦15g，萹蓄15g，滑石20g，山栀子10g，炙甘草6g，木通5g，生大黄6g，白花蛇舌草30g，半枝莲20g，薏苡仁20g，三七10g，藕节10g，生甘草6g。水煎服，分温2服。

分析加减：湿热下注膀胱，气化不利，则小便不畅；湿热阻滞，气血瘀阻，则腰腹胀痛拒按；舌红苔黄腻，脉滑数，均为湿热蕴结之象。尿痛较甚者，加败酱草、乳香、琥珀粉解毒活血通淋止痛；血尿明显者，可加白茅根、大蓟、小蓟凉血止血；小便难通者，加炮山甲、三棱、莪术祛瘀通闭。

3.2 瘀血内阻证

证候：小便滴沥不爽，或尿细如线，点滴而下，尿血色紫暗有血块，腰骶会阴部疼痛。舌质紫暗或有瘀斑，苔薄，脉弦细涩。

治法：化瘀散结，通利水道。

方药：膈下逐瘀汤加减。五灵脂10g，当归10g，川芎10g，桃仁10g，丹皮10g，赤芍15g，乌药10g，延胡索10g，生甘草5g，香附15g，红花10g，枳壳10g，白花蛇舌草30g，半枝莲20g，薏苡仁30g。水煎服，分温2服。

分析加减：湿热内蕴，阻滞气血，导致气滞血瘀，湿热瘀血阻于膀胱，水道不畅，则小便滴沥，尿细，甚则不通。气滞血瘀，不通则痛，故小腹腰骶会阴部疼痛；舌质紫暗，脉弦细，均为瘀血内阻之象。若尿频、尿痛明显者，加萹蓄、车前子清热通淋；口苦烦急加龙胆草、柴胡、炒栀子清肝泻火；尿血色暗加三七、蒲黄炭散瘀止血。

3.3 阴虚内热证

证候：排尿不畅，小便短赤，午后低热，小腹胀痛，腰膝酸软，小便滴沥不畅或点滴不通。舌红苔薄黄，脉细数。

治法：养阴清热，化瘀散结。

方药：知柏地黄汤加减。熟地黄20g，山茱萸15g，山药15g，泽泻12g，茯苓15g，丹皮15g，知母10g，黄柏10g，白花蛇舌草20g，半枝莲20g，薏苡仁20g，鳖甲15g，元参20g，炙甘草6g，莪术6g。水煎服，分温2服。

分析加减：肝肾阴虚，相火亢盛，火扰膀胱，则气化不利，故排尿困难，小便短赤，甚则点滴不通；下焦气化不利，则小腹胀痛；肾虚则腰膝酸软。方中白花蛇舌草、半枝莲、薏苡仁抗癌解毒；知柏地黄汤养阴降火。疼痛明显加乳香、没药祛瘀止痛；低热加地骨皮、白薇、青蒿、生地以滋阴退热；尿血明显加生地、生栀子、白茅根、三七滋阴凉血止血。

3.4 肾气亏虚证

证候：小便不畅或点滴不通，小腹胀痛，腰膝酸软，疲乏无力，畏寒肢冷，食欲不佳。舌淡苔白，脉沉细。

治法：补益肾气，化瘀散结。

方剂：肾气丸加减。熟地 20g，山药 15g，山茱萸 15g，泽泻 12g，茯苓 15g，牡丹皮 10g，桂枝 10g，附子 10g，仙茅 9g，仙灵脾 15g，半枝莲 20g，白花蛇舌草 20g，莪术 9g，薏苡仁 20g，炙甘草 6g。水煎服，分温 2 服。

分析加减：肾虚阳气不足则腰酸、畏寒肢冷；肾虚，膀胱气化不利，故小便不畅或点滴不通。舌淡少苔，脉沉细，均为肾气亏虚之象。若伴脾虚不运，证见纳呆食少、腹胀，加鸡内金、焦山楂、炒白术健脾消食；若乏力、气短、便溏，加生黄芪、党参、山药益气健脾；尿血多，加生黄芪、三七益气摄血。

4. 外治法

4.1 中药敷脐

大葱白矾散：葱白 10cm，白矾 15g。此 2 味捣烂如膏状，贴敷肚脐上，每日 1 次，贴至尿通为止。适用于前列腺癌小便不通畅。

蚯蚓田螺散：白颈蚯蚓 5 条，田螺 5 个，荜澄茄 15g，此 3 味捣烂，拌米饭为丸，敷脐上。本方温肾散寒，利水行气，对前列腺癌癃闭少腹痛有效。

4.2 中药灌肠

消瘀散结灌肠剂：山慈菇 15g，夏枯草 20g，莪术 15g，虎杖 20g，吴茱萸 10g。应用方法：水煎浓缩 100mL 保留灌肠，每日 2 次，60 天为 1 疗程。

5. 针灸

方法：证属肾虚取三肾俞、阴谷、气海、委阳，用平补平泻手法。证属湿热取三阴交、阴陵泉、膀胱俞、中级，用泻法。

可与中药配合应用治疗前列腺癌。

（靳彦文　张　鹏）

第 24 节　膀胱癌

膀胱癌是起源于膀胱尿路上皮的恶性肿瘤，是泌尿系统最常见的恶性肿瘤之一。膀胱癌发病存在地区性、种族性及性别的差异，可见于各年龄段，高发年龄为 50 ～ 70 岁，且随着年龄增加，发病率也逐渐增加。2016 年我国新发膀胱癌 8.05 万例，其中男性 6.21 万例（男性恶性肿瘤第 6 位）、女性 1.84 万例；死亡 3.29 万例，其中男性 2.51 万例（男性恶性肿瘤第 11 位）、女性 0.78 万例。

1. 膀胱癌的危险因素

膀胱癌的发生发展是复杂、多因素、多步骤的病理过程，其具体发病机制尚未完全阐明，研究证实内在的遗传因素与外在环境因素均有重要作用。

膀胱癌的发生发展与遗传及基因异常有关，有家族史者发生膀胱癌的危险性明显增加。

膀胱癌发生发展的外在危险因素包括吸烟和长期接触工业化学产品。吸烟是膀胱癌最为确定和最主要的致病危险因素，这与烟中含有的芳香胺类化合物 4- 氨基联苯有关系。约 50% 的膀胱癌患者有吸烟史，吸烟可使膀胱癌的患病风险增加 2 ～ 5 倍，并与吸烟强度和时间成正比。戒烟后膀胱癌的患病风险会逐渐下降。在职业环境中长期接触工业化学产品芳香胺类化合物也是重要的致病危险因素，如多环芳烃和氯代烃、β – 萘胺、4- 氨基联苯等。

膀胱内长期慢性炎症刺激及长期异物刺激（留置导尿管、结石）与发生膀胱癌关系密切，主要病理类型为鳞状细胞癌和腺癌，确诊时多为晚期，预后差。此外，既往接受过环磷酰胺化疗、盆腔放疗、滥用非那西汀等均可增加患膀胱癌的风险。

2. 诊断

依据患者病史、症状及体征，结合实验室检查、影像学检查、尿细胞学及尿肿瘤标记物检查、膀胱镜检查做出临床诊断。膀胱镜是最重要的检查，通过膀胱镜下活检进行病理检查是诊断膀胱癌的金标准。上尿路的影像学检查有助于了解是否合并肾盂和（或）输尿管肿瘤。

2.1 临床症状及体征

血尿是膀胱癌患者最常见的临床表现，80%～90% 的患者以间歇性、无痛性全程肉眼血尿为首发症状。尿色可呈淡红色或深褐色不等，多为洗肉水色，可形成血凝块。初始血尿常提示膀胱颈部病变；终末血尿则提示病变位于膀胱三角区、膀胱颈部或后尿道。少数患者仅表现为镜下血尿。血尿的严重程度、持续时间长短及出血量与肿瘤恶性程度、分期、大小、数目、形态并不一致。另一常见的症状是膀胱刺激征，即尿频、尿急、尿痛，这类情况常见于肌层浸润性膀胱癌或者原位癌。其他症状包括肿瘤阻塞输尿管所致的腰部不适、下肢水肿等。晚期患者在就诊时还可出现体重减轻、肾功能不全、腹痛或者骨痛等晚期表现。

部分膀胱癌患者是在体检或因其他疾病进行例行检查时，才偶然发现肿瘤。

膀胱癌患者一般无临床体征，因此查体对早期患者（如 Ta、T1 期等）的诊断价值有限。触及盆腔包块是局部晚期肿瘤的表现。

2.2 影像学检查

影像学检查包括超声检查、CT 及 CTU（CT 尿路造影）、MRI 及 MRU（磁共振泌尿系水成像）、IVU（静脉尿路造影）、胸部 X 线摄片 / 胸部 CT 等。主要目的是为了了解膀胱病变程度，以及胸腹盆腔脏器、腹膜后和盆腔淋巴结、上尿路情况，有利于判断膀胱癌临床分期。

2.2.1 超声检查

超声检查是诊断膀胱癌最常用、最基本的检查项目，可通过经腹、经直肠 / 阴道、经尿道三种途径进行。经腹超声检查诊断膀胱癌的敏感度为 63%～98%，特异度为99%。同时还可以检查肾脏、输尿管和腹部其他脏器等。

2.2.2 CT 及 CTU 检查

CT 检查（平扫 + 增强扫描）能诊断和评估膀胱肿瘤浸润范围。若膀胱镜检查显示肿瘤为宽基底无蒂、恶性度高、有肌层浸润的可能时，建议 CT 检查以了解肿瘤的浸润范围。CT 检查可以发现较小肿瘤（1～5mm），判断淋巴结及邻近器官的是否受侵犯及转移。但对原位癌及输尿管显示欠佳；难以准确区分非肌层浸润膀胱癌（Ta、T1）和 T2 期膀胱癌，难以鉴别肿大淋巴结是转移还是炎症。

CT 检查可表现为膀胱壁局部增厚或有肿块向腔内突出。肿块形态多种多样，常表现为乳头状、菜花状和不规则形；外缘一般较光滑，肿瘤向壁外侵犯时可显示为膀胱壁外缘毛糙；较大肿块内缘常见砂粒状钙化影，大而表浅的肿瘤可出现膀胱轮廓变形；平扫肿块 CT 值 30～40HU，增强后呈不均匀明显强化；肿瘤向壁外生长时，表现为膀胱轮廓不清楚，膀胱周围脂肪层消失，并可累及邻近的组织器官，可显示盆腔或腹膜后肿大淋巴结。

膀胱多发性肿瘤、高危肿瘤及膀胱三角区肿瘤患者建议行CT或CTU（CT泌尿道成像）检查，CTU能提供更多的泌尿系统信息（包括上尿路、周围淋巴结和邻近器官的状态），可替代传统IVU检查。

2.2.3 MRI 及 MRU 检查

MRI检查具有良好的软组织分辨率，能够诊断并进行肿瘤分期。膀胱癌T1WI表现为尿液呈极低信号，膀胱壁为低至中度信号，而膀胱周围脂肪为高信号。膀胱癌T2WI表现为尿液呈高信号，正常逼尿肌呈低信号，而大多数膀胱肿瘤为中等信号。低信号的逼尿肌出现中断现象提示肌层浸润。

动态增强MRI能显示是否有肌层浸润，准确度高于CT或非增强MRI；对小于T3a的肿瘤准确率优于CT检查，对淋巴结的显示与CT相仿。

MRU（磁共振水成像）检查在不使用对比剂的情况下，能显示整个泌尿道，显示上尿路梗阻部位及原因、是否有上尿路肿瘤等。特别适用于对比剂过敏或肾功能不全患者、IVU检查肾脏不显影及伴有肾盂输尿管积水患者。

2.2.4 IVU 检查

IVU（静脉尿路造影）检查的主要目的是显示是否伴有上尿路肿瘤。由于IVU检查诊断上尿路肿瘤的阳性率低，漏诊风险比较高，特别是小的上尿路肿瘤或尿路积水不显影时更容易漏诊。CTU、MRU检查可获得更清晰的图像，现已经逐步替代IVU检查。

2.2.5 胸部 X 线摄片 / 胸部 CT 检查

胸部正、侧位X线摄片是膀胱癌患者手术前的常规检查项目，了解有无肺部转移，是判定临床分期的主要依据之一，也是术后随访的常规检查项目。肺转移瘤在胸部X线片上可表现为单个、多发或大量弥漫分布的圆形结节性病灶。对肺部转移最敏感的检查方法是胸部CT，对肺部有结节或肌层浸润性膀胱癌拟行全膀胱切除的患者推荐行胸部CT以明确有无转移。

2.2.6 全身骨显像

主要用于检查有无骨转移病灶以明确肿瘤分期，不是常规检查项目。膀胱癌患者出现骨痛或血清碱性磷酸酶升高，怀疑有骨转移可能时推荐进行检查；拟行根治性膀胱切除的患者若怀疑有骨转移风险时建议进行检查。

2.2.7 PET-CT 检查

由于示踪剂氟脱氧葡萄糖（FDG）经肾脏排泌到膀胱，影响膀胱内较小肿瘤及膀胱周围区域淋巴结的显影，且费用较高，不是常规检查项目。PET-CT 诊断淋巴结转移的准确率优于 CT 和 MRI，可应用于肌层浸润性膀胱癌患者的术前分期、了解晚期膀胱癌患者的转移情况及疗效评价。因显像机制不同，PET-CT 尚不能取代 MRI 和骨扫描在骨转移瘤诊断方面的作用。

2.3 尿细胞学及肿瘤标记物检查

2.3.1 尿脱落细胞学检查

针对尿液或膀胱冲洗标本的尿细胞学检查是膀胱癌诊断和术后随诊的主要方法之一。尿液中检测出癌细胞是肾盂癌、输尿管癌和膀胱癌的定性诊断之一。尿中发现可疑癌细胞患者，需多次检查核实，避免假阳性结果。

2.3.2 尿液膀胱肿瘤标志物检查

由于尿液细胞学的敏感度低，目前研究出多种尿液膀胱肿瘤标志物检查技术，包括核基质蛋白 22（NMP22）、膀胱肿瘤抗原（BTA）、免疫 - 细胞检查（ImmunoCyt）、纤维蛋白原降解产物（FB/FDP）和荧光原位杂交（FISH），但是尚未在临床上广泛应用。迄今为止，对于膀胱癌患者，没有任何一种尿肿瘤标志物能够取代膀胱镜检查和尿细胞学检查。

2.4 膀胱镜检查及活检

膀胱镜检查和活检是诊断膀胱癌最可靠的方法，也是术后复发监测的主要手段之一。膀胱镜检查包括普通硬性膀胱镜及软性膀胱镜检查，鼓励常规行无痛膀胱镜检查。若有条件，建议使用软性膀胱镜检查，与硬性膀胱镜相比，该方法具有损伤小、视野无盲区、相对舒适等优点。

膀胱镜检查有可能引起泌尿男生殖系统感染、尿道及膀胱出血、尿道损伤和尿道狭窄等并发症。

3. 组织病理学及分期

3.1 组织学类型

目前，膀胱肿瘤组织学分类推荐采用 2016 年《WHO 泌尿系统及男性生殖器官肿瘤分类》分类标准（第 4 版）。膀胱尿路上皮癌最为常见，占膀胱癌的 90% 以上，膀胱鳞状细胞癌占 3% ～ 7%；膀胱腺癌比例 < 2%。

乳头状尿路上皮癌伴内翻结构，顾名思义具有内翻结构，癌细胞和肿瘤结构特点类似于低级别或高级别尿路上皮癌。缺少间质反应，不浸润固有肌层。

恶性潜能未定的尿路上皮增生，是指上皮明显增厚（一般≥10层），细胞密度增加，但是没有或仅有轻度细胞异型性，没有真乳头结构。2/3的患者之前发生，或同时存在，或后续进展为尿路上皮肿瘤。5年有将近40%患者进展为尿路上皮肿瘤。

尿路上皮异型增生是指细胞和结构具有肿瘤前特点，但是又达不到诊断尿路上皮原位癌的标准。实际应用中，不同病理医师之间的一致性较低，CK20、Ki-67增值指数（一般>50%）和P53蛋白表达有助于该类型的诊断。尿路上皮异型增生和浸润性尿路上皮癌发生相关，进展的发生率为15%～19%。

3.2 组织学分级、免疫组化及分子分型

膀胱癌的分级与复发和侵袭行为密切相关。膀胱肿瘤的恶性程度以分级（Grade）表示。目前普遍采用WHO分级法（WHO 1973，WHO 2004）。1973年WHO分级标准根据癌细胞的分化程度将膀胱癌分为高分化、中分化和低分化3级，分别用Grade 1、2、3或Grade Ⅰ、Ⅱ、Ⅲ表示。

WHO 2004年分级标准将尿路上皮肿瘤分为乳头状瘤、低度恶性潜能乳头状尿路上皮肿瘤（PUNLMP）、低级别乳头状尿路上皮癌和高级别乳头状尿路上皮癌。

免疫组化检测应用和分子分型：Uroplakin Ⅲ最特异，但是敏感度较低（19%～60%）。而Uroplakin Ⅱ和Uroplakin Ⅲ一样特异，敏感度更高（63%～77%）。GATA3 67%～90%的尿路上皮癌表达。100%的病例表达CK7，而67%的病例表达CK20，50%～62%的病例共同表达CK7和CK20。14%的高级别尿路上皮癌不表达CK7和CK20。而高级别尿路上皮癌表达CK34βE12。P63是另一个高表达的蛋白（81%～92%）。还有S-100P也是尿路上皮癌一个有用的标志物。

尿路上皮癌分子分型根据CK5/6、CD44、CK20和P53表达情况分为基底样型（Basal）、管腔样型（Luminal）和野生型P53样型，与预后相关，基底样型预后最差，野生型P53样型预后最好。

3.3 分期

采用最广泛的是美国癌症分期联合委员会（American Joint Committee on Cancer Staging，AJCC）制订的TNM分期系统，2017年第8版。根据肿瘤是否浸润膀胱肌层分为非肌层浸润性膀胱癌（NMIBC）和肌层浸润性膀胱癌（MIBC）。

4. 治疗

4.1 治疗原则

非肌层浸润性膀胱尿路上皮癌（NMIBC）的标准治疗手段首选经尿道膀胱肿瘤电切

术（TURBt），术后根据复发危险决定膀胱内灌注治疗方案。

肌层浸润性膀胱尿路上皮癌（MIBC）、鳞状细胞癌、腺癌、脐尿管癌等采用以外科手术为主的综合治疗，手术主要为根治性膀胱切除术；部分患者可选择行膀胱部分切除术；T2 ~ T4aN0M0 期膀胱尿路上皮癌可选择术前新辅助化疗，术后根据病理结果的高危因素决定是否辅以术后全身化疗和（或）放疗。转移性膀胱癌以全身化疗为主，可用姑息性手术、放疗缓解症状。

4.2. 非肌层浸润性膀胱癌（NMIBC）的治疗（Ta，T1 和 Tis）

4.2.1 非肌层浸润性膀胱癌的危险度分级

非肌层浸润性膀胱癌是指局限于膀胱黏膜层（Tis、Ta）及固有层（T1），且肌层未见浸润的膀胱乳头状恶性肿瘤，既往称为表浅性膀胱癌，约75%的患者初诊时为非肌层浸润性膀胱癌，其中 Ta 占 70%、T1 占 20%、Tis 占 10%。Ta 和 T1 分期虽然都属于非肌层浸润性膀胱癌，但两者的生物学特性有显著不同，固有层内血管及淋巴管丰富，因此 T1 期容易发生扩散。

影响 NMIBC 复发和进展的危险因素包括：肿瘤的数量、大小、分期、分级、复发频率、是否存在原位癌。

4.2.2 手术治疗

4.2.2.1 经尿道膀胱肿瘤切除术（TURBt）及其并发症

（1）TURBt 既是非肌层浸润性膀胱癌的标准治疗方式，也是重要诊断方法，因其具有创伤小、出血少、术后恢复快的优点，是非肌层浸润性膀胱癌的首选治疗方式。目的在于切除肉眼可见的全部肿瘤，以及对切除的肿瘤组织进行病理分级、分期。

肿瘤完全切除的方式包括分块切除（包括肿瘤、膀胱壁基底及切除区域边缘）或整块切除（用单极或双极电切、铥激光或钬激光整块切除肿瘤是可行的，96% ~ 100% 的患者切除标本中有逼尿肌）。

（2）TURBt 术后早期最常见的并发症是少量血尿和膀胱刺激症状，通常能自行缓解。晚期主要并发症包括膀胱穿孔、持续性出血和尿道狭窄。

4.2.2.2 非肌层浸润性膀胱癌二次电切

NMIBC 电切术后，肿瘤残余是肿瘤术后复发是重要原因之一。二次电切能发现膀胱肿瘤残留病灶，获得更准确的病理分期，增加无复发生存率，改善患者预后，提高治疗效果。

二次电切适应证：①首次 TURBt 不充分；②首次电切标本中没有肌层组织，TaG1（低级别）肿瘤和单纯原位癌除外；③T1 期肿瘤；④G3（高级别）肿瘤，单纯原位癌除外。

二次电切时机：首次 TURBt 术后间隔时间过长会影响后期灌注化疗，若间隔时间过短因膀胱黏膜炎性水肿等，与残存的肿瘤病变区分困难而影响术中判断。目前推荐首次术后 2～6 周行二次电切，即原肿瘤部位需要再次进行切除。

4.2.2.3 经尿道膀胱肿瘤激光手术

应用于临床的激光包括 2μm 连续激光、钬激光、绿激光及铥激光等。术前需行肿瘤活检以明确病理诊断。激光手术可以凝固、汽化切割组织，术中出血和发生闭孔神经反射的概率低。适合于非肌层浸润性膀胱尿路上皮癌的治疗。经尿道膀胱肿瘤激光手术的疗效与 TURBt 相似。

4.2.2.4 光动力学治疗

光动力学治疗（PDT）是利用膀胱镜将激光与光敏剂相结合的治疗方法。肿瘤细胞摄取光敏剂后，在激光作用下产生单态氧，使肿瘤细胞变性坏死。膀胱原位癌、反复复发、不能耐受手术、BCG 灌注治疗失败患者均可尝试选择光动力学治疗。

常用膀胱内灌注的光敏剂包括 5- 氨基乙酰丙酸（5-HAL）、氨基酮戊酸己酯（HAL）。其确切疗效尚有待多中心大样本的临床研究证实。

4.2.2.5 膀胱部分切除术

由于绝大部分 NMIBC 患者均可通过 TURBt 切除，因此，除少数有足够切缘的单发孤立性肿瘤、膀胱憩室内肿瘤且随机活检未发现原位癌的患者，均可选择膀胱部分切除术。

4.2.2.6 根治性膀胱切除术

若 NMIBC 患者存在以下高危情况：多发及反复复发高级别肿瘤、高级别 T1 期肿瘤；高级别肿瘤合伴有原位癌、淋巴血管浸润、微乳头肿瘤或 BCG 灌注失败的患者，推荐行根治性膀胱切除术。对不接受膀胱切除的患者可选择同步放化疗或 TURBt+BCG 膀胱灌注，需将不同治疗方案的优缺点告知患者，与患者沟通讨论后决定。

4.2.3 TURBt 术后膀胱灌注治疗

4.2.3.1 膀胱灌注化疗

非肌层浸润性膀胱癌患者 TURBt 术后复发率高，5 年内复发率为 24%～84%。复发与原发肿瘤切除不完全、肿瘤细胞种植或新发肿瘤有关；部分患者会进展为肌层浸润性膀胱癌，因此，推荐所有 NMIBC 患者进行术后辅助性膀胱灌注治疗，包括膀胱灌注化疗和膀胱灌注免疫治疗。

TURBt 术后即刻膀胱灌注化疗能够杀灭术中播散的肿瘤细胞和创面残留的肿瘤细

胞，能显著降低 NMIBC 患者的复发率。

膀胱灌注化疗的主要不良反应是化学性膀胱炎，这与灌注剂量和频率相关，表现为尿频、尿急、尿痛，严重者可伴有肉眼血尿或尿中有脱落的膀胱黏膜排出。轻者在灌注间歇期可自行缓解，多饮水即可。若出现严重的膀胱刺激症状时，应延迟或停止灌注治疗，多数不良反应在停止灌注后可以自行改善。

4.2.3.2 卡介苗膀胱灌注治疗

卡介苗（BCG）是高危非肌层浸润性膀胱癌 TURBt 后首选的辅助治疗药物。BCG 的确切作用机制尚不清楚，目前研究认为是通过膀胱内灌注免疫制剂，诱导机体局部免疫反应，细胞介导的细胞毒效应可能起重要作用，以预防膀胱肿瘤复发、控制肿瘤进展，但对患者总生存及肿瘤特异性生存没有明确疗效。

BCG 膀胱腔内灌注的主要不良反应包括膀胱刺激症状、血尿和全身流感样症状，少见的严重不良反应包括结核败血症、肉芽肿性前列腺炎、附睾睾丸炎、关节痛和（或）关节炎、过敏反应等。

4.2.4 膀胱原位癌的治疗

膀胱原位癌（Tis）虽属于非肌层浸润性膀胱癌，但通常分化差，属于高度恶性肿瘤，发生肌层浸润的风险高于 Ta、T1 期膀胱癌。Tis 常与 Ta、T1 期膀胱癌或肌层浸润性膀胱癌同时存在，是预后欠佳的危险因素之一。

单纯 TURBt 无法治愈 Tis，与膀胱灌注化疗相比，BCG 灌注治疗 Tis 完全缓解率增加，可降低肿瘤进展的风险。

Tis 的标准治疗方案是 TURBt 术，术后辅助 BCG 膀胱灌注治疗。

BCG 治疗期间，每 3～4 个月定期进行膀胱镜及尿脱落细胞学检查，若治疗 9 个月时未达到完全缓解，或发生肿瘤复发、进展，推荐行根治性膀胱切除术。当 Tis 合并有肌层浸润性膀胱癌时，亦推荐行根治性膀胱切除术。

4.2.5 TURBt 后复发肿瘤的治疗

TURBt 术后膀胱灌注化疗后出现复发的患者，建议再次 TURBt 治疗。对反复复发和多发者，建议行 BCG 灌注治疗或根治性膀胱切除。对于随访时出现 MIBC；BCG 灌注 3 个月后出现高级别 NMIBC；3～6 个月时发现 Tis；BCG 治疗中或治疗后出现高级别 NMIBC 的患者，考虑是卡介苗难治性膀胱癌，此类患者推荐行根治性膀胱切除。

4.2.6 尿细胞学阳性，膀胱镜及影像学检查阴性患者的治疗

TURBt 术后复查时发现尿细胞学阳性，但膀胱镜检查及影像学检查阴性患者，建议

行膀胱镜下随机活检、上尿路细胞学检查及影像学检查明确是否有肿瘤，必要时行输尿管镜检查。若随机活检病理为肿瘤，推荐 BCG 膀胱灌注治疗，若完全反应需维持灌注；若无效或部分缓解，可选择全膀胱切除、更换灌注药物或临床试验药物等。若上尿路肿瘤细胞阳性同时输尿管镜及影像检查阳性需按照上尿路肿瘤治疗。若随机活检及上尿路检查均阴性，建议定期复查。

4.3 肌层浸润性膀胱癌（MIBC）的治疗

肌层浸润性膀胱癌患者建议行血碱性磷酸酶检查；肝肾功能检查；全身骨扫描（特别是碱性磷酸酶升高或骨痛症状患者）；CT 、MRI 检查、必要时行 PET-CT 检查以明确临床分期及是否有转移。其中胸部、腹部和盆腔 CT/CTU 和（或）MRI/MRU 检查是 MIBC 的分期及了解上尿路情况最重要的检查手段之一。

MIBC 的治疗方式包括根治性膀胱切除术、膀胱部分切除术、新辅助 / 辅助化疗、保留膀胱综合治疗等。

4.3.1 根治性膀胱切除术

根治性膀胱切除术同时行盆腔淋巴结清扫术，是肌层浸润性膀胱癌的标准治疗方案，是提高患者生存率、避免局部复发和远处转移的有效治疗方法。术前新辅助化疗联合根治性膀胱切除，可进一步提高膀胱尿路上皮癌患者的生存率。

根治性膀胱切除术属于高风险的手术，围手术期并发症可达 28% ～ 64%，围手术期的死亡率为 2.5% ～ 2.7%，主要死亡原因有心血管并发症、败血症、肺栓塞、肝功能衰竭和大出血。

盆腔淋巴结转移是显著影响膀胱癌患者预后的重要因素。

4.3.2 膀胱部分切除术

膀胱部分切除术不是肌层浸润性膀胱癌患者首选的手术方式。

以下情况时患者可选择膀胱部分切除术：位于膀胱憩室内的肿瘤或某些特殊类型的膀胱癌（如脐尿管癌等）；位于膀胱顶部的单发肌层浸润性膀胱肿瘤（cT2）、远离膀胱颈部及三角区并有足够手术切缘的肿瘤（其他部位的膀胱壁无原位癌）的患者。

4.3.3 新辅助化疗

对于拟行根治性膀胱切除术的 cT2 ～ T4a 期，淋巴结未见转移患者，推荐新辅助化疗联合根治性膀胱切除术；pT3 ～ pT4 或淋巴结转移的患者建议术后辅助化疗。

接受顺铂为基础的新辅助化疗可以明显提高肿瘤完全反应率并延长患者的总体生存时间。

4.3.4 MIBC 术后辅助化疗

肌层浸润性膀胱癌患者膀胱切除术后进行辅助化疗能提高患者总生存期。支持对肌层浸润性膀胱癌特别是未进行术前新辅助化疗的高复发风险的患者进行术后辅助化疗。多采用以铂类为基础的联合化疗方案。

4.3.5 保留膀胱的综合治疗

对于身体条件不能耐受根治性膀胱切除术，或不愿接受根治性膀胱切除术的肌层浸润性膀胱癌患者，可以考虑行保留膀胱的综合治疗。保留膀胱的手术方式有两种：TURBt 和膀胱部分切除术。对于多数要求保留膀胱的 MIBC 患者，通过 TURBt 最大限度切除肿瘤后进行放化疗是此类患者的基本治疗方案。

4.3.6 尿流改道术

根治性膀胱切除时应同期行永久性尿流改道手术，对年老体弱不能耐受较大手术或因肿瘤引起肾功能严重受损的患者，应先行尿流改道手术，再择期行根治性膀胱切除手术。

尿流改道术尚无标准治疗方案。目前有多种方法可选，包括不可控尿流改道、可控尿流改道及肠代膀胱手术等。手术方式的选择需要根据患者的具体情况，如年龄、伴发疾病、预期寿命、盆腔手术及放疗史等，并结合患者的要求及术者经验认真选择。保护肾功能、提高患者生活质量是治疗的最终目标。

4.4 转移性膀胱尿路上皮癌的治疗

膀胱癌患者确诊时有 10% ～ 15% 已发生转移，根治性膀胱切除术的患者术后约 50% 出现复发或转移，其中局部复发占 10% ～ 30%，其余大部分为远处转移。

转移性膀胱尿路上皮癌的主要治疗方法包括全身化疗、化疗联合放疗或单纯放疗等。基于顺铂的联合化疗是转移性膀胱尿路上皮癌的最重要的标准治疗方案。尿路上皮癌细胞已被证明对于铂类、吉西他滨、阿霉素及紫杉醇等化疗药物敏感。

4.4.1 化疗

化疗是转移性膀胱尿路上皮癌患者最重要的治疗方法。

4.4.1.1 转移性膀胱癌的一线化疗方案

（1）能耐受顺铂的患者：吉西他滨联合顺铂；DD–MVAC 联合粒细胞集落刺激因子（G–CSF）。

（2）不能耐受顺铂的患者：卡铂联合吉西他滨；Atezolizumab（阿特珠单抗）及 Pembrolizumab（帕姆单抗）；吉西他滨联合紫杉醇。或异环磷酰胺、多柔比星、吉西他滨序贯化疗（肾功能及身体状态好）。

4.4.1.2 转移性膀胱癌的二线治疗

二线治疗中可选择的药物有：多西他赛、紫杉醇、吉西他滨、培美曲塞、异环磷酰胺、阿霉素等药物，根据患者耐受情况可选择单药或联合化疗。

还可选择应用唑来膦酸治疗骨转移瘤。

4.4.2 转移性膀胱尿路上皮癌的免疫治疗

PD-1/PD-L1 免疫治疗是应用针对程序性细胞死亡-1（PD-1）蛋白或其配体（PD-L1）的抗体，通过阻断 PD-1/PD-L1 信号通路，利用人体自身的免疫系统抵御癌症，使癌细胞死亡，改善患者总生存期（OS）。

目前美国 FDA 已经批准的用于免疫治疗药物包括：① PD-L1 抑制剂，如 Atezolizumab（阿特珠单抗）、Durvalumab、Avelumab；② PD-1 抑制剂，如 Pembrolizumab（派姆单抗）、Nivolumab（纳武单抗）。

4.5 不能根治的膀胱癌患者的治疗

4.5.1 姑息性膀胱切除

对于顽固性血尿的晚期膀胱癌患者，姑息性膀胱切除及尿流改道是有效的治疗方法。

对于局部晚期膀胱癌导致输尿管梗阻、尿毒症的患者，也可选择姑息性膀胱切除及输尿管造口或永久性肾造瘘术以解除梗阻。但手术风险较高，一般仅在没有其他选择的情况下采用。

4.5.2 膀胱癌的放疗

肌层浸润性膀胱癌患者如不愿意接受根治性膀胱切除术、全身状态不能耐受根治性膀胱切除手术，或肿瘤已无法根治性切除时，可选用放射治疗或化疗联合放疗。但对于肌层浸润性膀胱癌，单纯放疗患者的总生存期短于根治性膀胱切除术。

膀胱癌的放疗可分为根治性放疗、辅助性放疗和姑息性放疗。

4.5.3 对症治疗

不能根治的膀胱癌患者常存在疼痛、出血、排尿困难和上尿路梗阻等问题，对症支持治疗在此有着重要的意义。

（1）出血和疼痛：对于无法根治的膀胱癌患者出现血尿，首先要明确患者是否存在凝血功能障碍或是否有使用抗凝药物。对于肿瘤填满膀胱腔的患者，难以进行经尿道电凝或激光凝固止血，可予膀胱内灌注 1% 硝酸银或 1%～2% 的明矾以达到较好的止血效果，且无须麻醉。放疗也具有一定的止血、止痛作用。若上述各种方法均无法控制出血，膀胱切除 + 尿流改道是最后的选择。

（2）上尿路梗阻：输尿管内支架（首选）、肾造瘘可以有效解决上尿路梗阻，若输尿管支架管难以顺利置入，尿流改道（加或不加姑息性膀胱切除）也是解除上尿路梗阻的有效措施之一。

5. 膀胱癌患者的生活质量

健康相关生活质量（HRQL）研究目前已被广泛应用于肿瘤临床治疗方法的筛选、治疗效果的评价等方面。

膀胱癌患者生活质量评估包含身体、情绪、社会活动方面的内容以及相关的并发症（如排尿问题、尿瘘、皮肤问题、性功能问题等）。生活质量测定主要是通过量表评估。目前膀胱癌研究中应用较多的生活质量测定量表包括 FACT、EORTC QLQ-C30、FACT-BL 和 FACT-VCI。

泌尿外科医师需充分重视膀胱癌患者治疗后的健康相关生活质量。治疗前，医师应该与患者就治疗方法选择及其并发症进行充分讨论，以使患者治疗后获得最佳的生活质量。

膀胱癌中医诊疗

中医认为膀胱癌属于中医"癃闭""血淋""尿血"等范畴。对本病的认识可以追溯到 2000 多年的《黄帝内经》，如《素问·宣明五气篇》曰："膀胱不利为癃。"《素问·气厥论》曰："胞移热于膀胱，则癃溺血。"

1. 病因病机

本病病位在膀胱，与肺、脾、肾及三焦气化功能密切相关。膀胱位于少腹，其经脉络于肾，并且与肾相表里。肾虚则膀胱气化不利，同时肺失肃降，不能通调水道，脾虚失于升清，浊气不降，则小便不利，出现排尿困难。三焦为水液代谢通道，三焦失司，水湿停聚，复感风热毒邪，巡经下聚膀胱，水湿痰毒聚结，气血瘀阻，凝聚成块，结于膀胱，形成膀胱癌。下焦湿热瘀结或阴虚火旺，可灼伤血络，出现尿血。脾不统血，血不归经，渗于膀胱；或肾虚不固，血随尿出，均可出现血尿。热盛时可出现尿频、尿急、尿痛等膀胱刺激征。初起为实证，中后期多为虚证或虚实夹杂。初起多见气滞血瘀、湿热下注、肺热壅盛等实证。后期多可见脾肾两虚、阴虚内热等虚证。

2. 治疗原则

以扶正祛邪为总治则。实证多用理气活血、清利湿热、清肺泄热等治法；虚证则多用健脾益肾、滋阴清热，同时配合软坚散结、消肿利水等治法。

3. 辨证论治

3.1 脾肾两虚证

证候：小腹胀、伴肿块疼痛，血尿，血色淡红，纳差食少，消瘦乏力，面色白，腰膝酸软。舌质淡苔薄白，脉沉细无力或弱。

治法：健脾益肾，软坚散结。

方药：四君子汤合左归饮加减。石韦 20g，瞿麦 15g，淡竹叶 15g，生地 30g，山萸肉 15g，王不留行 12g，党参 20g，熟地 20g，生黄芪 20g，补骨脂 15g，炒杜仲 15g，炒白术 12g，黄精 20g，枸杞子 20g，三七 10g，山药 20g，茯苓 20g，当归 10g，炙甘草 6g。水煎服，分温 2 服。

分析加减：若出现畏寒腰酸，双下肢浮肿，排尿不畅为阳气虚损，加桂枝、附子、车前子温肾助阳，化气利水消肿。若气短乏力，纳呆食少，大便溏稀，血尿明显，小腹坠胀，双下肢浮肿为脾虚气陷，应健脾益气，加大生黄芪用量，同时加升麻、柴胡、阿胶珠、仙鹤草、白茅根，以益气健脾，升阳止血。

3.2 肝郁气滞证

证候：烦急易怒，口苦，小便不通或通而不畅，血尿，小腹胀痛。舌红苔薄或薄黄，脉弦。

治法：疏肝理气，通利小便。

方药：沉香散加减。石韦 15g，瞿麦 15g，淡竹叶 15g，生苡仁 30g，猪苓 15g，王不留行 10g，沉香 10g，橘皮 10g，当归 10g，冬葵子 12g，滑石 25g，炙甘草 6g，龙胆草 10g，山栀 10g，三七 10g，白茅根 30g，香附 15g。水煎服分温 2 服。

分析加减：情志不遂，肝郁脾虚，水液代谢失常，故出现小便不通或通而不畅。方中沉香、橘皮、香附疏肝理气，配合王不留行、当归行下焦气血；石苇、瞿麦、竹叶、滑石通利水道；三七、山栀、白茅根凉血止血。若气郁化火，火热灼伤血络或出现尿频、尿急、尿痛等膀胱刺激症状，可加大山栀、白茅根用量，同时加车前子、生地加强凉血止血，利尿通淋功效；小腹胀痛明显加延胡索、木香、白芍以行气活血止痛。

3.3 湿热下注

证候：尿急、尿频、尿痛，血尿，血色鲜红，小腹胀满，腰背酸痛，下肢浮肿，口苦口黏，或口渴不欲饮水。舌苔黄腻，脉滑数或弦数。

治法：清热利湿，化瘀止痛。

方药：八正散加减。石韦 15g，瞿麦 15g，淡竹叶 15g，生苡仁 30g，猪苓 15g，王不留行 15g，小蓟 20g，白茅根 30g，丹皮 12g，乳香 6g，没药 6g，山栀 10g，赤芍 15g，元胡 15g，三七 10g，滑石 30g，车前子 30g，炙甘草 6g。水煎服，分温 2 服。

分析加减：湿热结于膀胱，气化不利，故小便不得出，并可出现膀胱刺激征。湿热灼伤血络可见血尿；水液停聚，可见下肢浮肿。方中以八正散为主方清利下焦湿热，加三七、白茅根凉血止血，乳香、没药、王不留行化瘀行气止痛散结。若血尿明显加大三七、白茅根用量，同时加藕节、阿胶珠增强止血力量；口苦烦急加龙胆草、柴胡清肝泻火。

3.4 肺热壅盛证

证候：小便不通或通而不畅，血尿，发热，咳嗽，咽干痛，呼吸急促，烦渴欲饮。苔薄黄，脉数。

治法：清肺泄热，通利水道。

方药：自拟清肺利水汤加减。石韦 15g，瞿麦 15g，淡竹叶 12g，生地 30g，猪苓 15g，王不留行 15g，黄芩 10g，桑白皮 20g，麦冬 15g，车前子 20g，茯苓 20g，木通 6g，山栀子 10g，三七 10g，白茅根 20g，金银花 20g，桔梗 10g，葶苈子 10g，炙甘草 6g。水煎服，分温 2 服。

分析加减：热邪在上焦肺经，肺失于肃降，影响通调水道功能，故可出现排尿困难。热伤血络，可见血尿。若便干腹胀加生大黄、枳实、陈皮；小腹疼痛明显加川楝子、延胡索、乌药、白芍行气化瘀止痛；痰多咳嗽加炙麻黄、杏仁、法半夏、瓜蒌、生石膏宣肺清热，化痰止咳。

3.5 瘀血内阻证

证候：面色晦暗，腰痛，小腹坠胀疼痛，排尿困难，血尿，尿里有血块。舌质紫暗有瘀斑，苔薄黄，脉弦涩。

治法：活血化瘀，理气散结。

方药：桃红四物汤加减。石韦 15g，瞿麦 15g，淡竹叶 15g，生地 30g，猪苓 15g，王不留行 10g，丹参 30g，桃仁 10g，红花 10g，川芎 10g，元胡 10g，香附 15g，枳壳 10g，赤芍 15g，阿胶珠 15g，三七 10g，当归 12g，炙甘草 6g。水煎服，分温 2 服。

分析加减：癌瘤阻结膀胱，瘀血内阻，血行脉外，不通则痛，故出现疼痛、血尿；膀胱气化失司，则排尿困难。若伴有气短乏力加生黄芪、太子参；血尿明显，加大三七用量，同时加白茅根、仙鹤草、茜草化瘀止血；小腹胀满明显加乌药、沉香行气消胀。

3.6 阴虚内热证

证候：口干咽燥，五心烦热，小便短赤，伴血尿，大便干，小腹疼痛，低热消瘦。舌质红苔薄，脉细数。

治法：滋阴清热。

方药：知柏地黄汤加减。石韦 15g，瞿麦 15g，淡竹叶 10g，生地 30g，猪苓 15g，王不留行 10g，丹参 30g，知母 10g，黄柏 10g，山药 20g，泽泻 15g，丹皮 20g，云苓 15g，熟地 30g，赤芍 15g，泽兰 12g，麦冬 30g，元参 20g，三七 10g，白茅根 30g，生甘草 6g。水煎服，分温 2 服。

分析加减：阴虚火旺可见五心烦热，口干咽燥；虚火灼伤血络可见血尿；虚热下注，膀胱出现小便短赤疼痛。血尿明显加阿胶珠、生地榆凉血止血；低热持续，加白薇、地骨皮、蝉衣、青蒿。

4. 外治法

桃红乳没散：桃仁 30g，红花 30g，生乳香 30g，生没药 30g，血竭 20g，阿魏 10g，冰片 6g。研细末，用酒、醋各半调成糊状，敷于痛处，每 24 小时换药 1 次，1 周为 1 疗程。适用于膀胱癌疼痛患者。

（曹润武　张　鹏）

第 25 节　淋巴瘤

淋巴瘤是我国最常见的恶性肿瘤之一。2014 年我国淋巴瘤的确诊发病率为 5.94/10 万。淋巴瘤病理类型复杂，治疗原则各有不同。

1. 诊断

结合患者的临床表现、体格检查、实验室检查、影像学检查和病理学等进行诊断。

1.1 临床表现

淋巴瘤的症状包括全身和局部症状。全身症状包括不明原因的发热、盗汗、体重下降、皮肤瘙痒和乏力等。局部症状取决于病变不同的原发和受侵部位，淋巴瘤可以原发于身体的任何器官和组织，通常分为原发于淋巴结和淋巴结外两大类。最常见表现为无痛性的进行性淋巴结肿大。

1.2 体格检查

应特别注意不同区域的淋巴结是否增大、肝脾的大小、伴随体征和一般状态等。

1.3 实验室检查

实验室检查包括血常规、肝肾功能、乳酸脱氢酶（LDH）、β2微球蛋白、红细胞沉降率、乙型肝炎和丙型肝炎病毒检测以及骨髓穿刺细胞学和活检等，还应包括人类免疫缺陷病毒（HIV）筛查在内的相关感染性筛查。对原发胃的黏膜相关边缘带B细胞淋巴瘤，应常规进行幽门螺杆菌（Hp）染色检查；对NK/T细胞淋巴瘤患者，应进行外周血EB病毒DNA滴度检测。对于存在中枢神经系统受累风险的患者应进行腰穿，予以脑脊液生化、常规和细胞学等检查。

1.4 影像学检查

（1）CT检查：目前仍作为淋巴瘤分期、再分期、疗效评价和随诊的最常用影像学检查方法，对于无碘对比剂禁忌证的患者，应尽可能采用增强CT扫描。

（2）MRI检查：对于中枢神经系统、骨髓和肌肉部位的病变应首选MRI检查；对于肝、脾、肾脏、子宫等实质器官病变可以选择或者首选MRI检查，尤其对于不宜行增强CT扫描者，或者作为CT发现可疑病变后的进一步检查。

（3）PET-CT检查：目前是除惰性淋巴瘤外，淋巴瘤分期与再分期、疗效评价和预后预测的最佳检查方法。

（4）超声：可用于浅表淋巴结和浅表器官（如睾丸、甲状腺、乳腺等）病变的诊断和随诊，但一般不用于淋巴瘤的分期诊断。

（5）同位素骨扫描：淋巴瘤骨受侵患者的全身骨显像缺乏特征性改变，难以与骨转移瘤、多发性骨髓瘤、骨结核、骨纤维异常增殖症、甲状旁腺功能亢进、感染性疾病等鉴别，需要结合患者的病史、实验室检查和其他影像学检查。

常规骨扫描（99Tcm-MDP）对初治HL患者的临床评估价值有限，但骨扫描对原发骨淋巴瘤治疗后随访观察和预后评估作用优于CT。

1.5 其他针对性检查

（1）可疑胃肠道受侵的患者应行胃镜、肠镜检查。

（2）常规进行心电图检查；有心血管基础疾病、高龄或拟应用蒽环类药物者选择性进行超声心动图检查。

（3）拟用博来霉素，且有肺基础病变者应进行肺功能检查。

1.6 病理学检查

病理学检查是淋巴瘤诊断的主要手段。对于淋巴结病灶，应尽可能切除完整淋巴结。如果淋巴结病灶位于浅表，应尽量选择颈部、锁骨上和腋窝淋巴结。初次诊断时，应首选切除或切取病变组织；对于复发患者，如果无法获得切除或切取的病变组织标本，可通过空芯针穿刺获取的病变组织进行病理诊断。

淋巴瘤的病理诊断需综合应用形态学、免疫组织化学（IHC）、遗传学和分子生物学技术以及流式细胞术等，尚无一种方法可以单独定义为"金标准"。

（1）形态学：在淋巴瘤病理诊断中非常重要，不同类型的淋巴瘤具有特征性和诊断性的形态学特点。

（2）IHC：可用于鉴别淋巴瘤细胞的免疫表型，如 B 或 T/NK 细胞、肿瘤细胞的分化及成熟程度等。通过组合相关的 IHC 标记物，进行不同病理亚型的鉴别诊断。

（3）荧光原位杂交（FISH）检测技术：可以发现特定的染色体断裂、易位或扩增等，对特定染色体异常相关淋巴瘤的辅助诊断有指导意义。

（4）淋巴细胞抗原受体基因重排检测技术：淋巴细胞受体基因单克隆性重排是淋巴瘤细胞的主要特征，可用于协助鉴别淋巴细胞增殖的单克隆性与多克隆性，以及无法通过 IHC 诊断的淋巴瘤，是对形态学和 IHC 检查的重要补充。

（5）其他：包括原位杂交、二代测序（NGS）、流式细胞技术等，是常规病理学诊断方法的有益补充。

2. 分期

2014 版 Lugano 会议对 Ann-Arbor 分期系统进行了修订，适用于 HL 和原发淋巴结的 NHL，而对于某些原发淋巴结外的 NHL，如慢性淋巴细胞白血病、皮肤 T 细胞淋巴瘤、原发结外鼻型 NK/T 细胞淋巴瘤和原发胃、肠道、中枢神经系统淋巴瘤等，则难以适用，这些原发于特殊结外器官和部位的 NHL，通常有其专属的分期系统。

3. 放射治疗

放射治疗是淋巴瘤综合治疗的重要组成部分，实施中如何选择放疗线束、射野和剂量，由具体病例的治疗目的和诊疗条件决定。可采用光子、电子和质子等射线束以达到对靶区的合理涵盖及正常组织的最大保护。复杂放疗技术如调强适形放疗（IMRT）、屏气和呼吸门控、影像引导、甚至质子治疗，可在特定情况下，特别是在以治愈为目的预期生存期较长的患者中，显著提高临床获益，予以酌情推荐。

根据放疗目的和作用，淋巴瘤放射治疗适用于：①根治性治疗；②综合治疗的一部分；③化疗不能耐受或抗拒、残存病灶的挽救治疗；④姑息治疗。

4. 综合治疗总论

作为一组临床特点不尽相同、诊断标准与治疗方式各异的恶性肿瘤，在诊断时，需明确淋巴瘤患者的病理亚型和预后不良的分子病理改变，通过相关影像诊断技术明确患者分期，综合临床表现和实验室检查，根据各自的预后风险的评判标准，判断其预后；选择包括合理的内科治疗手段［化疗、靶向治疗和（或）生物免疫治疗等］、放疗及必要的手术治疗等，进行综合治疗。以期最大限度地实现临床治愈或疾病长期无进展生存，最大限度地改善患者的生活质量。

5. 常见淋巴瘤病理类型的临床特点、诊断与治疗

5.1 霍奇金淋巴瘤（HL）

HL 是一种独特的淋巴系统恶性疾病，男性多于女性，包括中国在内的东亚地区，发病年龄多在 30 ～ 40 岁，呈单峰分布。

（1）临床表现：90% 的 HL 以淋巴结肿大为首发症状，多起始于一组受累的淋巴结，以颈部和纵隔淋巴结最常见，随着病情进展可逐渐扩散到其他淋巴结区域，晚期可累及脾、肝、骨髓等。患者初诊时多无明显全身症状，20% ～ 30% 的患者可伴有 B 症状，包括不明原因的发热、盗汗和体重减轻，还可以有瘙痒、乏力等症状。

（2）病理分类及诊断：HL 分为经典型和结节性淋巴细胞为主型两大类型，经典型 HL 可分为 4 种组织学亚型，即结节硬化型、富于淋巴细胞型、混合细胞型和淋巴细胞消减型；结节性淋巴细胞为主型少见，约占 HL 的 10%。

HL 起源于生发中心的 B 淋巴细胞，形态学特征表现为正常组织结构破坏，在混合性细胞背景中散在异型大细胞。诊断 HL 应常规检测的 IHC 标记物包括 CD45（LCA）、CD20、CD15、CD30、PAX5、CD3、MUM1、Ki-67 和 EBV-EBER。治疗和预后相关的

标志物包括 PD-1、PD-L1 和 P53 等。

骨髓细胞学检查显示骨髓有核细胞增生活跃或明显活跃，部分病例嗜酸粒细胞增多。

（3）治疗原则：依据分期，可采用观察或局部放疗、局部放疗 ± 化疗 ± 利妥昔单抗治疗、化疗 ± 利妥昔单抗 ± 局部放疗等。

5.2 非霍奇金淋巴瘤（NHL）

5.2.1 弥漫大 B 细胞淋巴瘤（DLBCL）

DLBCL 是 NHL 中最常见的类型，在欧美地区占成人 NHL 的 30% ～ 40%，在我国占 35% ～ 50%。

（1）临床表现：中位发病年龄为 50 ～ 60 岁，男性略多于女性。临床表现多样，依据原发部位和病变严重程度而不同，初起时多表现为无痛性淋巴结肿大，但淋巴结外的病变比例可达 40% ～ 60%，可以原发于任何淋巴结外组织器官。临床病程呈侵袭性，表现为迅速增大的肿物。约 1/3 的患者伴有 B 症状，半数以上患者 LDH 升高。约 50% 的患者初诊时为Ⅲ～Ⅳ期。

（2）病理诊断及分类：主要病理特征是体积较大的异常淋巴样细胞弥漫性生长，破坏正常淋巴结结构。包括多种变异型和亚型。

诊断 DLBCL 的常规 IHC 标记物通常表现为 CD19（+）、CD20（+）、PAX5（+）、CD3（-）。双表达（DE）淋巴瘤，提示预后不良。预后和治疗相关指标还包括 PD-1、PD-L1 和 P53 等。

骨髓细胞学：当 DLBCL 骨髓浸润时，可见到瘤细胞胞体较大，染色质粗糙，核仁多个、但不明显，胞质灰蓝色、有少量空泡。

（3）治疗原则：以内科治疗为主的多学科综合治疗。内科治疗包括化疗和免疫治疗。治疗策略应根据年龄、IPI 评分和分期等因素而定。对高肿瘤负荷患者，可以在正规化疗开始前给予一个小剂量的诱导治疗，药物包括泼尼松 ± 长春新碱，用以避免肿瘤溶解综合征的发生。

5.2.2 滤泡性淋巴瘤（FL）

FL 是欧美地区最常见的惰性淋巴瘤，占 NHL 的 20% ～ 30%，包括我国在内的亚洲地区发病率较低，所占不足 NHL 的 10%。中位发病年龄约 60 岁。

（1）临床表现：主要表现为多发淋巴结肿大，亦可累及骨髓、外周血、脾脏、韦氏环、胃肠道和软组织等，原发淋巴结外者少见。晚期患者多见，约占 70%。

（2）病理诊断：形态学上表现为滤泡中心细胞和中心母细胞的增生，多为滤泡样结节状生长。诊断 FL 应常规检测的 IHC 标记物包括 CD19、CD20、PAX5、CD3、CD10、BCL-2、BCL-6、LMO2、CD21 和 Ki-67。

（3）治疗：1～2级 FL 属于惰性淋巴瘤，进展极为缓慢，可观察、随诊，每3个月复查1次。3级 FL 的治疗等同于 DLBCL。

5.2.3 慢性淋巴细胞白血病（CLL）/ 小淋巴细胞淋巴瘤（SLL）

CLL/SLL 属于惰性 B 细胞淋巴瘤，CLL 和 SLL 是同一种疾病的不同表现，SLL 通常无白血病样表现，CLL 则以骨髓和外周血受累为主。

（1）临床表现：病变通常累及外周血、骨髓、淋巴结和肝脾。临床表现多样，大部分患者可无症状，部分可出现乏力、自身免疫性贫血、感染、肝脾和淋巴结肿大。

（2）病理诊断：典型的 CLL/SLL 细胞为单一性，弥漫性浸润，有假滤泡形成，细胞核染色质颗粒状是其特点，可见增殖中心。

（3）细胞学诊断：①血象，外周血 RBC 和 HGB 早期多为正常，晚期可见减低。WBC 增高，多为（30～100）×10^9/L；淋巴细胞数持续增高，分类时以分化较好的 CLL 性淋巴细胞为主，常＞50%，可达 80%～90%，其形态类似正常淋巴细胞，但细胞核形不规则、呈深切迹或核裂隙，核染色质呈不规则聚集、胞质量少、灰蓝色多无颗粒。破碎细胞（即篮状细胞）多见；可见少量幼淋巴细胞增多，通常＜2%。晚期可见血小板减少。如果没有髓外组织浸润，外周血 CLL 表型的单克隆性淋巴细胞必须 ≥ 5×10^9/L。②骨髓象，骨髓有核细胞增生明显活跃或极度活跃。淋巴细胞高度增生，以异常的成熟小淋巴细胞为主，占 40% 以上，甚至高达 90%。细胞大小和形态基本与外周血一致，形态异常不明显，核可有深切迹或裂隙，核染色质不规则聚集，核仁无或不明显，有少量胞质，无颗粒。还可夹杂一些中到大的淋巴细胞。原、幼淋巴细胞一般＜5%。幼淋巴细胞数目增多与疾病进展相关。当幼淋巴细胞大于 55% 时，可诊断为 B 幼淋巴细胞白血病（PLL）。粒系、红系及巨核系细胞三系明显减少。当患者伴发溶血时，幼红细胞可显著增生。

（4）治疗：就 SLL 而言，Ⅰ期患者采用局部放疗；Ⅱ～Ⅳ期患者，如无治疗指征可以观察等待，有治疗指征时可进行化学治疗（如苯丁酸氮芥、氟达拉滨、皮质激素等）、放疗、免疫治疗，严重者进行造血干细胞移植。

（5）预后：SLL/CLL 患者的生存期为 2～15 年，与预后差相关的因素包括分期晚，存在 del（11q）和 del（17p）改变，p53 基因突变及年龄、分期等因素，可以很好地对 CLL 进行预后危险度分层。

淋巴瘤中医诊疗

中医古籍中并没有"淋巴瘤"相关病名的记载，根据该病的临床症状及发展、预后转归的规律和特点，现代医家多将该病归属于祖国医学中的"瘰疬""石疽""恶核""痰核""阴疽""失荣"等范畴。临床主要表现为局部肿块、皮色不变、不痛不痒。

1. 病因病机

淋巴瘤多因正气内虚、脏腑功能失调而致，属于本虚标实之证，《医宗必读》认为"积之成者，正气不足而后邪气踞之"，正气不足主要为脾肾亏虚，标实主要为"痰、毒、瘀、滞"，脾主运化，化生水谷精微以营养全身，为后天之本，脾为生痰之源，脾虚则运化失常，精微失布，水湿停蓄，凝而不散，聚而成痰；肾为先天之本，脾阳有赖肾阳激发温养，肾主藏精主水，肾虚则水聚痰凝，火旺灼津成痰，如《景岳全书·积聚》指出"凡脾肾不足及虚弱失调之人多有积聚之病，盖脾虚则中焦不足，肾虚则下焦不化，正气不行则邪滞得以居之"。肝主疏泄，调畅情志，肝气郁结，气机不畅，而致痰凝血瘀，正如《类证治裁》所云："痰核专由肝胆经气滞，痰结毒深固而成。"《外科正宗》亦曰："忧郁伤肝，思虑伤脾，积想在心，所愿不得达者，致经络痞涩者，聚结成痰核。""毒"指"癌毒"，可有外感之毒，也可有因机体脏腑功能失调，气血阴阳失衡引起的痰浊、瘀浊阻滞化生之毒邪，即"痰毒""瘀毒"。

2. 治疗原则

扶正祛邪为淋巴瘤的主要治疗大法，扶正即扶助正气，通过对患者阴阳气血的扶助与调节，改善患者的虚证状态，其中首要治法是健脾补肾，脾肾功能旺盛，气血有源，则生命存根。祛邪则主要重视化痰，痰邪在淋巴瘤的发病中起着不可忽视的重要作用，正如《丹溪心法·痰病》中所云："凡人身上中下有块者多是痰。"淋巴瘤多与"痰"有关，可谓是"无痰不成核"，痰既是病理产物，又是致病因素，因此，临床治疗中一定要重视化痰；其次因情意抑郁，肝气郁结于内，致气机不畅，气滞则血瘀，积而成块，故而重视在健脾补肾化痰的基础上，配伍应用理气活血法。此外，毒邪亦是引起淋巴瘤发生、发展的主要病理因素，临床中根据辨证进行扶正、化痰、理气活血等治疗时，辅以清热解毒、消肿散结之品亦必不可少。

3. 辨证论治

3.1 寒痰凝滞证

证候：颈项、腋下等一处或者多处有多发肿核，肿核坚硬如石，不痛不痒，但难消难溃，局部皮色不变，不伴发热，可伴有面色少华，形寒怕冷，神疲乏力，小便清利等。舌淡苔薄白，脉沉细。

治法：温阳化痰，软坚散结。

方药：阳和汤加减。熟地黄 20g，鹿角胶 10g，麻黄 6g，炮姜 10g，肉桂 6g，白芥子 10g，夏枯草 15g，山慈菇 15g，玄参 10g，浙贝母 10g，生甘草 5g。水煎服，分温 2 服。

分析加减：隋代巢元方的《诸病源候论》云："石痈者，亦是寒气客于肌肉，折于血气，结聚而成。"外感寒邪，湿毒内侵，寒湿凝聚为痰；或素体阳虚，蒸化无权，致"阳化气"不足而"阴成形"，水泛为痰，痰留骨节经络，致皮下肿核；阳气不足可见面色少华，形寒怕冷，神疲乏力，小便清利。阳和汤温阳与补血并用，祛痰与通络相伍，配伍应用夏枯草、山慈菇、浙贝母等软坚散结之品，使寒祛痰化而肿核消。若形寒肢冷甚者，可加黑顺片、干姜；伴胁肋胀痛者，加制香附、川楝子、延胡索。

3.2 气郁痰凝证

证候：颈项、耳下或腋下及腹股沟等处肿核累累，不痛不痒，局部皮色不变，可伴有口苦咽干，胸闷不舒，两胁、脘腹作胀，烦躁易怒，大便秘结。舌红苔黄，脉弦数。

治法：疏肝理气，化痰散结。

方药：加味逍遥散合疏肝溃坚汤加减。柴胡 10g，当归 15g，白芍 15g，茯苓 15g，牡丹皮 15g，炒栀子 10g，生白术 15g，制香附 10g，陈皮 15g，红花 10g，炮山甲 10g，夏枯草 15g，僵蚕 15g，石决明 20g，姜黄 10g，川芎 10g，生甘草 5g。水煎服，分温 2 服。

分析加减：清代邹岳《外科真诠》曰："石疽……乃肝经郁结，气血凝滞而成。"肝气郁滞，津液不疏，停着酿痰，痰气积聚，郁久化热化火，煎灼阴津，炼液为痰，痰气郁结，则见皮下肿核；肝主疏泄，调节情志，怒则伤肝，致肝失疏泄，气血运行失调，故气郁多见胸闷不舒，两胁、脘腹作胀，气郁化火可见口苦咽干，烦躁易怒，大便秘结，舌红苔黄，脉弦数。加味逍遥散疏肝健脾，理气解郁；疏肝溃坚汤疏肝解郁，化瘀散结。大便干结不畅者，加熟大黄、元参；小便短赤者，加车前子、龙胆草。

3.3 毒瘀互结证

证候：身体各部皮下肿核硬实累累，活动性差，质硬，可伴见面色暗黑，形体消瘦。舌质暗红或有瘀斑，苔黄，脉弦涩。

治法：活血祛瘀，解毒散结。

方药：和营软坚丸合血府逐瘀汤加减。玄参 15g，生地 15g，瓜蒌 20g，桔梗 10g，蒲公英 15g，板蓝根 15g，赤芍 15g，草河车 10g，薄荷 10g，蜂房 6g，红花 10g，桃仁 12g，当归 10g，川牛膝 10g，川芎 10g，枳壳 6g，生甘草 5g。水煎服，分温 2 服。

分析加减：脏腑功能失调，津液不化，湿聚成痰，阻滞经络，致血行不畅而成瘀，痰瘀互结，胶着不分，日久蕴酿成毒，毒瘀互结，阻滞皮下成核，故见身体各部皮下肿核硬实累累；瘀血不去，新血难生，濡养不足，则见面色黧黑，形体消瘦，舌质暗红或有瘀斑。便血者，可加地榆炭、槐花、赤石脂；皮肤瘀点瘀斑明显者，加紫草、茜草；食欲差者，加砂仁、厚朴。

3.4 肝肾阴虚证

证候：浅表部位淋巴结肿大，质地坚硬，可伴见午后潮热，五心烦热，头晕耳鸣，失眠盗汗，口燥咽干，腰膝酸软，倦怠乏力。舌质红苔薄黄，脉细数。

治法：滋补肝肾，解毒散结。

方药：和荣散坚丸合知柏地黄丸加减。熟地黄 20g，当归 10g，川芎 10g，白芍 10g，茯苓 15g，浙贝母 10g，海蛤壳 10g，昆布 10g，夏枯草 10g，炒白术 10g，香附 10g，陈皮 10g，桔梗 10g，红花 10g，山药 15g，山茱萸 15g，泽泻 10g，知母 10g，黄柏 10g。水煎服，分温 2 服。

分析加减：久病伤肾或肾精亏虚，肝木失涵；或药毒劫阴，阴虚阳亢，虚火灼津，炼液为痰，痰瘀互结，聚积不散，久之成核，故见浅表部位淋巴结肿大，质地坚硬；肝肾不足，失于濡润，则腰膝酸软，倦怠乏力，头晕耳鸣；阴虚内热，则失眠盗汗，口燥咽干。和荣散坚丸调和荣血，散坚开郁；知柏地黄丸滋补肝肾，养阴清火。发热者，可加青蒿、地骨皮、银柴胡；盗汗甚者，可加浮小麦、五味子、麻黄根；失眠者，加炒枣仁、黄精、夜交藤；乏力明显者，加黄芪、黄精。

3.5 气血两虚证

证候：多处淋巴结肿大，伴面色苍白，头昏肢倦，心悸气短，纳少腹胀。舌淡胖有齿痕，苔薄白，脉细弱无力。

治法：益气生血，扶正散结。

方药：八珍汤加减。太子参 20g，茯苓 15g，炒白术 15g，白芍 10g，当归 15g，浙贝母 10g，白花蛇舌草 15g，半边莲 10g，夏枯草 10g，熟地 15g，香附 10g，生地 15g，川芎 10g，生黄芪 30g，枸杞子 20g，生甘草 5g。水煎服，分温 2 服。

分析加减：本证多见于疾病后期或者放化疗期间，患者长期为药物及疾病耗伤，出现气血两虚之症，故见面色苍白，头昏肢倦，心悸气短，纳少腹胀，舌淡胖有齿痕，苔薄白，脉细弱无力。脱发者，加制首乌、补骨脂；化疗后若恶心呕吐，可予以旋覆代赭汤合平胃散加减。

（靳彦文　郝桂香）

第五章

肿瘤相关并发症防治

第 26 节　肿瘤性发热

发热是肿瘤患者的常见症状，不明原因发热患者中肿瘤性发热（NF）占 10%～20%。淋巴瘤和肾癌是最常见的引起不明原因发热的恶性肿瘤，白血病、肝癌、肺癌、结肠癌等实体肿瘤以及转移性肿瘤都是引起不明原因发热的肿瘤性疾病。肿瘤性发热是由肿瘤本身引起的一种副癌综合征。肿瘤患者发热原因包括肿瘤合并感染、化疗药物或生物制剂引起的药物热和肿瘤本身引起的发热也称为肿瘤性发热。由于肿瘤患者病情复杂，免疫力低下，是感染的高危人群，且目前没有肿瘤性发热的诊断标准，临床常用的是排除性诊断，故处理这一类的发热比较困难，需要医生有更多的临床经验和辅助的检查手段。

1. 病因

肿瘤发热的病因通常分为感染性和非感染性（肿瘤性发热）以及化疗后的药物热。肿瘤性发热与多种机制有关。

1.1 感染性发热

多见于肿瘤坏死、合并感染，或者肿瘤放化疗后免疫力降低引起的感染。病原体包括细菌、病毒、真菌、支原体、立克次体、螺旋体等。

1.2 非感染性发热

（1）恶性肿瘤生长迅速，组织相对缺血缺氧坏死，无菌性坏死物质吸收可引起发热。

（2）治疗引起肿瘤细胞大量破坏，释放肿瘤坏死因子（TNF），导致机体发热。

（3）恶性肿瘤细胞产生内源性制热原，如肿瘤内白细胞浸润引起炎症反应，肿瘤细胞释放抗原物质引起免疫反应的发热。

（4）恶性肿瘤细胞分泌的一些活性物质，如 5- 羟色胺、儿茶酚胺、甲胎蛋白以及异位激素等，可以对机体产生各种不同的反应，其中某些物质可以导致发热。

（5）肿瘤的放、化疗，以及应用干扰素、白介素 -2、肿瘤坏死因子、集落刺激因子、肿瘤疫苗等也可引起发热。

2. 发热机制

正常人体温调节是由大脑皮层和位于下丘脑的体温调节中枢来调节的，通过产热和散热之间的动态平衡维持体温的相对恒定。当致热源机制或非致热源机制打破产热和散热的动态平衡，便引起发热。

2.1 致热原机制

引起机体发热的致热源分为内源性致热原和外源性致热原。当各种外源性致热原如各种病原体、内毒素、坏死组织和抗原抗体复合物等，作用于粒细胞和单核巨噬细胞等系统后，经过一系列反应，产生内源性致热原如白细胞介素 -1、白细胞介素 -6、肿瘤坏死因子和干扰素，当这些内源性致热原作用于体温调节中枢后，交感神经使皮肤血管收缩，散热减少，产热增加，使体温上升。

2.2 非致热原性机制

非致热原发热机制：①体温调节中枢损伤，直接引起发热；②产热过多或散热障碍疾病导致发热。

肿瘤性发热病理生理机制到目前仍不是很清楚，可能与肿瘤细胞释放的致热源细胞因子包括白细胞介素 -1、白细胞介素 -6、肿瘤坏死因子以及干扰素有关；另外肿瘤坏死释放细胞因子、毒素也是肿瘤发热的一个机制。

3. 临床特点

3.1 发热分度

发热分为四度：①低热：温度 37.3 ～ 38℃；②中等热度：温度 38.1 ～ 39℃；③高热：温度 39.1 ～ 41℃；④超高热：温度 41℃以上。

3.2 发热分期

（1）前驱期：根据发热病因不同，此期持续时间可数小时或数天，多数表现全身不适、食欲减退、乏力、头痛以及四肢肌肉酸痛等。

（2）体温上升期：有急骤上升和逐渐上升之分，急骤上升期表现为寒战；渐升者寒战不明显，先低热，几天后发展成高热。

（3）高热期：发热的最高阶段，可表现皮肤潮红灼热、呼吸心跳加快，持续时间随病因不同而不同。

（4）体温下降期：此期表现有出汗、皮肤潮湿，有的患者数小时体温降至正常，有的可数天逐渐恢复正常。

4. 诊断

肿瘤性发热诊断困难，是排除性诊断，需要仔细询问病史，严格体检以及相关的辅助检查，除外其他诱因的发热后才能诊断肿瘤性发热。临床常用的监测感染的相关指标白细胞计数、中性粒细胞计数、中性粒细胞百分率、C- 反应蛋白在癌症晚期对于发热的诊断特异性比较差，肿瘤晚期的可能出现的类白血病反应会导致白细胞计数、中性粒细胞计数、中性粒细胞百分率增高，C- 反应蛋白在许多肿瘤晚期的患者有不同程度的升高，很难辨别是否有感染。近年来发现降钙素原对感染的鉴别有一定的作用，感染 2 小时可在患者的血中检测到，感染 12 ～ 24 小时达到高峰，感染消退，降钙素原消失。

4.1 诊断标准

肿瘤性发热的诊断标准如下：①发热时间持续 2 周；②通过辅助检查证实无感染证据；③排除过敏反应、药物反应、输液反应等情况；④每天至少一次体温 > 37.8℃，可以反复发作；⑤广谱抗生素或强效抗生素治疗 1 周以上无效；⑥非甾体消炎药治疗有效，用药后体温可恢复正常，持续用药可维持体温正常。

4.2 诊断步骤

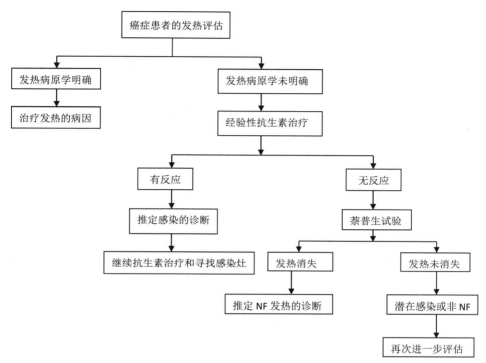

图片来自：Zell J　A，Chang J　C. Neoplastic fever：a neglected paranstic syndrome[J].
Support Care Cancer，2005，13（11）：870-877.

5. 治疗

5.1 病因治疗

通过手术切除肿瘤，治疗后体温可以恢复正常；通过化疗使肿瘤消退或消失，去除肿瘤性发热的病因，从而使体温恢复正常；或者使用含有类固醇成分的化疗药物，控制肿瘤性发热。

5.2 症状治疗

部分肿瘤患者因为各种原因不能手术或化疗治疗原发病，只能采取对症治疗。非甾体类抗炎药可以有效缓解肿瘤性发热。临床常用萘普生、吲哚美辛、布洛芬、双氯芬酸、罗非西布等。其中萘普生对肿瘤性发热有显效快的优势，并且对鉴别肿瘤性发热和非肿瘤性发热有诊断意义。应用萘普生有效，考虑肿瘤性发热，反之则考虑有潜在感染或非肿瘤性发热。长期应用萘普生要注意其不良反应，如胃炎、消化道出血、血小板减少等。

肿瘤性发热中医诊疗

1. 病因病机

肿瘤性发热的病因病机复杂，多与癌毒内蕴、痰湿气血瘀滞、阴阳气血亏虚等，导致脏腑功能失调有关，可分为虚实两端，因气滞、血瘀、痰湿壅结阻遏经络，郁而发热者属实；因气血阴阳不足，脏腑功能失调所致者属虚。在疾病发展过程之中，常常可在病因、脏腑病变、正虚与邪实之间相互影响，相互兼杂，相互转变，如气滞、血瘀、痰湿等可伤及气血阴阳而致脏腑不足，脏腑虚弱亦可导致气滞、血瘀、痰湿等的生成，虚实夹杂，使病情更加复杂。

2. 治疗原则

补虚泻实、调理阴阳是肿瘤性发热的基本治疗大法，证候为虚者，应补气血阴阳的不足以消其虚火；证候属实者，应祛除病邪以清其实热；虚实夹杂者，则需分清主次，兼而顾之。

此外还应辨病与辨证相结合，根据肿瘤的发生部位及发热时伴随症状的不同，随症加减用药，并注重引经药的配合应用，如肝癌可选用柴胡、黄芩、青蒿等；肺癌可选用生石膏、知母、鱼腥草等。同时应标本兼顾，适当配合应用清热解毒抗肿瘤中药，如白花蛇舌草、藤梨根、半枝莲等，疗效更佳。

3. 辨证论治

3.1 毒热炽盛证

证候：持续高热，可伴面赤汗出，汗出热不解，烦躁不安，口渴引饮，咽干舌燥，纳差，大便干结，小便黄赤。舌质红苔黄，脉数。

治法：清热生津，解毒散结。

方药：黄连解毒汤加减。黄连10g，黄柏6g，黄芩6g，炒栀子10g，金银花6g，生地10g，天花粉10g，半边莲10g，半枝莲10g，生石膏15g，蒲公英10g，白花蛇舌草10g，生甘草5g。水煎服，分温2服。

分析加减：本证多见于肝癌、肺癌、恶性淋巴瘤、白血病、直肠癌、恶性组织细胞病等。患者多属于阳盛体质，或邪毒内蕴热化，火热伤气，热灼阴津，伤及营血，烧灼脏腑，热毒燔灼，阳盛生外热，故见持续高热，伴面赤汗出，汗出热不解，以黄连解毒汤清泄三焦火毒。大便干结者可加大黄、芒硝以泻热涤实；口干舌燥明显者可加石斛、白茅根以生津止渴。

3.2 肝经郁热证

证候：低热或潮热，热势常随情绪波动而起伏，可伴心烦易怒，胸胁胀闷，喜叹息，口苦咽干。妇女常伴有月经不调，或双乳胀痛。舌红苔黄，脉弦数。

治法：疏肝解郁，清肝泄热。

方药：丹栀逍遥散加减。柴胡 10g，白芍 15g，赤芍 15g，当归 10g，茯苓 15g，香附 10g，炒白术 15g，法半夏 10g，丹皮 10g，炒栀子 10g，薄荷 10g，黄芩 10g，川楝子 10g，生甘草 5g。水煎服，分温 2 服。

分析加减：本证多见于晚期肝癌、胆囊癌、胰腺癌、卵巢癌等。肝主疏泄，喜条达，气郁不疏化火而见发热；其经脉布于胁肋，贯于膈而通于乳，肝气郁结，疏泄失常，故见胸胁胀闷、双乳胀痛等。发热较甚者，可加地骨皮、白薇等以增强清热之力；妇女若兼见月经不调，可加益母草、泽兰活血调经；双乳胀痛明显者可加橘核、路路通。对于本证患者要注意在用药物调节情志、气机的同时，也应当注意心理方面的疏导。

3.3 湿热蕴结证

证候：低热，身热不扬，汗出不退，午后明显，常伴胸脘痞满，身重倦怠，头痛如裹，不思饮食，渴不欲饮，大便黏滞不爽或稀薄。舌质红，舌苔白腻或黄腻，脉濡数。

治法：清热利湿。

方药：三仁汤加减。杏仁 12g，薏苡仁 30g，蔻仁 15g，厚朴 10g，法半夏 10g，黄芩 12g，通草 10g，滑石 15g，竹叶 10g，茯苓 15g，车前子 15g，生甘草 5g。水煎服，分温 2 服。

分析加减：本证多见于晚期消化道肿瘤，尤多见于肝胆系统肿瘤如肝癌、胃癌、胆囊癌、胆管癌等。饮食不节，或化疗后损伤脾胃，脾胃失于运化，湿邪内生，郁久化热，故见发热；湿为阴邪，阴邪自旺于阴分，故见午后发热明显；湿性黏滞，故身热不扬；湿邪阻滞气机，气机不畅，故见胸脘痞满，身重倦怠；湿邪蒙蔽清空，清空失养，则见头痛如裹。如症见黄疸、胁痛者可加茵陈、青蒿、郁金；头痛如裹者，可加藁本、苍术以燥湿止痛；不思饮食，甚至恶心呕吐者可加藿香、陈皮、竹茹以和胃降逆。

3.4 瘀血内结证

证候：午后或夜间发热，或自觉身体某一部位发热，可伴口燥咽干而不欲多饮水，面色晦暗，皮肤粗糙，有固定痛处或肿块。舌质青紫，或有瘀斑、瘀点，或舌质暗，脉弦或涩。

治法：活血化瘀，清热解毒。

方药：血府逐瘀汤加减。桃仁 10g，红花 10g，赤芍 15g，当归 15g，川芎 12g，丹参 20g，柴胡 10g，枳壳 10g，生地 15g，川牛膝 15g，桔梗 10g，生甘草 5g。水煎服，分温 2 服。

分析加减：本证多见于肝癌、胰腺癌、卵巢癌等腹部肿瘤患者。癌毒内结，气滞不通，或术后瘀血内停，导致瘀血阻滞，气血运行不畅，营卫壅遏，壅而为热则见发热；瘀血病在血分，属阴，故多见午后或夜间发热；瘀血阻络，气血运行不畅，津液不能上承于口，故见口燥咽干而不欲多饮水；瘀阻脉络，肌肤失于濡养，则见面色晦暗、皮肤粗糙。治以血府逐瘀汤散血中之瘀，防止瘀郁生热，化火酿毒。热势较甚者可加犀角地黄汤以凉血分之热，不致使其煎熬血液而成瘀；肢体痛甚者可加全蝎、蜈蚣、桂枝以通络止痛；月经量少或闭经者可加益母草、王不留行。

3.5 气虚证

证候：发热，热势或高或低，常在劳累后发作或加剧，可伴有精神倦怠，食少懒言，心悸气短，面色无华，头晕，自汗。舌质淡苔薄白，脉细弱。

治法：健脾益气，甘温除热。

方药：补中益气汤加减。黄芪 30g，党参 30g，炒白术 12g，当归 12g，陈皮 10g，升麻 6g，柴胡 10g，太子参 15g，生甘草 5g。水煎服，分温 2 服。

分析加减：本证多见于胃癌、食管癌等及化疗后患者。李东垣云："脾胃气虚，则下流于肾，阴火得以乘其土位。"肿瘤患者长期疾病缠身，正气已大伤，中气不足，阴火内生，热郁于内而现于外，故见发热；劳则气耗，故此型患者常在劳累后发作或加剧；气虚不能化生水谷精微，脏腑经脉失于充养，则见精神倦怠、食少懒言、心悸气短、面色无华、头晕；气虚则表卫不固而见自汗。汗出明显者可加牡蛎、浮小麦、五味子、麻黄根；气虚夹瘀者，可加川芎、丹参等以祛瘀血；兼血虚者，可合归脾汤加减。

3.6 阴虚内热证

证候：午后或夜间发热，五心烦热或骨蒸潮热，热而不欲近衣，可伴见颧红盗汗，心烦多梦，口干咽燥。舌体瘦小，舌质红，干燥少津，苔少或无苔。

治法：滋阴清热。

方药：清骨散加减。鳖甲 10g，银柴胡 10g，知母 15g，胡黄连 10g，地骨皮 10g，青蒿 10g，秦艽 10g，麦冬 10g，生地 15g，石斛 10g，沙参 10g，丹皮 10g，生甘草 5g。水煎服，分温 2 服。

分析加减：本证多见于肺癌、肝癌等或放疗后患者。素体阴虚，或病久耗伤阴血，或滥用温燥药物，或因放、化疗后，火热毒邪积聚，耗伤阴液，阴虚火灼而见发热，阴虚内热，其病在阴分，故于午后或夜间发热、五心烦热；内热逼津液外泄则致盗汗。《景岳全书·寒热》谓："阴虚之热者，宜壮水以平之。"治以滋阴清热，方以清骨散加减。偏于心阴虚者，可予加减复脉汤；偏于肺阴虚者，可予百合固金汤加减；偏于脾胃阴虚者，可予益胃汤加减；偏于肝阴虚者，可予归芍地黄汤加减；偏于肾阴虚者，可予知柏地黄丸加减；心烦失眠明显者加酸枣仁、柏子仁、夜交藤。

（申志茜　郝桂香）

第 27 节　恶液质

1. 表现及发病机理

恶液质（cachexia）是由癌症和其他严重慢性消耗性疾病引起的一种病理状态，是一种多因素综合征，指机体处于严重的机能失调状态，表现为极度消瘦、贫血、乏力、完全卧床、生活不能自理、极度痛苦、全身衰竭等。与饥饿引起的脂肪丢失不同，恶液质患者不仅丢失脂肪，还丢失肌肉组织，且摄食并不能逆转恶液质患者的肌肉消耗。体重下降是恶液质患者最常见症状，除此之外，还包括食欲减退、感觉及知觉异常、水肿等，70% 以上恶液质患者会出现疲劳症状。

其病理生理特征为患者持续丢失骨骼肌质量，伴或不伴脂肪质量丢失。致病因素通过各种途径使机体代谢发生改变，导致体内氧化过程减弱，氧化不全产物堆积，营养物质不能被充分利用。传统营养支持方法不能有效逆转这种状态，功能损伤持续恶化，由于食物摄入减少和异常代谢综合因素造成机体蛋白和能量呈负性平衡。

恶液质的原发疾病常见为肿瘤、AIDS、严重创伤、大型手术后、吸收不良及严重的败血症等，以肿瘤最为常见。近 20% 肿瘤患者直接死于恶液质，在上消化道实体瘤和肺癌中，恶液质尤为常见，如 85% 胃癌患者、61% 非小细胞肺癌患者会出现恶液质。

恶液质是由综合性代谢紊乱引起，发病机制是多方面的，包括：①肿瘤患者普遍存在厌食，原因既有患者摄食中枢生理机制的变化，也有患者焦虑、压抑、肠梗阻、恶心、呕吐、便秘、味觉改变、慢性持续性疼痛等；②贫血减少了机体代谢的原料供应；③肌肉和脂肪分解代谢的直接影响；④机体产生某些代谢介质的参与。由于无厌食现象的肿瘤患者也可能出现恶液质，因此推断肿瘤细胞或者宿主细胞产生某些代谢介质参与了恶液质的过程。致炎细胞因子如肿瘤坏死因子 α（TNF-α）、白介素 6（IL-6）、白介素 1（IL-1）和干扰素 γ（IFN-γ）等在肿瘤恶液质过程中扮演重要角色，这些细胞因子直接影响患者食欲、改变机体代谢；研究发现肿瘤恶液质患者生存时间与致炎性细胞因子 IL-1 的表达量相关。从肿瘤恶液质患者小便中检测到的蛋白分解诱导因子（PIF），由肿瘤细胞产生，是加速肌肉消耗、减慢肌肉蛋白合成的关键因子；肿瘤恶液质患者小

便中检测到的锌 α2 糖蛋白也是一种脂肪动员因子，能促进患者脂肪代谢。另外，高皮质醇、低胰岛素及肾素血管紧张素系统活性增强都参与了恶液质的发生发展过程。这些发现提示了恶液质患者的一个反常代谢现象：机体活动量下降时，能量代谢本应减少，但实际是，肌肉和脂肪呈高代谢状态，消耗增加。

肿瘤恶液质患病率因肿瘤发生的部位和肿瘤分期的不同而相异。胃肠道肿瘤及肺肿瘤等患者较早即刻呈现恶液质表现。各种肿瘤晚期患者中，近 80% 可合并恶液质，恶液质与患者的生存、治疗耐受性以及生活质量均密切相关。其治疗涉及营养支持、针对致炎细胞因子治疗以及相关药物治疗等多个方面。

2. 诊断标准

病史询问和体格检查是最有效的诊断手段。

（1）病史：有明确的肿瘤病史、慢性消耗性病史，伴有食欲不振（食欲差，食量比健康时减少 1/3）、体重下降、厌食和疲劳乏力，以及早期饱腹感、恶心呕吐和味嗅觉异常等。

（2）过去 6 个月体重减低＞5%（除外单纯饥饿）表明正在发展为恶液质；或体质指数（BMI）＜20kg/m^2，同时伴有体重减低＞2%；或四肢骨骼肌质量指数与肌肉衰减综合征相一致（男性＜7.26kg/m^2，女性＜5.45kg/m^2），同时伴有体重减低＞2%。

（3）体重下降超过 15% 则确认已经进入恶液质状态，BMI＜18kg/m^2，提示明显营养不良，此时水肿和腹水较为常见。液体潴留会掩盖体重丢失的严重程度。肿瘤恶液质患者血浆白蛋白一般低于正常，如果合并 C 反应蛋白或血沉升高，提示机体有炎症反应，会加速恶液质进展。

（4）鉴别诊断：应与糖尿病、甲亢等疾病引起的消瘦相鉴别。

3. 分类及治疗

肿瘤恶液质依据其发病原因分为原发性恶液质、继发性恶液质及心因性恶液质。

恶液质治疗需多学科团队的协作。早期识别恶液质并及时恰当地预防是至关重要的首要环节。对以下症状应及早识别并合理干预，有助于改善食欲、重建消化道功能、纠正代谢紊乱，防止恶液质发生：①恶心/呕吐，可给予多巴胺受体拮抗剂或 5 羟色胺（5-NT）受体阻断剂，机械性梗阻则采取外科措施；②早期饱腹感，可给予胃动力药如多潘立酮等；③消化不良，可给予胰酶补充；④便秘，可给予缓泻剂如酚酞等；⑤疼痛，可给予镇静、止痛药；⑥压抑，可给予抗忧郁药或精神疏导。

恶液质是慢性疾病过程，随着病情进展机体功能状况也随之变化，需定期反复再评价，及时调整治疗策略。对于严重消耗、卧床不起、濒死的恶液质患者，积极治疗并不总是有效的，此类患者可予以类固醇激素，以提高食欲和改善心情。

恶液质的常规处理首先是饮食治疗，一日少量多餐易消化、高蛋白饮食，如鱼类、虾、乳制品、冰激凌等。创造轻松愉快的就餐环境，强调饮食的色香味。对于晚期肿瘤恶液质患者，可以给予人工营养，提高其生活质量。患者因为疲劳者往往减少活动量，会导致机体适应性和活动耐受性的下降和肌肉废用性萎缩，应鼓励适当锻炼以防止发生。此外，帮助其缓解心理上的压力也能降低疲劳水平。

尽管已有治疗手段能使一些恶液质患者状况得到改善，但目前还没有单一的治疗措施对所有患者有效，而且往往积极治疗只能产生有限的获益。

3.1 原发性恶液质

3.1.1 发生原因

肿瘤细胞的显著特征是自我增殖能力、凋亡抵抗、无限的复制潜能、对抑制生长的信号不敏感、持续的血管生成能力和组织侵袭转移能力。原发性恶液质主要是由于肿瘤通过各种途径使机体代谢发生改变，机体较少从外界吸收营养物质，肿瘤从人体固有的脂肪、蛋白质夺取营养构建自身，故机体失去了大量营养物质，特别是必需氨基酸和维生素（由脂肪蛋白质分解而形成）。肿瘤因子扰乱组织的正常修复，分解代谢加速，合成代谢减慢，导致组织丢失。同时肿瘤引发代谢率增加，炎性物质释放，从而抑制食欲，摄入减少。

3.1.2 治疗

（1）甲地孕酮是高效黄体激素，用合成的甲地孕酮治疗乳腺和前列腺癌存在一个明显的副反应，即食欲增强、体重增加，这是由于体内脂肪和体细胞体积增加所致，而并非肌肉增加，虽然与该激素对肿瘤的疗效无关，但这是一个有利的副反应，可妥善控制癌症患者的厌食及恶液质，且不伴有液体潴留，从而提高癌症患者的生活质量。尤其是对于晚期癌症恶病质及体重下降患者有益。

其他副作用：血栓栓塞，包括血栓性静脉炎及肺动脉栓塞；面部潮红；类似肾上腺皮质醇作用，如满月脸、高血压、高血糖；恶心及呕吐；罕见呼吸困难、心衰、皮疹等。

（2）促胃动力药物甲氧氯普胺（胃复安）有强大的中枢性镇吐作用，用于恶心、呕吐、嗳气、食欲不振、消化不良等，可以加速胃排空，有助于改善易饱感，但不能改善食欲。

（3）沙利度胺（反应停、酞胺哌啶酮）作为镇静剂和止痛剂，主要用于呕吐，疗效显著，不良反应轻且少，在免疫、抗炎、抗血管生成的药理上效果明显。沙利度胺通过阻止肿瘤系统性炎症，进而改善患者的食欲和体重。

3.2 继发性恶液质

3.2.1 发生原因

继发性恶液质主要是进食障碍、摄入不足导致的恶性营养不良，常见的原因有恶心、饱腹感、呕吐，口腔黏膜溃疡导致局部疼痛，食管病变引起梗阻，化疗药物引起味觉嗅觉的改变，腹泻或便秘，肿瘤性肠梗阻进食控制等。

3.2.2 治疗

解决继发性恶液质导致营养不良的关键在于改善营养摄入量，增加营养物质摄入量，增加体重或是保持体重稳定均是积极维持与治疗消化道和头颈部肿瘤的有效方法。专业营养师指导的多元化食物、肠内营养等均是有效手段。无法手术切除的胰腺癌患者通过这些方法接受营养支持治疗后可体重增加。

3.3 心因性恶液质

3.3.1 发生原因

心因性恶液质主要是社会心理因素影响晚期肿瘤患者饮食。心因性恶液质不同于原发性或继发性恶液质，社会背景可能会加剧患者发生食欲不振和厌食。

关于健康饮食的思维方式可能导致晚期肿瘤患者实际摄入量低于最佳摄入量。同伴或家庭成员致力于帮助一起生活的晚期肿瘤患者，然而他们可能无意中导致了患者不愿进食。同伴或家庭成员认为他们的角色是鼓励患者多进食，但患者可能认为是一种强迫和埋怨，结果适得其反，主观热心的关照行为反而在客观上成了患者进食的障碍。

3.3.2 治疗

已知社会心理干预在处理肿瘤恶液质中起到相当重要的作用。对于罹患肿瘤恶液质综合征的患者，现在还缺乏已经证明的、行之有效的社会心理干预。心理社会干预的目的是：通过优化营养摄入，缓解体重和饮食相关的痛苦。治疗目标也从期望获得治愈转变为提高生活质量。

通常饮食处理的责任大部分有赖于患者及其家属。受癌症困扰的患者对健康专家所提供的改善体重减轻和厌食的帮助所寄的希望甚小。对于社会因素影响肿瘤恶液质患者进食，几乎没有证据进行指导干预。

虽然在其他疾病当中，如饮食行为紊乱和心脏病患者，社会心理干预已经被证明是有效的，并可以带来饮食行为的改变。但目前肿瘤恶液质的晚期患者与复杂社会心理干预的研究工作已经取得的讯息有：①健康的食物（如低脂肪、高纤维、水果和蔬菜）并没有被证明对某些晚期肿瘤患者有益；②人们通常吃的更多的是他们喜欢或是常见的食物；③胃口小的人更多吃的是有营养的及容易消化吸收的食物；④冷食、软食、流质被认为和熟食一样有营养；⑤癌症相关性代谢异常会导致食欲降低以及进食困难，进食困难并不意味着不尝试进食或是放弃进食；⑥家庭成员对待癌症恶液质患者饮食状况的评价意见不一致是普遍存在的现象；⑦更重要的研究结论是，对肿瘤恶液质患者的社会心理支持不仅使患者本身获益，而且对其家庭成员的心理健康也大有裨益。

4. 恶液质患者的蛋白质应用

恶液质病理生理特征是摄食减少、代谢异常等因素综合作用引起的蛋白质及能量负平衡。恶液质患者表现为骨骼肌肉减少、蛋白质代谢异常、血浆蛋白质水平降低。治疗手段有多种，如促进食欲、抑制炎症反应、体育锻炼、促进蛋白质合成、直接补充蛋白质等，其中补充蛋白质 / 氨基酸（AA）是最为直接的治疗手段。

4.1 有效补充蛋白质

（1）提高蛋白质（供给量）比例：肿瘤恶液质蛋白质减少，最有效的做法是提高饮食的蛋白质比例。

（2）补充性肠外营养（SPN）：1974 年 DudrickSJ 等第一次将 PN 应用于肿瘤患者。早期的 PN 多数为高热卡的 TPN，目前多数为 SPN，以静脉输注的方式补充口服不足。

（3）口服营养补充（ONS）：恶液质肌肉减少，ONS 是最为简便的能量及蛋白质补充方法。研究发现，直接口服复方 AA，可以明显提高患者的瘦肉组织重量，提高胰岛素敏感性。复方 AA 治疗使大腿、上臂及躯干组织的瘦肉组织重量明显增加，空腹血糖、血浆胰岛素水平及胰岛素抵抗指数、血浆 TNFα 水平明显下降，血浆胰岛素样生长因子（IGF-1）及 IGF-1/TNFα 比值显著升高。说明口服补充蛋白质可以显著提高患者的瘦肉组织重量，其机制与提高胰岛素敏感性及促进 IGF-1 合成代谢有关。

（4）补充何种蛋白质：①支链氨基酸（BCAA）。肿瘤恶液质患者由于骨骼肌分解，其血浆 BCAA 水平往往升高，补充外源性 BCAA 可以达到抑制蛋白质分解、促进蛋白质合成的作用。富含 BCAA 的 TPN 治疗患者，亮氨酸及酪氨酸内流（flux）显著升高，亮氨酸氧化显著增强，酪氨酸氧化显著下降；白蛋白分数合成率显著升高。酪氨酸氧化下降提示蛋白质利用改善，蛋白质及白蛋白合成增加，说明 BCAA 对肿瘤恶液质患者有明显的正效应。② 水解蛋白。众多研究已经显示，与整蛋白相比，水解蛋白吸收更快，改善氮平衡也更快。餐后 AA 可利用度更高，食物蛋白质更多参与肌肉蛋白质合成。除了吸收更快之外，水解蛋白对肿瘤还有直接抑制作用。与乳清蛋白相比，乳清蛋白水解物具有更强的肿瘤预防与抑制作用。③谷氨酰胺。谷氨酰胺对肿瘤恶液质患者有多重作用，荷瘤宿主组织谷氨酰胺缺乏，谷氨酰胺补充可以减少肌肉蛋白质丢失，增强免疫功能，保护肠道黏膜屏障。化疗期间经 PN 补充谷氨酰胺可以降低整体蛋白质降解；食管癌患者放化疗期间口服补充谷氨酰胺可以增强淋巴细胞有丝分裂功能、降低肠道黏膜通透性。

（5）蛋白质在人体代谢与功能中起着无可比拟的作用，肿瘤患者的氮平衡作用远远没有得到应有的重视。肿瘤患者的 AA 需要量推荐范围最少为 1g/（kg·d）到目标需要量的 1.2 ~ 2.0g/（kg·d）。严重营养不良肿瘤患者的短期冲击营养治疗阶段，蛋白质给予量应该达到 2.0g/（kg·d）；轻中度营养不良肿瘤患者的长期营养补充治疗阶段，蛋白质给予量应该达到 1.5g/（kg·d）[1.25 ~ 1.7g/（kg·d）]；日常饮食不足时，应该口服营养补充，口服营养补充仍然不足时，应该给予静脉补充。

根据恶液质状态下的病理生理变化特征、蛋白质代谢的特点，结合现有的研究结果，应该提高肿瘤患者的蛋白质供给量，优先使用蛋白质水解物（水解蛋白）及短肽类制剂，提高 BCAA 比例。

目前，没有切实的证据提示特殊的食谱有助于控制肿瘤发展或者加快肿瘤进展。

4.2 补充蛋白质有效性证据

（1）降低死亡率：研究表明，针对危重病患者，蛋白质及能量双达标可以减少 50% 的死亡率，而单纯能量达标不能减少死亡。该结果对恶液质患者有借鉴作用，充分说明了蛋白质达标的重要性。所以，对恶液质患者营养支持时，应该强调蛋白质、能量双达标。

（2）改善蛋白质代谢：补充 2g/（kg·d）AA [含必需氨基酸，essentialAA，EAA 0.5g/（kg·d）]，显著改善了严重营养不良患者的蛋白质代谢，整体蛋白质合成（WBPS）显著升高；

对轻中度营养不良的肿瘤患者补充 1.5g/（kg·d）AA [总 AA 1.25 ~ 1.7g/（kg·d），其中 EAA 0.5 ~ 1.2g/（kg·d）]，可以弥补口服蛋白质摄入不足，保持适度体能，使得抗肿瘤治疗得以能够继续进行，整体蛋白质分解（WBPC）保持不变或下降；补充 1.4 ~ 2.0g/（kg·d）[EAA 0.8 ~ 1.2g/（kg·d）]AA，肌肉蛋白质合成（MPS）保持不变甚至增加；补充 1.4 ~ 1.7gAA/（kg·d）[EAA 0.7 ~ 0.8g/（kg·d）]，肌肉蛋白质分解（MPC）保持不变。

（3）提高血浆蛋白质水平：研究表明，营养正常的患者即使接受完全胃肠外营养（TPN），患者的营养参数也没有变化；营养不良的患者，化疗时实施 TPN 显著提高了前白蛋白、视黄素结合蛋白及氮平衡水平；没有接受 TPN 的患者，前白蛋白及氮平衡水平显著下降。营养支持及蛋白质补充只应该局限于营养不良及恶液质的肿瘤患者。

（4）提高抗肿瘤治疗耐受性：研究显示，与无 PN 患者相比，PN 组患者实际接受化疗剂量更大，更加接近目标化疗剂量，化疗完成率更高，且其化疗毒副反应、手术后并发症及死亡率却没有明显增加。PN 组与无 PN 组比较，血液系统严重毒副（Ⅲ/Ⅳ级）

反应、胃肠道Ⅲ/Ⅳ级毒副反应、手术后并发症、手术后死亡率等均呈现明显的优势。

恶液质中医诊疗

祖国医学将恶液质归于"虚劳"范畴，临床多见形神衰惫、心悸、气短、面色憔悴、身体羸瘦，甚则大肉尽脱、不思饮食、脉虚无力等阴阳气血亏虚、脏腑功能衰退等症状。

1. 病因病机

本病多因大病久病、邪气过剩、正气损伤，或热病日久、耗血伤阴，或寒病日久、伤气损阳，最终导致精气耗伤，发为虚劳。其基本病机为气血阴阳的亏耗，病损部位主要在五脏。

肿瘤患者多进行过手术或放化疗治疗，在抑制肿瘤同时亦对机体造成不同程度的损害，致使患者元气大伤，正气不足，脾胃气虚，运化失职，痰湿、血瘀阻滞气机，使气机不畅，脾失健运，胃失和降。

2. 治疗原则

虚劳的治疗，以补益为基本原则。正如《素问·三部九候论》说："虚则补之"。在进行补益的时候，虚劳的证候虽多，但总不离乎五脏，而五脏之辨，又不外乎气血阴阳。故虚劳的辨证治疗应以气、血、阴、阳为纲，五脏虚候为目。

在治疗时重视补益脾肾在治疗虚劳中的作用，脾为后天之本，气血生化之源，肾为先天之本，寓元阴元阳，为生命的本元。重视补益脾肾，先后天之本不败，则能促进各脏腑虚损的恢复，故在治疗癌性恶液质时注重健脾和胃、补肾扶羸。虚劳的病程长，影响因素较多，且癌性恶液质患者食欲差，抵触口服药物，故要将药物治疗与饮食调养及生活调摄密切结合起来。

3. 辨证论治

3.1 脾胃虚弱证

证候：消瘦，食少纳呆，食后胃脘不舒，倦怠乏力，面色萎黄，大便溏稀。舌质淡或淡红，苔薄白，脉细弱。

治法：健脾益胃。

方药：参苓白术散加减。炙黄芪 15g，党参 10g，炒白术 10g，茯苓 10g，山药 15g，炒薏苡仁 20g，白扁豆 10g，小茴香 6g，莲子肉 15g，焦神曲 10g，焦麦芽 10g，焦山楂 10g，砂仁 6g，炙甘草 5g。水煎服，分温 2 服。

分析加减：方中炙黄芪、党参健脾益胃；炒白术健脾燥湿；茯苓、山药、炒薏苡仁、白扁豆、莲子肉健脾祛湿；小茴香理气和胃。偏于脾气虚，腹胀、嗳气明显者，加陈皮、厚朴和胃理气降逆；纳呆、腹胀明显者，加神曲、麦芽、山楂健胃消食。偏于脾阳虚，腹泻、便溏者，加高良姜、小茴香、芡实温脾止泻。偏于胃阴虚者，口干、唇燥明显，去炒白术、莲子肉、砂仁之甘温，加玉竹、天花粉、玄参滋养胃阴。伴食积腹痛者，加厚朴、莱菔子、神曲消食导滞；伴寒凝气滞，腹冷痛甚，加附子、干姜、吴茱萸温中散寒；伴湿邪阻滞者，加车前子、泽泻、草果健脾化湿；伴湿热内蕴者，加豆蔻、滑石、茵陈清热化湿。

3.2 气血亏虚证

证候：消瘦，面色㿠白或萎黄，气短懒言，语声低微，神疲乏力，唇、舌、指甲、睑结膜色淡，肌肤粗糙干燥无华。舌质淡白，少苔或无苔，脉细弱无力。

治法：益气养血。

方药：圣愈汤加减。炙黄芪 20g，党参 10g，熟地 20g，全当归 15g，炒白芍 20g，川芎 10g，炒白术 10g，炙甘草 5g。水煎服，分温 2 服。

分析加减：方中炙黄芪、党参补益气机；熟地、全当归、炒白芍滋养阴血；川芎理气活血。气虚明显者，加炒白术、炙甘草；血虚明显者，加阿胶、龟板胶。口干咽燥者，加麦冬、天花粉、石斛；大便干结者，加玄参、火麻仁、郁李仁。

3.3 心肺两虚证

证候：消瘦，乏力，心悸怔忡，倦怠懒言，胸闷不畅，或伴失眠烦躁，口舌生疮，咳嗽无力，痰液清稀或少痰、无痰，气短、气促，动则加剧，甚则不能平卧。舌质淡白或淡红，苔薄白或少苔乏津，脉细弱。

治法：养心益肺。

方药：天王补心丹加减。炙黄芪 10g，党参 10g，全当归 10g，丹参 20g，制远志 10g，炒酸枣仁 20g，麦冬 10g，玄参 15g，茯神 10g，生地 15g。水煎服，分温 2 服。

分析加减：方中炙黄芪、党参补心气、益肺气；全当归、丹参养心血；制远志、炒酸枣仁安心神；麦冬、玄参滋养肺阴，清热润燥。侧重心气虚，心悸、气短明显者，去天冬、麦冬、玄参之凉润，加炙甘草、炒白术益气养心。偏重心阳虚，心悸、憋闷明显者，去天冬、麦冬、生地黄之甘凉，加附子、肉桂温通心阳。偏重心阴虚，心悸、潮热明显者，加地骨皮、银柴胡清退虚热。偏重心血虚，心悸、健忘明显者，去桔梗、生地黄，加熟地、龙眼肉温养心血；失眠、多梦较甚者，加合欢皮、何首乌藤养心安神。偏重肺气虚，短息、气促明显者，去天冬、麦冬、生地黄之甘凉，加北沙参、百合益气敛肺。自汗明显者，加麻黄根、煅牡蛎固表敛汗。偏重肺阴虚，干咳、咽燥者，去茯苓之淡渗、远志之辛温，加玉竹、北沙参滋养肺阴；咯痰带血者，加仙鹤草、白及凉血止血。伴瘀血内停者，去麦冬、玄参之凉润，去五味子之收敛，加川芎、郁金、赤芍活血止痛；伴痰浊痹阻心胸者，去天冬、麦冬、玄参之凉润，去五味子之收敛，加瓜蒌、竹茹、清半夏化痰散结；伴心火上扰者，去当归、远志之辛温，加灯芯草、淡竹叶清心泻火；伴咳痰黄稠者，去玄参、天冬之凉润，去酸枣仁、远志、五味子之辛温收敛，加鱼腥草、黄芩、竹茹清热化痰；伴咯痰稀白者，去玄参、天冬、麦冬之凉润，加防风、桂枝、荆芥祛风散寒。

3.4 肝肾亏虚证

证候：消瘦，神疲乏力，腰膝酸软，肢体麻木，两足痿弱，口燥咽干。舌质红，少津，脉沉细。

治法：培补肝肾。

方药：六味地黄汤加减。生地 15g，熟地 15g，当归 15g，白芍 15g，枸杞子 15g，菟丝子 15g，怀牛膝 15g，山茱萸 10g，太子参 10g，山药 10g，炙甘草 5g。水煎服，分温 2 服。

分析加减：方中生地、熟地、当归、白芍、山茱萸滋阴养血；枸杞子、菟丝子滋肾养肝；太子参、山药补气健脾。偏于肝阴虚，视物模糊，急躁易怒者，加郁金、菊花、白芍养肝明目；眩晕隐隐，耳鸣音低者，加川芎、路路通、菊花平肝止眩。偏于肝血虚，目失濡养，视物不清者，加决明子、谷精草、山茱萸养肝明目；筋脉拘急，肢体麻木者，加木瓜、路路通、鸡血藤养血舒筋活络。偏于肾气虚，神疲乏力，腰背酸痛者，加独活、桑寄生、杜仲补肾壮骨；小便频数，清澈量多者，加党参、黄芪补肾固摄；大便溏稀，便次较多者，去生地黄、熟地黄、枸杞子、当归，加补骨脂、肉豆蔻、吴茱萸温补固涩止泻。偏于肾阳虚，去生地、熟地、枸杞子；畏寒怕冷，四肢不温者，加附子、肉桂。

（任抒扬　张晓雪）

第 28 节　恶心呕吐

恶心呕吐是肿瘤患者比较常见的症状，60% 晚期肿瘤患者会有恶心呕吐的症状。然而最常见的是肿瘤治疗过程中的化疗、放疗、靶向治疗、生物治疗、止痛以及手术导致的恶心呕吐。另外，肿瘤本身导致的肠梗阻、肿瘤脑转移、营养障碍导致的电解质紊乱等，也可以引起恶心呕吐。

恶心呕吐对患者的情感、社会和体力功能会产生很强的不良影响，会增强患者对治疗的恐惧，降低生活质量，不愿意继续进行肿瘤治疗，影响其生存期。

1. 定义

恶心是极为难受的想吐出胃内容物的感觉。呕吐是指用力将胃内容物带至口中或排出。呕吐涉及复杂的返射过程，首先是腹肌、膈肌的剧烈收缩，贲门开放，幽门收缩，同时鼻咽通道关闭，呼吸暂停。若仅有呕吐的动作而无胃内容物排出称为干呕。干呕和呕吐均是由躯体神经介导所引起，干呕时可伴有心动过缓、心房颤动和心律失常。

2. 发生机制

恶心呕吐过程复杂，是延髓的呕吐中枢调控协调呕吐的一系列神经反射综合反应。当各种刺激达到一定阈值时，由呕吐中枢发出冲动，通过支配咽、喉部迷走神经，支配食管及胃的内脏神经、膈肌的膈神经、腹肌及肋间肌的脊神经，引起一系列的肌肉协调反射动作完成呕吐的动作。呕吐的刺激主要有三个方面：①由中枢神经系统传入的视觉、嗅觉、味觉的刺激。②位于呕吐中枢附近的化学感受器的触发区接收到刺激传出的冲动，刺激呕吐中枢。抗肿瘤化疗药物是该种触发剂之一。③来自消化道、心脏和泌尿系统等末梢神经的刺激。介导恶心的机制目前尚不明确，可能与呕吐的机制有不同的通路，但临床上防治恶心、呕吐常常同时进行。

3. 病因

晚期肿瘤引起恶心呕吐的病因很多，但常见的有以下几个方面的原因。

（1）肿瘤直接作用：胃肠道的肿瘤导致的肠道梗阻、胃停滞、胃肠道功能麻痹；其他部位的肿瘤的胃肠道转移，原发颅内肿瘤以及脑外肿瘤脑转移导致的颅压升高、腹水、腹胀、电解质紊乱、类癌综合征等。

（2）肿瘤治疗的不良反应：化疗、放疗、靶向治疗、生物治疗、止痛药物以及肿瘤的手术治疗均可引起恶心呕吐。最常见的是化疗过程中化疗药的催吐作用。

（3）并发疾病：尿毒症、电解质紊乱、便秘、锥体外系症状等。

（4）精神心理因素：对肿瘤的焦虑、恐惧、抑郁、厌食等。

4. 评估

（1）WHO标准：0级——无恶心呕吐；Ⅰ级——恶心；Ⅱ级——一过性呕吐；Ⅲ级——呕吐需要治疗；Ⅳ级——顽固性呕吐，难以控制。

（2）恶心分级：①无恶心；②轻度恶心，不影响进食及日常生活；③中度恶心，影响进食及日常生活；④重度恶心，由于恶心而卧床。

（3）呕吐分级：①无呕吐；②轻微呕吐（1～2次/日）；③中度呕吐（3～5次/日）；④重度呕吐（＞5次/日）。1分钟内有数次呕吐，计算为1次呕吐。如计算2次呕吐间隔时间至少1分钟，连续5分钟内1～5次干呕应计为1次呕吐。

（4）化疗所致的呕吐根据发生的时间先后分为：①急性恶心呕吐。发生在给药的数分钟至数小时；②延迟性呕吐。多发生在给药的24小时以后；③预期性呕吐。患者在前一次化疗经历过难以控制的恶心呕吐之后，在下一次化疗开始之前即发生的恶心呕吐，是一种条件反射，主要是心理、精神因素作用；④爆发性呕吐。即使进行了预防处理，但仍旧出现呕吐，并需要进行"解救性治疗"；⑤难治性呕吐。以往的化疗周期中使用预防性、解救性止吐治疗失败，而在接下来的化疗周期中仍然出现呕吐。

5. 治疗

5.1 一般治疗

提供安静、舒适的居住环境，选择可口的食物，食物以富含维生素、蛋白质、易消化少油腻的清淡饮食为主，少食多餐，餐后避免马上卧位以免引起恶心呕吐。远离不愉快的人、环境及气味等，以及精神行为疗法、心理疗法、食物疗法等也有一定的作用。

5.2 对症治疗

便秘给予温和的泻药，胃酸过多给予降低胃酸分泌的药物，包括 H2 受体拮抗剂、抗酸药、质子泵抑制剂；颅压增高应用皮质类固醇类药，电解质紊乱的患者维持电解质平衡，减少对胃有刺激药物的摄入。

5.3 药物治疗

引起肿瘤患者恶心呕吐的原因很多，多数是肿瘤和并发症以及化疗药物导致的呕吐，在用药过程中要注意考虑到呕吐的原因、呕吐发生的时间、与肿瘤治疗的关系来选择药物。

（1）5-HT3 受体拮抗剂：5-HT3 拮抗剂通过与消化道黏膜的 5-HT3 受体结合发挥作用。临床常见各种司琼类药物，作用机制、止吐效果及安全性相似，可以互换。常见的不良反应有轻度头痛、转氨酶升高和便秘。临床中值得注意的是 5-HT3 受体拮抗剂治疗效果不与计量成正比，增加计量不会增加疗效，却会增加不良反应的发生率，甚至发生严重的 Q-T 间期延长。

（2）糖皮质激素：地塞米松是长效糖皮质激素，通过抑制中枢和外周 5-HT 产生和释放改变血 - 脑脊液屏障和对 5-HT 的通透性降低血液中 5-HT 作用于肠道化学感受器的浓度，从而抑制呕吐。常用于化疗导致的呕吐，是为第一线用药。

（3）NK-1 受体拮抗剂：NK-1 受体拮抗剂与大脑中的 NK-1 受体高选择性的结合，拮抗位于中枢和外周神经元中的神经激肽，也称 P 物质。P 物质通过 NK-1 受体介导发挥作用，与呕吐、抑郁、疼痛和哮喘等多种炎症免疫反应相关。临床常用阿瑞匹坦，福沙吡坦二甲葡胺是阿瑞匹坦口服制剂的前体药物，注射后在体内迅速转化成阿瑞匹坦。

（4）多巴胺受体阻滞药：甲氧氯普胺（胃复安、灭吐灵）为多巴胺受体阻断药，通过抑制中枢催吐化学感受区的多巴胺受体的阈值，发挥比较强的中枢性止吐作用。常用剂量为 10 ～ 20mg，大剂量的甲氧氯普胺（50mg）可能增加锥体外系统的并发症。

（5）精神类药物：精神类药物不单独推荐，可用于不能耐受阿瑞匹坦、5-HT3 受体拮抗剂和地塞米松或呕吐控制不好的患者。常用氟哌啶醇，属丁酰苯类抗精神药，用于化疗所致恶心呕吐的解救性治疗，口服 1 ～ 2mg 每 4 ～ 6 小时 1 次，主要不良反应为椎体外系反应；奥氮平，口服 2.5 ～ 5mg，1 日 2 次；劳拉西泮，属抗焦虑药，0.5 ～ 2mg 口服或静脉用药，或每 4 ～ 6 小时舌下含服；阿普唑仑，口服 0.5 ～ 2mg，1 日 3 次用于预期性恶心呕吐。

（6）吩噻嗪类：氯丙嗪属吩噻嗪类药物，阻断脑内多巴胺受体，小计量抑制延脑催吐化学感受区的多巴胺受体，大剂量抑制呕吐中枢，并有镇静作用。4 ～ 6 小时口服或静推 10mg；苯海拉明为乙醇胺的衍生物，有抗组胺作用，通过抑制中枢发挥较强的镇吐、镇静作用，推荐剂量为 4 ～ 6 小时 10mg 口服或静脉用；异丙嗪为吩噻嗪类衍生物，抗组织胺药，有镇吐、镇静、催眠作用，推荐剂量 12.5 ～ 25mg 口服、肌内注射或静脉给药，隔 4 小时可重复应用。

恶心呕吐中医诊疗

中医根据临床症状，可将肿瘤相关性恶心呕吐归为"呕吐"范畴。

1. 病因病机

祖国医学认为胃失和降，胃气上逆是呕吐的基本病机，肝气郁结、外邪侵犯、饮食不节、气虚阴亏均为呕吐的相关病因。《症因脉治》曰："痰饮呕吐之因，脾气不足，停痰留饮，水谷不运，积于中脘，得热呕吐，遇寒凝塞而吐矣。"《济生方》有云："脾胃无所伤，则无呕吐之患。"

肿瘤患者化疗、放疗等治疗后，出现胸脘满闷、恶心、厌食、呕吐等胃肠道反应，是为药物损伤脾胃，使中焦失和，伤津耗气，热毒未尽，胃虚有热，气逆不降，气机升降失调所致。

2. 治疗原则

根据胃失和降，胃气上逆的基本病机，呕吐恶心治疗原则为和胃降逆止呕。治疗时需分虚实辨证论治，实者重在祛邪，施以解表、消食、化痰、理气之法，辅以和胃降逆之品以求邪去胃安呕止之效；虚者重在扶正，予益气、温阳、养阴之法，辅以降逆止呕之药，以求正复呕止之功；虚实并见者，则予攻补兼施。

3. 辨证论治

3.1 寒邪犯胃证

证候：呕吐物为食物残渣，量多，喷出，胸满脘痛，伴发热、恶寒。舌淡红苔白腻，脉滑或实。

治法：散寒疏邪，和胃降逆。

方药：丁香柿蒂汤合旋覆代赭汤加减。党参 10g，丁香 6g，柿蒂 10g，法半夏 10g，旋覆花 10g，代赭石 15g，生姜 15g，炙甘草 10g，大枣 4 枚。水煎服，分温 2 服

分析加减：丁香柿蒂汤可降逆止呕，温中益气。旋覆代赭汤方中旋覆花化痰降逆；代赭石降逆下气；法半夏化痰燥湿；生姜化痰散结；大枣、党参、甘草补中益气。诸药合用可达化痰止呕、降逆燥湿、益气散结之效。

3.2 食滞肠胃证

证候：呕吐酸腐食物，腹胀痞满，厌食嗳气，得食愈甚，大便结、秽臭。舌淡红苔腻厚，脉滑实。

治法：消食化滞，和胃降逆。

方药：保和丸加减。法半夏 10g，陈皮 10g，茯苓 12g，神曲 15g，焦山楂 15g，莱菔子 12g，连翘 10g。水煎服，分温 2 服。

分析加减：方中神曲、山楂、莱菔子消食化滞；陈皮、法半夏、茯苓和胃降逆；连翘清散积热。全方共达消食化滞、和胃降逆之效。若积滞化热，腹胀便秘，可加用熟大黄、厚朴、炒枳壳。

3.3 痰饮停胃证

证候：呕吐痰涎、清水，痞满脘闷，口干，饮水则吐，心悸头晕。舌淡红苔滑腻，脉弦滑。

治法：温化痰饮，和胃降逆。

方药：苓桂术甘汤合小半夏加茯苓汤加减。生黄芪 18g，党参 15g，茯苓 12g，炒白

术 12g，桂枝 10g，炒枳壳 10g，法半夏 10g，砂仁 6g，炒麦芽 12g，建曲 12g，大腹皮 18g，炙甘草 5g，生姜 5g，大枣 6 枚。水煎服，分温 2 服。

分析加减：方中甘草、桂枝、茯苓、炒白术可温化痰饮、健脾燥湿；法半夏、生姜降逆和胃，肉桂、生姜温中和胃。若气滞腹痛者，可加厚朴、炒枳壳以行气除满；脘闷不食，可加砂仁、白豆蔻、苍术以开胃醒脾。

3.4 肝气犯胃证

证候：呕吐泛酸，嗳气口苦，烦闷不适，每因情志不遂而恶心呕吐加重。舌边红苔黄薄腻，脉弦。

治法：疏肝理气，和胃止呕。

方药：半夏厚朴汤加减。法半夏 10g，茯苓 12g，厚朴 10g，生姜 15g，苏叶 10g，柴胡 10g，白芍 12g，枳壳 10g。水煎服，分温 2 服。

分析加减：方中法半夏、茯苓、生姜和胃止呕降逆；厚朴宽中理气。共奏降逆止吐、疏肝理气之功效。若气郁化火，心烦口苦咽干，可加黄连、黄芩。

3.5 脾胃虚弱证

证候：反复呕吐，日久迁延，饮食不节，劳倦即发，胃脘痛，胃寒，面色白。舌质淡苔白薄，脉弱。

治法：益气健脾，和胃降逆。

方药：橘皮竹茹汤加减。橘皮 15g，竹茹 15g，大枣 5 枚，生姜 10g，太子参 10g，生甘草 5g。水煎服，分温 2 服。

分析加减：方中太子参益气生津、补益脾胃、补虚；生姜止吐；竹茹清热和胃；橘皮和胃行气。药物共用可清热益气，降逆止吐。若胃虚气逆，心下痞硬，干呕食臭，可加用旋覆代赭汤。

3.6 胃阴亏虚证

证候：干呕，有少量食物黏液，胃脘嘈杂，食欲差，口咽干燥，大便干。舌红少津，脉细数。

治法：滋养胃阴，降逆止呕。

方药：麦门冬汤加减。麦门冬 30g，太子参 10g，法半夏 9g，生甘草 5g，粳米 10g，大枣 4 枚。水煎服，分温 2 服。

分析加减：方中麦门冬养阴生津、清虚热、润燥；太子参、粳米、甘草养胃和胃；法半夏行气降逆。药物合用可降逆止吐、滋养胃阴。若呕吐较甚，可加橘皮、竹茹、炙杷叶。

4. 中医外治法

4.1 针灸

针灸是我国特有的内病外治方法，其在治疗肿瘤相关性恶心呕吐中具有副作用小、起效快等优点，且部分患者不愿服用甚至拒绝服用药物，因此针灸不失为一种最佳方法。可选取双侧三阴交、足三里、内关穴位针刺治疗，每天 1 次，持续治疗 6 天，2 周到 3 周为 1 疗程。

4.2 耳穴压豆

耳穴压豆法是在耳穴埋针治疗的基础上产生的一种简便方法。中医学认为"耳为宗脉之聚，十二经通于耳"。故采用耳穴压豆法可通过神经反射抑制脏腑的病理兴奋灶，起到调和气血、疏通经脉的作用，从而使症状减轻或消失。根据中医辨证论治原则，神门穴具有镇静、止吐作用；交感穴具有调节自主神经功能，可缓解因迷走神经兴奋而产生的恶心、呕吐；胃穴具有调中焦、和脾胃、理气降逆的作用。

4.3 穴位敷贴

穴位贴敷疗法是在中医学理论尤其是经络学说指导下，通过药物对穴位进行慢刺激，不断地通过经络作用于全身，以疏通经络，调和气血，扶正祛邪，平衡阴阳，从而达到治疗目的。取双侧足三里、内关等穴位进行中药穴位敷贴治疗，达到疏肝理气、泻肝安胃、降逆止呕的目的。

4.4 穴位按摩

穴位按摩作用原理同中医传统针灸疗法，通过经络发挥疗效。内关可宽胸、利气、降逆、止呕，足三里为足阴明胃经合穴。穴位按摩内关、足三里可疏理胃肠气机，通降胃气，分散患者注意力，此法简单、方便、无伤害，患者可自行按摩穴位。

4.5 敷脐防治

敷脐疗法是通过在人体神阙穴位置的皮肤表面覆盖药物，使药物渗透肚脐而达到治疗目的，又称脐疗。将该方法应用于与肿瘤相关的恶心呕吐中，有助于减轻或消除患者的胃肠道反应，增强患者的身体机能，改善食欲。在临床中可根据患者的辨证结果，将相应的中草药制成散剂或研成细末或调制成药膏敷贴于患者肚脐神阙穴，从而发挥调和气血、激发经气、健脾和胃、培元固本的功效。

（申志茜　张晓雪）

第 29 节　骨髓抑制

肿瘤患者的骨髓抑制，除肿瘤侵犯骨髓，损害骨髓的功能外，主要发生在肿瘤患者治疗过程中采用的放疗、化疗等治疗对骨髓的抑制。随着肿瘤研究的深入，肿瘤的治疗方法也逐渐增多，治疗方案更加个性化，但最常用的仍然是化疗和放疗。化疗和放疗在杀伤癌细胞的同时，也会对机体的骨髓造血系统和造血微环境造成损伤。骨髓抑制可导致患者的化疗药物剂量降低、化疗时间推迟以致终止化疗，影响肿瘤治疗效果，缩短生存期，增加医疗费用。

1. 定义

血细胞主要在骨髓中生成，只有少量在淋巴结中生成。骨髓抑制是指骨髓中的血细胞前体的活性下降。血细胞主要包括白细胞、红细胞和血小板，骨髓抑制主要表现白细胞、血小板和红细胞的降低。血小板、红细胞和白细胞来自骨髓中的干细胞，血细胞寿命短，常常需要不断的补充，需要干细胞快速分裂。然而化疗和放疗以及许多抗肿瘤的治疗方法都是针对快速分裂的细胞，导致正常的骨髓细胞受到抑制。

2. 发生机制

各类血细胞均起源于造血干细胞，之后形成各系定向祖细胞，定向祖细胞已经限定了进一步分化方向，从原始的粒细胞到分化成熟的粒细胞经历了早幼粒细胞、中幼粒细胞和晚幼粒细胞，最后发育为成熟的粒细胞进入到血液中。从原始粒细胞到发育成熟的粒细胞需要 7～14 天。正常骨髓每天产生中性粒细胞，并释放到循环血液中来维持血细胞的数目的稳定。骨髓中储备的中性粒细胞是外周血中的 12～20 倍，在疾病或感染发生时，骨髓中的中性粒细胞数被释放到外周循环的血液中。当血液中的中性粒细胞数减少到 1.0×10^9/L 时，机体抵抗力降低，容易发生感染。中性粒细胞半衰期 8～12 小时，因此骨髓必须不断产生中性粒细胞，补充到循环血液中。放化疗抑制骨髓造血功能，成熟的中性粒细胞凋亡后不能得到及时的补充，导致循环中的中性粒细胞数减少。

各种药物和治疗方法对骨髓的巨核细胞的抑制作用可导致血小板生成不足或过度破坏。外周血小板计数 $< 100 \times 10^9$/L 为血小板减少。血小板计数 $< 50 \times 10^9$/L，可引起皮肤黏膜出血；当血小板计数 $< 20 \times 10^9$/L，有自发出血的高风险；当血小板计数 $< 10 \times 10^9$/L 时有自发性出血的极高风险。循环血液中红细胞的半数生存期为 120 天，所以放化疗对红细胞抑制不明显，或出现晚。

3. 诊断和分级

肿瘤治疗中，如果应用了对骨髓有抑制作用的治疗方法，当循环血液中血细胞计数低于正常范围，即可诊断骨髓抑制。根据 WHO 抗肿瘤药血液系统的毒性反应，将骨髓抑制分为四度。

血液系统	0 度	Ⅰ 度	Ⅱ 度	Ⅲ 度	Ⅳ 度
血红蛋白 HGB（g/L）	≥ 110	95 ～ 109	80 ～ 94	65 ～ 79	< 65
白细胞 WBC（10^9/L）	≥ 4.0	3.0 ～ 3.9	2.0 ～ 2.9	1.0 ～ 1.9	< 1.0
粒细胞 N（10^9/L）	≥ 2.0	1.5 ～ 1.9	1.0 ～ 1.4	0.5 ～ 0.9	< 0.5
血小板 PLT（10^9/L）	≥ 100	75 ～ 99	50 ～ 74	25 ～ 49	< 25

4. 规律

不同的抗癌药物血象变化规律基本相似，但抑制程度有所不同。相比之下伯类的卡伯、抗生素类的米托蒽醌、烷化剂的环磷酰胺、抗代谢药物的甲氨蝶呤（MTX）、植物类药的依托泊苷（VP-16）等造成的骨髓抑制最为严重，抗代谢药的 6-MP 次之、氟尿嘧啶（5-FU）和抗生素类更生霉素（KSM）较轻。但随着化疗次数的增加，骨髓抑制也会逐渐增加并加重。对于接受过放疗的患者，化疗后骨髓抑制的程度也会增加，即使骨髓抑制不严重的药，也可发生比较严重的骨髓抑制。

由于白细胞的半数生存期为 6 ～ 8 小时，因此化疗时最先表现为白细胞数目下降。通常接受化疗后 1 周开始下降，10 天左右达到最低点，通常一周左右恢复正常，白细胞变化曲线呈"U"字形。血小板半数生存期为 5 ～ 7 天，故血小板下降出现较白细胞晚。化疗后 10 ～ 14 天达到最低点，在最低点维持 2 ～ 3 天后迅速回升，所以血小板变化的曲线呈"V"字形。红细胞半数生存期 120 天，化疗影响小，发生的也比较晚。

5. 预防与治疗

5.1 白细胞减少症的治疗

化疗引起的白细胞减少是最常见的骨髓抑制。白细胞 < 4.0×10^9/L 为白细胞减少症。中性粒细胞计数 < 2×10^9/L 为中性粒细胞减少症， < 0.5×10^9/L 为中性粒细胞缺乏症。中性粒细胞减少伴有发热，体温大于 38℃，称为中性粒细胞减少性发热（FN）。中性粒细胞的减少的程度和持续时间与患者感染风险和死亡风险密切相关。当白细胞低于

3×10^9/L，需要停止化疗，给予相应的治疗，待白细胞恢复正常或大于 3×10^9/L 再继续化疗。对于中性粒细胞减少性发热可以应用抗生素治疗。

中性粒细胞减少症的发生风险与化疗方案显著相关，对于初治者发生中性粒细胞减少伴发热（FN）的发生率 > 20% 的化疗方案、既往化疗周期中发生过 FN 的患者，建议预防性应用重组人粒细胞集落刺激因子（rhG-GSF）或聚乙二醇化重组人粒细胞集落刺激因子（PEG-rhG-GSF）。

（1）预防性使用 G-GSF（PEG-rhG-GSF 和 rhG-GSF）的用法与用量：① rhG-GSF；化疗后次日至化疗后 3 ~ 4 天内开始使用 rhG-GSF，5ug/kg，皮下或静脉注射，1 日 1 次，持续用药，直到中性粒细胞从最低点恢复至正常或接近正常水平（2.0×10^9/L）。② PEG-rhG-GSF：每周期化疗后次日使用 1 次，（不建议在化疗前 14 天到化疗后 24 小时内用药），固定计量 6mg（或 100ug/kg），每个化疗周期使用 1 次，周化疗不建议使用。

对于接受预防性使用 rhG-GSF 的患者出现 FN 后，应继续应用 rhG-GSF 治疗。对于接受过预防性 PEG-rhG-GSF 的患者不建议再次给予 rhG-GSF 治疗，如果中性粒细胞 < 0.5×10^9/L 持续时间 ≥ 3 天，可以给予 rhG-GSF 进行补救治疗。

（2）抗感染治疗：对于 FN 和 IV 度白细胞减少的患者无论发热与否，都应予以预防性应用抗生素，予以隔离并做好个人防护，避免因为粒细胞缺乏而引起感染。对于不伴有感染和发热的患者给予青霉素类抗生素预防感染，当发生感染或发热时使用三代头孢或碳青霉烯类广谱抗生素，如有真菌感染加用抗真菌的药物。

（3）监测与健康宣教：对粒细胞减少的患者，除了积极治疗外，对患者的健康教育及监测也非常重要。粒细胞减少如果没有发热，患者没有明显的临床表现，应嘱咐患者每周复查 1 ~ 2 次血常规，检测白细胞和中性粒细胞的水平，化疗后 7 ~ 14 天自行监测体温，当发现 FN 症状尽快就诊。

5.2 血小板减少症的治疗

包括输注血小板和给予促进血小板生长的因子。促进血小板生长的因子有重组人白细胞介素 II（rhIL- II）、重组人血小板生成素（rhTPO）、TPO 受体激动剂罗米司汀（Romiplostim）和艾曲泊帕（Eltrombopag）。目前我国大陆只有 rhTPO 和 rhIL- II 被国家食品药品监督管理总局批准用于治疗肿瘤相关的血小板减少症。

（1）输注血小板：III 度血小板减少伴有出血倾向和 IV 度血小板减少（无论是否伴有出血倾向）均应输注血小板。在进行颅脑手术时，要求血小板计数 ≥ 100×10^9/L，在其他侵入性操作时要求血小板计数 ≥ 50×10^9/L。一般首次输注 2 个单位血小板，随后隔日 1 个单位，尽量使血小板计数 > 50×10^9/L，使血小板计数维持在安全范围。输注血小板是治疗血小板减少症最快速有效的方法，但有可能因输血而感染血液传播性疾病的风险，而且还可能产生血小板抗体，导致血小板输注无效或输注后免疫反应。

（2）在没有血小板输注指征的血小板减少症患者，在血小板 $< 75 \times 10^9$/L 时可以用 rhTPO，可于化疗结束后 6 ～ 24 小时皮下注射，计量为 300U/kg，1 次 / 天，连续应用 14 天。当血小板计数 $\geq 100 \times 10^9$/L 或血小板较用药前升高 50×10^9/L，应及时停药。RhIL– Ⅱ可以降低血小板减少症的严重程度，缩短血小板减少的病程，减少血小板输注。实体瘤患者应在血小板计数 25×10^9/L ～ 75×10^9/L 时应用 rhIL– Ⅱ。$25 \sim 50$ug/kg，皮下注射，1 日 1 次，至少连用 7 ～ 10 日。至化疗抑制作用消失且血小板计数 $\geq 100 \times 10^9$/L 或血小板较用药前升高 50×10^9/L 以上时停药。rhIL– Ⅱ的不良反应是可能发生过敏反应，肾功能受损者、老年人和心脏病史者要减量。

（3）血小板监测及患者教育：应用 rhTPO 时定期复查血常规，每周 1 ～ 2 次，必要时隔日 1 次或每日 1 次，直到血小板 $\geq 100 \times 10^9$/L 或血小板较用药前升高 50×10^9/L 以上。健康宣教也非常重要，当血小板降低 $< 50 \times 10^9$/L 时嘱咐患者活动要慢，不要猛烈改变体位，防止跌倒，有明显出血倾向时避免刷牙，改成漱口等。

5.3 红细胞抑制的治疗

一般情况下，血色素 ≤ 80g/L 不建议化疗。贫血即可导致对放疗的不敏感又可以使肿瘤演变成侵袭性更强的表型。所以对骨髓抑制引起的贫血要积极干预，提高患者的生活质量，并可以使患者的放化疗继续进行，以达到更好的治疗效果和生存质量。

（1）补充铁剂：32% ～ 60% 肿瘤患者存在绝对性缺铁，而且肿瘤患者还存在铁利用障碍。所以治疗肿瘤患者贫血时要及时补充铁剂。铁剂有静脉和口服两种剂型，静脉补铁利用率高，无胃肠道反应，肿瘤患者推荐使用静脉补铁。

（2）促红细胞生成素（ESAs）：ESAs 的应用，能明显地减少输血的需求，并降低输血并发症。在 HB < 90g/L 可以使用 ESAs，同时要给予补充铁剂，改善肿瘤患者的缺铁状态，并为骨髓造血提供原材料，如果造血原料不足，影响 ESAs 药物的作用。ESAs 使用方法：推荐计量为 300IU/kg 或 20 000IU，每周 3 次；或 36 000IU，每周 1 次，皮下注射，疗程 4 ～ 6 周。推荐 ESAs 的治疗目标值为 HB 100 ～ 120g/L。注意 ESAs 使用时可增加肿瘤患者血栓的风险。

（3）输血治疗：当血色素（Hb）< 60g/L，或临床紧急纠正缺血状态时，或对促红细胞生成素（ESAs）无效的严重贫血，或者继续治疗（手术、放、化疗）的患者。无症状的肿瘤性贫血患者血色素目标值在 70 ～ 90g/L，有症状的输血目标是纠正血流动力学稳定或维持在 80 ～ 100g/L。

骨髓抑制中医诊疗

1. 病因病机

由于放化疗而产生的骨髓抑制在中医范畴相当于"虚劳""血虚""血证"等范畴。初起以气血两虚多见，继而出现肝肾不足、脾肾两虚、心脾两虚症状。若阴虚火旺，迫血妄行或心脾两虚，脾不统血可见慢性出血症状。

2. 治法

该病治疗应以补益为基本原则。正如《素问·三部九候论》所云"虚则补之"，根据脏腑气血阴阳虚损情况，补益气血阴阳。同时调理心脾，养阴降火，使血行归经。

3. 辨证论治

3.1 气血两虚证

证候：头晕目眩，面色萎黄，面浮肢肿，胸闷心悸，纳呆食少，气短自汗，神疲乏力，纳呆食少。舌淡有齿痕苔白，脉沉细。

治法：补益气血。

方药：当归补血汤合补中益气汤加减。当归 15g，生黄芪 30g，太子参 15g，升麻 6g，柴胡 8g，炒白术 12g，木香 9g，熟地 20g，阿胶 9g，龙眼肉 12g，陈皮 10g，炙甘草 6g。水煎服，分温 2 服。

分析加减：本证多见于肿瘤治疗过程中粒细胞减少症与贫血患者。方中当归、阿胶、龙眼肉、熟地补血；生黄芪、太子参补气；柴胡、升麻升举阳气；陈皮、木香行气，使补而不滞。诸药合用，可改善气血两虚症状。若气短乏力明显，可加大生黄芪用量，或改太子参为人参；若心悸、失眠，加麦冬、茯神、炒枣仁、远志以养心安神；自汗、乏力加五味子、麦冬、浮小麦、麻黄根；大便溏稀加白扁豆、茯苓、怀山药、莲子肉以健脾益气；纳呆食少、呕恶加法半夏、鸡内金、苏梗、焦四仙、怀山药以消食健脾，和胃降逆；若面浮肢肿加大生黄芪用量，同时加猪苓、泽泻、冬瓜皮、茯苓加强补气祛水功效。

3.2 肝肾亏虚证

证候：面色苍白，头晕耳鸣，腰腿酸软，心烦易怒，失眠多梦，神疲乏力，口干欲饮。舌红少津，脉细涩。

治法：滋补肝肾。

方药：当归补血汤合六味地黄丸加减。当归 15g，生黄芪 30g，熟地 20g，山萸肉 15g，怀山药 15g，丹皮 10g，泽泻 10g，炙甘草 6g。水煎服，分温 2 服。

分析加减：本证多见于肿瘤治疗过程中粒细胞减少症与贫血患者。若贫血明显，伴有乏力气短、面色无华加阿胶、龙眼肉、太子参益气养血；心烦多梦、睡眠不实加茯神、莲子心、淡豆豉、炒栀子、麦冬、五味子、炒枣仁养心安神，清心除烦；腰膝酸软明显加炒杜仲、怀牛膝补肾壮腰；口干加天花粉、麦冬、元参养阴生津；头晕耳鸣加生磁石、骨碎补、菖蒲补肾平肝，开窍定眩。

3.3 心脾两虚证

证候：面色苍白或萎黄，神疲乏力，头晕目眩，心悸气短，失眠多梦，纳呆食少，大便稀溏。肌肤可见紫斑反复出现，颜色淡，并可见其他慢性出血症状。舌淡苔白，脉细。

治法：补益心脾。

方药：归脾汤加减。生黄芪 30g，人参 10g，炒白术 10g，龙眼肉 15g，茯神 15g，炒枣仁 20g，当归 10g，白芍 15g，远志 12g，大枣 15g，木香 6g，三七 10g，阿胶 10g，炙甘草 6g。水煎服，分温 2 服。

分析加减：本证多见于肿瘤治疗过程中粒细胞减少症与贫血，以及血小板减少症出血患者。气短乏力明显加大生黄芪用量；失眠多梦加柏子仁、首乌藤、灵芝养心安神；大便稀溏、日数行加山药、莲子肉、砂仁、白扁豆健脾止泻；肌肤出现紫斑色淡，伴有其他慢性出血症状可以改阿胶为阿胶珠 15g，加仙鹤草、苎麻根、棕榈炭、茜草，同时加大三七用量。

3.4 阴虚火旺证

证候：肌肤出现红紫或青紫斑点，时作时止，伴有手足心热，潮热盗汗，两颧赤红，口干引饮，心烦失眠，并可见其他慢性出血症状。舌红少苔，脉细数。

治法：养阴降火，宁络止血。

方药：茜根散加减。茜根 15g，阿胶珠 15g，黄芩 10g，侧柏叶 10g，生地黄 15g，知母 10g，藕节 15g，白茅根 20g，麦冬 20g，三七 10g，炙甘草 6g。水煎服，分温 2 服。

分析加减：本证多见于肿瘤治疗过程中因血小板减少出现皮肤红紫青紫斑点或其他慢性出血症状。咯血加生栀子、青黛；鼻出血加生石膏、生桑白皮、栀子炭；牙龈出血加黄连、旱莲草、地骨皮；吐血加生大黄、麦冬、丹皮、荷叶、棕榈炭；便血加生地榆、炒槐花；尿血加大小蓟、生栀子、旱莲草；肌肤出现紫斑加水牛角、元参、紫草、丹皮、仙鹤草凉血止血，同时加大三七用量。

3.5 脾肾阳虚证

证候：面色苍白，头晕目眩，畏寒肢冷，腰膝酸软，夜尿频数，倦怠乏力，下利清谷。舌淡胖有齿痕，脉沉细。

治法：温肾助阳，健脾养血。

方药：右归饮合四君子汤加减。熟地黄 20g，山萸肉 15g，山药 20g，枸杞子 15g，鹿角胶 10g，菟丝子 20g，炒杜仲 15g，当归 10g，肉桂 5g，附子 10g，炒白术 12g，党参 15g，茯苓 15g，白芍 15g，炙甘草 6g。水煎服，分温 2 服。

分析加减：本证多见于肿瘤治疗过程中粒细胞减少症与贫血患者。气短乏力明显加生黄芪；心悸失眠加茯神、炒枣仁、浮小麦、五味子、丹参养心安神；畏寒肢冷明显加大附子用量，同时加干姜、巴戟天、淫羊藿温肾助阳；下利清谷加干姜、吴茱萸、五味子、肉豆蔻温中止泻；双下肢浮肿加生黄芪、猪苓、泽泻益气行水；血色素偏低、面色无华加阿胶、龙眼肉、生黄芪、大枣补气养血。

4. 针灸治疗

4.1 针刺

补益气血，调理脾肾为主。适用于肿瘤治疗过程中粒细胞减少症与贫血患者。

取穴：气海、血海、膈俞、心俞、脾腧、肾腧、悬钟、足三里。

操作：平补平泻，留针 20 分钟。

4.2 艾灸

适用于肿瘤治疗过程中粒细胞减少症与贫血患者。

取穴：脾腧、肾腧、命门、关元、足三里。

操作：用艾灸每穴灸 15 ～ 20 分钟。

5. 饮食调理

5.1 心脾两虚证

适用于肿瘤治疗过程中粒细胞减少症与贫血以及血小板减少症患者。

● 蜜枣扒山药

配方组成：山药 1000g，蜜枣 150g，罐头樱桃 10 粒，猪网油 1 张（碗口大），猪油 15g，白糖 200g，糖桂花适量。

制法：将山药煮熟去皮，蜜枣洗净，切成两半，去核。猪网油洗净，晾干水分。樱桃去核备用。扣碗内抹上猪油，将网油平垫碗底，放入樱桃，将蜜枣围在樱桃周围。把山药切成 3～4cm 长段，顺长剖为 4 片，码在蜜枣上。码一层山药，撒一层白糖，依次将山药码完。稍淋些猪油，最上层加入糖桂花，上笼蒸熟。上菜时，将扣碗取出，扣入盘内，去网油。同时给锅内倒入清水，放入白糖溶化，用湿淀粉勾成稀芡，淋于山药上。

5.2 肝肾阴虚证

适用于肿瘤治疗过程中粒细胞减少症与贫血患者。

● 补血瘦肉汤

配方组成：生晒参 9g，当归 10g，生地 15g，熟地 15g，红枣 20 枚，瘦猪肉 60g。

制法：将瘦猪肉放入沸水内，去浮沫，加入生晒参、当归、红枣、生地、熟地、料酒、八角茴香，用小火煮 1～2 小时，食盐、味精调味。

● 桑椹杞子米饭

配方组成：桑椹 30g，枸杞子 30g，粳米 100g，白糖 20g。

制法：取桑椹、枸杞子、粳米，加水适量并放入白糖，文火煎煮焖成米饭。

（申志茜　张　鹏）

第 30 节　癌性疼痛

全球每年新发癌症 1400 多万，我国每年新增约 430 万，大约 1/3 的患者伴有癌性疼痛。癌性疼痛是指癌症、癌症相关性疾病及抗癌治疗所致的疼痛。一般是指由肿瘤直接引起的疼痛，肿瘤侵犯或压迫神经根、神经干、神经丛或神经、侵犯脑和脊髓、肿瘤侵犯骨膜或骨骼、侵犯实质性脏器及空腔性脏器、侵犯或堵塞脉管系统、肿瘤引起局部坏死、溃疡、炎症等，在上述情况下均可导致严重的疼痛。在肿瘤治疗过程中所引起的疼痛，也被认为是癌性疼痛。疼痛是癌症患者最常见和难以忍受的症状之一，严重地影响癌症患者的生活质量。初诊癌症患者的疼痛发生率约为 25%，而晚期癌症患者的疼痛发生率可达 60%～80%，其中 1/3 的患者为重度疼痛。如果癌性疼痛（以下简称癌痛）不能得到及时、有效的控制，患者往往感到极度不适，可能会引起或加重其焦虑、抑郁、乏力、失眠以及食欲减退等症状，显著影响患者的日常活动、自理能力、社会交往和整体生活质量。

1. 病因

癌痛的原因复杂多样，大致可分为以下三类：

（1）肿瘤自身引起的疼痛：因肿瘤直接侵犯、压迫局部组织，或者肿瘤转移累及骨、软组织等所致。

（2）肿瘤诊断和治疗引起的疼痛：常见于手术、创伤性操作、放射治疗、其他物理治疗以及药物治疗等抗肿瘤治疗。

（3）精神和心理因素引起的疼痛：由于患者的其他合并症、并发症以及社会心理因素等非肿瘤因素所致。

2. 机制与分类

2.1 按病理生理学机制分类

主要可以分为两种类型：伤害感受性疼痛和神经病理性疼痛

分类	伤害感受性疼痛		神经病理性疼痛
	躯体痛	内脏痛	
伤害部位	皮肤、骨、关节、肌肉及结缔组织	食管、胃、小肠、大肠等空腔脏器；肝脏、肾脏等腹膜包裹脏器	末梢神经、脊髓神经、视神经大脑等神经传导通路
引起疼痛的刺激	刀割、刺伤、撞击等机械的刺激	空腔脏器的内压上升，被膜脏器的剧烈伸展，脏器局部及周围组织的炎症	神经的压迫、断裂
举例	骨转移局部的疼痛，术后早期的伤口痛，筋膜、骨骼肌炎症相伴随的疼痛	消化道梗阻伴随的腹痛；肝脏肿瘤出血痛及胰腺癌的腰背痛和胃脘痛	伴有癌性臂丛神经侵犯疼痛，伴有上肢麻木，脊髓转移瘤。脊髓硬膜外浸润与脊髓压迫综合征相关的背痛；化疗后手足疼痛
疼痛的特征	持续性疼痛、局部定位明确，身体运动时加剧	深部的绞扎样、压迫样疼痛，定位不明确	神经支配区域的麻木样疼痛，有触电样的痛
伴随症状	与原发病灶远离的部位相关的头骨、脊髓转移病灶痛	伴有恶心、呕吐、出汗等，定位不明确	感觉减弱、感觉异常，伴有运动障碍
针对性治疗特征	抢救性处理爆发性疼痛的药物非常重要	多数情况下阿片剂有效	难治性疼痛，常需要使用辅助性镇痛药物

2.2 按发病持续时间分类

分为急性疼痛和慢性疼痛。

癌症疼痛大多数表现为慢性疼痛，慢性疼痛与急性疼痛的发生机制既有共性也有差异。慢性疼痛的发生，除伤害感受性疼痛的基本传导调制过程外，还可表现出不同于急性疼痛的神经病理性疼痛机制，如伤害感受器过度兴奋、受损神经异位电活动、痛觉传导中枢机制敏感性过度增强、离子通道和受体表达异常、中枢神经系统重构等。与急性疼痛相比较，慢性疼痛持续时间长，机制尚不清楚，疼痛程度与组织损伤程度可呈分离现象，可以伴有痛觉过敏和异常疼痛，常规止痛治疗往往疗效不佳。

2.3 按患者疼痛起因分类

癌症患者中发现的疼痛分为三种：

（1）癌症引起的疼痛：内脏疼痛、躯体疼痛、神经性疼痛、脊髓压迫综合征、臂丛神经浸润综合征、腰骶神经丛受侵综合征、髂腰肌综合征。

（2）癌症治疗导致的疼痛：术后疼痛综合征、胸廓切开术疼痛综合征、乳房切开术疼痛综合征、化疗引起的周围神经性疼痛、放射后疼痛综合征。

（3）与癌症治疗没有直接关系的疼痛：患者本身所患的疾病、新近合并的疾病、癌症引起的继发性疼痛。

3. 全面评估

并不是所有患者的疼痛都与其体征表现、影像学检查、血液检查结果相一致。疼痛的全面评估，亦包括对引起疼痛的原因进行分析，从而准确得到疼痛评估。疼痛的原因分析是指从体征和影像学检查中判断疼痛的原因。疼痛的评估是指对患者的自觉症状对生活的影响进行全面评估，为疼痛的规范化治疗提供有效的依据。对癌症患者进行疼痛筛查，在此基础上进行详尽的癌痛评估。癌痛评估在合理、有效进行止痛治疗的前提，应当遵循"常规、量化、全面、动态"的原则。

3.1 常规评估

癌痛常规通过主诉、疼痛病史、疾病病史、体格检查及相关实验检查来评估。患者的主诉是判断患者是否疼痛及疼痛严重程度的主要依据；疼痛的病史包括疼痛的部位及范围、疼痛的性质、疼痛的程度、疼痛发作时间及频率、疼痛发作相关因素、疼痛对生活质量的影响及疼痛的治疗史；疾病病史（包括了解患者的个人史及既往史）帮助了解患者的肿瘤发病和诊断治疗过程；通过体格检查及相关实验室检查了解肿瘤累计范围，判断肿瘤与疼痛的相关性。

3.2 量化评估

癌痛量化评估是指采用疼痛程度评估量表等量化标准来评估患者疼痛主观感受程度，需要患者的密切配合。量化评估疼痛时，应当重点评估最近 24 小时内患者最严重和最轻的疼痛程度，以及平常的疼痛程度。量化评估应在患者入院后 8 小时内完成。癌痛的量化评估，通常使用数字分级法（NRS）、面部表情评估量表法及主诉疼痛程度分级法（VRS）三种方法。

3.2.1 数字分级法（NRS）

将疼痛程度用 0～10 个数字依次表示，0 表示无疼痛，10 表示能够想象的最剧烈疼痛，数字越大疼痛的强度越大。按照疼痛对应的数字，将疼痛程度分为：轻度疼痛（1～3），中度疼痛（4～6），重度疼痛（7～10）。

3.2.2 面部表情疼痛评分量表法

由医护人员根据患者疼痛时的面部表情状态进行疼痛评估，这种评估方法简单、直观、形象，容易掌握，适用于自己表达困难的患者，如儿童、老年人、存在语言文化差异或其他交流障碍的患者。其中，1～3 分为轻度疼痛（睡眠不受影响）；4～6 分为中度疼痛（睡眠受影响）；7～10 分重度疼痛（睡眠严重影响）。

3.2.3 主诉疼痛程度分级法（VRS）

主要是根据患者对疼痛的主诉，将疼痛程度分为轻度、中度、重度三类。①轻度疼痛：有疼痛，但可忍受，生活正常，睡眠未受到干扰。②中度疼痛：疼痛明显，不能忍受，要求服用镇痛药物，睡眠受到干扰。③重度疼痛：疼痛剧烈，不能忍受，需用镇痛药物，睡眠受到严重干扰，可伴有植物神经功能紊乱或被动体位。

3.3 缓解效果评价

根据患者主诉疼痛程度的分级，疼痛缓解效果分为三种。①显效：疼痛减轻 2 度以上；②中效：疼痛减轻 1 度；③微效：疼痛稍有缓解但不到 1 度。

4. 治疗

癌性疼痛发生在初诊癌症患者约为 25%，发生在晚期癌症患者为 60%～80%。使患者感到极度不适，可能还会加重患者本身的焦虑、抑郁、乏力、失眠、食欲不振等，严重影响了患者的日常活动及整体生活质量。癌痛治疗原则应当采用综合治疗的原则，根据患者的病情和身体状况，应用恰当的止痛治疗手段，及早、持续、有效地消除疼痛，预防和控制药物的不良反应，降低疼痛和有关治疗带来的心理负担，提高患者生活质量。

4.1 病因治疗

针对引起癌痛的病因进行治疗。癌痛的主要病因是癌症本身，其次考虑与抗肿瘤药物有关，手术、放射治疗、化学治疗、分子靶向治疗等均可导致疼痛。除外肿瘤相关因素，再考虑非肿瘤因素引起的，如带状疱疹、骨关节疼痛、骨质疏松等。

在治疗癌痛的方法中，最基本是药物治疗。药物治疗的特点是疗效好、显效快、作用肯定、安全。目前普遍用药标准是 1986 年 WHO 发布《癌痛三阶梯镇痛治疗原则》，建议在全球范围内推行癌症三阶梯止痛治疗方案。大多数疼痛是可以通过这种简单的方法可以达到止痛目的。要对癌痛的性质和原因做出正确的评估后，根据患者疼痛的程度和原因适当的选择相应的镇静剂。根据世界卫生组织癌痛三阶梯止痛治疗方法，癌痛药物止痛治疗的五项基本原则如下。

4.1.1 口服给药

应尽量首选无创、简便、安全的给药途径——口服给药。对于吞咽困难或存在口服吸收障碍的患者可选用透皮贴剂镇痛，也可以持续静脉或皮下输注镇痛药，但这种给药途径存在呼吸抑制等严重并发症的风险，需要在有经验的疼痛科医生指导下使用。

4.1.2 按阶梯用药

根据患者疼痛程度，由逐渐弱到强，有针对性地选用不同性质、作用强度的镇痛药物。

（1）第一阶梯药物：适用于轻中度疼痛。可选用非甾体类抗炎药物（NSAID）或对乙酰氨基酚。

（2）第二阶梯药物：适用于中度疼痛。可选用弱阿片类药物或低剂量的强阿片类药物，并可联合应用非甾体类抗炎药物以及辅助镇痛药物（镇静剂、抗惊厥类药物和抗抑郁类药物等）。

（3）第三阶梯药物：适用于重度疼痛。首选强阿片类药，并可合用非甾体类抗炎药物以及辅助镇痛药物（镇静剂、抗惊厥类药物和抗抑郁类药物等）。在使用阿片类药物治疗的同时，适当地联合应用非甾体类抗炎药物，可以增强阿片类药物的止痛效果，并可减少阿片类药物用量。如果能达到良好的镇痛效果，且无严重的不良反应，轻度和中度疼痛时也可考虑使用强阿片类药物。如果患者诊断为神经病理性疼痛，应首选三环类抗抑郁药物或抗惊厥类药物等。如果是癌症骨转移引起的疼痛，应该联合使用双膦酸盐类药物，抑制溶骨活动。

4.1.3 按时用药

按规定时间间隔规律性给予止痛药。按时给药有助于维持稳定、有效的血药浓度。目前，缓释药物的使用日益广泛，建议以速释阿片类药物进行剂量滴定，以缓释阿片药物作为基础用药的止痛方法。出现爆发痛时，可给予速释阿片类药物对症处理。

4.1.4 个体化给药

指按照不同患者病情和癌痛缓解药物剂量，制定个体化用药方案。由于患者个体差异明显，在使用阿片类药物时，并无标准的用药剂量，应当根据患者的病情，使用足够剂量的药物，尽可能使疼痛得到缓解。同时，还应鉴别是否有神经病理性疼痛的性质，考虑联合用药的可能。

4.1.5 注意具体细节

对使用止痛药的患者要加强监护，密切观察其疼痛缓解程度和机体反应情况，注意药物联合应用时的相互作用，并且及时采取必要措施尽可能地减少药物的不良反应，以提高患者的生活质量。

4.2 药物治疗

药物选择与使用方法应当根据癌症患者疼痛的性质、程度、正在接受的治疗和伴随疾病等情况，合理地选择止痛药物和辅助镇痛药物，个体化调整用药剂量、给药频率，积极防治不良反应，以期获得最佳止痛效果，且减少不良反应。

4.2.1 非甾体类抗炎药物（NSAIDs）

非甾体类抗炎药物是癌痛治疗的基本用药，具有抗炎解热镇痛作用。常用于缓解轻度疼痛或与阿片类药物联合作用缓解中重度疼痛，常用于癌症治疗的非甾体类抗炎药物包括布洛芬、对乙酰氨基酚、吲哚美辛、塞来昔布等。

非甾体类抗炎药常见有不良反应，包括消化性溃疡、消化道出血、血小板功能障碍、肾功能损伤、肝功能损伤以及心脏毒性等。这些不良反应的发生，与用药剂量和持续时间使用相关。使用非甾体类抗炎药，用药剂量达到一定水平以上时，再增加用药剂量并不能增强其止痛效果，可是药物毒性反应将明显增加。

因此，如果需要长期使用非甾体类抗炎药或对乙酰氨基酚，或日用剂量已达到限制性用量时，应考虑更换为单用阿片类止痛药；如为联合用药，则只增加阿片类止痛药用药剂量，不得增加非甾体类抗炎药物和对乙酰氨基酚剂量。

4.2.2 阿片类药物

阿片类药物是癌痛治疗必不可少的基本药物，对于慢性癌痛治疗，推荐选择阿片受体激动剂类药物。长期使用阿片类止痛药时，首选口服给药途径，但有口腔炎、吞咽困难、胃肠梗阻、恶心呕吐等原因均可导致口服给药不能进行，此时可改变给药途径，包括静脉给药、皮下给药、透皮吸收途径给药、直肠给药等，需要根据患者的具体情况进行选择给药。一般短效阿片用于滴定和爆发痛的治疗。滴定的目的是尽快镇痛并明确有效剂量。应按时给予阿片药物控制基础性疼痛，按需给药治疗爆发痛。控制爆发痛的药物应选择起效快、作用时间短的镇痛药，剂量为每日阿片剂量的 10%～20%；每日治疗爆发痛的剂量应计入次日阿片总量，再折算成分次给药的剂量，按时给予。

在我国常用的长效阿片类药物有吗啡缓释片、羟考酮缓释片和芬太尼透皮贴剂等。在应用长效阿片类药物期间，应备用短效阿片类止痛药，用于爆发性疼痛。当患者因病情变化，长效止痛药物剂量不足时，或发生爆发性疼痛时，立即给予短效阿片类药物，用于解救治疗及剂量滴定。解救剂量为前 24 小时用药总量的 10%～20%。每日短效阿片解救用药次数 ≥ 3 次时，应当考虑将前 24 小时解救用药换算成长效阿片类药按时给药。如需减少或停用阿片类药物，应该采用逐渐减量法，一般情况下阿片剂量可按照 10%～25%/天剂量减少，直到每天剂量相当于 30mg 口服吗啡的药量，再继续服用两天后即可停药。

阿片类药物的常见不良反应，包括便秘、恶心、呕吐、嗜睡、瘙痒、头晕、尿潴留、谵妄、认知障碍以及呼吸抑制等。除了便秘之外，这些不良反应大多是暂时性的或可以耐受的。应把预防和处理阿片类止痛药不良反应作为止痛治疗计划和患者宣教的重要组成部分。恶心、呕吐、嗜睡和头晕等不良反应，大多出现在未曾使用过阿片类药物患者用药的最初几天。初用阿片类药物的数天内，可考虑同时给予甲氧氯普胺（胃复安）等止吐药预防恶心、呕吐，必要时可采用 5-HT3 受体拮抗剂类药物和抗抑郁药物。便秘症状，通常会持续发生于阿片类药物止痛治疗全过程，多数患者需要使用缓泻剂来防治便秘，因此，在应用阿片类药物止痛时宜常规合并应用缓泻剂。如果出现过度镇静、精神异常等不良反应，应当注意其他因素的影响，包括肝肾功能不全、高血钙症、代谢异常以及合用精神类药物等；同时，需要减少阿片类药物用药剂量，甚至停用和更换止痛药。

4.2.3 辅助镇痛用药

辅助镇痛药物是指原本用于治疗某种疾病，之后发现兼具镇痛作用的一组药物。近年来在癌痛治疗领域，辅助药物与阿片类药物联合，能够协同镇痛、减少阿片类药物用量、减轻不良反应，改善终末期癌症患者的其他症状。包括抗惊厥类药物、抗抑郁类药物、皮质激素、N- 甲基 -D- 天冬氨酸受体（NMDA）拮抗剂、局部麻醉药以及肌肉松弛剂等。

（1）抗惊厥类药物：主要用于神经损伤所致的撕裂痛、放电样疼痛及烧灼性的癌性神经痛。常用的抗惊厥药物有苯妥英钠、加巴喷丁、卡马西平、奥卡西平等。

（2）抗抑郁药：主要用于各种难治性、顽固性的慢性疼痛，其中癌性疼痛是主要的适应证，尤其对肿瘤导致的神经病理性疼痛更为有效。用于中枢性或外周神经损伤所致的麻木样痛、灼痛，该类药物也可以改善心情、改善睡眠。应用抗抑郁药还要注意它的不良反应。

（3）糖皮质激素：最常见的适应证包括急性脊髓压迫、颅内压增高、上腔静脉压迫综合征、急性肠梗阻等。其次肿瘤患者使用小剂量的糖皮质激素治疗还可以增加食欲、减轻恶心呕吐、缓解疼痛等。常用糖皮质激素为地塞米松。

4.3 药物治疗以外的治疗方法

主要有介入治疗、放射治疗（姑息性止痛放疗）、针灸、经皮穴位电刺激等物理治疗、认知 – 行为训练以及社会心理支持治疗等。适当地应用非药物疗法，可以作为药物止痛治疗的有益补充；而与止痛药物治疗联用，可能增加止痛治疗的效果。介入治疗是指神经阻滞、神经松解术、经皮椎体成形术、神经损毁性手术、神经刺激疗法以及射频消融术等干预性治疗措施。硬膜外、椎管内或神经丛阻滞等途径给药，可通过单神经阻滞而有效控制癌痛，有利于减轻阿片类药物的胃肠道反应，降低阿片类药物的使用剂量。介入治疗前，应当综合评估患者的体能状况、预期生存时间、是否存在抗肿瘤治疗指征、介入治疗适应证、潜在获益和风险等。放疗（姑息性止痛放疗）常常用于控制骨转移或者肿瘤压迫引起的癌痛。

5. 患者和家属宣教

癌痛治疗过程中，患者及其家属的理解和配合至关重要，应当有针对性地开展止痛知识宣传教育。重点宣教以下内容：鼓励患者主动向医护人员如实描述疼痛的情况；说明止痛治疗是肿瘤综合治疗的重要部分，忍痛对患者有害无益；多数癌痛可以通过药物治疗有效控制，患者应当在医师指导下进行止痛治疗，按要求规律服药，不宜自行调整止痛方案和药物的种类、用法和剂量等；吗啡及其同类药物是癌痛治疗的常用药物，在癌痛治疗时应用吗啡类药物引起"成瘾"的现象极为罕见；应当确保药物妥善放置，保证安全；止痛治疗时，要密切观察、记录疗效和药物的不良反应，及时与医务人员沟通交流，调整治疗目标及治疗措施；应当定期复诊。

癌性疼痛中医诊疗

1. 病因病机

形成癌性疼痛的原因较多，临床上主要分为虚实两方面。

（1）不通则痛：由于外邪侵犯机体，正邪交争于体内，或痰湿瘀血凝结成块，造成经络气血不通，发为疼痛。

（2）不荣则痛：癌瘤日久，正气损伤，气血不充，无法荣养经脉，发为疼痛。

2. 治法

不通则痛治疗采用以通为主，根据辨证分别采用理气、化瘀、利湿、清热等治法。不荣则痛治疗采用补益气血，温经镇痛等治法。

3. 辨证论治

3.1 气滞证

证候：多表现为胀痛，疼痛走窜不定，遇情志刺激时加重。伴有精神抑郁，易激动，脘腹满闷，嗳气，纳呆食少，喜长太息。舌淡苔薄白，脉弦。

治法：疏肝解郁，行气止痛。

方药：柴胡疏肝散加减。柴胡 15g，青皮 10g，香附 10g，佛手 10g，陈皮 10g，川楝子 10g，乌药 10g，厚朴 12g，枳实 10g，木香 10g，姜黄 10g，薤白 10g，炙甘草 5g。水煎服，分温 2 服。

分析加减：若疼痛明显，加水红花子、川芎、乳香、没药，用以加大理气活血止疼功效；睡眠差加菖蒲、远志、丹参；纳食少加鸡内金、党参、焦三仙健脾消食；伴有气短乏力加生黄芪、太子参、炒白术健脾益气；口苦烦急加龙胆草、炒栀子清肝泻火；伴有腹水、浮肿等加生黄芪、大腹皮、泽泻、茯苓、猪苓、冬瓜皮，用以加强利水消肿作用。

3.2 血瘀证

证候：疼痛较剧烈，甚则刺痛拒按，痛处固定，入夜尤甚。或可触及肿块，口苦咽干，烦急易怒，或见肌肤甲错。舌质暗红或有瘀斑，脉沉细涩。

治法：活血化瘀，通络止痛。

方药：血府逐瘀汤加减。赤芍 15g，桃仁 10g，红花 10g，当归 15g，川芎 10g，川牛膝 10g，桔梗 6g，柴胡 15g，枳壳 12g，延胡索 10g，乳香 10g，没药 9g，王不留行 9g，生甘草 5g。水煎服，分温 2 服。

分析加减：若伴有气短乏力，加生黄芪、太子参；烦急口苦明显是为伴有肝火炽盛，加龙胆草、炒栀子；睡眠不实加炒枣仁、远志、莲子心；若癌症日久或放化疗后耗伤阴液，出现口干，舌淡暗少苔等症候，可加天花粉、生地黄、山萸肉养阴生津。

3.3 气血两虚证

证候：多表现为疼痛绵绵，以隐痛或钝痛为主，喜温喜按。伴有形体消瘦，神疲乏力，气短懒言，纳呆食少便溏，头目眩晕。舌淡苔白，脉沉细。

治法：补益气血，温经止痛。

方药：十全大补丸加减。人参 10g，炒白术 10g，茯苓 15g，当归 15g，川芎 10g，白芍 15g，熟地黄 15g，生黄芪 20g，肉桂 6g，木香 10g，生甘草 5g。水煎服，分温 2 服。

分析加减：若气短乏力明显，加大人参、生黄芪用量；面色无华，失眠等血虚证明显加龙眼肉、阿胶、远志、炒枣仁、大枣养血安神；若伴有阴虚火旺表现为口干舌燥、潮热盗汗、烦躁易怒加元参、天花粉、麦冬、五味子、龙胆草、知母养阴生津；纳呆食少加鸡内金、焦三仙、山药；出现乏力浮肿加车前子、猪苓、冬瓜皮，生黄芪加量到30g；出现腹水、腹胀加大腹皮、猪苓、泽泻。

3.4 毒热蕴结证

证候：疼痛较为剧烈，呈热痛，得冷稍减轻。可见局部红肿，口臭，大便秘结，尿短赤。或见发热。舌质红苔薄黄，脉数。

治法：清热解毒，祛火止痛。

方药：清瘟败毒饮加减。生石膏 20g，黄连 9g，生地黄 15g，生栀子 6g，芦根 15g，黄芩 10g，白花蛇舌草 20g，知母 10g，连翘 15g，元参 20g，牡丹皮 15g，赤芍 15g，竹叶 10g，生甘草 5g。水煎服，分温 2 服。

分析加减：若毒热较盛，发热明显，加柴胡、蝉衣、僵蚕、生大黄、金银花、半枝莲等药物疏散风热，通腹泻热，清热解毒；出现黄疸、胁肋痛明显加茵陈、川楝子、延胡索、虎杖、丹参利湿祛黄，化瘀止痛；若痈疽脓肿，加天花粉、皂角刺、白芷、金银花、连翘解毒排脓；若疼痛明显，加三七、水红花子、丹参、延胡索化瘀止痛；口苦烦急加龙胆草、柴胡、莲子心；伴有浮肿加车前子、抽葫芦、冬瓜皮利水消肿。

3.5 痰湿凝滞证

证候：疼痛多表现为钝痛、隐痛、胀痛等，伴有困重感，痰涎壅盛、咽喉堵闷、胸脘痞闷。舌淡苔厚腻，脉滑。

治法：化痰散结，理气止痛。

方药：二陈汤、温胆汤加减。陈皮 10g，法半夏 10g，枳实 10g，厚朴 12g，苍术 10g，毛慈菇 9g，昆布 9g，海藻 9g，生牡蛎 30g，天南星 9g，夏枯草 15g，瓜蒌 20g，茯苓 20g，白花蛇舌草 30g，水红花子 15g。水煎服，分温 2 服。

分析加减：若疼痛较剧烈，加乳香、没药、红花、延胡索加强化瘀止痛；胸膈痞闷、纳呆食少加苏梗、鸡内金、焦三仙；伴有气短乏力加生黄芪、太子参。

4. 针刺止痛

4.1 特点

起效快，疗效比较可靠，无依赖性，无毒副作用。但是持续时间短，对于重度疼痛的阵痛效果有限。需要反复针刺镇痛。

4.2 穴位选择

主穴：合谷、内关。

配穴：肺癌配风门、肺俞、定喘、丰隆；肝癌、胃癌、胰腺癌配阴陵泉、阳陵泉、阿是穴；胸痛配太冲、丘墟；腹痛配足三里、三阴交。

（阎国红　张　鹏）

第 31 节　睡眠障碍

睡眠被定义为精神和身体的一种自然且有节奏的休息状态，是人类健康与生存所必需。睡眠障碍是指由多种因素引起（常与躯体疾病有关），睡眠和觉醒正常节律性交替紊乱，造成睡眠质与量的异常以及睡眠中出现异常行为的现象。任何睡眠障碍都会影响人体的正常生理活动，导致疾病的发生和加重，程度严重时还会危及患者的生存。恶性肿瘤患者在疾病诊断治疗过程中常伴有睡眠障碍，其发生率在 25%～ 59%。

1. 分类

睡眠障碍国际分类将睡眠障碍分为七大类：失眠障碍，与呼吸相关的睡眠障碍，非与呼吸相关的睡眠障碍导致的过度睡眠，昼夜睡眠节律障碍，异态睡眠，与运动相关的睡眠障碍，其他睡眠障碍。

恶性肿瘤患者主要表现为失眠障碍。临床表现为入睡困难，更多的睡眠片段，次日疲乏，严重时可导致认知功能出现障碍。睡眠障碍可引起患者血压上升和机体免疫功能的下降、影响患者的生活质量，还可能导致精神方面的变化，如注意力不集中、产生幻觉，变得孤僻、易怒，甚至会具有攻击性等。另外，睡眠障碍的癌症患者还可能患有慢性失眠或失眠症候群，导致社交、职业或其他方面的困扰。

● 失眠可有不同的分类方式：

（1）按其表现形式分为①睡眠潜伏期延长：入睡时间超过 30 分钟；②睡眠维持障碍：夜间觉醒次数 ≥ 2 次或凌晨早醒；③睡眠质量下降：睡眠浅、多梦；④总睡眠时间缩短：通常少于 6 小时；⑤睡眠效率下降，通常小于 85%；⑥日间残留效应：次晨感到头昏、精神不振、嗜睡、乏力等。

（2）依据严重程度分为①轻度失眠：偶尔发生，对生命质量影响小；②中度失眠：每晚发生，中度影响生命质量，伴有一定的症状（易激惹、焦虑、疲乏等）；③重度失眠：每晚发生，中度影响生命质量，临床症状表现突出（易激惹、焦虑、疲乏等）。

（3）根据病程分为①一过性或急性失眠：病程小于 4 周；②短期或亚急性失眠：病程大于 4 周小于 3 ～ 6 个月；③长期或慢性失眠：病程大于 3 ～ 6 个月。

2. 睡眠的生理病理机制

睡眠的发生机制极为复杂，至今未完全清楚。它涉及中枢神经系统众多的神经网络和一系列神经介质、神经内分泌和神经调节物质。神经生理学研究证明，睡眠不是觉醒的简单终结，而是中枢神经系统内主动的节律性过程，这一节律独立于自然界昼夜交替之外而自我维持。睡眠 – 觉醒节律是人类和其他哺乳动物先天具有的一种相对独立的生物节律（也称为生物钟），是中枢特定结构主动活动的结果，它不依赖于自然界的昼夜交替。这些特殊结构如下：

（1）视交叉上核：包含自我控制昼夜节律的振荡器，即生物钟。使内源性昼夜节律系统和外界光 – 暗周期耦合。

（2）丘脑、下丘脑：睡眠 – 觉醒的机制是一个双重调节系统，它包含开启觉醒和开启睡眠状态两部分。丘脑网状核产生的纺锤波是从觉醒到失去感知进入睡眠的界标。

（3）脑干中缝核、孤束核：它们组成上行抑制系统，能诱发睡眠。

（4）网状结构：蓝斑头部和脑桥的去甲肾上腺素（NE）能神经元对维持觉醒起作用。脑干网状结构的头端有维持清醒所必需的神经元。网状结构顶端的神经元不断对皮质施加紧张性易化性影响，对觉醒状态的维持起决定性作用，清醒状态的维持不仅与蓝斑前端的 NE 神经元有关，而且可能与中缝核前端的 5-HT 神经元有关。

（5）大脑皮质：意识活动可激活网状结构上行激活系统而影响皮质。另外，褪黑素、肿瘤坏死因数（TNF）、白介素 –1（IL–1）等均可影响睡眠。

3. 影响因素

3.1 生理因素

恶性肿瘤患者发生睡眠障碍的原因是多方面的，其与性别、年龄、心理素质、睡眠史等基础原因有关。

3.2 躯体因素

癌性疼痛是导致患者睡眠障碍最主要原因，约有半数以上的患者在有疼痛的情况下会发生中度以上的睡眠障碍。

3.3 肿瘤相关症状因素

如呼吸系统肿瘤可导致咳嗽、咳痰、咯血及喘憋；泌尿系统的肿瘤可导致尿频、尿急、血尿；消化系统肿瘤可导致腹胀、腹痛、恶心、呕吐等。以上这些症状都可能引起或加重患者的睡眠障碍。

3.4 精神因素

因肿瘤本身对患者产生的生理性损害及心理压力，以及抗肿瘤药物的相关副作用，均可导致多数肿瘤患者伴有不同程度的焦虑，从而引起睡眠障碍，同时长期睡眠障碍又会加重焦虑状态，形成恶性循环。

3.5 抗肿瘤治疗因素

目前恶性肿瘤的治疗手段主要包括：手术、化疗、放疗、靶向治疗和生物免疫治疗等。大多数接受手术治疗的恶性肿瘤患者，因对疾病及手术的恐惧、术后刀口处疼痛、感染、组织器官损伤及使用各种引流管等都会导致患者的睡眠障碍；针对化疗患者因化疗药物的副作用，如腹胀、腹泻、过敏、瘙痒、恶心呕吐等，同时化疗前的预处理，包括地塞米松、苯海拉明的使用也会导致患者睡眠障碍发生率升高；放疗在恶性肿瘤治疗中同样也会引起患者身体的不适，影响睡眠质量；针对晚期癌症患者存在的癌性疼痛，治疗或减轻癌性疼痛的药物普遍存在导致失眠的副作用。

3.6 神经结构功能异常

神经中枢特殊结构如视交叉上核、丘脑、下丘脑、脑干中缝核、孤束核上行抑制系统功能障碍以及褪黑素、肿瘤坏死因数（TNF）、白介素 –1（IL–1）等均可影响睡眠。同时在恶性肿瘤患者的治疗过程中，放射治疗也可能会破坏机体的下丘脑功能，导致下丘脑的激素分泌和松果体的功能的异常，造成患者的睡眠障碍发生。

4. 评估方法

4.1 多导睡眠图

多导睡眠图可以客观地、科学地、量化地记录和分析睡眠，是睡眠障碍研究的基本手段，有助于失眠程度的客观评价及失眠症的鉴别诊断。可以了解入睡潜伏期、觉醒次数和时间、两种睡眠时相和各期睡眠比例、醒起时间和睡眠总时间等。

4.2 匹兹堡睡眠质量指数（PSQI）

睡眠质量自评表，简单易行，信度和敏度较高，与多导睡眠脑电图测试结果有较高的相关性。它可用作评定被试者最近一个月的睡眠质量，内由 18 个自评和 5 个他评条目构成。总分范围为 0～21 分，得分越高表示睡眠质量越差，匹兹堡睡眠质量指数总分大于 7 分，提示有睡眠质量问题，失眠症患者得分大于 10 分有诊断价值。

4.3 其他

睡眠障碍自评量表（SRSS）、肢体活动电图、睡眠日记等。其中睡眠日记记录包括睡眠质量，睡眠参数（如睡眠时间、夜间觉醒的频率和持续时间），午睡，药物，活动，晚餐时间，咖啡因和酒精的摄入量，以及每个 24 小时内就寝前的压力水平，每天的睡眠日志是由个人在几天（如 2 周）内完成。

5. 防治

肿瘤患者的睡眠障碍多因躯体因素及精神因素导致，所以提高患者对疾病的认知和提高战胜疾病的信心可能有助于帮忙患者改善睡眠，同时有效控制疼痛也可以改善睡眠障碍。治疗基础疾病基础上针对睡眠障碍给予药物治疗和非药物治疗。

5.1 非药物治疗

包括睡眠卫生教育、认知 - 行为治疗、身心放松、呼吸练习、音乐疗法、物理治疗、心理治疗、推拿、针灸及中草药疗法、运动康复等。

5.1.1 睡眠卫生教育

每天在同一时间醒来；保持一致的就寝时间；定期锻炼；睡前进行放松活动；保持卧室安静凉爽（极端温度会影响睡眠）；晚上不看钟；睡前至少 6 个小时避免摄入咖啡因和尼古丁；仅适度饮酒，避免睡前 4 个小时内饮酒；避免小睡，因为它可能会干扰晚上入睡的能力；在就寝前避免过多的液体摄入。

5.1.2 认知疗法

失眠患者往往对失眠有认知偏差，如不切实际的睡眠期望，对失眠原因的错误理解，对失眠后果的扩大。因而临近睡眠时就感到紧张、恐惧，担心睡不着，这样就更影响睡眠，形成恶性循环。认知疗法就是帮助患者消除这些不合理的观念，减少患者对失眠的恐惧，重塑患者对睡眠的期望值。

5.1.3 放松疗法

适用于那些因过度警醒而失眠的患者。常用的放松方法有肌肉放松训练、沉思、瑜伽、太极拳等。

5.1.4 呼吸训练

深呼吸,然后保持5分钟,反复几次,将焦点集中在呼吸的声音上。

5.1.5 音乐疗法

经临床证实,音乐的振幅有着和谐的频率,通过听神经传到大脑的听觉中枢,使人产生对美好事物的联想,同时减低肌肉张力和血流速度,从而减轻失眠患者的精神紧张及焦虑情绪。

5.1.6 物理治疗

磁疗、直流电离子导入、水疗、负离子等。

5.2 药物治疗

服用治疗失眠的药物要遵循以下原则:①应用最小有效剂量;②间断用药,每周2~4次;③短期用药,长期用药不宜超过3~4周;④停药时要逐步停药;⑤防止停药后反弹。

5.2.1 苯二氮卓类(BZD)

在20世纪60年代开始使用,主要作用机制为因阻断了边缘系统向脑干网状结构的冲动传导,从而减少由网状结构经丘脑向大脑皮质传递的兴奋性冲动,导致睡眠。

其不良反应包括日间困倦、认知和精神运动损害、失眠反弹及戒断综合征;长期大量使用会产生耐受性和依赖性;引起阻塞型睡眠窒息,尤其在老年患者中易发生。

5.2.2 非苯二氮卓类(BzRA)

在20世纪80年代出现,选择性结合BZ1受体,主要有唑吡坦、佐匹克隆、扎来普隆,其主要特征有①仅有催眠而无镇静、肌肉松弛和抗惊厥作用;②不影响健康者的正常睡眠结构,并可改善患者的睡眠结构。

5.2.3 抗抑郁类

三环类抗抑郁药(TCA)如阿米替林和多塞平,米氮平是选择性的5-HT、$\alpha 2$和组胺受体阻断剂,可引起日间的镇静效应,抗抑郁药用于治疗心理性失眠或抑郁症的失眠。

5.2.4 松果体素（MT）

也称褪黑素，系松果体分泌的含有色胺酸成分的激素，其主要作用与机体的觉醒 – 睡眠节律的调节和体温调节有关。

睡眠质量的降低对患者的体力、精力和机体抵抗力都有极其重要的影响。随着现代医学技术的不断提高，恶性肿瘤患者的生存期也得以不断的延长，患者的生活质量也越来越被人们所重视。恶性肿瘤相关性睡眠障碍的治疗是一个综合治疗干预的过程，单纯使用药物治疗是不理想的，应该以认知行为治疗为主，药物治疗为辅的治疗方法，综合改善恶性肿瘤患者的睡眠障碍问题。

睡眠障碍中医诊疗

1. 病因病机

人体阴平阳秘，脏腑调和，气血充足，心神安定，心血得静，卫阳能入于阴，则睡眠正常。失眠的病因错综复杂，核心病机则在于阴阳失调。肿瘤患者病程发展中形成的癌毒、痰浊、瘀血等病理因素阻碍气机的正常升降运行，使得机体脏腑、经络功能失调，导致阴阳失调，阳不入于阴，而见失眠；瘤邪日久，耗伤气血津液，或经手术、放疗、化疗后，进一步耗伤气阴，由阴及阳，阴阳失调，而致失眠。

2. 治疗原则

治疗上应以补虚泻实，调整阴阳为原则。《素问·至真要大论》云："谨察阴阳所在而调之，以平为期。"通过"补其不足，泻其有余"，调整机体的阴阳平衡，祛除体内之邪；阴阳调和，夜寐自安。同时应辨病与辨证相结合，根据不同部位的肿瘤，在补虚泻实，调整阴阳的同时，兼顾抗肿瘤治疗。

3. 分型论治

3.1 肝郁化火证

证候：不寐多梦，甚则彻夜不眠，急躁易怒，情志抑郁不畅，或见胸闷胁痛，头晕头胀，耳鸣目赤，口渴喜饮，便秘溲赤。舌质红苔黄，脉弦数。

治法：疏肝清热，解郁安神。

方药：加味逍遥散加减。柴胡 10g，白芍 15g，赤芍 15g，当归 15g，茯苓 15g，香附 10g，川芎 10g，茯神 15g，生白术 15g，薄荷 10g，炒枣仁 15g，炒栀子 10g，莲子心

10g，知母 10g，生甘草 5g。水煎服，分温 2 服。

分析加减：病后癌毒邪气内耗气血，从而导致肝体失养，虚可致郁，郁久化热，上扰心神；其次病后思虑过度，情志不畅，肝失条达，郁而化火，肝火扰神，导致失眠。肝气郁结，则见胸闷胁痛；火热上扰，则见头晕头胀、耳鸣目赤；肝郁化火乘胃，胃热则口渴喜饮；胸闷、胁痛者，可加郁金、佛手以疏肝理气；若头晕头胀、急躁易怒明显者，可加生地、丹皮以滋阴清热。

3.2 痰热内扰证

证候：不寐，心烦胸闷，痰多，时有泛恶，嗳气腹胀，伴口苦，头重目眩。舌质红苔黄腻，脉滑数。

治法：清化痰热，和中安神。

方药：黄连温胆汤加减。法半夏 10g，陈皮 15g，茯神 15g，枳实 10g，竹茹 10g，黄连 10g，茯苓 15g，合欢皮 10g，远志 10g，石菖蒲 10g，炒枣仁 20g，白花蛇舌草 15g，生甘草 5g。水煎服，分温 2 服。

分析加减：《景岳全书·不寐》云："痰火扰乱，心神不宁，思虑过伤，火炽痰郁，而致不眠者多矣。"因癌毒邪气、情志，或因宿食停滞，土壅木郁，肝胆不疏，郁痰化热，痰热上扰，故见不寐、心烦、口苦、目眩；痰热郁阻，气机不畅，胃失和降，则见时有泛恶、嗳气腹胀、胸闷、头重等。若宿食积滞较甚者，可用保和丸消导和中；大便秘结者可加大黄；胸闷痰多者可加瓜蒌等。

3.3 心脾两虚证

证候：多梦易醒，睡眠轻浅，心悸健忘，神疲肢倦，面色少华，头晕目眩，腹胀纳差，大便溏稀。舌淡苔薄白，脉细弱。

治法：健脾益气，养血安神。

方药：归脾汤加减。太子参 15g，炒白术 15g，黄芪 15g，当归 15g，远志 10g，茯神 15g，合欢皮 12g，南沙参 12g，龙眼肉 15g，炒枣仁 15g，仙鹤草 15g，白花蛇舌草 15g，木香 10g，炙甘草 5g。水煎服，分温 2 服。

分析加减：患者感受癌毒邪气日久，或经手术及放疗、化疗等耗伤正气，正气愈虚，心脾两虚，营血不足，心神失养，而见多梦易醒，睡眠轻浅；血不养心则心悸；气血虚弱，不能上奉于脑，清阳不升，则头晕目眩；血虚不能上荣于面，则面色少华。若脾失健运，痰湿内阻，而见脘闷纳呆者，可加陈皮、法半夏等。

3.4 阴虚火旺证

证候：心烦不寐，入睡困难，多梦，心悸不安，伴头晕耳鸣，五心烦热，腰膝酸软，口干津少，不欲饮水。舌红少苔，脉细数。

治法：滋阴降火，交通心肾，养心安神。

方药：知柏地黄丸合交泰丸加减。知母 10g，黄柏 10g，生地黄 12g，山萸肉 12g，山药 12g，茯苓 12g，牡丹皮 10g，泽泻 10g，黄连 10g，肉桂 3g，石菖蒲 6g，炙龟板[先煎] 12g，炒枣仁 15g，夜交藤 15g，白花蛇舌草 15g，生甘草 3g。水煎服，分温 2 服。

分析加减：瘤邪日久，耗伤气血津液，或经手术及放疗、化疗等治疗使气阴耗伤，病久及肾，肾阴不足，肾水乏源，不能上抑心火，心火独亢于上，扰乱心神，阳不入阴，心肾不交，而发为心烦不寐，入睡困难，多梦，心悸不安；肾阴不足，脑髓失养，相火妄动，则见头晕耳鸣；腰为肾之府，肾阴精亏虚则腰失所养，故见腰膝酸软。若面热、头晕耳鸣明显者，可加煅牡蛎、磁石等重镇潜阳之品，使阳升得平，阳入于阴而得寐。

3.5 心胆气虚证

证候：不寐多梦，易于惊醒，惕惕不安，胆怯恐惧，或伴有心悸气短，自汗，乏力倦怠，头晕目眩。舌质淡苔薄白，脉弦细。

治法：益气镇惊，安神定志。

方药：安神定志丸加减。太子参 15g，茯神 15g，龙齿 15g，茯苓 15g，菖蒲 10g，炒枣仁 15g，合欢花 10g，远志 10g，知母 10g，生甘草 5g。水煎服，分温 2 服。

分析加减：肿瘤患者初期多会出现忧思多虑、惊恐不安等情志问题，情志过极可影响脏腑气血运行，心胆气虚，痰浊内扰心窍，而致不寐多梦，易于惊醒，惕惕不安，胆怯恐惧。若阴血偏虚可合用酸枣仁汤以养肝血以宁心神，清内热以除虚烦。

（周　璐　郝桂香）

第六章

癌前病变防治

第 32 节 肺支气管上皮鳞状化生

1. 定义

肺支气管假复层纤毛柱状上皮被鳞状上皮所取代，即为鳞状上皮化生。吸烟是已明确的最主要的鳞状上皮化生原因。

肺癌的组织类型有腺癌、鳞状细胞癌、神经内分泌癌、大细胞癌、腺鳞癌等基本类型。肺腺癌通常发生于较小支气管，65% 为周围性肺癌，是女性最常见类型，多为不吸烟者。与此不同，肺鳞状细胞癌多发生于段以上大支气管，80% 为中央型肺癌，易发人群为中老年男性，且大多有吸烟史。一般认为肺鳞癌起源于吸烟刺激后的支气管上皮鳞状化生。吸烟者和肺癌患者的支气管和肺呼吸性上皮中均存在着广泛、多灶性的分子病理异常，区域致癌效应可造成肺内多中心肿瘤。

2. 发病机制

烟草烟雾含有较高浓度的焦油、尼古丁、多环碳氢化合物、亚硝胺和许多致癌性化合物，可激活肺泡巨噬细胞和中性粒细胞等炎性细胞，释放多种炎性介质，损伤气道上皮细胞，破坏肺弹力纤维，引起气道充血、水肿、纤维化，支气管黏液腺肥大、杯状细胞增生，使纤毛运动减退和巨噬细胞吞噬功能降低，导致气道净化力下降。还能刺激黏膜下感受器，使副交感神经功能亢进，引起支气管平滑肌收缩，致使气道阻力增加，气流受限。

支气管柱状上皮反复受化学性气体刺激或慢性炎症侵害而反复再生，出现鳞状上皮化生，细胞层次增多变厚，局部抵御外界刺激的能力增强，这是化生的积极意义，但是，鳞状上皮表面没有柱状上皮的纤毛结构，黏膜自净能力又随之减弱。化生是一种适应性反应，通常是可复性的，但若刺激持续存在，则有可能成为支气管鳞状细胞癌发生的基础。

吸烟是诱发肺癌的危险因素，也是慢性阻塞性肺病的首要危险因素。吸烟是慢阻肺伴发全身炎性反应的原因之一，在慢阻肺预后中起着重要的作用。

肺癌的发病还与吸烟指数密切相关，即吸烟史越长、吸烟量越多、开始接触烟草的年龄越早，则肺癌的病死率越高。被动吸烟者也同样受危害。

3. 临床表现

支气管鳞状上皮化生没有特异性的临床表现，伴有慢性气管炎时，常有咳嗽、咳痰、气喘和反复感染等临床表现。

（1）咳嗽：长期、反复、逐渐加重。重者四季均咳，冬春加剧，日夜咳嗽，早晚尤为剧烈。肺部听诊呼吸音粗糙，肺底部可有散在干、湿性啰音，呼气性哮鸣音，咳嗽排痰后可消失或明显减轻，为慢性支气管炎的表现。

（2）咳痰：晨起较多，常因黏稠而不易咯出。在感染或受寒后症状迅速加剧，痰量增多，黏度增加。或呈黄色脓性痰或伴有喘息。偶因剧咳而痰中带血。

（3）气喘：当合并呼吸道感染时，由于细支气管黏膜充血水肿，痰液阻塞及支气管管腔狭窄，可以产生气喘（喘息）症状。发生喘鸣声，肺部听诊时有哮鸣音。这种以喘息为突出表现的类型，临床上称为喘息性支气管炎，危害更加严重。

（4）反复感染：寒冷季节或气温骤变时，容易发生。气喘加重，痰量明显增多且呈脓性，伴有全身乏力，畏寒、发热等。肺部出现湿性啰音。

4. 诊断

支气管鳞状上皮化生鲜有单独做出诊断的，常常在因伴有病变行纤维支气管镜检查并组织活检时才获病理诊断。

纤维支气管镜检查适用于较大的支气管病变，如果病变在远端支气管或者肺内，支气管镜无法到达时，可以在 X 线透视下通过支气管镜将活检钳或者毛刷插到病变的部位来采集标本。

- 纤维支气管镜检查适应证如下：
（1）高危因素：嗜烟者。
（2）咳嗽持续 8 周以上，胸部 X 线无明显肺疾病证据。
（3）X 线检查怀疑肺癌，而且阴影部位位于肺门及其周围。
（4）反复发生同一肺叶肺炎，抗感染治疗不能根治，怀疑有阻塞性炎症。
（5）不明原因肺叶或肺段不张。
（6）原因不明的支气管梗阻或狭窄。

（7）痰癌细胞检查阳性，而 X 线检查阴性。

（8）阵发性的顽固性咳嗽，经过治疗没有效果，特别是一侧出现局限性的哮鸣音，怀疑支气管病变。

（9）不明原因的咯血，血中带痰。

（10）慢性气管炎和肺气肿病史。

5. 治疗

支气管鳞状上皮化生属癌前病变，治疗需根据伴发疾病症状及是否伴有支气管黏膜鳞状上皮异型增生来综合决定。

（1）即刻戒烟，追踪指导。

（2）伴有鳞状上皮异型增生者，定期复查肿瘤标志物鳞状细胞癌抗原（SCC）和气管镜。

（3）低剂量螺旋 CT 肺部筛查。一次普通肺 CT 放射线剂量为 526.8mGY/cm，相当于 700 张 X 线胸片的剂量。而一次低剂量螺旋 CT 检查的剂量仅相当于 1/20 普通 CT。

6. 中医药防治

（1）主治：长期慢性咳嗽，呼吸音粗糙，肺底部可有散在干、湿性啰音，呼气性哮鸣音，咳嗽排痰后可消失或明显减轻，慢性支气管炎。

处方 1：鲜石斛花 2g 开水冲服，每日 3 次。

处方 2：鲜苏叶 10g 开水冲服，每日 2 次。

（2）主治：慢性支气管炎，咳嗽，吐白色稀黏痰或稠黏痰。

处方 3：虎杖根、阔叶十大功劳根或茎、枇杷叶各 30g。加水 500mL 煎至 200mL，分 3 次服，每日 1 剂。

处方 4：石苇全草 20g，冰糖 5g。石苇加水 500mL，煎至 200mL，加冰糖，每日 1 剂。

（3）主治：慢性支气管炎，咳嗽气喘。

处方 5：佛手（佛手柑）果实 30g，蜂蜜 10mL。佛手加水 500mL，煎至 200mL，加蜂蜜，每日 1 剂。

处方 6：鲜马齿苋苋全草 50g，麦冬 50g，首乌 12g。加水 500mL，煎至 200mL，分 3 次服，每日 1 剂。

（4）主治：慢性支气管炎，哮喘。

处方 7：炒杏仁 100g，炒莱菔子 100g。共研为细面，每次服 10g，日服 2 次。

（5）处方 8：葛根 10g，水抽提物，口服，每日 1 次。

葛根含有的黄酮成分具有的抗缺氧、抗氧化、抗癌症、稳血压、保心肌等作用，能缓解香烟中尼古丁和烟焦油造成的血管收缩，血液流动不畅，呼吸道损伤所带来的吸烟症状。

（6）清肺饮：用于缓解烟草依赖引起的不适症状。

1 号处方：薄荷 2g，鱼腥草 2g，广藿香 1g，甘草 0.5g。具有清肺益气，芳香醒神，解毒化浊功效。每日 1 包，代茶饮，每次用 100mL 沸水闷泡，5 ～ 10 分钟后饮用，3 个月为一个疗程，共 3 个疗程，每疗程中间停药 1 个月。嘱戒烟者每日热水冲服代茶饮，频频服之，使人们饮用后心烦得除、饮食得香、流涎得止、咳嗽得宁、睡眠得安，烟瘾很快轻松戒除。

2 号处方：1 号处方配以远志 5g。远志，能通七窍，安神，化痰，止咳。主治心瘾证。

3 号处方：1 号处方配以桔梗 5g。桔梗，可宣肺，利咽，祛痰，排脓。主治肺瘾证。

7. 肺气道康复

支气管柱状上皮反复损害又再生引发的鳞状上皮化生，通常是可复性的。可借助康复治疗尽快帮助患者恢复功能，提高患者生活质量。

7.1 气道湿化

气道湿化是康复护理的重要环节，由于气道充血、水肿、纤维化，使纤毛运动减退，支气管黏液腺肥大、杯状细胞增生，气道内黏液分泌增加，气流阻塞，痰液不易被咳出或吸出，严重时可能会形成痰栓或痰痂，堵塞气道，导致呼吸困难，口唇紫绀。实验证明，肺部感染率随着气道湿化程度的降低而升高。

雾化式湿化法：超声雾化是利用超声声能为动力，将湿化液撞击成直径 0.5 ～ 1.0μm 的雾滴，有较高的穿透性，随病人的呼吸进入终末支气管及肺泡，从而达到湿化和药物治疗的目的，但较长时间的雾化可致病人血氧分压下降。我们采用小雾量、短时间、间歇雾化法，每 2 ～ 4 小时雾化 10 分钟，通常使吸入气体维持在 32 ～ 35℃，效果较为满意。

7.2 振动和摇动

对于年龄过小或过长、配合能力有限的患者，可针对其胸廓进行振动或摇动的手法，以促进患者痰液的排出。为避免气道高反应的后果，可在治疗前或治疗期间提供雾化吸入支气管扩张剂。

振动时，治疗师可双手重叠，通过上肢轻柔而平稳的共同收缩来振动胸壁，在吸气末开始，直到胸廓下沉。手动振动的频率是 12 ～ 20Hz。

摇动时，患者处于适当的体位引流（是一种患者被放置在特定体位上，通过重力协助分泌物从支气管树中引流出来的特定技术）位置，治疗师把手放在需要引流的肺叶上方，并指导患者进行深呼吸。在吸气末，用缓慢（大约每秒2次）、有节律的弹动按压胸壁，直到呼气结束。在气流被呼出的同时手随着胸部的活动施压。摇动的频率为2Hz。

7.3 主动循环呼吸技术（ACBT）

主动循环呼吸技术由三个通气阶段的反复循环构成：呼吸控制、胸廓扩张运动和用力呼气技术。呼吸控制是放松上胸部和肩部，同时进行轻柔的潮式呼吸。胸廓扩张阶段包括深吸气，同时由治疗师为患者进行振动。这个阶段可帮助松动分泌物。用力呼气技术包括一个或两个呵气（在一个到两个呵气后，患者必须暂停进行呼吸控制。这可防止增加气流阻塞），像用力呵气清洁眼镜、玻璃一样，但需要发出"he"的音，而不是"ha"。

7.4 呼气正压

运用呼气正压装置（Acapella 和 Flutter），可使气道震荡，加快呼气流速从而达到松动并移除分泌物的作用。患者使用呼气正压装置时应该坐直，肘部放松置于桌面。治疗师指导患者用胸部和下腹部进行潮式呼吸，吸气后屏住呼吸 2 ～ 3 秒，用装置主动地缓慢呼气，不用力。反复进行 10 ～ 15 次，然后进行呵气或咳嗽，咳出已松动的分泌物，每 5 ～ 10 次呵气或咳嗽后应暂歇而后再继续。

7.5 咳嗽技术

咳嗽大致可分为四个阶段：第一阶段，充分吸气；第二阶段，声门闭合；第三阶段，提高胸内压和腹内压；第四阶段，声门打开，气体排出。咳嗽前应鼓励患者多喝水，并使用气道廓清技术（即 7.2 ～ 7.4），当咽部或上呼吸道感觉有黏液存在时，指导患者控制咳嗽，而不是干咳。

7.6 运动治疗

运动可持续改善肺功能，使之不再降低，对一些患者或某些阶段的肺部疾病患者，运动已被推荐为一种替代传统胸科物理治疗的常规方式。在运动前需要对患者进行全方位的评估，包括心肺耐力、肌耐力、平衡能力、柔韧性等方面。随后根据评估制定个体化的运动处方，确定运动频率、强度、时间、类型、总量、进度（进阶）。治疗师需在患者运动过程中监测心率、血氧饱和度等生命体征，并指导患者正确的运动动作以及呼吸的配合，以保证患者运动安全并达到最佳效果，提高患者的生活质量。

（任保辉　张　迎）

第 33 节　乳腺增生

1. 临床表现

（1）乳房疼痛：常为胀痛或刺痛，可累及一侧或两侧乳房，以一侧偏重多见，疼痛严重者不可触碰，甚至影响日常生活及工作，疼痛以乳房肿块处为主，常于月经前数天出现或加重，行经后疼痛明显减轻或消失；疼痛可随情绪变化而波动，是乳腺增生病临床表现的主要特点。

（2）乳房肿块：肿块可发于单侧或双侧乳房内，单个或多个，好发于乳房外上象限，亦可见于其他象限，肿块形状有片块状、结节状、条索状、颗粒状等，其中以片块状为多见，肿块边界不明显，质地中等或稍硬韧，活动好，与周围组织无粘连，常有触痛，肿块大小不一，小者如粟粒般大，大者可逾 3 ～ 4cm，乳房肿块也有随月经周期而变化的特点，月经前肿块增大变硬，月经来潮后肿块缩小变软。

（3）乳腺癌前病变无典型症状和体征，不易引起患者重视，常通过体检或乳腺癌筛查发现。

2. 病因

乳腺增生发病主要归咎于雌激素分泌增加，孕激素分泌减少，雌/孕激素比例失调。乳腺组织雌激素水平上升，雌激素受体增加，导致乳腺纤维组织及乳腺导管上皮增生。女性初潮年龄、初产年龄、睡眠质量、哺乳方式、饮食特征、流产次数、体重指数均是影响乳腺增生发病的因素。此外，乳腺增生还与精神因素相关，心理或工作压力大可导致内分泌紊乱，影响女性睡眠质量，增加乳腺增生发生风险。体重指数与乳腺增生发病相关，营养过度或体力活动不足可导致肥胖或超重。荤食中含有较多脂肪，长期喜食荤腥容易增加体质量，还可增加血中催乳素分泌，刺激丘脑 - 垂体轴分泌更多的雌激素，导致乳腺细胞过度繁殖。

3. 诊断

诊断时要综合临床表现、体格检查结果、影像学结果，必要时可活检行细胞学诊断和组织病理学检查。

3.1 乳腺触诊

进行乳腺触诊前应详细询问乳腺病史、月经婚姻史、既往肿瘤家族史（乳腺癌、卵巢癌）。绝经前妇女最好在月经结束后进行乳腺触诊。

受检者通常采用坐位或立位，对下垂型乳房或乳房较大者，亦可结合仰卧位。乳腺体检应遵循先视诊后触诊，先健侧后患侧的原则，触诊时应采用手指指腹侧，按一定顺序，不遗漏乳头、乳晕区及腋窝部位，可双手结合。

3.2 影像学检查

3.2.1 乳腺 X 线摄影

乳腺疾病的最基本检查方法，在检出钙化方面，具有其他影像学方法无可替代的优势，但对致密型乳腺、近胸壁肿块的显示不佳，且有放射性损害，对年轻女性患者不作为首选检查方法。

适用于筛查性人群及诊断性患者的乳腺检查：①无症状人群的筛查。②适龄女性筛查或其他相关检查发现乳腺异常改变。③有乳腺肿块、局部增厚、异常乳头溢液、乳腺皮肤异常、局部疼痛或肿胀症状。④良性病变的短期随诊。⑤引导定位及活检。

对 40 岁以下、无明确乳腺癌高危因素或临床查体未见异常的妇女，不建议首先进行乳腺 X 线检查。妊娠期女性通常不进行乳腺 X 线摄影。

3.2.2 乳腺超声

超声检查因其简便易行、灵活直观、无创无辐射等特点，适用于所有疑诊乳腺病变的人群。可同时进行乳腺和腋窝淋巴结的检查。乳腺超声扫描体位常规取仰卧位，扫描范围自腋窝顶部至双乳下界，包括全乳及腋窝。

常规超声检查可以早期、敏感的检出乳腺内可疑病变，通过对病变形态、内部结构及周围组织改变等特征的观察，结合彩色多普勒血流成像观察病变内血流情况，确定病变性质。超声造影可以显示病灶内微血管分布、走形、血流动力学差异以及病灶与周围正常组织的关系，对于良恶性病灶的鉴别具有一定的意义。弹性成像可以评价组织硬度，对于部分乳腺病变的良恶性判断有一定的辅助价值。

适应证：①有乳腺相关症状者，如触诊发现乳腺肿物、乳头溢液、乳头内陷、局部皮肤改变等。②无症状的乳腺癌高危人群乳腺检查。③作为乳腺 X 线筛查的补充检查。④乳腺良性病变的随访；绝经后激素替代治疗随访等。⑤介入性超声，如超声引导细针 / 空芯针穿刺活检及术前定位等。

4. 治疗

根据不同症状、体征进行处理，乳房胀痛者可给予调经止痛的中医治疗，良性包块可观察或手术切除；恶性肿瘤可采取导管内原位癌切除、乳房切除，以及放疗、化疗、免疫、中医治疗等。

乳腺增生中医诊疗

乳腺增生属于中医"乳癖"的范畴。

1. 病因病机

中医学认为本病的病因病机是肝气郁结、痰凝血瘀、冲任失调；其中冲任失调为发病之本，肝气郁结、痰凝血瘀为发病之标；病位在肝、脾、肾；病性是本虚标实。

1.1 肝气郁结

高锦庭《疡科心得集》中描述"乳中结核，何不责阳明而责肝，以阳明胃土，最畏肝木，肝气有所不舒，胃见木之郁，惟恐来克。伏而不扬，肝气不舒，而肿硬之形成"，强调乳癖的发生与肝气郁结有关。肝主疏泄，肝气宜疏畅而条达，宜升发而疏散。若情志不畅，郁久伤肝，致气机郁滞，蕴结干乳房胃络，经脉阻塞不通，不通则痛，故乳房疼痛；肝气郁久化热，灼津为痰；肝郁气血周流失度，气滞痰凝血瘀结聚成块，故见乳房结块。

1.2 痰凝血瘀

女子乳头为厥阴肝经所主，乳房为阳明胃经所属，胃与脾相连，忧思郁怒，情志内伤，肝脾气逆。肝郁则气血凝滞，脾伤则痰浊内生，痰瘀互凝，经络阻塞，结滞乳中而成乳癖。

1.3 冲任失调

冲任二脉起子胞宫，其气血上行为乳，下行为经，冲任与肾相并而行。若肾虚，冲任失调，气血疲滞，积聚子乳房、胞宫，或乳房疼痛而结块，或月事紊乱。《外科医案汇编》中"乳中结核，虽云肝病，其本在肾"阐明了肾和冲任在乳癖发病学上的重要影响。

2. 治疗原则

本病病机复杂，症状轻重不一，虚实互见，并非单一治法所能独任，更不能一法一方统治全过程。中医中药治疗本病有着独特的优势和潜力，从整体出发，辨证与辨病相结合，能从多方面、多角度起到调整内分泌、增强机体免疫功能作用。目前乳腺增生病的辨证治疗主要根据不同阶段和证候，分为肝郁气滞、痰瘀互结和冲任失调型，分别采用疏肝理气、化痰散结、活血化癖、温肾助阳、调摄冲任等治法。首选单纯中医药治疗，效果确切，无毒副作用。若病程较长、病情严重或疑有癌变倾向者，可予手术治疗，术后再用中药医调理善后。

根据不同病情，辨证审因而论治。肝郁气滞者以疏肝理气，散结止痛为治；痰瘀互结者以化痰散结，活血祛瘀为治；冲任失调者以温肾助阳，调摄冲任为治。

3. 辨证论治

3.1 肝郁气滞证

证候：多见于青年妇女，病程短。乳房疼痛为其突出表现，多为胀痛，肿块和疼痛程度与月经周期或情志变化密切相关，经前或情绪不佳时加重，经后减轻或消失。常伴胸胁胀痛，烦躁易怒。舌质淡红或红，苔薄白或薄黄，脉弦。

治法：疏肝理气，散结止痛。

方药：柴胡疏肝散加减。柴胡 9g，青皮 9g，陈皮 9g，香附 9g，延胡索 12g，川楝子 9g，茯苓 12g，白芍 12g，郁金 12g，海藻 12g，莪术 12g，益母草 15g。水煎服，分温 2 服。

分析加减：本证多见于单纯性乳腺上皮增生症。肝郁化热，口干口苦、心烦易怒者，加夏枯草、栀子以清肝泄热；乳房胀痛明显者，加炙乳香、炙没药通经止痛；若伴痛经者，加五灵脂、生蒲黄祛瘀通经止痛；乳头溢液者，加牡丹皮、栀子、女贞子、旱莲草清热养阴；少寐眠差者，加夜交藤、合欢皮以镇静安神。

3.2 痰瘀互结证

证候：一侧或双侧乳房出现边界不清的坚实肿块，质韧或韧硬，肿块可有刺痛、胀痛或无自觉痛，肿块和疼痛与月经变化不甚相关。月经可正常，部分月经愆期，或经潮不畅、色暗有块，或伴痛经。舌淡暗或暗红有瘀斑，舌下脉络青紫粗张，苔白或腻，脉涩、弦或滑。

治法：化痰散结，活血祛瘀。

方药：血府逐瘀汤合逍遥蒌贝散加减。柴胡 6g，丹参 12g，郁金 12g，三棱 12g，莪术 12g，当归 10g，茯苓 15g，浙贝母 15g，山慈菇 12g，牡蛎^(先煎)30g。水煎服，分温 2 服。

分析加减：本证多见于乳腺腺病、乳腺纤维性变及乳腺硬化性腺病。胸闷、咯痰者，加瓜蒌皮、橘叶、桔梗以宽胸快膈化痰；食少纳呆者，加陈皮、神曲以健脾消滞开胃；肿块硬韧难消者，选加炮山甲、全蝎、水蛭、昆布、海藻、白芥子，以加强软坚散结之力。

若月经量少者，加桃仁、红花以活血通经；若月经量多属气虚不摄血者，加党参、生黄芪益气固摄；属阴虚内热迫血妄行者，加生地黄、旱莲草以滋阴清热、凉血止血；月经不畅、有血块者，加三七末冲服活血祛瘀。

3.3 冲任失调证

证候：乳房肿块韧硬，乳痛症状相对较轻。肿块和疼痛程度与月经或情志变化关系不大。常伴月经不调，如月经周期紊乱，月经量少色淡，或闭经，行经天数短暂或淋漓不绝。腰膝酸软，神疲乏力，夜寐多梦，面色晦暗或黄褐斑。舌淡苔白，脉濡细或沉细。

治法：温肾助阳，调摄冲任。

方药：二仙汤合四物汤加减。仙茅 10g，淫羊藿 10g，肉苁蓉 10g，制首乌 15g，柴胡 6g，当归 10g，白芍 12g，鹿角胶 10g，熟地黄 12g，炮山甲(代)10g，香附 10g，青皮 6g，陈皮 6g。水煎服，分温 2 服。

分析加减：本证多见于囊肿性乳腺上皮增生症，多发生于中年妇女。疼痛甚者加川楝子、元胡；经前乳痛者，加麦芽、山楂；腰膝酸软，加杜仲、桑寄生；乳房肿块呈囊性感者，加白芥子、瓜蒌；闭经者，加生蒲黄、益母草；月经量多者，加银花炭；胸闷、便干者，加全瓜蒌；经期少腹疼痛、经少有血块者，加益母草、桃仁、红花；失眠多梦加首乌藤、远志。

4. 中药外治

4.1 中药贴敷

（1）香附饼外敷：香附子 120g，陈醋、酒各适量。香附子研末，陈醋、酒酌量以拌湿为度，捣烂后制成饼，蒸热，外敷患处。药饼干燥后，可加酒、醋复蒸，每贴药可用 5 日。

（2）化核膏外敷：药用穿山甲(代)、全蝎、山慈姑、五倍子、白芥子、香附、大黄、莪术、乳香、冰片各等份，共研细末，加入山西米醋、冰糖各适量，调成药膏，敷于患处。病程长肿块硬、病程短肿块软者分别于月经第 6、第 14 日开始敷药，每日换药 1 次。

（3）蒲公英、木香、当归、白芷、薄荷、栀子、紫花地丁、瓜蒌、黄芪、郁金各 18g，麝香 4g。上药研细末，每次取 0.4g，填入脐窝，随即用干棉球轻压，并按摩片刻。然后用 4cm×4cm 胶布贴牢，3 日换药 1 次，8 次为 1 个疗程。一般治疗 3 个疗程即有显效。

（4）王不留行、白花蛇舌草各 20g，赤芍、土贝母各 21g，穿山甲(代)、昆布各 30g，木鳖子、莪术各 18g，丝瓜络 15g。将上药入适量麻油内煎熬至枯，去渣滤净，入黄丹适量充分搅匀，熬至滴水成珠。再加入乳香、没药、血竭细末各 10g，搅匀成膏。倒入冷水中浸泡半月后取出，隔水烊化，摊于布上。用时将膏药烘热，贴于肿块或疼痛部位。7 日换药 1 次，3 次为 1 个疗程，疗程间隔 3 ～ 5 日。

4.2 中药外洗

苦参 60g，透骨草 30g，当归 15g，川芎 10g，乳香 15g，没药 15g，红花 10g，艾叶 30g，金银花 15g，荆芥 15g，防风 10g，白芷 15g，甘草 5g，葱根 7 棵，槐树枝 7 节，加水 1500mL，制成外洗方。每晚外洗患乳 1 次，时间约 30 分钟。

4.3 中药热敷

（1）柴胡、白术、橘核、浙贝母各 10g，白芍、全瓜蒌、夏枯草各 15g。先将上药煎汁内服，再将药渣装入布袋放醋中煮沸，趁热熨敷患处。药袋冷即更换，每日 1 次，每次 30 分钟，10 次为 1 个疗程。一般用药 2 个疗程可有明显效果。

（2）瓜蒌、连翘、川芎、红花、泽兰、桑寄生、大黄、芒硝、丝瓜络、鸡血藤各 30g，分装两袋交替使用。用时将药袋蒸热，洒酒精或烧酒少许，外敷乳房部，每日 1 ～ 2 次，每次 30 分钟到 1 小时。药袋可反复使用 10 次左右。

5. 针灸疗法

5.1 体针

（1）针刺乳根、少泽、天宗。肝气郁结配膻中、肝俞、太冲、膈俞；肝火上炎配行间、阳陵泉；肝肾阴虚配肝俞、肾俞、太溪；气血亏虚配脾俞、肾俞、足三里；月经不调配三阴交、合谷；气滞痰凝配丰隆、足三里。均采用平补平泻法。每日 1 次，10 日为 1 个疗程。月经期停用。

（2）针刺内关、太冲。均用强刺激泻法，或平补平泻。每日 1 次，10 日为 1 个疗程。月经期停用。

5.2 耳穴疗法

取神门、内分泌、卵巢、乳腺等穴，用王不留行贴压。每日自行按压 3 ～ 5 次，每次每穴按压 30 ～ 60 秒，3 ～ 7 日更换 1 次，双耳交替。刺激强度依患者情况而定，一般儿童、孕妇、年老体弱者、神经衰弱者用轻刺激法，急性疼痛性病症宜用强刺激法。亦可刺双侧，每日 1 次，留针 2 ～ 3 小时，10 次 1 个疗程。可达到疏肝活血，调摄冲任的目的。

5.3 艾灸

取穴以肿块四周及中央为 5 个主要灸点，配穴选阳陵泉、足三里、肝俞、太冲。将艾条点燃，距离皮肤 5cm 左右，进行悬灸，每穴灸 15 分钟左右。每日 1 次，10 日为 1 个疗程，共治疗 2 个疗程，每个疗程间休息 3 ～ 5 日。

5.4 电针

取阿是穴（即乳房肿块、硬结处），嘱患者仰卧，暴露患乳，局部常规消毒，用 28 号 1.5 ～ 2 寸毫针对准肿块斜刺，不提插捻转，每间隔 2 ～ 3cm 斜刺 1 针，呈圆弧形状排列。视肿块大小，一般用 4 ～ 8 根针，针尖指向乳中央，进针 0.8 ～ 1.2 寸，然后，接电针仪，选用按摩波，强度以患者能忍受为度。每天 1 次，每次 45 分钟，10 日为 1 个疗程。此外，在电针的同时，可局部配合特定电磁波谱治疗仪，距离皮肤 30 ～ 40cm 局部照射。

5.5 穴位注射

（1）主穴取肾俞、乳根、足三里、膻中；肾阳虚者加腰阳关；痰凝者加丰隆；性情急躁、失眠、月经不调者加三阴交；胸闷不适、胸胁胀痛者加期门或太冲。注射药物为川芎注射液或当归注射液 0.2mL/ 穴位 / 次，每次选主穴 1 ～ 2 个，配穴 1 ～ 2 个，左右交替选穴，每周注射 2 次，以 10 次为 1 个疗程。

（2）取胃经、肝经、肾经、脾经、心经、心包经的双侧合穴：足三里、曲泉、阴谷、阴陵泉、少海、曲泽。每个穴位注射 1 ∶ 1 丹参与维生素 B_{12} 注射液 0.5mL，隔日 1 次，5 次为 1 个疗程。

（3）取主穴屋翳、膺窗、膻中、乳根，配穴足三里、合谷，月经不调加三阴交，胸闷、胸胁胀痛加太冲。每穴注射 5% 当归注射液 0.5mL，每日或隔日 1 次，10 次为 1 个疗程。能起到调和气血、化瘀消肿、散结止痛作用。

6. 食疗药膳

（1）艾叶煮鸡蛋：疏肝理气，化痰软坚。适用于肝郁痰凝型乳腺增生者。

（2）青皮二花茶：清热散结。适用于乳腺增生肝郁有热者。

（3）王不留行瘦肉汤：补气健脾，通乳。适用于乳腺增生属体虚者。

（4）虫草与川贝炖瘦肉汤：调理冲任，补肾散结。适用于乳腺小叶增生，证属冲任失调者。

（5）青皮和山楂粥、萝卜拌海蜇皮、橘饼饮：疏肝理气，解郁散结。适于乳腺小叶增生，证属肝郁气滞者。

7. 预防与护理

7.1 舒畅心情，稳定情绪

心理因素、社会因素对乳腺增生病的发生、发展和预后起着十分重要的作用，不良的情绪已经成为本病的易患因素。因此，应保持豁达开朗的良好心态，抵御紧张忧虑消极的不良情绪。对心理承受差的人更应注意，少生气，保持情绪稳定。此外，医生在接诊时要耐心宽慰患者，解除或缓解不良情绪的刺激，有利乳腺增生早康复。

7.2 调节饮食，控制脂肪

研究表明，乳腺小叶增生和乳腺癌与过多摄入脂肪有关。因为脂肪饮食可改变内分泌，强化雌激素对乳腺上皮细胞的刺激，所以要控制脂肪的摄入。此外，体内脂肪的堆积可刺激内分泌系统，使雌激素和催乳素含量增高，加重乳腺增生病，诱发乳腺癌。

7.3 调摄生活，适龄婚育

注意保持劳逸结合，工作有序，及时缓解工作紧张、透支、压力状态。适龄结婚，创造和谐的家庭气氛，提倡和谐性生活，避免滥用避孕药及含雌激素美容用品、食品。此外，保持大便通畅也会减轻乳腺胀痛，可以对乳腺增生的预防起到一定作用。

7.4 未病先防，自我检查和定期检查

对于高危人群需加强自我检查和定期检查，及时治疗月经失调、子宫肌瘤、卵巢囊肿等妇科疾患和其他内分泌疾病。乳腺增生的预防还要注意避免人流，产妇多喂奶，以防患于未然。

（任保辉　王洪蓓）

第 34 节　慢性胃炎与肠上皮化生、胃黏膜上皮内瘤病变

1. 慢性胃炎

慢性幽门螺杆菌性胃炎与胃的黏膜相关淋巴组织（MALT）发生的 B 细胞淋巴瘤及胃腺癌相关。

幽门螺杆菌（Hp）是革兰氏阴性、微需氧的细菌，生存于胃及十二指肠的各区域内，引起胃黏膜轻微的慢性炎症，甚或导致胃及十二指肠溃疡与胃癌。是一种单极、多鞭毛、

末端钝圆、螺旋形弯曲的细菌,环境氧要求 5%～8%,在大气或绝对厌氧环境下不能生长。

● 幽门螺杆菌感染的症状有:

(1)反酸、烧心以及胃痛。幽门螺杆菌诱发胃泌素过度分泌而致。

(2)感染幽门螺杆菌后产生多种致病因子,引起胃黏膜损害、慢性胃炎,表现为上腹部不适、隐痛,有时发生嗳气、恶心、呕吐,病程缓慢,反复发作。

Hp 感染导致胃黏膜上皮细胞肿瘤相关基因 CpG 岛甲基化、诱导细胞凋亡,诱发结外黏膜相关淋巴组织边缘带 B 细胞淋巴瘤(MALT 淋巴瘤)。长期不愈的慢性萎缩性胃炎也是胃癌发生的高危状态。

2. 胃的肠上皮化生

胃的肠上皮化生与胃癌的发生相关。

肠上皮化生是指胃黏膜,特别是幽门腺区的胃黏膜出现了肠腺上皮。化生的肠腺上皮一般与小肠上皮的形态及功能相似,但也有一部分则很像大肠上皮。肠化的上皮包括吸收细胞、杯状细胞及潘氏细胞等。化生的肠上皮细胞所分泌的黏液物质与胃黏膜分泌的黏液有所不同,前者主要是酸性黏蛋白,后者主要是中性黏蛋白。

慢性胃炎特别是慢性萎缩性胃炎时,胃黏膜上皮转变为含有帕内特细胞或杯状细胞的小肠或大肠黏膜上皮组织,发生肠上皮化生,是一种比较常见的现象,特别在高龄人更为多见。

肠上皮化生分为小肠型化生(即完全性肠上皮化生)和结肠型化生(即不完全性肠上皮化生)。小肠型化生上皮分化好,是一种常见的黏膜病变,广泛见于各种良性胃病(检出率为 57.8%),尤其多见于慢性胃炎,随着炎症的发展化生亦加重,故认为小肠型化生属于炎症反应的性质。结肠型化生上皮分化差,在良性胃病中检出率很低(11.3%),但在肠型胃癌旁黏膜中检出率很高(88.2%),说明结肠型化生与胃癌的发生有密切关系。结肠型化生发生的年龄相对于小肠型化生更为年长,而且其病灶均位于较重的小肠化生病灶中,且两型化生可混合存在,说明结肠型化生可能是在小肠型化生逐渐加重的基础上发生的。

慢性萎缩性胃炎常伴有肠化,肠化是胃黏膜损伤的一种指标。萎缩性胃炎继发肠上皮化生与胃癌发生关系密切,临床应高度重视,长期随访,定时复查。

● 已经获得的肠上皮化生与胃癌发生相关的证据是:

(1)患癌的胃比良性病的胃,肠上皮化生发生率高而广泛。

(2)肠上皮化生与癌的发生部位非常相似,胃窦小弯比大弯及胃底多见。

(3)胃癌高发区比胃癌低发区肠上皮化生多见。

(4)多数胃癌伴随息肉者皆系肠型蕈状癌在肠化生的邻近。

（5）有直接组织学的证据说明癌可能发生在肠上皮化生部位。

3. 胃黏膜上皮内瘤变

3.1 概述

胃黏膜上皮内瘤变（GIN）是肠型胃癌发生前的终末阶段，其特征在形态学表现为细胞学和结构学异常，遗传学表现为基因克隆性改变，生物学行为可以进展为具有侵袭和转移能力的浸润性癌。与腺瘤不同的是，GIN 是炎症相关的肿瘤性病变，而腺瘤是与基础炎症无关的局限性息肉样病变。GIN 分为高级别上皮内瘤变（HGIN）和低级别上皮内瘤变（LGIN）两类病变。LGIN 指病变局限于上皮层下 1/3 ～ 1/2，相当于胃黏膜轻 - 中度异型增生；而 HGIN 指病变扩展至上皮层上 2/3 甚至全层，相当于胃黏膜重度异型增生和原位癌，而原位癌、黏膜内癌、可疑浸润癌等较易出现分歧的病变归于 HGIN 范畴。

HGIN 恶变风险高，目前临床上按早期胃癌标准进行内镜切除或外科治疗。而 LGIN 具有部分可逆性，进展风险低，故临床和相关指南多推荐定期重复活检或内镜下治疗，本节所述癌前病变不包括 HGIN，仅指 LGIN。

胃黏膜 LGIN 多见于男性，平均发病年龄为 61 岁，最常见于胃窦部。LGIN 的发生具有一定规律性，多数经过慢性非萎缩性胃炎 - 慢性萎缩性胃炎 - 肠上皮化生发展为 LGIN，在此演变期间持续炎症刺激、长期幽门螺杆菌感染、不良饮食习惯是促使演变发生的重要因素。

3.2 临床表现与诊断

LGIN 患者临床表现往往仅有恶心、胃部不适等一般消化道症状，缺乏特征性临床表现，确诊有赖于内镜检查和组织活检。LGIN 是一种可逆性病变，随访研究表明，LGIN 的自然消退率为 38% ～ 75%，持续存在者占 19% ～ 50%，10 ～ 48 个月内有 0 ～ 15% 的 LGIN 进展为 HGIN 或胃癌。GIN 病变出现后，胃其他部位同步癌的发生风险会相应增高。

研究提示 LGIN 具有癌变潜力，但其检出率和恶变率较低，跟踪随访是目前重要的监测手段。

3.3 处理

3.1 随访策略

LGIN 恶性转化的危险性较低，其内镜复查密度按指南进行。对活检诊断为 LGIN 的患者，1 ～ 2 周内同部位再次活检以排除 HGIN，3 个月内再次复查病理，若无进展，6

个月后再复查，自诊断起 1 年后仍为 LGIN，建议内镜下干预治疗。

3.2 相关 Hp 根除和术后管理

Hp 感染是重要致癌因素，根除 Hp 可改善萎缩，但不能改善肠化生。根除 Hp 是阻止 LGIN 进展的重要环节，根除 Hp 后 LGIN 的消退率增加。

3.3 中药

胃复春与叶酸联用在缓解 LGIN 临床症状和逆转部分 LGIN 方面有效。

4. 药食同源植物防治

对于没有明显消化道症状的胃癌前病变患者，使用药食同源植物进行预防。

5. 中医辨证施治

对持续炎症刺激、长期幽门螺杆菌感染、不良饮食习惯的患者，或者病理诊断为慢性非萎缩性胃炎、慢性萎缩性胃炎、肠上皮化生等患者，同时伴有恶心、胃部胀满不适等消化道症状时，采用中医药辨证施治。

慢性胃炎与肠上皮化生、胃黏膜上皮内瘤变中医诊疗

中医将该病列为"胃痛"。

1. 病因病机

胃痛的发生，主要由外邪犯胃、饮食伤胃、情志不畅和脾胃素虚等因素导致，胃气郁滞，胃失和降，不通则痛。

1.1 外邪犯胃

外感寒、热、湿等邪气，内客于胃，皆可导致胃脘气机阻滞，不通则痛，其中尤以寒邪为多。如《素问·举痛论》说："寒气客于肠胃之间，膜原之下，血不能散，小络急阴，故痛。"

1.2 饮食伤胃

饮食不节，或过饥过饱，损伤脾胃，胃气壅滞，导致胃失和降，不通则痛。五味过极，

辛辣无度，肥甘厚味，饮酒如浆，则蕴湿生热，伤脾碍胃，气机壅滞。

1.3 情志不畅

忧思恼怒，伤肝损脾，肝失疏泄，横逆犯胃，脾失健运，胃气阻滞，导致胃失和降而发胃痛。

1.4 素体脾虚

脾胃为仓廪之官，主受纳及运化水谷，若素体脾胃虚弱，运化失职，气机不畅，或中阳不足，中焦虚寒，失其温养而发生疼痛。

本病的病变部位在胃，与肝脾关系密切，且与肾有关。病机胃气阻滞，胃失和降，不通则痛，病性以虚实为常，演变多异。胃痛初起多在气分，一般来说预后尚好，若胃痛日久，痰瘀互结，壅塞胃脘，可形成噎膈。迁延日久，则深入血分，久痛入络，瘀结胃脘，形成癥积之征。

2. 辨证论治

本病治疗以理气和胃为基本原则，审证求因，辨证施治。胃痛属实者，治以祛邪为主，根据寒凝、食停、气滞、郁热、血瘀、湿热之不同，分别用温胃散寒、消食导滞、疏肝理气、泄热和胃、活血化瘀、清热化湿诸法；属虚者，治以扶正为主。虚实并见者，则扶正祛邪之法兼而用之。

2.1 肝胃气滞证

证候：胃脘胀满或胀痛，胁肋胀痛，症状因情绪因素诱发或加重，嗳气频作，胸闷不舒。舌苔薄白，脉弦。

治法：疏肝解郁，理气和胃。

方药：柴胡疏肝散加减。柴胡 12g，香附 10g，枳壳 10g，白芍 10g，陈皮 12g，佛手 12g，百合 10g，乌药 10g，甘草 6g。水煎服，分温 2 服。

分析加减：肝气犯胃，气机阻滞，则胃脘胀满或胀痛，肝气郁结则胁肋胀痛，胃气上逆则嗳气频作、胸闷不舒。本方具有疏肝理气的作用，柴胡、香附疏肝理气止痛；枳壳、陈皮理气和胃；川芎调理气血；白芍、甘草缓急止痛。胃痛较甚者，加川楝子、延胡索加强理气止痛；嗳气甚者，可加沉香、旋覆花以顺气降逆；痛而纳呆，兼夹食滞，可加神曲、麦芽、莱菔子消食顺气。

中成药：气滞胃痛颗粒、胃苏颗粒等。

2.2 肝胃郁热证

证候：胃脘饥嘈不适或灼痛，心烦易怒，嘈杂反酸，口干口苦，大便干燥。舌质红苔黄，脉弦或弦数。

治法：疏肝和胃，解郁清热。

方药：化肝煎合左金丸加减。柴胡 10g，赤芍 10g，青皮 10g，陈皮 10g，龙胆草 10g，黄连 6g，吴茱萸 1g，乌贼骨 20g，浙贝母 10g，丹皮 10g，栀子 10g，甘草 6g。水煎服，分温 2 服。

分析加减：肝热犯胃上冲，肝胃郁热，热郁于内，则胃脘嘈杂或灼痛泛酸、口干口苦、大便干燥；胃热上冲，心烦易怒。化肝煎主要治疗怒气伤肝，气逆动火，胁痛胀满，烦热动血。本方的最大特点是善解肝气之郁，平气逆而散郁火。左金丸源自《丹溪心法》，由黄连和吴茱萸两味药组成，具有清肝泻火，降逆止呕的功效，治疗以胁肋胀痛、呕吐口苦、嘈杂吞酸等为表现的肝火犯胃证。若为火邪已伤胃阴，可加麦冬、石斛；肝体阴而用阳，阴常不足，阳常有余，郁久化热，易伤肝阴，此时选药应远刚用柔，慎用过分香燥之品，宜选用白芍、香橼、佛手等理气而不伤阴的解郁止痛药，也可与金铃子、郁金等偏凉性的理气药，或与白芍、甘草等柔肝之品配合应用；若火热内盛，灼伤胃络，而见吐血，并出现脘腹灼痛痞满、心烦、便秘、面赤、舌红、脉弦数有力等症者，可用《金匮要略》泻心汤，苦寒泄热，直折其火。

中成药：加味左金丸等。

2.3 脾胃湿热证

证候：脘腹痞满，食少纳呆，口干口苦，身重困倦，小便短黄，恶心欲呕。舌质红，苔黄腻，脉滑或数。

治法：清热化湿，宽中醒脾。

方药：黄连温胆汤加减。黄连 6g，半夏 15g，陈皮 10g，茯苓 15g，枳壳 10g，竹茹 10g，黄芩 10g，滑石 10g，大腹皮 10g。水煎服，分温 2 服。

分析加减：湿热蕴结，气机阻滞则胃脘痞满、食少纳呆、恶心欲呕；湿热熏蒸，热郁于内则口干口苦、小便短黄；湿邪内蕴则身重困倦。黄连温胆汤行气化湿，加黄芩、滑石、大腹皮增强清热行气化湿功效。湿偏重者加苍术、藿香燥湿醒脾；热偏重者加蒲公英清胃泄热；大便秘结不通者，加大黄通下导滞；气滞腹胀者加厚朴、枳实理气消胀；纳呆食少者，加神曲、谷芽、麦芽消食导滞。

中成药：三九胃泰胶囊等。

2.4 脾胃气虚证

证候：胃脘胀满或胃痛隐隐，餐后明显，饮食不慎后易加重或发作，纳呆，疲倦乏力，少气懒言，四肢不温，大便溏薄。舌淡或有齿痕，苔薄白，脉沉弱。

治法：健脾益气，调胃和中。

方药：香砂六君子汤加减。党参12g，炒白术15g，茯苓15g，炙甘草10g，陈皮10g，木香10g，法半夏12g。水煎服，分温2服。

分析加减：脾胃气虚，运化乏力则见进餐后胃胀胃痛加重，食少纳呆；气虚则乏力、少气懒言；脾阳不达四末，温煦无力则四肢不温；脾虚不能运化则大便溏薄。香砂六君子汤有健脾行气之功。若脾虚兼夹积滞，可加神曲、谷芽、麦芽消食导滞；脾虚兼夹气滞，可加香附、佛手疏肝理气，白芍缓急止痛。

中成药：香砂六君丸等。

2.5 脾胃虚寒证

证候：胃痛隐隐，绵绵不休，喜温喜按，劳累或受凉后发作或加重，泛吐清水，神疲纳呆，四肢倦怠，手足不温，大便溏薄。舌淡苔白，脉虚弱。

治法：温中健脾，散寒和胃。

方药：黄芪建中汤合理中汤加减。黄芪15g，桂枝8g，干姜8g，白术15g，法半夏15g，陈皮10g，党参10g，茯苓15g，炙甘草10g。水煎服，分温2服。

分析加减：脾胃虚寒，胃络失于温阳，则见胃痛隐隐、受凉加重；虚则喜按，寒则喜温；脾失健运，水饮停留，胃虚和降无权，则泛吐清水、食少纳呆、神疲乏力；脾阳不能达于四末，则四肢倦怠、手足不温；中虚有寒，脾阳虚弱则大便溏薄。方中黄芪补中益气，小建中汤温脾散寒，和中缓急止痛；理中汤温中健脾，和胃止痛。泛吐清水较重者，可加吴茱萸温胃化饮；若脾虚湿盛者，可合二陈汤。

中成药：胃复春片、温胃舒胶囊、虚寒胃痛颗粒等。

2.6 胃阴不足证

证候：胃脘灼热疼痛，胃中嘈杂，似饥而不欲食，口干舌燥，大便干结。舌红少津或有裂纹，苔少或无，脉细或数。

治法：养阴生津，益胃和中。

方药：沙参麦冬汤加减。北沙参10g，麦冬10g，生地10g，玉竹10g，百合10g，乌药10g，佛手10g。水煎服，分温2服。

分析加减：郁火伤阴，胃络失于濡润，则胃脘灼痛；胃阴不足则饥而不欲食；津液不能上承，则口干舌燥；津液不足，大肠失润，则大便干结。方中沙参、麦冬、生地、玉竹、百合养阴益胃，加乌药、佛手以行气止痛。胃痛甚者可加芍药、甘草和中缓急止痛；若胃阴亏损较甚者，可酌加干石斛；若兼饮食停滞，可加神曲、山楂等消食和胃。

中成药：养胃舒胶囊、阴虚胃痛颗粒等。

2.7 胃络瘀血证

证候：胃脘痞满或痛有定处，胃痛拒按，黑便，面色暗滞。舌质暗红或有瘀点、瘀斑，脉弦涩。

治法：活血通络，理气化瘀。

方药：丹参饮合失笑散加减。丹参 10g，砂仁 10g，蒲黄 10g，莪术 10g，五灵脂 10g，三七粉（冲服）6g，元胡 10g，川芎 10g，当归 10g。水煎服，分温 2 服。

分析加减：气滞日久、瘀血停滞则见胃痛拒按而有定处；瘀血停滞，血不循经，则见黑便。丹参饮活血化瘀，失笑散化瘀止痛，两方合用，加强活血化瘀止痛之功。如痛甚可加理气之品，如枳壳，木香、郁金；若四肢不温，舌淡脉弱者，为气虚无以行血，加党参、黄芪等益气活血；若口干咽燥，舌光无苔，脉细，为阴虚无以濡养，加生地、麦冬滋阴润燥。

中成药：摩罗丹等。

此外，在辨证论治的基础上，可酌情选用白花蛇舌草、半枝莲、半边莲、蜂房、薏苡仁、三七粉、莪术、丹参等用以促进癌前病变逆转。

（任保辉　秦　岭）

第 35 节　子宫颈上皮内瘤变

子宫颈癌前病变是指子宫颈从正常发展到癌的过程中宫颈上皮组织产生的逐级改变，即宫颈上皮内瘤样病变（CIN），共分为三级。CIN Ⅰ级（轻度不典型增生）：细胞异形性轻，异常增生的细胞局限于上皮层的下 1/3，中、表层细胞正常；CIN Ⅱ级（中度不典型增生）：细胞异形性明显，异常增生的细胞仅限于上皮层的下 2/3，未累及表层；CIN Ⅲ级（重度不典型增生和原位癌）：细胞异形性显著，异常增生的细胞占据上皮层的下 2/3 以上或全层。子宫颈腺上皮内瘤样病变（CIGN）与鳞状上皮内瘤变相仿，包括腺型不典型增生和原位腺癌。

2014 版的 WHO 女性生殖肿瘤分类中建议采用与细胞学分类相同的二级分类法，即低级别子宫颈鳞状上皮内病变（LSIL）和高级别子宫颈鳞状上皮内病变（HSIL）。LSIL 相当于 CIN Ⅰ，HSIL 包括 CIN Ⅱ～Ⅲ和大部分 CIN Ⅱ。CIN Ⅱ可用 p16 免疫组化染色进行分流，p16 染色阴性者按 LSIL 处理，阳性者按 HSIL 处理。二级分类法简便实用，提高了病理诊断的可重复性，较好地反映了 HPV 相关病变的生物学过程，能更好地指导临床处理和判断预后。

1. 人乳头瘤病毒与宫颈癌前病变

人乳头瘤病毒（HPV）感染、过早的性行为、长期应用口服避孕药、性传播疾病、免疫抑制、多个性伴侣、吸烟等可促成宫颈病变的产生。大量的循证医学证据表明，HPV 感染与宫颈癌的发生、发展密切相关。持续性 HPV 感染是宫颈上皮内瘤变发生的必要因素。

1.1 人乳头瘤病毒（HPV）

HPV 是一种双链的 DNA 病毒，在人和动物是广泛存在。已知 E6、E7 是高危型 HPV 的致癌基因，与 p53 和 Rb 结合，参与并调控宿主细胞的病毒基因的表达和复制，导致癌变。目前已知的 HPV 亚型有 200 余种，能引起生殖道感染有四十余种，分低危型（6、11、40、43、44、53、54、61、72、81）和高危型（16、18、31、33、35、39、45、51、52、55、56、58、59、66、67、68、73、82）。低危型多与良性病变有关，如寻常疣、尖锐湿疣；而高危型则是引起 CIN 和宫颈癌的主要致病病毒，80% 的宫颈癌与 HPV16、HPV18、HPV31、HPV45 的感染有关，其中 50% 的宫颈癌与 HPV16 感染有关，故它的致癌力最强；HPV18 导致 10% ～ 20% 宫颈癌。

1.2 HPV 易感人群

女性一生中生殖道感染 HPV 的概率是 80%，但发生宫颈癌的概率＜ 1%，最大易感人群是性活跃期女性。HPV 感染往往是一过性的，如果机体免疫功能正常，病毒一般 6 ～ 9 个月可以被清除，70% 的年轻妇性 HPV 可以 1 年后转阴，90% 在 2 年后转阴。一旦机体清除了某一型的 HPV，机体一般不再感染同一型别的 HPV，但对其他型别无交叉免疫。只有高危型 HPV 持续感染且 2 年以上不能被清除时，才有可能发展为 CIN 或宫颈癌。持续 HPV 感染是指既往未感染过，在 12 个月内连续 2 次以上检测到相同亚型的 HPV–DNA。10% ～ 20% 的女性会发生持续感染，其发展为癌前病变的风险较大。持续 HPV16 和 HPV18 感染，10 年累计≥ CIN Ⅲ 的发病率为 17.2%、13.6%；高危型 HPV 持续性感染从 CIN Ⅲ 进展到浸润癌需 10 年左右；但 HPV18 可能是一种未经历较长的癌前病变快速发展为宫颈癌的致病病毒，一般患者较年轻，可在 1 ～ 3 年由正常宫颈细胞迅速发展至癌，多为腺癌和腺鳞癌。此外有一部分 HPV 阴性的宫颈癌病程进展较快，筛查时容易漏，如微偏腺癌、透明细胞型癌、浆液性型腺癌等。

HPV 感染主要与性接触有关，特别与多个性伴侣、高危男性性伴侣（冶游史、既往性伴侣死于宫颈癌的男性）相关，使用安全套可减少 HPV 感染，但不能完全避免。

1.3 HPV 的常用检测方法

HPV 靠检测 DNA 来识别。经研究发现，只有感染高危型 HPV 病毒到一定载量（阈值），以及持续一定时间时其致病风险才增加，故检查低于阈值的感染也有致病的可能，但风险很低，临床可忽略。

（1）高危型 HPV–DNA HC2 法：HC2 检测的机理是将基因杂交、信号扩大后，用 RNA 探针与 DNA 结合，再用标记荧光发光体的第二抗体进行显色测定。检测敏感度达 88% ～ 100%，阴性预测值 99%，且可报告病毒负荷量。此方法可检测 13 种高危型 HPV。

（2）高危型 HPV–DNA 酶切信号放大法：应用恒温酶 DNA 扩增和荧光发光判读结果。可检测 14 种高危型 HPV（包括 HC2 的 13 种加 66 型）。

（3）Cobas 4800 HPV：将全自动样本制备与 PCR 技术相结合，一次检测 14 个 HPV 高危型，同时能对 HPV16 和 HPV18 进行基因分型。

（4）Aptima HPV：（1）～（3）的几种方法用于检测 HPV–DNA，此方法是检测 HPV 病毒两个致癌基因的 mRNA，以减少后继不必要的阴道镜检查 次数。

1.4 HPV 的治疗

目前没有专门治疗 HPV 的特效药物。大多数 HPV 感染者都可以自发清除不留病变，只有持续性 HPV 感染才与宫颈病变密切相关。一旦引起病变，在治疗宫颈病变后，HPV 感染负荷即可明显下降或转阴，即治病即治毒，这也是 HPV 感染的处理原则。主要的治疗方法：物理消融、细胞毒药物及手术切除等。

1.5 HPV 疫苗

高危型 HPV 持续感染是子宫颈癌前病变和子宫颈癌的主要病因。目前采取在体内还没有 HPV 感染时进行 HPV 疫苗的一级预防。但是 HPV 亚型众多，全涵盖还是相当困难的。美国食品药品管理局（Food and Drug Administration，FDA）分别于 2006 年、2009 年、2014 年批准了 HPV 预防性疫苗——四价 HPV 疫苗（即 Gardasil）、二价 HPV 疫苗（即 Cervarix）和九价 HPV 疫苗（即 Gardasil 9）在美国上市，子宫颈癌由此成为第 1 个进入一级防治的恶性肿瘤。中国食品药品监督管理局（China Food and Drug Administration，CFDA）分别于 2016 年、2017 年批准了二价和四价 HPV 疫苗以及于 2018 年有条件批准了九价 HPV 疫苗在我国上市。疫苗二价 HPV 疫苗是预防 HPV16、18，适用年龄是 9 ～ 25 岁的年轻女性；四价 HPV 疫苗预防 HPV16、18、6、11，适用年龄是 20 ～ 45 岁的女性；九价 HPV 疫苗预防 HPV16、18、31、33、45、52、58、6、11，适用年龄是 16 ～ 26 岁的年轻女性。

疫苗主要用于初次性生活前的女性，是尚未暴露在HPV感染风险之前的青少年女性，但较年长的女性也可能由于HPV16、HPV18感染较迟而受益。疫苗注射可能有10%～20%的不良反应，有局部副反应：红肿与疼痛，较多见；全身副反应：包括发热、头痛、头晕、肌肉关节痛、胃肠道症状（恶心、呕吐、腹痛），多为轻度，而且都是自限性的。HPV疫苗上市后，陆续收到一些接种后新发慢性疾病的不良事件报告，如慢性区域疼痛综合征、格林-巴利综合征、体位性心动过速综合征、肌痛性脑脊髓炎、慢性疲劳综合征、卵巢早衰。但综合分析目前接种HPV疫苗是安全的，轻微的副反应可能无法避免，但都是自限性的。新发慢性疾病的发生率极低，尚无证据表明与HPV疫苗有明确关联，但应引起重视，需继续监测，进一步研究。

2. 宫颈癌前病变的筛查

筛查的目的是在正常人群中找出癌前病变、早浸癌及宫颈癌的高危人群，降低子宫颈癌的发病率和病死率。中国癌症研究基金会在2004年制定的筛查策略是：起始年龄在经济发达地区为25～30岁，经济欠发达地区为35～40岁，高危人群适当提前；终止年龄为>65岁；间隔为1年1次，连续2年正常延长至2～3年1次，连续2次HPV阴性，延长为5～8年1次，重点是筛查高危人群，而不是筛查次数；筛查方案：最佳方案TCT+HPV，一般方案是巴氏涂片+HPV，基本方案为肉眼检查，即为3%～5%冰醋酸染色，4%～5%碘液染色后直接观察（现已很少使用）。筛查三阶梯为：TCT+HPV→阴道镜→组织学。

2.1 HPV+TCT 作为初筛的管理流程

进行初筛的一般为以下各种类型：TBS分级判读为不明确意义的非典型鳞状上皮细胞（ASC-US）、非典型鳞状上皮细胞不除外高度鳞状上皮内病变（ASC-H）、低级别鳞状上皮内病变（LSIL）、高级别鳞状上皮内病变（HSIL）、鳞状细胞癌（SCC）、不典型腺上皮细胞（AGC）、宫颈原位腺癌（AIS）。

2.2 阴道镜

阴道镜检查的指征：①筛查异常需做阴道镜者；②有体征或妇科检查可疑异常者，如体征可疑，肉眼可见的宫颈溃疡、肿物或赘生物；肉眼可疑或其他检查可疑癌；③病史可疑，不明原因的下生殖道出血；患者性伴侣生殖器确诊湿疣或上皮内瘤变或癌；宫颈或阴道上皮内病变治疗后随访；外阴或阴道壁存在HPV相关疾病。

阴道镜检查应严格遵守宫颈的操作规范、出具规范的阴道镜报告、使用规范用语。

3. 宫颈癌前病变的临床管理

3.1 组织病理学确诊的 LSIL 管理原则

低级病变 LSIL（CIN Ⅰ）加入了 CIN Ⅱ 免疫组化 P16 阴性者，因多为 HPV 高危亚型一过性感染所致，60% 病变可自然消退，30% 病变持续存在，约 10% 的病变 2 年内进展为 HSIL。在美国阴道镜和宫颈病理学会（ASCCP）新的指南，提出原则上无须治疗，随诊观察。不再使用阴道镜转化区类型，而主要评估宫颈的可见性和鳞柱交接的可见性，但结合我国情况，建议仍按照转化区 Ⅰ、Ⅱ、Ⅲ 型进行判断。LSIL 建议 12 个月重复细胞学和 HPV 联合检查，两次检查均阴性，转为常规筛查；任何一项检查异常行阴道镜检查，并按照组织病理学结果进行相应的管理。

3.2 组织病理学确诊的 HSIL 的管理原则

组织病理学确诊的 HSIL 包括既往三级分类法的 CIN Ⅱ、CIN Ⅱ / Ⅲ、CIN Ⅲ。① CIN Ⅱ /P16 阳性者参照 HSIL 管理，CIN Ⅱ /P16 阴性者参照 LSIL 管理。② CIN Ⅱ 为干预治疗的阈值。年轻女性有生育要求且经医生评价具有生育能力（无明确年龄限定），如果组织病理学明确为 CIN Ⅲ，建议进行治疗。③组织病理学为 CIN Ⅱ 或者没有明确指出级别者，可以每 6 个月进行细胞学检查和阴道镜再评价。观察过程中如果 CIN Ⅱ、CIN Ⅱ / Ⅲ 病变持续 24 个月，或阴道镜检查为三型转化区，或病变面积增大或阴道镜评价较前加重，应给予治疗。

HSIL 治疗后患者建议采用细胞学联合 HPV 检测的方法随诊 20 年。经过质量控制的术后病理诊断若切缘存在 HSIL 病变，建议术后 4 ～ 6 个月复查并阴道镜评估。若切缘阴性建议术后 6 ～ 12 个月的细胞学联合 HPV 检测复查，若未发现病变持续存在迹象，建议 12 个月再次重复检查，连续 2 次检查未见异常者，可每 3 年复查。如复查过程中发现异常，按流程进行管理。如随访过程中发现组织学确诊为 CIN Ⅱ、CIN Ⅱ / Ⅲ，或 CIN Ⅲ 的病变，建议行重复性切除术，不能再次重复性切除者可考虑行全子宫切除术。

3.3 组织病理学确诊的 AIS 的管理

AIS 是宫颈腺癌的癌前病变，其特点：①现有的宫颈癌筛查方法对 AIS 不敏感；② AIS 病变阴道镜下的改变常无特异性；③病灶多位于宫颈管内，不在阴道镜检查范围内；④ AIS 病变部分呈多中心或跳跃性特征。故对 AIS 的临床处理原则是积极治疗，不建议观察。可行全子宫切除术，或行宫颈锥切术并应长期随访。

子宫颈上皮内瘤变中医诊疗

1. 病因病机

本病常与多产、房劳、情志不舒、宫颈裂伤等因素有关。中医认为"邪之所凑，其气必虚"。《灵枢·经脉》中就有论述"虚则生疣"；《诸病源候论》亦云："崩中之病，是伤损冲任之脉……冲任气虚，不能统治经血，故忽然崩下……伤损之人，五脏皆虚者，故五色随崩俱下。"故正虚是引起本病的关键，加之外受湿热瘀毒之邪，内侵胞宫，客于胞门，气血瘀阻，湿毒内积，故发而为病。且病情日久，易生恶变。《内经》言："任脉为病，妇带下瘕聚。"随着病程进展，损伤冲任，带脉失约，湿浊下注，可见崩中漏红，带下赤白青黑，进而发展为本病。

本病病变部位在胞门，以正虚为本，湿邪、热毒、血瘀为标，正虚邪实，湿邪为主要病理因素。病变涉及肝、脾、肾三脏。

2. 治疗原则

本病多为湿热瘀毒外袭内蕴所致，以实证为多，又兼有虚证。故以恢复脾胃冲任督带功能及清热利湿、滋阴降火、散结解毒为治疗大法。

此外，中医多采用外治法，将具有清热解毒、活血散结、祛腐生肌作用的中药做成散剂、栓剂等剂型在胞门处局部治疗。

3. 辨证论治

3.1 湿热瘀阻证

证候：白带如涕如脓，质稠而黏，或带黄色，或赤白相兼，或五色杂下，或腥臭难闻，或见阴痒，或溺时灼痛，或尿频赤，可伴有头晕、怠倦、胸闷、肢酸腰痛。舌质红，苔黄腻，脉濡数。

治法：清热祛湿，活血化瘀。

方药：龙胆泻肝汤加减。龙胆草 10g，炒栀子 10g，黄芩 10g，黄柏 12g，炒苍术 12g，炒白术 12g，猪苓 10g，茯苓 12g，车前子 10g，泽泻 12g，当归 10g，赤芍 20g，茵陈 15g，苦参 10g，生甘草 5g。水煎服，分温 2 服。

分析加减：湿毒内侵，损伤任带二脉，秽浊下流，故带下量多；热毒蕴结，损伤脉络，则白带如涕如脓、质稠而黏，或带黄色，或赤白相兼，或五色杂下；湿热下注可见阴痒，或溺时灼痛，或尿频赤。方中龙胆草、栀子、黄芩、黄柏清热燥湿；苍术、白术、猪苓、茯苓健脾祛湿；当归、赤芍活血凉血。若带下恶臭难闻者，加半枝莲、穿心莲、鱼腥草、椿根皮清热解毒除秽。

3.2 脾虚湿阻证

证候：带下色白或淡黄，质黏无臭气，淋漓不断，伴纳少，神疲乏力，水肿，腹胀。舌淡，苔黄白或腻，脉缓弱。

治法：健脾益气，升阳除湿。

方药：完带汤加减。炒白术 12g，山药 15g，党参 10g，白芍 10g，炒苍术 12g，陈皮 10g，柴胡 10g，车前子 10g，黑芥穗 10g，鸡冠花 10g，木槿花 10g，炙甘草 5g。水煎服，分温 2 服。

分析加减：患者素来脾虚，或饮食不节，劳倦过度，脾气受损，运化失职，水湿下注，伤及任脉而为带下色白或淡黄，质黏无臭气，淋漓不断。方中党参、山药、甘草健脾益气；苍术、白术健脾燥湿；柴胡、白芍、陈皮疏肝解郁、理气升阳；车前子入肾泄降利水除湿；黑芥穗入血分，祛风胜湿。全方有健脾益气，升阳除湿之功。若伴有寒凝腹痛者，加香附、艾叶温经理气止痛；若脾虚及肾，兼腰痛者，加续断、杜仲、菟丝子温补肾阳，固任止带。

3.3 肾虚湿阻证

证候：白带清稀，淋漓不止，腰膝疼痛，头晕耳鸣，神疲乏力；若肾阴虚则兼见手足心热，大便干涩。舌红，少苔，脉沉细数；若肾阳虚则兼见肢冷，小便清长，大便稀溏。舌淡，苔薄白，脉沉迟。

- 肾阴虚

治法：宜滋益肾阴，固精止带。

方药：知柏地黄丸加减。知母 10g，黄柏 10g，熟地 15g，山药 15g，山茱萸 12g，枸杞子 10g，茯苓 10g，金樱子 10g，生黄芪 15g，菟丝子 15g，煅龙牡（先煎）25g，生甘草 5g。水煎服，分温 2 服。

- 肾阳虚

治法：温肾培元，固涩止带。

方药：内补丸加减。鹿茸 5g，菟丝子 10g，生黄芪 15g，肉桂 5g，桑螵蛸 10g，肉苁蓉 10g，制附子（先煎）10g，白蒺藜 10g，潼蒺藜 10g，熟地 15g，山茱萸 10g，芡实 15g。水煎服，分温 2 服。

分析加减：因素体禀赋不足，下元亏损，或因房劳过度，伤及肾元，使带脉失约，任脉不固，遂致带下淋漓不止。偏肾阴虚者，方用知柏地黄丸加减，以滋阴益肾、清热祛湿。若阴血内热，热扰心神，五心烦热、失眠多梦者，加百合、知母。偏肾阳虚者，用内补丸温肾助阳、涩精止带。若腹泻便溏者，去肉苁蓉，加补骨脂、肉豆蔻。

4. 外治法

外治法是将配制好的中药制剂直接塞、敷、涂、搽于病灶局部，使药物直达患处，具有起效快且简便、毒副作用少的优势，是中医药的特色疗法之一。临床治疗本病多以清热燥湿、清热解毒、扶正祛邪为主；用药剂型多样，常用的有散粉剂外敷、栓剂纳药、中药汤剂冲洗等方式。

有研究表明单味药鱼腥草粉、二黄散（雄黄、黄连），儿黄散（儿茶、黄连）外敷于宫颈局部均能明显提高对宫颈上皮内瘤变的治愈率，其中鱼腥草粉对本病的疗效与干扰素凝胶的疗效无统计学差异，且可提高 HPV 的转阴率，治疗宫颈炎。中药栓剂对本病的治疗也有显著疗效，如中药保妇康栓可治疗本病。另可将具有清热解毒作用的中药土茯苓、山豆根、黄柏、苦参、百部、紫草、蛇床子等水煎后，冲洗宫颈局部，可起到较好的疗效。

（谢　芸　张晓雪）

第 36 节　子宫内膜增生

子宫内膜增生是一种非生理性的内膜腺体增生病变，是妇科子宫内膜癌的癌前病变。它是一种非生理性、非侵袭性的内膜增生，由于腺体结构（大小和形态）的改变、腺体和间质比例的改变（＞1：1）导致子宫内膜量增多。目前国内外尚无该病统一的诊疗标准和治疗规范。

1. 子宫内膜增生分类

既往我国根据国际妇科病理协会（ISGP，1998）将子宫内膜增生症分为：①单纯型增生，为最常见的增生类型。腺体和间质，呈弥漫性，细胞与正常增生期内膜相似。腺体数量增多，腺腔囊性扩大，大小不一。腺上皮为单层可假复层，细胞为高柱状，无异型性，间质细胞丰富。发展为子宫内膜癌仅约1%。②复杂性增生，只涉及腺体，通常为局灶性。腺体增生明显，拥挤，结构复杂，由于腺体增生明显，使间质减少，出现腺体与腺体相邻，呈背靠背现象。腺上皮为柱状，可见复层排列，但无细胞异型性。约3%可发展为子宫内膜腺癌。③不典型增生，只涉及腺体。可能有多灶状或弥漫性，通常多为局灶性。腺体增生、拥挤、结构复杂，间质细胞显著减少。腺上皮细胞增生，并出现异型性，细胞极性紊乱，体积增大，核质比例增加，核深染，见核分裂象。发展为子宫内膜腺癌的概率为 23%。

根据大量的循证医学证据表明，在子宫内膜增生病例中，存在不典型增生者与无不典型增生者，两者的治疗、预后有着很大的差异，因此 2014 年世界卫生组织（WHO）女性生殖系统肿瘤学又对其分类进行修订，根据是否存在细胞不典型性，将子宫内膜增生分为两类：①子宫内膜增生不伴不典型增生（EH）；②子宫内膜不典型增生（AH）。

EH 是指子宫内膜腺体过度增生伴腺体大小和形态的不规则，腺体和间质比例高于增殖期子宫内膜，不伴有细胞的不典型性变化。包括既往所称的单纯型增生和复杂型增生，是长期雌激素作用而无孕激素拮抗所致，EH 进展为分化良好的子宫内膜癌的风险极低，为 1%～3%。

AH/EIN（子宫内膜上皮内瘤样变，EIN）指过度增生的子宫内膜腺体存在细胞的异型性，但缺乏明确浸润的证据。镜下表现为管状或分支腺体排列拥挤，并伴有细胞不典型，病变区域内腺体比例超过间质，腺体拥挤，仅有少量间质分隔。1/4～1/3 的 AH/EIN 患者在诊断后立即行子宫全切手术时，或诊断后 1 年内发现有子宫内膜癌。AH/EIN 发生子宫内膜癌的风险较高，属于癌前病变。

2. 子宫内膜增生的发病相关因素

子宫内膜增生发病的主要原因是与长期的无孕激素拮抗的雌激素长期刺激相关。

2.1 内源性雌激素相对过多

（1）不排卵：青春期下丘脑 – 垂体 – 卵巢（H-P-O）轴激素间的反馈调节尚不成熟，雌激素对大脑中枢的正反馈作用存在缺陷，无促排卵性 LH 高峰形成，导致不排卵；围绝经期，卵巢功能发生衰退，卵巢对垂体促性腺激素的反应低下，卵泡因退行性变而不发生排卵；生育期因为外界各种因素（如精神紧张、营养不良、应激等）影响 H-P-O 轴的正常调节，发生无排卵，无排卵则缺乏孕激素，导致子宫内膜持续受单雌激素刺激，产生子宫内膜增生，进而癌变。

（2）不孕不育：子宫内膜癌患者中 15%～20% 有不育史，不排卵的不孕者孕酮水平相对不足，子宫内膜过度增生。

（3）多囊卵巢综合征（PCOS）：不排卵导致孕激素缺乏，加上雄激素的升高使体内雌酮水平增加，血清性激素结合蛋白低下，游离雌二醇浓度增加，在雌激素长期刺激下使子宫内增生。PCOS 患者以后发生子宫内膜癌的危险性约为同龄女青年的 4 倍。

（4）初潮早及绝经迟：初潮早及绝经迟，使子宫内膜接受雌激素刺激的机会增多。

（5）卵巢激素分泌性肿瘤：分泌雌激素的卵巢肿瘤如卵泡膜细胞瘤、颗粒细胞瘤和部分浆液性卵巢肿瘤，可刺激子宫内膜增生。卵泡膜细胞瘤合并子宫内膜癌为颗粒细胞瘤的 4 倍。

2.2 外源性激素的应用

（1）口服避孕药：口服避孕药可以降低内膜增生或癌的风险，用药妇女与未用药妇女比较，风险降低 50%，且长期应用效果更明显。避孕药中孕激素剂量越高，对内膜的保护作用越明显，能够明显降低肥胖、未生育妇女的内膜癌风险。但那些雌激素成分较多而孕激素成分较少的是避孕药对子宫内膜的保护作用欠佳，可能增加内膜增生或是癌变的风险。

（2）绝经后激素替代治疗：单一雌激素替代治疗增加子宫内膜癌的发生机会，其危险性与雌激素用量大小、持续时间、是否合用孕激素、中间停药及患者体质有关。孕激素序贯或联合应用将明显提高安全性。

（3）他莫昔芬（TAM）：他莫昔芬是非甾体类抗雌激素药，但有较弱的雌激素样作用，故在激素受体阳性的乳腺癌患者术后常长期应用 TAM，但需严密随访子宫内膜变化。

2.3 体质因素

（1）肥胖：尤其是绝经后肥胖明显增加子膜内膜增生及癌变的危险性、绝经后卵巢功能衰退，肾上腺分泌的雄烯二酮在脂肪组织内经芳香化酶作用转化为雌酮，脂肪组织越多，转化力越强，血浆雌酮水平也越高，子宫内膜长期受到无孕激素拮抗的雌激素影响，导致子宫内增生、癌变。肥胖导致子宫内膜癌的同时常伴有代谢异常，肥胖、高血糖、高血压是子宫内膜癌相关的三联征。

（2）饮食与运动：食物中的营养元素可能影响体内的激素水平，过多摄取动物性脂肪将增加患子宫内膜癌的风险，膳食纤维、β 胡萝卜素、维生素（A、C、E）可以降低子内膜癌的风险。体力活动可通过响体内类固醇激素、胰岛素、胰岛素样生长因子 –1 等水平影响子宫内膜增生的发病率。

2.4 遗传因素

（1）家族史：约有 5% 的子宫内膜癌与遗传有关，其中关系最密切的是遗传性非息肉结直肠癌综合征（HNPCC），也叫林奇综合征。

（2）相关基因：目前发现癌基因 K-ras、HER-2/neu、C-myc、人端粒酶反转录权酶（hTERT）及 survivin 等与子宫内膜癌的发生有关。

3. 子宫内膜增生的临床表现

（1）异常子宫出血：育龄妇女可表现为不规则子宫出血、周期延长或缩短、出血时间长、出血量时多时少，有时表现为经间出血，月经周期规则但经期长或经量过多。绝经后妇女出现阴道出血是子宫内膜癌的主要症状，有90%以上绝经后子宫内膜癌患者有阴道出血症状。

（2）其他症状：包括阴道异常排液、宫腔积液、下腹疼痛等。

4. 子宫内膜增生的诊断

子宫内膜活检是确诊子宫内膜增生最简单、有效的方法。B超及MRI对内膜增生具有一定的筛查作用，但确诊需要进行诊断性刮宫或宫腔镜获取子宫内膜，进行病理学检查。

内膜增生确诊需要内膜组织学检查，因此获取子宫内膜标本的方法及准确性极为重要：经典获取子宫内膜的方法是诊断性刮宫；内膜吸取活检法通过样本管取样，与诊断刮宫相比可能漏取率过高，尚缺乏足够的临床研究证据；诊断性宫腔镜在获取内膜标本的准确性及敏感性方面优于单纯诊断性刮宫。

5. 子宫内膜增生的治疗

5.1 EH 的治疗

EH在20年内发展为子宫内膜癌的风险小于5%，对存在长期异常子宫出血、肥胖、应用孕激素受体拮抗剂等高风险患者，建议长期、定期使用孕激素治疗，治疗目的是控制异常子宫出血、逆转子宫内膜及防止少数患者发展为子宫内膜癌。

5.1.1 药物治疗

为首选治疗方式，大部分患者可以通过药物治疗转化为正常内膜。单纯孕激素口服或局部治疗为首选。

（1）孕激素后半周期序贯治疗：醋酸甲羟孕酮10～20mg/d、黄体酮胶囊300mg/d、醋酸甲地孕酮80mg/d、炔诺酮5mg/d、地屈孕酮10～20mg/d。月经周期第11～第16天起始，每个周期用药需至少12～14天，连续用药3～6个周期。

（2）孕激素连续治疗：近年来更推荐孕激素连续治疗，如甲羟孕酮10～20mg/d、炔诺酮10～15mg/d，连续用药3～6个周期。

（3）含左炔诺孕酮的宫内节育系统（LNG-IUS）：研究认为LNG-IUS的疗效更好，植入后持续用6个月至5年。因其是在子宫局部起作用而全身副作用少，被国外推荐为治疗无不典型增生的子宫内膜增生的首选方案。

（4）药物治疗的随访：目前对EH合适的随访和活检间隔时间尚无共识。大部分文献采用治疗 3～6 个月后行内膜活检 1 次；在至少有连续 2 次间隔 6 个月的组织学检查结果为阴性后，可考虑终止随访；但对于内膜增生风险依然存在的患者，如长期无排卵或稀发排卵、肥胖、胰岛素抵抗、用孕激素 拮抗剂等，建议 2 次转阴后改为每年活检随访 1 次。如果发生 AH/EIN、子宫内膜癌，应予以恰当治疗。EH 会显著影响患者的生育力，对于有生育要求的患者，需要在逆转子宫内膜后积极促排卵受孕。

5.1.2 手术治疗

全子宫切除不是 EH 治疗的首选方案，大多数 EH 患者可经规范孕激素治疗逆转至正常。在下列情况下可考虑选择手术：①随访过程中进展为子宫内膜不典型增生而不愿意继续药物治疗；②完成孕激素规范治疗后复发的子宫内膜增生；③ EH 治疗 12 个月内膜无逆转；④持续的异常子宫出血；⑤不能定期随访或治疗依从性差的患者。方式为全子宫切除术，不建议内膜切除术。

5.2 AH/EIN 的治疗

治疗分为手术治疗和药物治疗。采用何种治疗方法要依据患者是否有生育要求及年龄决定。

（1）无生育要求的患者：由于 AH 或 EIN 有 14%～30% 的概率发展为子宫内膜癌，如果患者没有生育要求，全子宫切除术是该病的治疗首选，不建议内膜切除术。绝经前女性是否同时切除双侧卵巢应个体化处理，但推荐双侧输卵管切除，可减少以后发生卵巢癌的风险。

（2）有生育要求的患者：对于有生育要求的患者或不能耐受手术的患者选择药物治疗，孕激素是其主要治疗方法。内膜完全逆转的中位时间是 6～9 个月，如果治疗 9～12 个月病灶持续存在或进展，应进行手术治疗。在进行保守治疗之前，应进行全面评估，以除外子宫内膜浸润癌和可能合并存在的卵巢癌，并签署知情同意书。应进行多学科会诊，结合组织学、影像学特征和肿瘤标志物表达情况，制定管理和随访方案。鉴于保守治疗较高的复发率，一旦患者放弃生育力的保留，应进行手术切除子宫。

（3）AH/EIN 保留生育治疗方法：采用药物治疗，首选大剂量孕激素治疗。可以选择如下方法：①醋酸甲地孕酮（MA）：160mg，每日 1～2 次，口服。②醋酸甲羟孕酮：250mg，每日 1～2 次，口服；或者 1000mg/ 周，肌内注射。③含左炔诺孕酮的宫内节育系统（LNG-IUS）：研究认为 LNG-IUS 对 AH/EIN 的逆转率达 90%。

（4）药物治疗的随访。①评估疗效：治疗期间 3 个月进行 1 次内膜检查，可以在用药过程中或撤退性出血后进行诊刮或宫腔镜联合诊刮评估疗效，根据对药物的反应情况调整治疗剂量或方案，直到连续两次内膜活检阴性；对保留子宫、无症状、活检已经连续两次转阴的妇女，建议每 6～12 个月进行 1 次内膜活检；②去除风险因素：治疗期间应积极去除导致内膜增生的危险因素，如肥胖、胰岛素抵抗等；③不良反应监测：长期大剂量孕激素的应用可能发生体重增加、水肿、头痛、不规则阴道出血、肝肾功能受损及血栓风险，要定期随访并监测相应指标。

（5）生育调节：内膜病变逆转后（至少1次内膜活检转阴）要尽快考虑妊娠。由于内膜增生患者很多存在排卵障碍，自然妊娠率较低，建议积极进行促排卵或辅助生育治疗。完成生育的患者国外建议产后尽快手术切除子宫，国内尚有争议，建议长期随访、观察。

子宫内膜增生中医诊疗

1. 病因病机

如因七情、饮食、劳倦所伤或素体本虚或阴阳偏亢等因素，影响脏腑气血，损伤冲任，至胞宫藏泄失职，均会导致月经病。

2. 治疗原则

《丹溪心法附余·崩漏》中根据疾病过程的不同阶段，采取不同的治疗方法，指出"治崩次第，初用止血，以塞其流；中用清热凉血，以澄其源；末用补血，以还其旧"。

崩漏以无周期性的阴道出血为辨证要点，临证时结合出血的量、色、质变化和全身证候辨明寒、热、虚、实。治疗应根据病情的轻重缓急、出血的久暂，采用"急则治其标，缓则治其本"的原则，灵活运用塞流、澄源、复旧三法。塞流即是止血，澄源即是求因治本，复旧即是调理善后。

3. 辨证论治

3.1 肾阴虚证

证候：经来无期，淋漓不断，忽又暴下量多，日久不止，或停经数月又暴崩如故，色鲜红，腰腿酸软，头晕耳鸣，失眠盗汗。舌质红，少苔或无苔，脉细数无力。

治法：滋肾益阴，固冲止血。

方药：六味地黄丸加减。熟地20g，山药12g，山茱萸12g，茯苓10g，牡丹皮10g，生地榆15g，枸杞子15g，龟板胶^{（烊化）}10g，女贞子10g，旱莲草10g，菟丝子15g。水煎服，分温2服。

分析加减：方中熟地、山茱萸、枸杞子、女贞子滋肾阴而填精血；山药、菟丝子补肾阳而益精气，阳生阴长意；龟板胶、旱莲草、牡丹皮、生地榆育阴凉血止血。若阴虚有热者，加生地、麦冬、地骨皮。

3.2 肾阳虚证

证候：经来无定期，经量或多或淋漓不尽，色淡质稀，面色晦暗，形寒肢冷，腰膝酸冷。舌淡苔白，脉沉细尺弱。

治法：温肾固冲，止血调经。

方药：右归丸加减。制附子^{（先煎）}10g，熟地 15g，山药 12g，山茱萸 12g，枸杞子 15g，菟丝子 15g，鹿角胶^{（烊化）}10g，炒杜仲 15g，肉桂 5g，赤石脂 10g，棕榈炭 10g。水煎服，分温 2 服。

分析加减：方中制附子、肉桂、鹿角胶温补肾阳，填精补髓；熟地、枸杞子、山茱萸、山药滋阴益肾，养肝补脾；菟丝子补阳益阴，固精缩尿；炒杜仲补益肝肾，强壮筋骨；赤石脂、棕榈炭收敛止血。若腰酸明显者，可加续断、桑寄生。

3.3 脾虚证

证候：月经周期紊乱，或暴下或崩、漏交替出现，色淡质稀，神疲气短，肢体倦怠，小腹下坠，面色㿠白，面目虚浮，或心悸。舌质淡，苔薄白，脉缓无力。

治法：健脾益气，固冲摄血。

方药：固冲汤加减。党参 15g，生黄芪 15g，炒白术 10g，山茱萸 10g，白芍 15g，煅龙骨^{（先煎）}30g，煅牡蛎^{（先煎）}30g，茜草 10g，棕榈炭 10g，五倍子 10g，海螵蛸 10g。水煎服，分温 2 服。

分析加减：方中党参、生黄芪、炒白术健脾益气以摄血；煅龙骨、煅牡蛎、海螵蛸固摄冲任；山茱萸、白芍益肾养血，酸收止血；五倍子、棕榈炭涩血止血；茜草活血止血，血止而不留瘀。若出血量多者，可加人参、升麻；久漏不止者，加藕节、炒蒲黄。

3.4 血热证

证候：经乱无期，阴道突然大量出血，或淋漓日久不止，血色深红或质稠有块，两侧少腹胀痛，或胁肋疼痛，或乳胀，心烦易怒。舌质红，苔黄，脉弦数。

治法：疏肝解郁，止血调冲。

方药：丹栀逍遥散加减。柴胡 6g，当归 10g，白芍 15g，炒白术 12g，茯苓 10g，牡丹皮 10g，炒栀子 10g，生地 15g，三七粉^{（分冲）}3g，生地榆 15g，益母草 15g，炙甘草 6g。水煎服，分温 2 服。

分析加减：方中柴胡疏肝解郁；炒栀子清热泻火；当归补血活血；白芍养血柔肝；

牡丹皮、生地凉血清热；炒白术、茯苓健脾祛湿；益母草活血调经；三七粉活血止血；生地榆凉血止血。

3.5 血瘀证

证候：经血非时而下，或骤然阴道出血最多不止，或量少而淋漓不断，色紫黑有块，小腹疼痛拒按，血块排出后疼痛减轻。舌质紫暗，有瘀点或瘀斑，脉沉涩有力。

治法：活血化瘀，止血调经。

方药：四物汤合失笑散加减。熟地 15g，当归 10g，川芎 10g，白芍 15g，生蒲黄^(包) 10g，五灵脂 10g，泽兰 15g，三七粉^(分冲)3g，香附 10g，益母草 15g，茜草炭 10g。水煎服，分温 2 服。

分析加减：方中熟地、当归、川芎、白芍为四物汤，补血活血，养血调经；生蒲黄、五灵脂为失笑散，活血祛瘀止痛；香附疏肝理气，气行则血行意；泽兰、益母草活血调经；三七粉活血止血；茜草炭凉血止血。若腹痛明显者，可加没药、延胡索、小茴香。

（谢　芸　张晓雪）

第 37 节　大肠腺瘤

1. 概述

大肠是指结直肠，包括升结肠、横结肠、降结肠、乙状结肠和直肠。

大肠癌（即结直肠癌，CRC）是我国常见的恶性肿瘤。在西方发达国家其发病率居恶性肿瘤的第 2 ～第 3 位。随着我国人民生活水平的不断提高和饮食习惯的变化，我国大肠癌的发病率也逐年增高，已跃居第 3 ～第 5 位，特别是在大城市增幅则更快。大肠腺瘤（CRA）是大肠癌最主要的癌前疾病。通常认为，大肠肿瘤主要包括大肠癌和大肠腺瘤。

大肠腺瘤为肠腔内突起性的病变，属于肠息肉的一种。息肉可分为三种类型：腺瘤性息肉、炎性息肉、增生性息肉。而增生性息肉与炎性息肉均为良性疾病衍变而来，部分的腺瘤样息肉可发生癌变。其中，大肠腺瘤属于腺瘤性息肉。

大肠腺瘤包括早期腺瘤（畸形隐窝灶，ACF）、传统腺瘤（含管状腺瘤、绒毛状腺瘤、管状绒毛状腺瘤）、锯齿状腺瘤（含传统锯齿状腺瘤、广基锯齿状腺瘤息肉、混合增生性息肉 / 锯齿状腺瘤）和杆状 - 微腺管腺瘤等。通常认为肠道息肉数目 100 个以上者称为肠道息肉病，包括家族性腺瘤性息肉病（FAP）、锯齿状息肉病、Peutz-Jeghers 综合征、幼年性息肉病综合征、Cowden 综合征、Cronkhite-Canada 综合征、炎症性息肉病、淋巴性息肉病等。

2. 流行病学

肠腺瘤的发生率或检出率增长迅速。目前国际上不少学者分析过大肠癌和大肠腺瘤的流行病学情况。如欧洲学者曾以全结肠镜筛检了917例50～75岁的平均危险率的人群，发现21.3%、6.7%和1.2%受检者分别患有大肠腺瘤、进展性大肠腺瘤和大肠癌。而对183例40～49岁人群的筛查结果显示上述三个数字分别为9.8%、1.1%和0。在有腹部症状的3121例50～75岁的美国患者全结肠镜检查中发现，7.9%具有大于1cm的绒毛状大肠腺瘤，1.6%具有伴有高级别上皮内瘤变的进展性腺瘤，而侵袭性大肠癌为1%。另一组学者发现，1256例过去肠镜检查无息肉者，随访5.3年则16%出现大肠腺瘤，1.3%为进展性大肠腺瘤，并未发现大肠癌。我国多中心的回顾性研究证实：20年来，我国城市居民有腹部症状而行全结肠镜检查患者（157 943例；其中1991—2000年26 026例，2001—2010年131 917例）中，进展性腺瘤检出有明显上升趋势（$P < 0.01$），较前增长了1.88倍；而同期检出大肠癌患者虽有增长，但仅较前增长66%。有研究表明，超过50岁者发生腺瘤的机会明显增加。进展性腺瘤或称高危腺瘤，较具危险性。具备以下乏项条件之一者即为进展性腺瘤：①息肉或病变直径 ≥ 10mm；②绒毛状腺瘤，或混合性腺瘤中绒毛样结构超过25%；③伴有高级别上皮内瘤变者。

3. 发病机制

Morson提出"腺瘤－癌"顺序学说，该学说支持大肠癌是由腺瘤发展而来的观点，而由腺瘤发展为大肠癌一般为10～15年。大肠息肉的发病机制尚未完全明晰，研究发现PTEN在大肠息肉的发生及恶变中占据重要的地位，12%～78%的大肠息肉患者随着病理类型的差异而有不同程度的PTEN表达缺失，且与恶化程度也具有一定的相关性。

大肠癌高危人群：①大便隐血阳性；②一级亲属有大肠癌病史；③本人有肠道腺瘤史；④本人有癌症史；⑤符合下列6项之任意2项者：慢性腹泻、慢性便秘、黏液血便、慢性阑尾炎或阑尾切除史、慢性胆囊炎或胆囊切除史、长期精神压抑。对大肠癌高危人群应予全结肠镜检查，检查发现的所有息肉样病变取活检，进行病理诊断。诊断为腺瘤、大肠癌和伴高级别上皮内瘤变的其他病变患者应予及时治疗。

高龄也是大肠腺瘤的相关因素。而肥胖人群大肠腺瘤的发病风险较正常人群增加38%，肥胖会增加大肠腺瘤的发病风险，建议在进行大肠腺瘤筛查时将肥胖作为风险因素。

4. 检查方法与诊断

4.1 伺机性筛查

伺机性筛查又称机会性筛查或个体筛查、个案筛查，可以是受检者主动就医，也可以是医生根据受检者的危险水平决定筛查的方式和策略。实施要点：①社区、医院门诊及健康体检中心均可实施初筛；②筛查方式和策略可因人而异；③分为初筛和精查两个步骤。初筛方法：①粪便隐血试验（免疫法 FOBT）；②问卷调查。初筛对象：门诊就医及健康体检者。精查对象：① FOBT 阳性者；② QA 判定为高危个体者。精查方法：全结肠镜检查。

4.2 实验室诊断

（1）大便潜血检查：作为大规模普查或高危人群结直肠癌的初筛手段，阳性者需做进一步检查。粪便隐血试验阳性并非确诊手段。粪便 DNA 和转铁蛋白的检测对大肠肿瘤的诊断意义有限，但有助于大肠肿瘤的筛查。粪便 DNA 检测具有取材方便及依从性好的优点，但目前尚缺乏大规模人群对照研究，敏感性和特异性有待进一步提高。转铁蛋白（TRF）是血浆中主要的含铁蛋白质，负责运载由消化道吸收的铁和由红细胞降解释放的铁。转铁蛋白在健康人的粪便中几乎不存在，而在消化道出血时大量存在。血液中的血红蛋白和转铁蛋白的比值为 51.2 ：1，而粪便中的比值为 5.4 ：1。研究显示粪便转铁蛋白对大肠腺瘤的检出敏感性高于免疫法粪隐血试验，且与粪隐血试验有互补性。

（2）肿瘤标记物：对结直肠癌诊断和术后监测较为有意义的肿瘤标志物是癌胚抗原（CEA）。CEA 用于诊断早期结直肠癌，价值不大。血清 CEA 水平与 TNM 分期成正相关，TNM 期、二期、三期、四期患者的血清 CEA 阳性率依次分别为 25%、45%、75% 和 85% 左右，CEA 主要用于监测复发，但对术前不伴有 CEA 升高的结直肠癌患者术后监测复发亦无重要意义。

（3）直肠指诊：是诊断直肠癌最重要的方法。我国直肠癌中约 70% 为低位直肠癌，直肠指检可发现下段直肠肿瘤，未行肠镜检查的高危人群，建议予直肠指检。因此，凡遇患者有便血、大便习惯改变、大便变形等症状均应行直肠指诊。

4.3 影像学诊断

（1）钡餐灌肠：是结肠癌的重要检查方法，但对低位直肠癌的诊断意义不大。

（2）腔内超声：用腔内超声探头可探测癌肿浸润肠壁的深度及有无侵犯邻近脏器。

（3）CT：可以了解直肠和盆腔内扩散情况，以及有无侵犯膀胱、子宫及盆壁，是术前常用的检查方法。也可判断肝、腹主动脉旁淋巴结是否有转移。

（4）MRI：对直肠癌的 T 分期及术后分盆腔，会阴部复发的诊断较 CT 优越。

4.4 内镜检查

结肠镜配合病理检查是诊断大肠肿瘤的标准方法。肠道准备充分、退镜时仔细观察，则有助于提高大肠肿瘤的检出率。

腺瘤的大小、形态、部位及患者年龄及初次全结肠镜检查腺瘤数均为全结肠镜检查时漏诊的危险因素，结肠镜医师检查时应尽量避免因以上因素导致的漏诊。研究表明，肿瘤 < 10mm、平坦型、左半结肠、> 60 岁、首次检查 > 2 个肿瘤患者容易漏诊，因此应重视并加强对微小平坦型病变的诊断，对于左半结肠病变尤应仔细观察。

5. 治疗

根据结直肠息肉的大小、多少、有无并发症和病理性质决定治疗方案。

小息肉一般在行结肠镜检查时予以摘除，并送病理检查。直径 > 2cm 的非腺瘤性息肉可采用结肠镜下分块切除。直径 > 2cm 的腺瘤，尤其是绒毛状腺瘤应手术切除，腹膜返折以下的经肛门局部切除，腹膜返折以上应开腹切除或在腹腔镜下手术切除。

病理检查若腺瘤癌变穿透黏膜肌层和浸润黏膜下层则属于浸润性癌，应按结直肠癌治疗原则处理。腺瘤恶变若未穿透黏膜肌层、未侵犯小血管和淋巴、分化程度较好、边缘无残留，摘除后不必再做外科手术，应密切观察。

家族性腺瘤性息肉病如不治疗，最终发生癌变，因此应尽可能在青春期内确诊并接受根治性手术。根治性手术方式是结肠、直肠中上段切除，下段黏膜切除，经直肠肌鞘行回肠肛管吻合术。

Peutz-Jeghers 综合征的息肉多发并散在，为多发性肠道错构瘤，一般不癌变，难以全部切除，无症状可作随访观察，若有症状可行息肉切除术和肠段切除术。

早发现、早治疗是改善大肠腺瘤的唯一有效的方法。随着内镜治疗技术和器械的发展，大部分的肠道癌前病变、早期癌、黏膜下肿瘤均可通过内镜治疗完整切除，内镜治疗也在逐渐成为治疗胃肠道良性病变和早期恶性肿瘤的"金标准"。同时，当胃肠道病变不能行内镜下切除，外科传统的开放性手术创伤又大时，腹腔镜手术是微创治疗的重要方法，并成为胃肠道肿瘤手术的主要手术方式之一。

现在已经认识到，恶性息肉有许多特征具有预后意义，应该由病例学家进行评估。每个有恶性息肉的患者需要由结直肠癌多学科小组审议，并对残余疾病风险进行评估，残余疾病的风险并不是绝对的，而是随着患者不断变化。通过结合各种不利的因素，可以对风险做出评估，从低风险到高风险，进一步的治疗取决于对残余疾病的感知风险，患者的年龄和一般健康情况，切除术后的发病率和死亡率风险以及患者的意愿，并考虑多种选择，其中包括术后监测。

另外，关于术后随访，由于大肠腺瘤性息肉的复发性和癌变性，凡是有过大肠腺瘤性息肉病史的患者均应接受长期间断的随访，为避免过度积极地监测或监测不足，有研究结果建议，大肠腺瘤性息肉切除术后，进行肠镜初次监测的时间为 1.0 ～ 1.5 年，随后第二次肠镜随访的时间为首次术后的第 3 年。尤其是男性、高龄、多发、伴有高级别不典型增生是大肠息肉复发的高危因素，对于具有上述特征的患者应嘱咐患者遵医嘱随访。

关于预防腺瘤摘除后再发。比较公认的是 NSAIDs 和选择性 Cox2 抑制剂。另外，补充钙剂和维生素 D、纤维素饮食及其肠道代谢物短链脂肪酸（SCFA），可能具有一定的预防作用。

大肠腺瘤中医诊疗

1. 病因病机

大肠腺瘤的发生与正气虚损为内因，邪毒外侵为外因。正气虚于内，邪毒外犯，致使气血瘀阻，邪毒停聚，大肠传导失司，可出现腹泻，大便频次。不通则痛，可伴有腹痛。热毒迫伤血络出现便血。本病病位在大肠，与脾胃肝肾密切相关。

2. 治法

在辨证论治基础上，治疗以扶正祛邪，标本兼治为基本原则。肠道传导失司，邪毒湿热瘀阻肠内。以邪实为主应清热解毒，祛湿散结，理气活血。以正虚为主应健脾益肾，补气养血。同时兼顾腹痛、便血、泄泻等肠道症状的治疗。

3. 辨证论治

3.1 脾虚湿毒证

证候：面色萎黄，神疲乏力，纳呆食少，消瘦，腹胀腹痛，血便或见黏液血便。舌淡暗苔白腻，脉细滑数。

治法：益气健脾，祛湿解毒。

方药：四君子汤合白头翁汤加减。太子参 15g，炒白术 15g，茯苓 20g，炒槐花

15g，生地榆 20g，白头翁 15g，败酱草 15g，马齿苋 15g，黄柏 10g，黄连 8g，薏苡仁 30g，赤芍 15g，炙甘草 6g。水煎服，分温 2 服。

分析加减：本证属于正虚邪实，正虚主要是指脾气虚，邪毒指湿毒内蕴，结于肠道。故以太子参、炒白术、茯苓、薏苡仁健脾益气利湿；以炒槐花、生地榆、白头翁、马齿苋、败酱草、赤芍清热解毒，凉血止血。若湿重加苦参、黄芩以燥湿清热；便血明显加三七、血余炭、仙鹤草收敛止血。伴有恶心呕吐加陈皮、法半夏、枳实降逆和胃；气短乏力加生黄芪、山药益气健脾；腹痛腹胀加乌药、木香、厚朴行气止痛。

3.2 湿热瘀毒证

证候：腹痛腹胀，疼痛拒按，便脓血，大便不爽。纳呆食少。舌红有瘀斑苔黄腻，脉弦数。

治法：清热解毒，化瘀散结。

方药：白头翁汤合桃红四物汤加减。白头翁 20g，黄柏 10g，黄连 10g，秦皮 15g，桃仁 10g，红花 10g，当归 15g，生地 15g，川芎 9g，赤芍 15g，薏苡仁 30g，半枝莲 20g，生甘草 6g。水煎服，分温 2 服。

分析加减：湿热瘀毒结于肠内，腑气不通，气血瘀阻。以桃红四物汤活血化瘀，白头翁汤燥湿清热，凉血止血。如便脓血、里急厚重加木香、生槟榔、葛根、三七；腹痛明显加延胡索、乌药。

3.3 脾肾两虚证

证候：面色苍白，消瘦，神疲乏力，纳呆食少，口干不欲多饮水。腹中隐痛冷痛，腹胀，双下肢略浮肿。久泻久利，喜温喜热。舌淡白苔，脉沉细。

治法：健脾温肾，祛湿散寒。

方药：参苓白术散合四神丸加减。党参 20g，苍术 10g，炒白术 15g，茯苓 15g，白扁豆 15g，山药 20g，莲子肉 15g，补骨脂 10g，吴茱萸 6g，肉豆蔻 9g，五味子 12g，干姜 6g，生黄芪 30g，五倍子 10g，炙甘草 6g。水煎服，分温 2 服。

分析加减：本证表现为脾肾两虚，命门火衰，寒湿内蕴，湿盛则濡泻。治疗应温肾散寒，健脾祛湿。久泻不止加防风、诃子肉、桂枝、升麻、五倍子；腹胀加大腹皮、木香；腹中冷痛加桂枝、延胡索、乌药，同时加大干姜用量；出现便血加炒槐花、地榆炭、三七。

3.4 气血两虚证

证候：腹中隐痛，伴有心悸气短，面色无华，消瘦，乏力懒言，脱肛下坠，下肢浮肿。舌淡白苔，脉沉细。

治法：补气养血。

方药：八珍汤合补中益气汤加减。党参 20g，生黄芪 30g，炒白术 15g，茯苓 15g，木香 9g，升麻 6g，柴胡 6g，当归 15g，川芎 9g，白芍 15g，熟地 15g，泽泻 10g，薏苡仁 15g，炙甘草 6g。水煎服，分温 2 服。

分析加减：方中生黄芪、党参、炒白术健脾益气；茯苓、薏苡仁、泽泻祛水利湿；当归、白芍、熟地养血；升麻、柴胡升阳举陷。若食积腹胀加鸡内金、焦三仙；贫血明显，面色无华加阿胶、大枣、龙眼肉；失眠多梦加炒枣仁、远志、柏子仁；下肢浮肿加大生黄芪用量，同时加冬瓜皮、抽葫芦；腹中隐痛明显加干姜、桂枝、乌药。

3.5 肝肾阴虚证

证候：形体消瘦，头晕耳鸣，手足心热，腰酸，盗汗，失眠多梦，咽干口苦，腹中隐痛或便脓血。舌质红少苔，脉弦细。

治法：养阴清热，滋补肝肾。

方药：知柏地黄丸加减。知母 10g，黄柏 10g，熟地 15g，枸杞子 15g，山茱萸 15g，茯苓 15g，泽泻 12g，丹皮 15g，当归 10g，女贞子 15g，旱莲草 15g，败酱草 30g，马齿苋 15g，川楝子 10g，生甘草 6g。水煎服，分温 2 服。

分析加减：纳呆食少、腹胀加鸡内金、陈皮、炒麦芽；睡眠不实，加炒枣仁、远志、麦冬、合欢花；腹痛腹胀明显，加延胡索、乌药、白芍；大便脓血加白头翁、秦皮、白芍、三七；腹泻加炒白术、白扁豆、补骨脂、诃子肉、莲子肉；急躁易怒加龙胆草、炒栀子、玫瑰花；气短乏力加生黄芪、太子参、山药。

4. 中医灌肠治疗出血

方药：生大黄 15g，地榆炭 15g，三七 15g，五倍子 15g，白花蛇舌草 30g，半枝莲 30g。

治法：收敛止血，清热解毒。

用法用量：浓煎上述药物为 100mL，取汁后用纱布过滤，装入输液瓶内，温度保持在 40℃左右。导管插入肛门 15～25cm，滴药速度为 30～40 滴 / 分。于每晚睡前保留灌肠，1 剂 / 日。10 日为 1 疗程，每疗程间隔 3 日。

注意事项：肛门、直肠、结肠等手术后或大便失禁患者不宜应用该疗法。操作前应掌握患者病变部位，注意导管插入深度，一般视病情而定。

5. 预防与调护

（1）多摄入蔬菜、水果、纤维素，减少能量摄入。

（2）预防各种肠道疾病。

（3）定期检查，特别是年龄偏大、男性，以及有着家族多发性息肉、溃疡性结肠炎、大肠癌疾病家族史的人群等。

（李美琳　张　鹏）

参考文献

1. 李玉林. 病理学 [M].9 版. 北京：人民卫生出版社，2018.

2. 刘彤华. 诊断病理学 [M].3 版. 北京：人民卫生出版社，2013.

3. 陈杰，步宏. 临床病理学 [M]. 北京：人民卫生出版社，2015.

4. 刘士远，高剑波. 胸部放射诊断学 [M]. 北京：人民卫生出版社，2018.

5. 丁建平，王霄英. 医学影像学读片诊断图谱 [M]. 北京：人民卫生出版社，2019.

6. 中华人民共和国卫生部. 原发性肝癌诊疗规范（2011 年版）摘要 [J]. 中华肝脏病杂志，2012，20（6）：419-426.

7. 吴健民. 对肿瘤标志物的再认识 [J]. 中华检验医学杂志，2005，28（1）：11-13.

8. 徐海峰，杨华瑜，张宏冰，等. 改变肝癌早期诊断和治疗现状的新肝癌血清标志物 [J]. 基础医学与临床，2008，28（1）：104-108.

9. 朱昱冰，葛少华，张连海，等. 肿瘤标志物在胃癌患者中的诊断及预后价值 [J]. 中华胃肠外科杂志，2012，15（2）：161-164.

10. 冯艳，宋立兵，郭宝红，等.Bmi-1 在乳腺癌组织中的表达及意义 [J]. 癌症，2007，26（2）：154-157.

11. 刘爱东，庞久玲，刘士生. 胃癌中基质金属蛋白酶 -9 和 CD105 表达关系的研究 [J]. 中国老年学杂志，2009，29（7）：886-887.

12. 李玉艳，杨振坤，李强. 胱抑素 C 在临床中的应用进展 [J]. 国际检验医学杂志，2006，27（9）：812-813，816.

13. 叶定伟，朱耀. 中国前列腺癌的流行病学概述和启示 [J]. 中华外科杂志，2015，53（4）：249-252.

14. 许剑利，徐克惠. 高危型 HPV 检测及 TCT 检查在宫颈癌筛查中的应用分析 [J]. 实用妇产科杂志，2014，30（12）：946-949.

15. 陈智周，范振符，杨剑. 肿瘤标志物 CA15-3 的免疫放射分析及其临床应用 [J]. 中华肿瘤杂志，1998（2）：125.

16. 杨宇飞，陈俊强. 临床肿瘤康复 [M]. 北京：人民卫生出版社，2018.

17. 世界中医药学会联合会血液病专业技术标准审定委员会. 髓毒劳（骨髓增生异常综合征）中医临床实践指南 [J]. 国际中医中药杂志，2019，41（4）：325.

18. 齐爱英 . 中西医结合治疗外阴白斑的临床观察 [J]. 辽宁中医药大学学报，2008，10（1）：109-110.

19. 刘伟 . 口腔白斑的中医药治疗现状及研究进展 [J]. 临床口腔医学杂志，2009，25（1）：53-55.

20. 曹景龙 .Barrett 食管可从噎证论治 [J]. 吉林中医药，2004，24（12）：37.

21. 齐洪军 . 浅探 Barrett 食管的中医病因病机及治则治法 [J]. 上海中医药杂志，2008，42（8）：27-28.

22. 刘磊，吴松梅 .Barrett 食管中医论治 [J]. 罕少疾病杂志，2008，15（6）：53-54.

23. 霍炳杰，徐江红，邢筱华，等 . 刘亚娴教授治疗食管癌前病变经验 [J]. 河北中医，2011，33（4）：488-489.

24. 易峰涛，卢绮萍，吴坤 . 氩氦刀治疗实验性肝肿瘤并发出血的原因研究 [J]. 中国临床研究，2016，29（2）：166-168.

25. 郑楠 . 鼻出血或是鼻肿瘤 [J]. 人人健康，2016（4）：19-20.

26. 赵慧明 . 宫肌瘤中医辨证治疗分析 [J]. 心理医生，2016，22（3）：141-143.

27. 祝珺珺 . 腹腔镜子宫肌瘤剔除术后采取中医辨证施护的效果研究 [J]. 当代医学，2016，22（19）：109-110.

28. 钱丽燕，郭勇 . 浅谈当代中医肿瘤发展之路 [J]. 中华中医药杂志，2016，31（6）：2042-2045.

29. 张剑锋，王立恒 . 胃癌前病变的中医研究进展 [J]. 广西中医药大学学报，2014，17（1）：109-111.

30. 周仲英，蔡淦 . 中医内科学 [M].2 版 . 北京：人民卫生出版社，2012.

31. 国家中医药管理局 . 胃脘痛（胃癌前病变）中医诊疗方案（试行版）[Z]. 2017.

32. 黄金昶 . 恶性肿瘤中西医内科治疗精要 [M]. 北京：人民卫生出版社，2006：305.

33. 田建辉，王琳 . 肿瘤患者顽固性腹泻治疗体会 [J]. 上海中医药杂志，2011（5）：41-42.

34. 节阳华，张雨洁，雷君，等 . 中医治疗肿瘤相关性腹泻 [J]. 河南中医，2014，34（5）：892.

35. 董志斌，陈玉龙，吕翠田 . 中医治未病思想在肿瘤病防治的应用 [J]. 中医研究，2014，27（9）：1-2.

36. 王立国，部爱贤，张光荣 . 从"邪正观"重新认识恶性肿瘤的特点 [J]. 时珍国医国药，2014，5（4）：915-916.

37. 张翔，周郁鸿 . 慢性淋巴细胞白血病中医治疗策略 [J]. 上海中医药杂志，2012，6（8）：9-11.

38. 唐由君，崔琳 . 辨证治疗慢性淋巴细胞白血病的体会 [J]. 浙江中医学院学报，

2005，9（6）：25-26.

39. 黄月娟. 中医防治肿瘤患者化疗后恶心呕吐的研究进展 [J]. 内科，2018，13（2）：208-209.

40. 李树珍，林光患，王博，等. 中药穴位贴敷防治鼻咽癌放疗中口腔粘膜反应的临床观察 [J]. 中华护理杂志，1999，34（10）：619.

41. 王瑞平，朱超林，王居详. 粘膜康治疗化疗后口腔溃疡临床观察 [J]. 甘肃中医，1997（4）：20-21.

42. 徐如意，李丹，李力. 鱼腥草联合中药汤剂治疗宫颈上皮内瘤变、HPV 感染并宫颈炎的临床观察 [J]. 甘肃中医，2010，23（6）：38-40.

43. 徐又先，袁林，陈静，等. 中药二黄散治疗伴有持续性 HPV 感染的宫颈上皮内瘤变 [J]. 辽宁中医杂志，2013，40（9）：1826-1827.

44. 刘选超，付杨，郭滢，等. 儿黄散治疗宫颈上皮内瘤变Ⅰ～Ⅱ级临床观察 [J]. 中医药信息，2017，34（4）：92-94.

45. 崔慧娟，贾立群. 实用中西医结合肿瘤内科学 [M]. 北京：中国中医药出版社，2015.

46. 林丽珠. 中西医结合肿瘤临床研究新进展 [M]. 北京：人民卫生出版社，2017.

47. 林洪生. 恶性肿瘤中医诊疗指南 [M]. 北京：人民卫生出版社，2014.

48. 许玲，王菊勇，孙建立，等. 中西医肿瘤理论与临床实践 [M]. 上海：上海科学技术出版社，2013.

49. 郭勇. 恶性肿瘤及并发症中西医结合治疗 [M]. 2 版. 北京：人民军医出版社，2014.

50. 李斯文. 中医肿瘤病学 [M]. 北京：科学出版社，2017.

51. 李萍萍. 肿瘤常见症状中西医处理手册 [M]. 修订版. 北京：中国中医药出版社，2015.

52. 孙长岗. 中西医结合肿瘤学 [M]. 北京：科学技术文献出版社，2015.

53. 范春雷，李泽庚，童佳兵. 肺癌中医证型与现代医学分期关系研究进展 [J]. 中国中医药信息杂志，2016，23（5）：134-136.

54. 全建峰，任革. 中晚期非小细胞肺癌中医证型研究 [J]. 河北中医药学报，2016，31（4）：11-14.

55. 刘宗凯，李秀荣，李慧杰，等. 焦中华从肝论治肿瘤相关性抑郁经验析要 [J]. 江苏中医药，2017，49（8）：16-18.

56. 燕晓茹，张培彤. 癌症相关性抑郁的中医药临床研究进展 [J]. 环球中医药，2016，9（12）：1571-1574.

57. 王兵，侯炜. 癌性发热的中医辨治 [J]. 世界中医药，2012，7（5）：460-462.

58. 简小兰，蒋益兰，曾普华，等 . 晚期宫颈癌中医证型分布特点 [J]. 江西中医药，2015，46（392）：30-32.

59. 曹红春，李娜，龚新月 . 恶性淋巴瘤中医辨证及治疗思路探讨 [J]. 亚太传统医药，2016，12（2）：53-55.

60. 田晓琳，杨臻，王建英，等 . 恶性淋巴瘤的近现代中医诊疗现状 [J]. 世界中医药，2016，11（8）：1644-1648.

61. 林汉瑜，林海波，张毅敏，等 . 肿瘤相关性失眠的中医治疗 [J].CJCM 中医临床研究，2018，10（2）：27-29.

62. 单盼盼，李培训 . 李培训主任治疗胃癌术后经验 [J]. 光明中医，2013，28（7）：1333-1334.

63. 刘小英，曹治云，俞征宙 . 杜建应用扶正清解法治疗肿瘤的经验 [J]. 江苏中医药，2016，48（2）：31-33.

64. 田德禄 . 中医内科学 [M]. 北京：人民卫生出版社，2015.

65. XU J，YUE C，ZHOU W，et al. Aurora-A contributes to cisplatin resistance and lymphatic metastasis in non-small cell lung cancer and predicts poor prognosis[J]. J Transl Med，2014，12（1）：200.

66. PRATHIVADHI-BHAYANKARAM S V，NING J，MIMLITZ M，et al. Chemotherapy impedes in vitro microcirculation and promotes migration of leukemic cells with impact on metastasis[J]. Biochem Biophys Res Commun，2016，479（4）：841-846.

67. DE LARCO J E，WUERTZ B R，MANIVEL J C，et al. Progression and enhancement of metastatic potential after exposure of tumor cells to chemotherapeutic agents[J] . Cancer Res，2001，61（7）：2857-2861.

68. CURIGLIANO G，CARDINALE D，DENT S，et al.Cardiotoxicity of anticancer treatments：Epidemiology，detection，and management[J].CA Cancer J Clin，2016，66（4）：309-325.

69. LOVETT R，KELLY V，GOODALL M. Cabazitaxel for metastatic hormone-relapsed prostate cancer treated with docetaxel[J].Lancet Oncol，2016，17（7）：872-873.

70. KABAT-ZINN J. Full Catastrophe Living：Using the wisdom of your body and mind to face stress，pain，and illness[M]. New York：Bantam Dell，2013.

71. WANG S，MA S，LI X，et al. Attenuation of lung cancer stem cell tumorigenesis and metastasis by cisplatin[J] . Exp Lung Res，2014，40（8）：404-414.

72. MCLAUGHLIN K A，Nolen-Hoeksema S. Rumination as a transdiagnostic factor in depression and anxiety[J]. Behaviour research and therapy，2010，49（3）：186-193.

73. KAPTEIN AD A，MORITA S，SAKAMOTO J. Quality of life in gastric cancer[J].

World journal of gastroenterology，2005，11（21）：3189-3196.

74. SOPHIA RAN. The role of TLR4 in Chemotherapy-Driven metastasis[J] . Cancer Res，2015，75（12）：2405-2410.

75. CLARK K L，LOSCALZO M，TRASK P C，et al. Psychological distress in patients with pancreatic cancer：An understudied group[J].Psycho-Oncology，2010，19（12）：1313-1320.

76. KNIGHT L，MUSSELL M，BRANDL T，et al. Development and psychometric evaluation of the Basic Documentation for Psycho-Oncology，a tool for standardized assessment of cancer patients[J]. J Psychosom Res，2008，64（4）：373-381.

77. CATHARINE S. Practice guideliness for tumor marker use in the clinic[J]. Clin Chemistry，2002，48（8）：1151-1159.

78. RIESEN W F，KELLER H. Definition of the performance of tumor marker tests：Principal consideration[J]. Journal of tumor marker oncology，1992（8）：15-20.

79. STURGEON C M，DUFFY M J，STENMAN U H，et al. National academy of clinical biochemistry laboratory medicine practice guidelines for use of tumor markers in testicular，prostate，colorectal，breast，and ovariancancers[J]. Cin Chemistry，2008，54（12）：e11-79.

80. VAN PUTTEN L M，KRAM L K，VAN DIERENDONCK H H，et al. Enhancement by drugs of metastatic lung nodule formation after intravenous tumour cell injection[J] . Int J Cancer，1975，15（4）：588-595.

81. CASES A，FILELLA X，MOLINA R，et al. Tumor markers in chronic renal failure and hemodialysis patients[J]. Nephron，1991，57（2）：183-186.

82. MOLINA R，NAVARRO J，FILELLA X，et al. S-100 protein serum levels in patients with benign and malignat diseases：False-positive results related to liver and renal function[J]. Tumor biology，2002，23（1）：39-44.

83. ESCUDERO J M，AUGE J M，FILELLA X，et al.The utility of serum human epididymis protein 4（HE4）in patients with malignant and non-malignant diseases：Comparison with CA125[C]//38th Meeting of the In ternational-Society-of-Oncology-and-Biomarkers.2010.

84. MOLINA R，FILELLA X，BRUI J，et al. Cancer antigen 125 in serum and ascitic fluid of patients with liver diseases[J]. Clin Chemistry，1991，37（8）：1379-1383.

85. DUK J M，VADER P C V，HOOR K A T，et al. Elevated levels of squamous cell carcinoma antigen in patients with abenign disease of the skin[J]. Cancer，1989，64（8）：1652-1656.